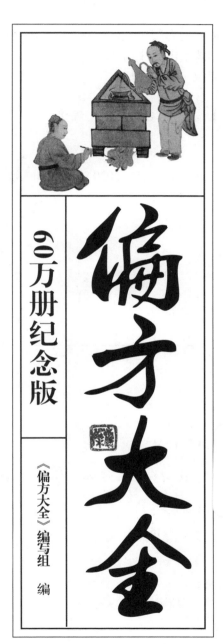

偏方大全

60万册纪念版

《偏方大全》编写组 编

U0217379

北京科学技术出版社

图书在版编目（CIP）数据

偏方大全：60 万册纪念版／《偏方大全》编写组编
. — 北京：北京科学技术出版社，2024. 7
ISBN 978 - 7 - 5714 - 1020 - 9

Ⅰ. ①偏… Ⅱ. ①偏… Ⅲ. ①土方 - 汇编 Ⅳ.
①R289. 2

中国版本图书馆 CIP 数据核字（2020）第 100900 号

责任编辑：张　洁
责任印制：李　茗
封面设计：尚书堂
出 版 人：曾庆宇
出版发行：北京科学技术出版社
社　　址：北京西直门南大街 16 号
邮政编码：100035
电　　话：0086 - 10 - 66135495（总编室）　　0086 - 10 - 66113227（发行部）
网　　址：www. bkydw. cn
印　　刷：北京顶佳世纪印刷有限公司
开　　本：710 mm×1000 mm　1/16
字　　数：551 千字
印　　张：32. 75
版　　次：2024 年 7 月第 1 版
印　　次：2024 年 7 月第 1 次印刷
ISBN 978 - 7 - 5714 - 1020 - 9

定　　价：98. 00 元

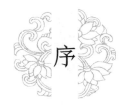

序

　　偏方，是指药味不多，对某些病证具有独特疗效的方剂。偏方治病，在民间已源远流长，享有盛誉，"偏方治大病"之说，几乎有口皆碑，深入人心。

　　参加本书编写的所有同志都酷爱中医，更喜偏方、验方、食疗方，数年来辛勤不倦，遍收古今，广采博引，凡闻有胜己之长者，不避寒暑、迢迢，服膺取决。日积月累，精之又精，集腋成裘，荟以成集，定名为《偏方大全》。富实践之经验，寓医理于其中，内容翔实，说理清楚，条目井然，通俗易懂。其中用药亦皆寻常之物，取之不难。用以治病，方微药简，广泛易行。此书于医于民，均可择用，必皆有裨益。

　　余幸阅此书原稿，爱不释手。书中所汇食疗方备详，阅毕使人耳目一新，实乃补孙真人之所未备，发孙真人之所未发，理深义奥，颇需玩味，方得其真谛。其余所选偏方、验方，亦蕴含科学道理。老者择用，可延年益寿；幼者择之，可增神益智；弱者择之，可扶羸防衰。其有病者，用之得当，自会起大疾沉疴。这是一部有广泛使用价值的参考书，为此，特向中医工作者以及农村医生和广大读者推荐。

中国中医研究院研究生部副主任　张树生
1987 年 2 月 1 日于北京

写在再版前面的话

　　《偏方大全》自 1987 年出版以来便因选方精要、简单实用、疗效明显、安全可靠受到广大读者的喜爱，已历经 21 次重印，累计销量超过50 万册，是北京科学技术出版社的优秀畅销中医图书。每次重印我们都对本书进行精心修订，使《偏方大全》像经过打磨的璞玉一样，成为方书中的知名品牌。

　　随着国人对中医中药保健作用认识的日益增长，对《偏方大全》进行修订的要求越来越迫切。本次修订，我们对一些中医名词、术语、计量单位按照现行标准进行了规范，力求将瑕疵减至最少，同时，为了方便大龄读者阅读，本次修订尽量使版面疏朗，力求将本版做成经典阅读版。

　　"传承中医传统精华，拓展大众健康之路"不仅是北京科学技术出版社的出版目标，也是编者和读者的共同期望。值此《偏方大全》（第五版）出版之际，衷心希望广大读者继续对本书提出宝贵建议。

编　者

2011 年 2 月 15 日

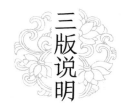

三版说明

《偏方大全》第三版在第二版基础上主要进行了如下增补修订。

一、充实内容，力求"大全"

初版约一百四十种病证，分列两千余首方剂，这次修订后达一百七十余种病证，分列两千三百八十余首方剂。在增补内容的基础上，力所能及地对第二版全书方剂的用料、制用法、功效、使用注意与禁忌，用浅显的文字，扼要地补充介绍。有的引证资料来源，以便读者了解和掌握。

二、按病分类，病归各科

第二版共分九大部分，经补充、调整内容后，第三版划分为内科、外科、骨伤科、妇科、儿科、五官科、皮肤科、肿瘤科、美容科、长寿滋补药膳及附方等。读者根据所索病证，基本能从科别所列病证查阅方剂。

三、增设病证名索引

一方治多病，一病用多方。一个能治疗多种病证的方剂，本书为避免重复，仅将其列于其所治疗的某一病证下，如从其治疗的其他病证检索，则从目录中无法检索到。为解决这一问题，方便读者检索，此次修订增加了病证名索引，使读者能根据病证名所列页码和方剂序号，检索到本书收载的治疗所查病证的所有方剂。

这次重新修订，承蒙中医界贤达友好指点，并提供许多临床实用有效的方剂，深表感谢。

在此再次提醒读者，对本书中的方剂若有不解之处，须请教有关医师，万勿盲目用药。

编　者
1997 年 12 月

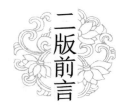

二版前言

　　《偏方大全》初版发行后，承蒙广大读者抬爱，给予诸多激励，深受鼓舞。同时，我们还收到多种宝贵意见，以及对增补所未涉及病种的建议，使我们的编写思路受到启迪，对此深表感谢。

　　这次修订，除增加骨伤科和美容科内容外，对其他部分偏方进行了重新调整，在个别方剂中增加了补充说明，力所能及地兼收并蓄，以期本书趋于完备，答谢各界读者的关怀。对本书中介绍的偏方若有不解之处，须请教有关医师，万勿盲目用药，以免发生意外。

　　由于时间仓促，水平所限，书中纰缪之处仍在所难免，恳望广大读者不吝指正。

编　者

1990 年 1 月

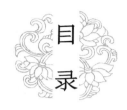

目录

偏方大全

目录

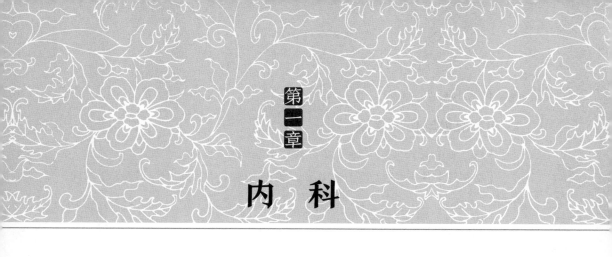

第一章

内 科

一、 感冒

1. 神仙粥治风寒感冒

[用　料] 糯米 100 克，葱白、生姜各 20 克，食醋 30 毫升。

[制用法] 先将糯米煮成粥，再把葱姜捣烂下粥内沸后煮 5 分钟，然后倒入醋，立即起锅。趁热服下，上床覆被以助药力。15 分钟后便觉胃中热气升腾，遍体微热而出小汗。每日早晚各 1 次，连服 4 次即愈。

[功　效] 发表解毒，驱风散寒。治外感初起周身疼痛，恶寒怕冷无汗，脉紧，其效甚佳。有人写诗赞曰："一把糯米煮成粥，7 个葱白 7 片姜，煮熟对入半杯醋，伤风感冒保安康。"

注　风热感冒不宜服用。

2. 胡萝卜汤发汗

[用　料] 胡萝卜。

[制用法] 洗净，切碎，煎汤。热饮。

[功　效] 发汗解表。治感冒，畏寒需发汗。胡萝卜汤发汗作用轻微而持续，无过度之弊。

3. 草鱼汤治伤风鼻塞

[用　料] 草鱼（青鱼）肉 150 克，生姜片 25 克，米酒 100 克。

[制用法] 将一大碗水煮沸后，放入鱼肉片、姜片及米酒共炖约 30 分钟，加盐调味。趁热食用，食后卧床盖被取微汗。每日 2 次。注意避风寒。

[功　效] 解表散寒，疏风止痛。用治感冒，症见畏寒发冷、头痛体

1

倦、鼻塞不通等。

4. 葱姜豆豉治伤风感冒

[用　料] 葱白5根，姜1片，淡豆豉20克。

[制用法] 用砂锅加水一碗煎煮。趁热顿服，然后卧床盖被发汗，注意避风寒。

[功　效] 解热透表，解毒通阳。用于感冒初起，症见鼻塞、头痛、畏寒、无汗等。

5. 五神汤发汗解表

[用　料] 荆芥、苏叶（中药店有售）各10克，茶叶6克，鲜姜10克，红糖30克。

[制用法] 先以文火煎煮荆芥、苏叶、茶叶、鲜姜，15～20分钟后，加入红糖待溶化即成。每日2次，量不拘。

[功　效] 发散风寒，祛风止痛。治风寒感冒，症见畏寒、身痛、无汗等。如伴有咳嗽痰盛可加橘皮10克（鲜品加倍）。

6. 口含生大蒜治感冒

[用　料] 生大蒜1瓣（去皮）。

[制用法] 将蒜瓣含于口中，生津则咽下，直至大蒜无味时吐掉，连续3瓣即可奏效。

[功　效] 辛温解表，解毒杀菌。用于感冒初起，症见鼻流清涕、风寒咳嗽等。

7. 白胡椒热汤面治感冒

[用　料] 白胡椒末、葱白、面条各适量。

[制用法] 煮热汤面条一碗，加入葱白及胡椒末拌匀。趁热吃下，盖被而卧，汗出即愈。

[功　效] 辛温解表，消痰解毒。治风寒袭表引起的感冒。

8. 干白菜根汤治感冒

[用　料] 干白菜根1块，红糖50克，姜3片。

[制用法] 加水共煎汤。日服3次。

[功　效] 清热利尿，解表。治风寒感冒。

9. 冰糖鸡蛋治感冒

[用　料] 鸡蛋 1 个，冰糖 30 克。

[制用法] 将鸡蛋打破，同捣碎的冰糖混合调匀。临睡前用开水冲服，取微汗。

[功　效] 养阴润燥，清肺止咳。治感冒，症见流清涕、咳嗽、发冷等。对小儿流鼻血亦有效。

10. 滴大白萝卜汁治感冒头痛

[用　料] 大白萝卜。

[制用法] 将大白萝卜洗净，捣烂取汁。滴入鼻内，治各种头痛；饮用，治中风。

[功　效] 治感冒头痛、火热头痛、中暑头痛及中风头痛等。

11. 红糖乌梅汤治感冒发热

[用　料] 乌梅 4 个，红糖 100 克。

[制用法] 加水共煮浓汤。分 2 次服。

[功　效] 解表散寒，发汗退热。治感冒，症见发热、畏寒等。

12. 葱豉黄酒汤解表和中

[用　料] 全葱 30 克，淡豆豉 20 克，黄酒 50 克。

[制用法] 先将豆豉放入砂锅内加水一小碗，煮 10 余分钟，再把洗净切段的葱（带须）放入，继续煮 5 分钟。然后加黄酒，立即出锅。趁热顿饮，注意避风寒。

[功　效] 解表祛风，发散风寒，温中降逆。治风寒感冒，症见发热、头痛、虚烦、无汗、呕吐、泄泻等。

13. 核桃葱姜茶治感冒发热

[用　料] 核桃仁 25 克，葱白 25 克，生姜 25 克，茶叶 15 克。

[制用法] 将核桃仁、葱白、生姜共捣烂，与茶叶一同放入砂锅内，加水一碗半煎煮。去渣一次服下，盖棉被卧床，注意避风。

[功　效] 解表散寒，发汗退热。治感冒发热，头痛无汗。

14. 萝卜甘蔗汤治发热咽痛

[用　料] 萝卜、甘蔗各 500 克，金银花 10 克，竹叶 5 克，白糖适量。

　　[制用法] 萝卜与甘蔗切块，加水于砂锅内，下金银花、竹叶共煎，饮服时加白糖。可当茶饮，每日数次。

　　[功　效] 消积化热，润燥止痛。治感冒，症见发热、咽喉疼痛及鼻干等。

15. 金银花山楂汤治风热感冒

　　[用　料] 金银花30克，山楂10克，蜂蜜250克。

　　[制用法] 将金银花与山楂放入砂锅内，加水置旺火上烧沸，3～5分钟后，将药液滤入碗内。再加水煎熬一次后滤出药液。将两次药液合并，放入蜂蜜搅匀。服用时确保温热，可随时饮用。

　　[功　效] 清热解毒，散风止痛。治风热感冒，症见发热头痛、口渴等。

16. 西瓜番茄汁治夏季感冒

　　[用　料] 西瓜、番茄各适量。

　　[制用法] 西瓜取瓤，去子，用纱布绞挤汁液。番茄先用沸水烫，剥去皮，去子，也用纱布绞挤汁液。二汁合并，代茶饮用。

　　[功　效] 清热解毒，祛暑化湿。治夏季感冒，症见发热、口渴、烦躁、小便赤热、食欲不佳、消化不良等。

17. 酒煮荔枝肉治气虚感冒

　　[用　料] 荔枝肉30克，黄酒适量。

　　[制用法] 用酒煮荔枝肉。趁热顿服。

　　[功　效] 通神益气，消散滞气。治气虚感冒。

　　注　据《续名医类案》介绍，某患者因气虚感寒，胸膈稍滞，鼻塞不畅，用上法立即奏效。

18. 绿豆茶饮治流行性感冒

　　[用　料] 绿豆50克，绿茶5克，冰糖15克。

　　[制用法] 绿豆洗净，捣碎，同茶、糖放入碗内，用开水冲沏，约泡20分钟。代茶饮用。

　　[功　效] 清热解毒。治流行性感冒，症见咽痛、热咳。也可用于预防流行性感冒。

19. 青龙白虎汤治流行性感冒

[用　料] 橄榄 5 枚，白萝卜 200 克。

[制用法] 将白萝卜洗净，切作小块，同橄榄共煮汤。日服 3 次，用量不限。

[功　效] 清热解毒。治流行性感冒、白喉等。

20. 芦根汤治流行性感冒

[用　料] 芦根 50 克，鲜萝卜 200 克，葱白 7 个，青橄榄 7 个。

[制用法] 煮汤。代茶饮。

[功　效] 清热解表，宣通气机。可预防和治疗流行性感冒。

21. 白菜根白糖汤治流行性感冒

[用　料] 白菜根（疙瘩）1 个，白糖少许。

[制用法] 将白菜根洗净，切片，加水一碗煎好，后加白糖。日服 2 次。

[功　效] 清热解毒。治流行性感冒，症见热多寒少。

22. 醋熏法预防流行性感冒

[用　料] 米醋不拘量。

[制用法] 米醋加水适量，文火慢熬，在室内烧熏约 1 小时。

[功　效] 消毒杀菌。有预防流行性感冒、脑膜炎、胆囊炎之功效。

23. 葱白大蒜汤预防流行性感冒

[用　料] 葱白 500 克，大蒜 250 克。

[制用法] 葱白洗净，大蒜去皮，切碎，加水 2 千克煎汤。每日服 3 次，每次一茶杯。

[功　效] 解毒杀菌，透表通阳。可预防流行性感冒。

24. 外用治感冒方

[用　料] 葱白、生姜各 15 克，食盐 3 克。

[制用法] 葱姜洗净，捣烂成糊，用纱布包裹。用力涂擦前胸、后背、脚心、手心、腘窝、肘窝，擦后安卧。

[功　效] 清热，发表，通阳，解毒。治感冒。

注 据《中级医刊》1965 年介绍：部分病例涂擦后半小时即出汗退热，自觉症状减轻，次日可完全恢复。治疗 107 例，均在一两日内见效，一般用 1 次，少数病例用 2 次即愈。

25. 双白汤治感冒咽痛

[用　料] 鸭蛋清（蛋白）2 个，葱白 4 段，饴糖 50 克。

[制用法] 先将葱白及饴糖用两茶杯水煮一两沸，倒入盛有鸭蛋清的碗中，搅匀。分 2 次热服。忌食酸辣等刺激性食物。

[功　效] 养阴清热。治感冒，症见咳嗽、声音嘶哑、咽喉肿痛等。

26. 荸荠汁治咽痛

[用　料] 荸荠适量。

[制用法] 将荸荠洗净，去皮，捣烂后裹以纱布挤汁。以汁漱喉，徐徐咽下。每日数次，可连续漱服。

[功　效] 凉血解毒，清咽利膈。治风寒或虚火咽痛等。

27. 鸡蛋白糖治嗓子痛

[用　料] 鲜鸡蛋 2 个，白糖 15 克，香油数滴。

[制用法] 将鸡蛋打破，三味共搅匀。空腹服食，一次食尽。

[功　效] 清咽润喉。治嗓子疼痛。

二、 咳

1. 芥菜姜汤祛痰止咳

[用　料] 鲜芥菜 80 克，鲜姜 10 克，盐少许。

[制用法] 将芥菜洗净后切成小块，鲜姜切片，加清水四碗煎至两碗，以食盐调味。每日分 2 次服，连用 3 日见效。

[功　效] 宣肺止咳，疏风散寒。治风寒咳嗽，伴头痛鼻塞、四肢酸痛等。

2. 萝卜葱白治风寒咳嗽

[用　料] 萝卜 1 个，葱白 6 根，生姜 15 克。

［**制用法**］用水三碗先将萝卜煮熟，再放葱白、姜，煮剩一碗汤。连渣一次服。

［**功　效**］宣肺解表，化痰止咳。治风寒咳嗽，痰多泡沫，伴畏寒、身倦酸痛等。

3. 红糖姜枣汤治伤风咳嗽

［**用　料**］红糖30克，鲜姜15克，红枣30克。

［**制用法**］以水三碗煎至过半。顿服，服后出微汗即愈。

［**功　效**］驱风散寒。治伤风咳嗽、胃寒刺痛、产后受寒腹泻、恶阻等。

4. 芫荽汤平伤风咳嗽

［**用　料**］芫荽（香菜）30克，饴糖30克，大米100克。

［**制用法**］先将大米洗净，加水煮汤。取大米汤三汤匙与芫荽、饴糖搅拌后蒸10分钟。趁热一次服，注意避风寒。

［**功　效**］发汗透表。治伤风感冒引起的咳嗽。

5. 白萝卜蜂蜜治风寒咳嗽

［**用　料**］大白萝卜1个，蜂蜜30克，白胡椒5粒，麻黄2克。

［**制用法**］将萝卜洗净，切片，放入碗内，倒入蜂蜜及白胡椒、麻黄等共蒸半小时。趁热顿服，卧床见汗即愈。

［**功　效**］发汗散寒，止咳化痰。治风寒咳嗽。

6. 羊蜜膏治虚劳咳嗽肺痿

［**用　料**］熟羊脂250克，熟羊髓250克，白沙蜜250克，生姜汁100毫升，生地黄汁500毫升。

［**制用法**］羊脂煎，令沸；次下羊髓，又令沸；次下白沙蜜、生地黄汁、生姜汁，不住手搅，微火熬数沸成膏。每日空腹温酒调1匙，做姜汤或做粥食亦可。

［**功　效**］补虚润肺，祛风化毒。治阴虚发热、骨蒸劳热、虚劳瘦弱、咳嗽肺痿，还有润肺润肤的功效。

7. 鲜梨贝母治咳嗽肺痈

［**用　料**］鲜梨500克，贝母末6克，白糖30克。

[制用法] 将梨去皮剖开，去核，把贝母末及白糖填入，合起放在碗内蒸熟。早晚分食。

[功 效] 清热化痰，散结解表。用治咳嗽或肺痈，症见胸痛、寒战、咳嗽、发热、口干、咽燥、痰黄腥臭或咳脓血痰等。

8. 饮马乳清热止嗽

[用 料] 鲜马乳 300 毫升，白糖适量。

[制用法] 将马乳煮沸，饮时加白糖。

[功 效] 据《唐本草》介绍，马乳"止渴疗热"，有补血生津、润燥止嗽的功效。对肺结核的咳嗽、潮热有良好的辅助治疗作用。

9. 冰糖燕窝粥治肺虚久咳

[用 料] 燕窝 10 克，大米 100 克，冰糖 50 克。

[制用法] 将燕窝放温水中浸软，摘去绒毛污物，再放入开水碗中继续涨发。取上等大米淘洗干净后放入锅内，加清水三大碗，旺火烧开，改用文火熬煮。将发好纯净的燕窝放入锅中与大米同熬约 1 小时，加入冰糖溶化后即成。

[功 效] 滋阴润肺，止咳化痰。治肺虚久咳及咳喘伤阴。

10. 燕窝梨大养肺阴

[用 料] 燕窝 5 克（水浸泡），白梨 2 个，川贝母 10 克，冰糖 5 克。

[制用法] 白梨挖去核心，将其他三味同放梨内，盖好扎紧放碗中，隔水炖熟。服食。

[功 效] 养阴润燥，止咳化痰。治多年痰咳、气短乏力。

11. 萝卜胡椒汤止咳祛痰涎

[用 料] 萝卜 1 个，白胡椒 5 粒，生姜 3 片，陈皮 1 片。

[制用法] 加水共煎 30 分钟。日饮汤 2 次。

[功 效] 下气消痰。治咳嗽痰多。

12. 豆浆饮润肺宁嗽化痰

[用 料] 黄豆，冰糖。

[制用法] 黄豆浸泡磨汁，煮沸后加糖饮用。每日清晨空腹饮 1 碗。

[功 效] 健脾宽中，润燥消水；清肺止咳，化痰。治疳积瘦弱、肺

热咳嗽等。

13. 豆腐糖止咳化痰平喘

[用　料] 豆腐 500 克，红糖、白糖各 100 克。

[制用法] 把豆腐当中挖一窝，纳入红糖、白糖，放入碗内隔水煮 30 分钟。一次吃完，连服 4 次。

[功　效] 清热，生津，润燥。治咳嗽痰喘。

14. 玉米须橘皮治咳嗽

[用　料] 玉米须、橘皮各适量。

[制用法] 共加水煎，日服 2 次。

[功　效] 止咳化痰。治风寒咳嗽、痰多。

15. 萝卜猪肺止咳汤

[用　料] 萝卜 1 个，猪肺 1 个，杏仁 15 克。

[制用法] 加水共煮 1 小时。吃肉饮汤。

[功　效] 清热化痰，止咳平喘。治久咳不止、痰多气促。

16. 糖水冲鸡蛋补虚止咳

[用　料] 白糖 50 克，鸡蛋 1 个，鲜姜适量。

[制用法] 先将鸡蛋打入碗中，搅匀。白糖加水半碗煮沸，趁热冲蛋，搅和，再倒入已绞取的姜汁，调匀。每日早晚各服 1 次。

[功　效] 补虚损。治久咳不愈。

17. 芝麻冰糖水治夜嗽

[用　料] 生芝麻 15 克，冰糖 10 克。

[制用法] 芝麻与冰糖共放碗中，开水冲饮。

[功　效] 润肺、生津。治夜嗽不止、咳嗽无痰。

注　芝麻 1 把，生姜 50 克，共捣烂煮汁服，亦有上述疗效。

18. 香油炒羊肝治久嗽

[用　料] 羊肝 60 克，香油 30 克，盐少许。

[制用法] 将羊肝切片，锅内放入香油至八成热，下羊肝及盐翻炒即成。

[功　效] 润肺止咳。治久嗽不止。

咳

19. 蒸白梨蜂蜜治久咳咽干

[用　料] 大白梨 1 个，蜂蜜 50 克。

[制用法] 先把白梨挖去核，将蜂蜜填入，加热蒸熟。每日早晚各吃 1 个，连吃数日。

[功　效] 生津润燥，止咳化痰。治阴虚肺燥之久咳咽干、手足心热等。

20. 燕窝银耳治干咳盗汗

[用　料] 燕窝 10 克，银耳 15 克，冰糖适量。

[制用法] 将燕窝先用清水涮一遍，再放入热水中浸泡 3～4 小时，然后择去绒毛，再放入热水中泡 1 小时即可取用。银耳用清水浸泡 1 小时即成。用瓷罐或盖碗盛入燕窝、银耳、冰糖，隔水炖熟。服食。

[功　效] 补虚损、养肺阴、退虚热。治干咳、盗汗或肺阴虚等。

21. 薯蓣粥健脾益肺

[用　料] 生怀山药 30 克，白糖少许。

[制用法] 将山药轧细过筛，调入凉水，边煮边搅，两三沸即成，加少许白糖调味。服食。

[功　效] 补脾止泻、补肾收摄。治劳伤咳喘、脾虚泄泻，以及羸弱虚损之症。

22. 蜜枣扒山药治肺虚久咳

[用　料] 山药 1000 克，蜜枣 10 个，板油丁 100 克，白糖 350 克，桂花汁、淀粉、熟猪油少许。

[制用法] ①山药洗净，放入锅内，加清水淹没山药为度，用旺火煮，待山药较烂时捞起，去皮，用刀剖成 6 厘米长、3 厘米宽的长方形，拍扁。蜜枣一剖两半去核待用。②将大汤碗内涂抹上熟猪油，碗底排上蜜枣再排上一层山药，夹一层糖、板油丁，逐层放至碗口，撒上糖，扣上盖盘，上笼蒸 1 小时左右，然后取下，翻身入盘。③炒锅上火，滤入盘内汤汁，放清水 100 克、白糖 150 克和少许桂花汁烧沸，用淀粉勾芡，起锅浇在山药上即成。

[功　效] 补肾润肺。治肺虚久咳，脾虚腹泻、神疲体倦、四肢无力，久食补肾强身。

23. 猪肉杏仁汤治咽痒咳嗽

[用　料] 瘦猪肉 50 克，杏仁 10 克，北沙参 15 克。

[制用法] 共煎煮汤饮。日服 2 次。

[功　效] 清肺，化痰，生津。治咳嗽少痰、口渴咽干、咽痒等。

24. 花生枣蜜汤止咳化痰

[用　料] 花生米、大枣、蜂蜜各 30 克。

[制用法] 用水共煎极烂。饮汤，日服 2 次。

[功　效] 止嗽化痰。用治咳嗽、痰饮（形体消瘦、肠鸣、胸胁支满、目眩气短）。

25. 花生沙参汤治咳嗽少痰

[用　料] 花生米、白果、百合、北沙参各 25 克，冰糖适量。

[制用法] 水煎取汁，加冰糖。每日 1 剂。

[功　效] 润肺化痰。治久咳痰少、气短咽干。

26. 黄精冰糖止咳平喘

[用　料] 黄精（中草药）30 克，冰糖 50 克。

[制用法] 将黄精洗净，用冷水发泡，置砂锅内，再放入冰糖，加水适量。将锅置炉上，以武火煎煮，后用文火煨熬，直至黄精烂熟为止。每日 2 次，吃黄精、饮汤。

[功　效] 清肺，理脾，益精。用治肺燥肺虚之咳嗽、干咳无痰、咯吐不利、食少口干、肾虚精亏等。

27. 百合雪梨汤滋阴润肺

[用　料] 百合 25 克，大雪梨 1 个，冰糖 20 克。

[制用法] 百合用清水浸泡一夜，次日将百合连同清水一起倒入砂锅内，再加半碗多清水，煮 1 个半小时，待百合已烂时，加去皮切作块的雪梨和冰糖，再煮 30 分钟即成。

[功　效] 滋阴润肺，宁心止嗽。肺虚久咳者食用，常人食用亦有益肺胃之功。

28. 银耳鸭蛋汤滋阴清肺

[用　料] 银耳 15 克，冰糖 25 克，鸭蛋 1 只。

咳

11

[制用法] 银耳与冰糖共煮，水沸后打入鸭蛋。每日服 2 次。

[功　效] 滋阴清肺，止渴生津。治阴虚肺燥之咳嗽痰少、咽干口渴等症。

29. 竹沥粥功在清热化痰

[用　料] 竹沥 30 克，粳米 100 克。

[制用法] 先煮粳米作粥，临熟入竹沥，搅匀。任意食用。

[功　效] 清热，豁痰，镇惊。治风热痰火，肺热咳嗽、痰多色黄。

30. 罗汉果柿饼汤清肺热

[用　料] 罗汉果半个，柿饼 3 个，冰糖 30 克。

[制用法] 加清水两碗半共煮至一碗半，再下冰糖，去渣。1 天分 3 次饮完。

[功　效] 清肺热，去痰火，止咳嗽。治小儿百日咳及痰火咳嗽等症。

31. 无花果冰糖水治肺热咳嗽

[用　料] 无花果 30 克，冰糖适量。

[制用法] 将无花果洗净，加水与冰糖共煮。每日 1 次，连服 3 ~ 5 天可收显效。

[功　效] 祛痰理气，润肺止咳，解毒润肠。治肺热咳嗽、声音嘶哑、咽干喉痛，便秘，痔疮出血等。

32. 甘蔗汁治肺虚热咳嗽

[用　料] 甘蔗汁、萝卜汁各半杯，野百合 100 克。

[制用法] 先煮烂百合，再和入两汁。睡前服食，每日 1 次。

[功　效] 润肺止咳，生津润燥，宁心安神。治虚热咳嗽，虚弱者病后气管炎最宜。

33. 奶汤锅子鱼止咳消肿

[用　料] 活鲤鱼 1 尾，火腿片、玉兰片、香菇片、葱、姜、料酒、盐、醋、"奶汤"（即鸡、鸭、肘子和骨头炖的汤）各适量。

[制用法] 将鲤鱼去鳞开膛，除去内脏，漂洗干净，切成瓦块形状，与葱、姜一起投入油炒勺颠翻几下，加入料酒、盐等调料。然后加入"奶汤"，待沸再加适量的火腿片、玉兰片、香菇片等，炖约 3 分钟盛入火锅

内上桌。上桌后将锅下的白酒点燃烧开，佐以姜、醋汁食用。

[**功　效**] 止咳消肿，滋补强身。适于咳嗽、气喘、胸部胀满之患者服食。

34. 久食花生米止咳化痰

[**用　料**] 花生米 60 克。

[**制用法**] 炒或煮熟。每日吃，不间断，痊愈后停用。

[**功　效**] 润肺，化痰。治老年慢性支气管炎。

注　有虚火实热证者勿食。

35. 荞面蛋清治咳嗽不安

[**用　料**] 荞麦面、鸡蛋清各适量。

[**制用法**] 用鸡蛋清和荞麦面成团。每日几次用力涂擦胸部，有效。

[**功　效**] 清热下气。用治胸满腹胀、咳嗽不安。

36. 百合蜜治肺热烦咳

[**用　料**] 新百合 200 克，蜂蜜适量。

[**制用法**] 用蜜拌百合蒸软。时时含 1 片，吞液服食。

[**功　效**] 清肺宁神。用治肺脏壅热、烦闷咳嗽。

37. 松明火焦糯米糖治久咳痰盛

[**用　料**] 糯米糖、松明火焦（即用多脂老松，劈成细条点燃成焦灰）各适量。

[**制用法**] 松明火烧得愈焦愈好。连焦带糖尽量食之，连吃 3～4 天即愈。

[**功　效**] 润肺止咳，化痰平喘。治久咳不愈、痰多气促等。

38. 剑花汤化痰止气痛

[**用　料**] 剑花 2 个。

[**制用法**] 煮汤或当茶饮。

[**功　效**] 行气止痛，止咳化痰。用治咳嗽、痰多等。

注　剑花，是仙人掌类攀缘植物霸王花的花，多产于南方。每年 5～10 月间，开乳白色大花朵，每朵花长一拃多，采下切开晒干，是一种极好的干菜，煮汤香甜可口。

39. 秋梨膏止咳化痰

[用　料] 秋梨 20 个，红枣 1000 克，鲜藕 1500 克，鲜姜 300 克，冰糖 400 克，蜂蜜适量。

[制用法] 先将梨、枣、藕、姜砸烂取汁，加热熬膏，下冰糖溶化后，再以蜜收之。可早晚随意服用。

[功　效] 清肺降火，止咳化痰，润燥生津，除烦解渴，消散酒毒，祛病养身。用治虚劳咳嗽、口干津亏、虚烦口渴及酒精中毒等。

40. 燕窝参汤益肺止咳

[用　料] 燕窝 5 克，西洋参 5 克。

[制用法] 先将燕窝用清水浸透，摘去羽毛杂物，洗净，晾去水汽，同西洋参一起放进炖盅内，注入八成满的开水，加盖，隔水炖 3 小时以上。饮用。

[功　效] 养阴润燥，降火益气。用治肺胃阴虚而致的干咳、咳血、潮热、盗汗等，对心血管病咳喘患者更宜。

41. 糖渍橘皮止咳化痰

[用　料] 橘皮、白糖各适量。

[制用法] 鲜橘皮或泡软的干橘皮适量，洗净，切成丝，放入锅内，加大约橘皮重量一半的白糖，添水没过橘皮为度，大火煮沸后，再改用小火煮至余液将干时，将橘皮盛出放在盘内，待冷，再撒入大约橘皮重量一半的白糖，拌匀。食用。

[功　效] 润肺，燥湿，化痰，生津。治咳嗽多痰等。

42. 蜜饯柚肉平喘化痰

[用　料] 鲜柚肉 500 克，蜂蜜 250 克，白酒适量。

[制用法] 将柚肉去核，切块，放在瓶罐中，倒入白酒，封严浸闷一夜，再倒入锅中煮至余液将干时，加入蜂蜜，拌匀即成。待冷，装瓶备用。

[功　效] 润肺，止咳，化痰。治咳嗽痰盛或老年咳喘等。

43. 蜜饯双仁补肾益肺

[用　料] 甜杏仁 250 克，核桃仁 250 克，蜂蜜 500 克。

[制用法] 先将甜杏仁炒至黄色（勿焦），放在锅中加水煮 1 小时，再下核桃仁，收汁将干锅时，加入蜂蜜，拌匀，再沸即成。每服 3 克，日服 2 次。

[功 效] 润肺补肾。经常食用，可治肺肾两虚性久咳、久喘等。

44. 猪油蜜膏补虚润肺

[用 料] 猪油 100 克，蜂蜜 100 克。

[制用法] 将上述两味分别用小火煎煮至沸，停火晾温，共混合调匀即成。每次 1 汤匙，日服 2 次。

[功 效] 润肺止咳，补虚。治肺燥咳嗽。

45. 大蒜泥镇咳止嗽

[用 料] 紫皮大蒜 1 头。

[制用法] 蒜去皮，捣成烂泥。每晚睡前洗足后，敷于两足底涌泉穴处（足底必须先涂上凡士林），上面盖一层纱布，足心有较强刺激感时可揭去。如足底无不适感，可连敷 3~5 次。

[功 效] 解毒，镇咳。用治风寒咳嗽、燥咳以及小儿百日咳。

46. 蚕豆花冰糖水治咯血

[用 料] 蚕豆花 9 克，冰糖适量。

[制用法] 共加水煎。日服 2 或 3 次。

[功 效] 具有收敛作用。治咯血。

47. 蕹菜白萝卜汁治咯血

[用 料] 蕹菜（瓮菜、空心菜）全棵带根 2 棵，白萝卜 1 个，蜂蜜适量。

[制用法] 蕹菜与白萝卜洗净，共捣烂绞汁一杯。用蜂蜜调服。

[功 效] 治肺热引起的咯血。

48. 蜂蜜百部汤治痰中带血

[用 料] 蜂蜜 20 克，百部 25 克，白及 20 克，瓜蒌 25 克。

[制用法] 先将上三味水煎，去渣取汁，再调入蜂蜜搅匀，每日 1 剂，分 2 次服。

[功 效] 润肺止咳，清热止血。用治痰中带血及肺结核久咳。

49. 酸石榴治肺结核咳喘

[用　料] 酸石榴（甜者无效）3 克。

[制用法] 将石榴子取出，捣碎，绞取其汁液。每晚睡前服下，或口嚼石榴子咽液。石榴子汁有小毒，不可过量饮用。

[功　效] 清热敛肺。用治肺结核喘咳，夜不能寐，以及老年慢性支气管炎。

50. 白萝卜子治痰饮凝结

[用　料] 白萝卜子（莱菔子）生熟各 15 克，生赭石末 9 克。

[制用法] 先将白萝卜子捣碎煮汤一大碗，送服生赭石细末，半小时后，再用此方 1 次。

[功　效] 消积化痰。用治痰饮凝结症。据《医学衷中参西录》介绍，一青年素多痰饮，受外感后痰涎凝结于上脘，阻膈饮食不下。用此方后，即觉上脘顿开，可进饮食。

注　据《时氏处方学》介绍，单用莱菔子煎汤化停痰宿饮，大有功效。将莱菔子研末开水冲服，多饮热水，以指探吐，痰浊宿饮亦能吐出，与煎汤功效相同。

51. 蒸贝母甲鱼滋阴补肺

[用　料] 川贝母 5 克，甲鱼 1 只（约 500 克），鸡清汤 1 千克，葱、姜、花椒、料酒、盐各适量。

[制用法] 将甲鱼宰杀，去头及内脏，切块备用。将甲鱼块放蒸盆内，加入贝母、盐、料酒、花椒、葱、姜，上笼蒸 1 小时许。趁热服食。

[功　效] 滋阴清热，润肺止咳，退热除蒸。治阴虚咳喘、低热、盗汗等。

三、　喘

1. 双杏煲牛胎盘治痰咳哮喘

[用　料] 牛胎盘 1 个，甜杏仁 15 克，苦杏仁 12 克，生姜 3 片，红枣 3 个，酒适量。

[制用法] 牛胎盘清水洗净，浸泡几小时后，再用开水焯透，切块。

炒勺烧热，加少量油再烧热，下胎盘块翻炒，炝适量白酒、姜汁，然后加双杏仁、姜片、枣及适量清水，倒入砂锅煲至熟烂。食用。

[功　效] 润肺镇咳，养血填精，大补元气。治虚劳（肺结核）久嗽、哮喘及老年慢性支气管炎，对体质虚弱者有补益。

2. 萝卜鸡蛋治慢性哮喘

[用　料] 红卞萝卜1.5千克，鸡蛋、绿豆适量。

[制用法] ①冬至时日买红卞萝卜，去头尾，洗净，用无油污洁净刀切成3毫米厚的均匀片，再以线穿成串，晾干后收藏好。②每次取萝卜干3片，鸡蛋1个，绿豆6克，共放入锅内，加水煮30分钟至豆熟烂。③服时剥去鸡蛋皮，连同萝卜、绿豆及汤一起吃下。从三伏第一天开始服用，每日1次，连续用30天。

[功　效] 止咳平喘。治慢性气管炎和支气管哮喘。

注　本方是由北京中医研究院王友虞老大夫于1983年在《食品科技》第2期上发表的《治咳喘佳肴———萝卜煮鸡蛋》一文中向咳喘患者介绍的验方化裁而成。王老大夫还敬告患者：①方剂中的食物原料，只能选用这种"卞萝卜"，不能用其他萝卜代替；②烹制和服用时，不要加其他佐料。用砂锅或搪瓷器皿煮制，不能用金属锅或油污容器；③饭前空腹食，早晚均可；④制作时间以冬至这一天为最理想，"三伏"即指头伏第一天至末伏最后一天这段时间。

3. 丝瓜花蜜饮清肺平喘

[用　料] 丝瓜花10克，蜂蜜15克。

[制用法] 将丝瓜花洗净，放入杯内，加开水冲泡。盖上盖浸泡10分钟，倒入蜂蜜搅匀即成。每日饮3次。

[功　效] 清热止咳，消痰下气。治肺热咳嗽、喘急气促等。

4. 敷麝香蒜泥止咳平喘

[用　料] 麝香1~1.5克，紫皮蒜10~15头（所用头数随患者年龄及蒜头大小而定）。

[制用法] 麝香研成细末。蒜去皮捣为烂泥，农历五月初五（即端午节）中午近12时，患者俯卧，用肥皂水、盐水清洁局部皮肤。中午12时整，将麝香末均匀撒在第7颈椎棘突到第12胸椎棘突的区域内，继将蒜泥覆于麝香上，60~70分钟后将麝香及蒜泥取下，清洗局部，以消毒硼酸软膏涂上，再敷一塑料薄膜，并以胶布固定。大部分患者做1次哮喘即减轻，有的不再发作。为巩固疗效，可连续贴治3年。

[功　效] 补益散结，止咳平喘。治陈久性哮喘。

注　方见《陕西中医》1983 年第 4 卷第 3 期。又据《中药贴敷疗法》按语介绍：在麝香和蒜泥敷贴区内，分布有大椎、风门、肺俞、膏肓俞、心俞、膈俞诸穴，大都位于交感神经链的附近，正是治疗肺部疾患的有效穴位。膀胱经又主一身之表，为人身之藩篱；督脉统一身之阳，为阳脉之海，麝香蒜泥敷贴后可通膀胱经及督脉，有振阳而养外之作用。敷贴选在端午节中午 12 时，是根据祖国医学的"春季养阳"的治则而定的。

经用本方医治的 184 例中，观察不满 2 年者共 72 例，治疗结果：半年以上无哮喘发作者 35 例，偶有发作，但症状减轻者 23 例，发作次数减少或症状减轻者 10 例，无效 4 例。近期总有效率为 99.4%。典型病例：王某，男，55 岁，于 1954 年春季始发哮喘。虽经中西医治疗，病情仍日渐加重，四季发作，秋季尤重。患者曾患过敏性鼻炎，对花粉及灰尘过敏。其外祖母及母亲均患哮喘。患者常因气候变化、受寒、潮湿及气压低诱发哮喘，发作前预感胸闷异常，发作时呼吸急促，大汗淋漓，面色苍白，口唇发绀，张口抬肩，喉中痰鸣，喘息不能平卧，有时彻夜不寐。每年均需住院治疗。1959 年 6 月至 1960 年 4 月曾在广州治疗，胸片检查为中度肺气肿。1961 年端午节患者开始用此方治疗，用后顿感呼吸通畅，不憋气，胸部轻松，喘息消失，脊背再不感发凉，全身舒适，哮喘发作日渐减轻，次数减少，自 1961 年治疗后未再住院。1966 年以来，每日坚持上班，至 1981 年 6 月 20 日随访时间已达 20 年。患者自述 10 年来哮喘已不再发作，体质亦比过去增强。

5. 焦炸核桃腰花补肺定喘

[用　料] 猪腰 400 克，核桃仁 50 克，鸡蛋清 100 克，葱、姜、盐、料酒、花生油各适量。

[制用法] ①将猪腰对剖取去网膜，切成腰花，加料酒、葱、姜末、盐拌匀腌半小时，捞出沥干。②核桃仁用水浸泡，去皮，在五成热的油锅中炸酥，取出。③锅上放油烧至五成热，将切好的猪腰花朝下，放在手心上，再放上一块核桃仁用腰花包拢，拌抹均匀鸡蛋清，下油锅炸至呈黄色捞出。炸完后，将油烧至八成热，把全部炸件下锅再炸至深黄色，沥尽油，装盘即成。

[功　效] 补肾纳气、止咳。治肾阴虚之咳嗽、痰喘、发热畏寒。

6. 核桃杏仁丸治体虚哮喘

[用　料] 核桃肉 50 克，苦杏仁 50 克，姜 50 克，蜂蜜适量。

[制用法] 核桃肉、苦杏仁用水浸泡，去皮。姜，洗净切末。共捣烂，加蜂蜜为丸，捏成小丸粒。临睡前服，共分 10 次服完。

[功　效] 理虚润肺，止咳定喘。用治肺热咳喘、痰吐不利等。

7. 陈醋煮乌鸡治咳喘

[用　料] 乌鸡 1 只，老陈醋 1500 ~ 2000 克。

[制用法] 将乌鸡宰杀去毛，洗净切块以陈醋煮熟。分 3 ~ 5 次热吃，症轻者吃 1 只，重症者吃 3 只即愈。

[功　效] 定喘止咳。用治咳嗽、气喘。

8. 蝗虫汤补虚平喘

[用　料] 蝗虫 6 只，黄酒少许。

[制用法] 蝗虫去足、翅，水煎去渣，加黄酒少许，每日 2 次温服。

[功　效] 补肺平喘。用治哮喘、百日咳。

9. 卞萝卜方专治支气管哮喘

[用　料] 大卞萝卜（粉红色皮，白心，新鲜的）3 个，鸡蛋 3 个。

[制用法] 冬至或冬至前后制作，将大卞萝卜用刀垂直切开，将两半萝卜用勺挖去心，能放入半侧鸡蛋（稍大些），再将两半萝卜对上严丝合缝，用线绳捆扎，注意鸡蛋包在萝卜心中不得挤碎或裂皮，然后种在花盆里，浇水，使萝卜成活，滋生新叶。待数九过后（够 81 天），取出萝卜，洗净切片，加水先煮半小时，再将鸡蛋去皮打入汤中煮，不加任何调料，使菜烂蛋熟。分 4 或 5 次吃完，可连续服用多次。

[功　效] 止咳化痰。用治支气管哮喘。

10. 南瓜姜麦芽汁治哮喘

[用　料] 南瓜 5 个，鲜姜汁 60 克，麦芽 1500 克。

[制用法] 将南瓜去子，切块，入锅内加水煮极烂为粥，用纱布绞取汁，再将汁煮剩一半，放入姜汁、麦芽，以文火熬成膏。每晚服 150 克，严重患者早、晚服用。

[功　效] 平喘。用于多年哮喘，入冬哮喘加重者。

注　据《中医效方精选》介绍，某患者哮喘 10 年，曾用多种方法治疗无明显效果，后服此方 3 天见效，服 81 天痊愈。

11. 倭瓜五味子治咳嗽痰喘

[用　料] 老倭瓜（即北瓜）1 个约 1500 克，五味子 3 克，冰糖 60 克。

[制用法] 将老倭瓜洗净，挖空去子，装入五味子和冰糖，放入锅内

蒸熟，然后取出五味子不用。每日吃 1 个，数次可见功效，久服除根。

[功　效] 温中止咳，平喘化痰。用治咳嗽痰喘。

注　改用冬瓜子 25 克，捣烂加红糖冲服，每日 2 次，久服亦有效。

12. 丝瓜藤液治多年喘嗽

[用　料] 丝瓜藤液。

[制用法] 秋后在离地不高处，剪断丝瓜藤，套上一个瓶子，茎断处有汁液流出，瓶满再换，滴尽为止。每日饮用数次，每次一小杯。

[功　效] 清热解毒，止咳平喘，祛痰。用治急、慢性支气管炎、痰喘、肺脓肿、支气管扩张等，有卓效。

注　取鲜嫩丝瓜捣烂绞汁，生饮半杯，常服亦有疗效。

13. 猪板油麦糖蜜膏治哮喘

[用　料] 猪板油 120 克，麦芽糖 120 克，蜂蜜 120 克。

[制用法] 将上述三味共熬成膏，每日服数次，每次一汤匙，口中含化，数日后喘嗽即止。常服，病可除根。忌食生冷及辛辣刺激性食物。

[功　效] 润肺平喘。用治咳嗽痰喘。

注　据《民间灵验便方》介绍，某患者久咳气促十余年，每冬哮喘声哑，夜不能寐，后服本方一冬未犯。

14. 乌贼骨治哮喘

[用　料] 乌贼骨（墨斗鱼骨）500 克，砂糖 1000 克。

[制用法] 放乌贼骨于锅内焙干，捣碎，研成粉末。加砂糖调匀，装入瓶内封存。成人每服 15 ~ 25 克，儿童按年龄酌减，每日 3 次，开水送服。

[功　效] 收敛，定喘。用治哮喘有明显疗效。

注　据《祖国医学》介绍，病史长达 27 年的哮喘患者，经服本方半月而愈，后未复发。

15. 鲤鱼糯米粥止咳平喘

[用　料] 鲤鱼 1 条，糯米 200 克。

[制用法] 将鲤鱼去鳞，纸裹炮熟，去刺研末，同糯米煮粥。空腹食之。

[功　效] 平肺止嗽。用治咳嗽、气喘等症。

注　痈疮患者忌食。

16. 饮龟血治哮喘

[用　料] 龟血、白糖各适量。

[制用法] 将龟血与白糖调匀，开水冲服。每次 3 汤匙，每日 1 次。

[功　效] 滋阴补血，止咳平喘。用治慢性气管炎、哮喘、干咳。

17. 柚子皮百合汤治哮喘

[用　料] 柚子 1 个（重约 1000 克，去肉留皮），百合 125 克，白糖 125 克。

[制用法] 将上述三味加水 60 毫升，煎 2~3 小时。分 3 次服完，每日 1 次，每服 3 个柚子为一疗程。儿童减半。

[功　效] 补脾虚、清肺热、消痰涎。用治陈久咳嗽、痰多，哮喘，肺气肿等。

注　服药期禁忌食油菜、萝卜、鱼虾。

18. 文旦乌鸡治阴虚咳喘

[用　料] 文旦（柚子）1 个，乌鸡 1 只。

[制用法] 将文旦开顶盖，挖空，将收拾干净的乌鸡切作小块，纳入文旦内，加少许清水，盖好，纸封，泥裹，用柴火烘烤 5~6 小时，待鸡已熟，去泥揭盖。吃肉饮汤，每周 1 次，自冬至开始，治愈为止。

[功　效] 养阴，止咳，平喘。用治阴虚咳喘、夜喘加重不寐。

19. 白果调蜂蜜治咳嗽哮喘

[用　料] 白果（银杏）20 克，蜂蜜适量。

[制用法] 将白果炒去壳，取仁加水煮熟，捞出收入碗内，加蜂蜜调匀。服食。

[功　效] 益肾固肺，滋阴润燥。用治支气管哮喘、老人体虚气喘、肺结核咳嗽等。

20. 酸石榴疗法治哮喘

[用　料] 酸石榴汁 18 克，生山药 45 克，甘蔗汁 30 克，生鸡蛋黄 4 个。

[制用法] 加水一大碗煎煮山药，然后再将其余三味调入，火候不可过，片刻即成，以防蛋黄过熟，影响疗效。早晚空腹温服。

[功　效] 止咳平喘。用治久咳哮喘。

21. 鹌鹑蛋治支气管哮喘

[用　料] 鹌鹑蛋 3 个。

[制用法] 将蛋打破搅匀，沸水冲沏。连用 1 年可愈。

[功　效] 补益气血。用治支气管炎、哮喘、肺结核等。

22. 小米羊胎粥补肾止咳喘

[用　料] 小米 50 克，羊胎 1 只。

[制用法] 先煮羊胎至半熟，后入小米熬成粥。粥肉同食，日用 2 次。

[功　效] 补肾益气，止咳纳气。用治腰膝无力，久咳气喘，动则喘甚。

23. 银杏全鸭利水定喘

[用　料] 银杏 200 克，鸭 1 只（约 1 千克），猪油 500 克，胡椒面、料酒、清汤、生姜、葱、盐、味精、花椒各适量。

[制用法] ①将银杏去壳，放入锅内，用沸水煮熟，捞出去皮膜，切去两头，去心。再用开水燀去苦水，在猪油锅内炸一下，捞出待用。②将鸭洗净，剁去头和爪。用盐、胡椒面、料酒将鸭身内外涂匀后，放入盆内，加入生姜、葱、花椒，上蒸笼蒸约 1 小时取出。拣去生姜、葱、花椒，用刀从鸭背脊处切开，去净全身骨头，铺在碗内，齐碗口修圆，修下的鸭肉切成银杏大小的丁，与银杏一起均匀放在鸭脯上，将原汁倒入。加汤上笼蒸 30 分钟，至鸭肉烂熟，即翻入盘中。③锅内掺清汤，加余下的料酒、食盐、味精、胡椒面，淀粉少许勾芡，放猪油少许，将白汁蘸于鸭上即成。

[功　效] 滋阴养胃，利水消肿，定喘止咳。用治骨蒸劳热、水肿、哮喘、痰嗽等。

24. 黄花鱼胆治支气管哮喘

[用　料] 黄花鱼胆 1 个，虎耳草 25 克，山楂根 50 克，茶树根 50 克，大枣 5 枚。

[制用法] 水煎。日服 1 剂。

[功　效] 润肺健脾。用治支气管哮喘，有较好的疗效。

注　现代医学研究证明，黄花鱼胆汁中含胆酸、甘胆酸、牛黄胆酸以及钠盐等，有润肺健脾、清热解毒、平肝降脂之作用。

25. 糖熘白果定咳喘

[用　料] 水发白果 150 克，白糖 100 克，淀粉 25 克，清水 250 克，碱适量。

[制用法] 将白果去壳，放入锅内加水和少许碱烧开，用炊帚刷去皮，捏去白果心，装入碗内，加清水，上笼蒸熟；将锅内加清水，放入蒸熟的白果、白糖，置火上烧开，撇去浮沫，勾上芡，倒入盘内即成。

[功　效] 定痰喘，止带浊。用治气虚哮喘、痰嗽、白带、白浊、遗精、淋病、小便频数等。

26. 浮小麦枣汤治痰喘亡阴

[用　料] 浮小麦 60 克，大枣 7 枚。

[制用法] 加水共煎服。

[功　效] 止咳平喘，敛汗。用治寒热痰喘、大汗不止。

27. 清炖猪心治支气管炎

[用　料] 猪心 1 个，盐少许。

[制用法] 锅内加水炖，开锅后用文火炖熟。食肉饮汤，日服 2 次。

[功　效] 补虚养血。用治支气管炎、惊悸、失眠、自汗。

28. 山葡萄治气管炎奇效

[用　料] 山葡萄 3 份，蜂蜜 2 份。

[制用法] 将山葡萄洗净，晾干，装入干净的罐内，用薄竹板制成一个筛子，放在山葡萄上，然后压上一块 300～400 克重的鹅卵石，避免山葡萄漂浮。然后把蜂蜜倒入罐内，罐口用布罩好，将罐置于凉爽处。从"数九"的第一天起开始启罐服用。每日服用几次均可，连粒带水服（不需吐子、吐皮），最好饭后吃，至第二年开春服完。

[功　效] 用治久治不愈的慢性气管炎。

注　据《老年报》介绍，吉林省蛟河市商业局离休干部王恩贵，患慢性气管炎六十余年，虽经多方医治都无济于事，后用山葡萄泡蜂蜜方，咳嗽逐年减轻，至今一次未犯，彻底结束了数十年的咳嗽病史。

29. 苡米百合汤治痰嗽胸痛

[用　料] 苡米 200 克，百合 50 克。

[制用法] 将两味放入锅中，加水五碗，煎熬成三碗。分 4 次服，1 日

喘

23

服完。

[功　效] 清热散结、止咳化痰。用治久咳胸痛、痰浓味臭、气促而喘。

30. 猪肺薏米治痰臭气喘

[用　料] 猪肺1只，薏米15克。

[制用法] 将猪肺切碎，洗净，同薏米共煮熟。吃肉饮汤，每日1次。

[功　效] 补肺，清热，利湿。用治喘嗽气促、浓痰味臭、肺痈、肠痈、白带淋浊等。

31. 甜杏仁梨治咳喘症

[用　料] 甜杏仁9克，梨1个。

[制用法] 将鸭梨洗净挖一小洞，纳入杏仁，封口，加少许水煮熟。吃梨饮汤，每日1次。

[功　效] 润肺止咳。用治慢性气管炎咳喘，肺虚久咳、干咳无痰等症。

32. 人参核桃汤治气喘

[用　料] 人参、核桃仁各6克。

[制用法] 水煎。饮用，日2~3次。

[功　效] 补肾温肺。用治肺肾功能不足而致气喘、久嗽等。

33. 萝卜汁治急性气管炎

[用　料] 鲜白萝卜500克。

[制用法] 将萝卜洗净带皮切碎，绞取汁。内服。

[功　效] 化痰热，散瘀血，消积滞。用治急性气管炎咳喘，连服5~7天见效。

注　体质虚寒者慎用。

34. 香橼饴糖化痰止嗽平喘

[用　料] 鲜香橼1~2个，饴糖（麦芽糖）适量。

[制用法] 将香橼洗净，切碎，放于有盖的器皿中，加入等量的饴糖，隔水蒸数小时至香橼稀烂。每服1汤匙，早晚各1次。

[功　效] 理气宽中，化痰止咳，平喘。用治慢性支气管炎或痰多、咳喘。

35. 文蛤粉清热镇咳平喘

[用　料] 文蛤粉 750 克，青黛 150 克，黄芩 200 克，地龙（蚯蚓）250 克。

[制用法] 上述各味共研细末，制粒压片，片重 0.5 克。每服 3～6 片，日 3 次。

[功　效] 清热利尿，止咳平喘。用治慢性气管炎、哮喘等。

36. 冰糖冬瓜盅止咳定喘

[用　料] 小冬瓜（未脱花蒂的）1 个，冰糖适量。

[制用法] 将冬瓜洗净，切去瓜的上端当盖，挖出瓜瓤不用，填入适量冰糖，盖上瓜盖，放锅内蒸。取水饮服，3～4 个即效。

[功　效] 利水平喘。用治哮喘。

37. 灵芝汤治过敏性哮喘

[用　料] 灵芝 10 克，半夏 8 克，苏叶 10 克，厚朴 5 克，茯苓 15 克，冰糖 15 克。

[制用法] 水煎。一日 2 或 3 次分服。

[功　效] 清热，祛湿，平喘。用治过敏性哮喘。

38. 清明茶粥化痰止咳

[用　料] 清明茶（即鼠曲草）15 克，粳米 50 克。

[制用法] 先煎清明茶去渣取其汁，以汁煮米作粥。空腹食用。

[功　效] 治久咳痰多、喘息气逆、劳嗽肺痿等。

39. 杏仁粥益气止咳平喘

[用　料] 杏仁 10 克，党参 30 克，桑白皮 10 克，鲜姜 6 克，大枣 7 枚，牛奶 200 毫升，粳米 100 克。

[制用法] 先将杏仁浸泡去皮尖，细研，后入牛奶搅和滤取汁。另煎党参、桑白皮、姜、枣去渣澄清，后下米煮作粥，临熟时下杏仁汁，搅匀。空腹任意食用。

[功　效] 清泻肺热，止咳平喘，下气宽胸。用治肺虚气促、咳嗽、胸满痰多等。

喘

40. 五味鸡补肾益肺

[**用　料**] 母鸡 1 只，五味子 50 克。

[**制用法**] 将鸡开膛，去肠及杂物，洗净，纳入五味子于鸡腹中，缝合严，置于炖盆中，加开水一大碗，加盖，以大火隔水炖至烂熟。吃鸡饮汤，分 3 次食完，连吃多次。

[**功　效**] 补肾益肺，敛汗生津。凡劳伤羸瘦、肺虚喘咳、梦遗滑精、久泻久痢之证，都有一定的疗效。

41. 杏仁茶止咳定喘

[**用　料**] 甜杏仁 120 克，大米 30 克，白糖 200 克。

[**制用法**] 甜杏仁用开水略泡片刻，剥去外衣，洗净，剁成碎粒，用冷水浸泡。大米洗净，亦用冷水浸泡。把杏仁和大米捞在一起，加入清水 650 克，磨成细浆，过滤去渣。锅置于火上，放入清水 500 克，加入白糖，待糖溶化后，将杏仁浆慢慢倒入锅内，随倒随搅（以防糊底），搅成浓汁，熟后盖上锅盖，熄火稍焖即成。

[**功　效**] 止咳定喘，润肠通便。适于急、慢性气管炎，肺结核等有咳喘者服用。亦可作为癌症患者的辅助治疗。

42. 芥菜子萝卜子治气管炎

[**用　料**] 芥菜子 10 克，萝卜子 15 克，橘皮 10 克，甘草 10 克。

[**制用法**] 水煎。每日早晚空腹服用。

[**功　效**] 下气宽胸，燥湿化痰。用治慢性支气管炎。

43. 茄根红糖汤治气管炎

[**用　料**] 茄子根、红糖各适量。

[**制用法**] 将茄根洗净，切碎，煎成浓汁，调入适量红糖。每服 50 毫升，日服 2 或 3 次，10 天为一疗程，连服三疗程。

[**功　效**] 止咳化痰。用治慢性气管炎。

44. 猪肉炒大蒜治支气管炎

[**用　料**] 大蒜 20 头，瘦猪肉 100 克，盐、酱油、食用油各适量。

[**制用法**] 将蒜去皮，洗净，猪肉切片，锅置于旺火上，油热放入猪肉煸炒，下蒜瓣再炒片刻，放入调料翻炒即成。

[功　效] 止咳祛痰。用治支气管炎咳喘。小儿可酌用。

45. 海蜇萝卜汤治支气管炎

[用　料] 海蜇 80 克，白萝卜 60 克。

[制用法] 海蜇漂洗净，白萝卜洗净切丝，两味加水三碗，煎至一半。每日分 2 次服完，连续服用 2 周即愈。

[功　效] 润肺，止咳，平喘。用治慢性支气管炎久咳。

46. 蜂蜜鸡蛋治支气管炎

[用　料] 蜂蜜 40 克，鸡蛋 1 个。

[制用法] 先将蜂蜜用锅微炒，然后加水少许，待沸后打入鸡蛋。每日早晚空腹各服 1 次，吃蛋饮汤。

[功　效] 补虚润肺。治慢性支气管炎。

47. 板栗烧猪肉治气管炎

[用　料] 板栗 250 克，瘦猪肉 500 克，盐、姜、豆豉各少许。

[制用法] 将板栗去皮，猪肉切块，加盐等调料，加水适量红烧，熟烂即成。

[功　效] 润燥、化痰、和胃。对肺燥久咳、少痰之慢性气管炎，有一定疗效。

48. 麒麟菜海带治支气管炎

[用　料] 麒麟菜、海带各 50 克，贝母 15 克。

[制用法] 水煎。服食，每日早晚各 1 次。

[功　效] 清热消痰，软坚散结、止嗽平喘。用于支气管炎痰黏稠者。

49. 佛手半夏汤化痰止咳

[用　料] 佛手、姜半夏各 10 克，砂糖适量。

[制用法] 水煎去渣，加糖。温服，分早晚 2 次。

[功　效] 止咳平喘，燥湿化痰。用治湿痰咳嗽、慢性支气管炎。

50. 茶鸡蛋化痰止咳喘

[用　料] 绿茶（如龙井等）15 克，鸡蛋 2 个。

[制用法] 将鸡蛋刷洗干净，同茶叶共放砂锅内，加水两碗煮，蛋熟

喘

剥去皮再煮，至水煮干时取蛋吃。

[**功　效**] 止咳平喘。用治支气管炎咳嗽、哮喘。

51. 常喝豆浆治气喘

[**用　料**] 鲜豆浆，食盐适量。

[**制用法**] 大豆浸泡后，自磨豆浆，越纯越佳。市场上销售袋装鲜豆浆只要浓纯，有豆香味亦可服用。必须坚持每天早晨空腹喝豆浆，并在豆浆内加入少许食盐。

[**功　效**] 治咳喘。

注　据《经验广集》载，用饴糖和豆浆各 2 两（100 克），煮饮服可治气喘。纯豆浆对治疗肺痈咳喘、痰臭痰浓亦有较好的效果。

52. 鸡苦胆汁白糖治气管炎

[**用　料**] 鸡苦胆 3 个，白糖适量。

[**制用法**] 取胆汁烘干，白糖拌和。每日分 2 次服，连服 5 天为一疗程。

[**功　效**] 清热，化痰，平喘。用治慢性支气管炎咳嗽、哮喘。

53. 桃仁粥止咳喘下气

[**用　料**] 桃仁 10 克，粳米 100 克。

[**制用法**] 先用水将桃仁浸泡，去内衣，研汁，和粳米煮粥。食用。

[**功　效**] 补肺肾，和胃调中。用治咳嗽、胸满气喘或支气管炎。

54. 燕窝枸杞汤养阴保肺

[**用　料**] 冰糖 150 克，燕窝 30 克，枸杞 15 克。

[**制用法**] 将燕窝用温热水加盖闷泡，水凉后择去绒毛及杂物，再用清水冲洗，盛入碗内，加入一小碗水，上笼蒸半小时，捞出，再盛入另碗内。取一大碗，放入冰糖及枸杞，加清水蒸半小时，连枸杞同倒入盛燕窝的碗内即成。

[**功　效**] 养阴润肺，清肺化痰。用治慢性支气管炎、肺结核咳喘等。

55. 灵芝参合汤治支气管炎

[**用　料**] 灵芝 15 克，南沙参、北沙参各 10 克，百合 15 克。

[**制用法**] 水煎服。

[**功　效**] 养阴清肺。用治慢性支气管炎。

56. 治慢性气管炎偏方

方一

鸡蛋2个，麻油50克，醋适量。鸡蛋打开放油锅内炸熟，加醋再煮。早晚各服1个。

方二

菠菜子、萝卜子、白茄子各100克。共炒研成细末。每服15克，每日2次。

方三

核桃仁捣烂，加糖服用。长期食用，可见疗效。

方四

橘皮泡水当茶饮，常饮有效。

方五

大蒜10头，醋半碗，红糖100克。将蒜去皮捣烂和糖，放醋内浸泡3天，滤去渣。每次半汤匙，温开水冲服，每天3次。

方六

蜂蜜、饴糖、葱汁各适量。共熬煮后装瓶。每次服1汤匙，每日2次。

四、 硅肺、 肺痈

1. 萝卜三汁治硅肺

[用　料] 大白萝卜、鲜茅根、荸荠各适量，鸡内金、麻黄、贝母、牛蒡子、桔梗、枳壳、石斛、枇杷叶（随症加减，请教医生）。

[制用法] 将鲜萝卜、茅根、荸荠洗净，捣烂取汁，再将鸡内金等八味中药煎汤，然后与三汁混合一起。饮用。

[功　效] 治硅肺。

注　据《岭南草药志》介绍：服此方治疗硅肺21人，疗效显著。一般在1个月内黑痰消失，9个月黏痰消失，1年左右症状消失，体重增加，恢复健康。

2. 红蔗膏方治硅肺

[用　料] 红甘蔗5千克，萝卜5千克，蜂蜜、麻油、鸡蛋各适量。

[制用法] 红甘蔗、萝卜洗净，榨取汁液，与蜂蜜、麻油调匀，熬成

膏备用。每天早晨取鸡蛋 2 个，去壳，加膏 2 匙拌匀，蒸熟后服食。

[功　效] 清热，润肺。用治硅肺。

3. 石榴花、夏枯草治肺痈

[用　料] 白石榴花、夏枯草各 50 克，黄酒少许。

[制用法] 白石榴花与夏枯草同煎汤。服时加少许黄酒饮用。

[功　效] 清肝火，散瘀结，消炎。用治肺痈、肺结核。

4. 薏米百合汤治肺痈

[用　料] 薏米 200 克，百合 50 克。

[制用法] 用水五碗，煎至两碗半。每日分 3 或 4 次服完。

[功　效] 补中益气，润肺止咳。用治肺痈之咳嗽、胸痛、气促、痰臭。

注　薏米 200 克与猪肺 1 副同煮食用，亦有上述疗效。

5. 芦根、冬瓜子治肺痈

[用　料] 鲜芦根 100 克，冬瓜子 90 克。

[制用法] 加水共煎。代茶饮用。

[功　效] 清肺，化痰，利湿，排脓。治肺痈。

6. 陈年腊八醋治肺痈

[用　料] 陈醋、大蒜。

[制用法] 我国民间农历腊月初八有用蒜泡"腊八醋"之习俗，用这种浸过蒜头多年的陈醋浸泡大蒜瓣。每天佐餐或早晚饮用 1 盅。

[功　效] 宣窍通闭，解毒消炎。用治肺痈。

7. 古方苇茎汤治肺痈

[用　料] 芦根 50 克，薏米仁 20 克，桃仁 15 克，冬瓜子 20 克。

[制用法] 水煎汤。每日分 2 次服用。

[功　效] 清热化痰，活血行瘀。治肺痈。

8. 冬瓜子仁汤治肺脓肿

[用　料] 冬瓜子仁 25 克，桃仁 15 克，丹皮 10 克，桔梗、甘草各 10 克。

[制用法] 水煎。每日分 2 次服。

［功　效］清肺，化痰，利湿，排脓。治肺脓肿。

9. 紫皮蒜醋煎治肺脓肿

［用　料］紫皮大蒜 50 克，醋 100 克。

［制用法］蒜去皮捣烂，用醋煎约 10 分钟。饭后服食，每日 2 次。

［功　效］消炎，杀菌，排脓。用治肺脓肿。

10. 鲫鱼白果方治肺脓肿

［用　料］鲫鱼 1 尾（约 300 克），白果仁适量。

［制用法］鲫鱼去鳞及内脏，洗净，白果仁填满鱼腹，用线扎紧，上笼蒸熟吃。

［功　效］温肺益气，利水消肿。用治肺脓肿。

11. 炖南瓜牛肉疗肺脓肿

［用　料］南瓜 500 克，瘦牛肉 250 克，鲜姜 25 克。

［制用法］牛肉洗净，切块，放入姜，加水炖，临熟前加入南瓜（去皮、切块），再炖至熟烂，可放入适量盐、酱油等佐料。分数次食用。

［功　效］补虚益气，消积疗疡。用治肺脓肿。

12. 猪肺萝卜汤清热补肺

［用　料］猪肺 1 具（去气管），青萝卜 2 个。

［制用法］洗净，切块，加水共煮熟，分次服食。

［功　效］清补肺经，消肿散瘀。用治肺脓肿。

13. 猪肺绿豆方治肺脓肿

［用　料］猪肺 300 克，绿豆 150 克，白果 60 克。

［制用法］洗净，加水共煮熟，不加调料。连汤分次服食，常服有效。

［功　效］清热解毒，利肺消肿。用治肺脓肿。

五、 肺结核

1. 鱼肝油浸白果仁治肺结核

[用　料] 鱼肝油 1 瓶，白果仁 56 粒。

[制用法] 将鱼肝油倒入罐内，放入白果仁浸泡 100 天以上。每日吃 2 次，每次吃 4 粒，7 天为一疗程。可连续服用几个疗程。

[功　效] 润肺，定喘，止嗽。用治肺结核之咳嗽、消瘦、乏力等。

2. 白果生菜油治肺结核

[用　料] 白果（即银杏）、生菜油适量。

[制用法] 用生菜油浸泡整白果 100 天以上。每日早、中、晚各吃 1 枚（去核），儿童酌减。本品味甘苦微涩，有小毒，不可用过量。如服后出现身上有红点时，则应暂停，待红点消退后再继续服用。

[功　效] 温肺，收敛，镇咳，祛痰。用治肺结核，有较好疗效。

3. 白果夏枯草汤治肺结核

[用　料] 白果仁 12 克，白毛夏枯草 30 克。

[制用法] 将白果仁捣碎，同夏枯草共煎汤。每日 1 剂，分早晚 2 次服下。

[功　效] 温肺益气。用治肺结核。

4. 蚕蛹粉促进肺结核病灶钙化

[用　料] 蚕蛹。

[制用法] 蚕蛹焙干研成细粉。每日 2 次，每服 3~5 克。

[功　效] 健脾益肺。用治肺结核。

5. 炖燕窝银耳治肺阴虚

[用　料] 燕窝 10 克，银耳 20 克，冰糖适量。

[制用法] 将燕窝和银耳用水浸泡至涨大而软，放入冰糖，蒸或隔水煮熟。食用。

[功　效] 滋阴清热，润肺止咳。用治肺结核之干咳、潮热、盗汗、

口干、手足心热、乏力。

6. 鳗鲡大蒜治肺结核

[用　料] 鳗鲡（白鳝）150 克，大蒜 2 头，葱、姜、油、盐各适量。

[制用法] 将鳗鲡开膛洗净，切段，大蒜去皮，洗净。将锅置于旺火上，加油烧热，放入鳗鲡煎炸至呈金黄色，下大蒜及调料，加水 1 碗焖煮至鱼熟即成。

[功　效] 补虚羸，祛风湿，杀菌。有抑制结核病菌的作用。

注　鳗鲡烧存性，研细（或作成丸剂），每服 5～10 克，每日 2 次，亦有治疗肺结核、淋巴结结核之功效。

7. 蛤蜊肉炒韭菜治疗肺结核

[用　料] 蛤蜊肉 100 克，韭菜 50 克，油、盐、酱油适量。

[制用法] 将蛤蜊用热水冲烫，去壳取肉，拣出肉上污物，再以冷水洗净，炒锅置于旺火上，加油烧热，下蛤蜊肉、韭菜及调料煸炒即成。

[功　效] 养阴，清热，润肺。有促使结核病变吸收钙化的作用，并具有预防咯血之功，常食疗效明显。

注　蛤蜊粉炒阿胶，研细末，每日 15 克，分 2 次服，温水送下，亦有上述功效。

8. 猪肺加贝母治肺结核

[用　料] 猪肺（或牛、羊肺）1 具，贝母 15 克，白糖 60 克。

[制用法] 将动物肺洗净，剖开一小口，纳入贝母及白糖，上笼蒸熟。切碎服食，每日 2 次。吃完可再继续蒸食。

[功　效] 清热，润肺。有促使肺结核病变吸收钙化的作用。

9. 百合蜜治结核病

[用　料] 鲜百合、蜂蜜各适量。

[制用法] 百合与蜂蜜共放碗内蒸食。每日 2 次，可常服食。

[功　效] 清热，润肺，生津。能抑制结核菌扩散，促使结核病灶钙化。

10. 南瓜藤汤治肺结核病

[用　料] 南瓜藤（即瓜蔓）100 克，白糖少许。

[制用法] 加水共煎成浓汁。每次服 60 克，每日 2 次。

[功　效] 清肺，和胃，通络。用治肺结核之潮热。

11. 猪肝白及粉治肺结核

[用　料] 猪肝，白及。

[制用法] 将猪肝切片，晒干，研成细粉，与白及粉相等量调匀。每服 15 克，每日 3 次，开水送下。

[功　效] 敛肺止血，消肿生肌。用治肺结核。

12. 糙糯米粥治肺结核病

[用　料] 糙糯米 100 克，薏米仁 50 克，红枣 8 个。

[制用法] 按常法共煮作粥，早晚各服 1 次。

[功　效] 清热，利湿，排脓。用治肺结核。

13. 鳖肉配方治肺结核

[用　料] 鳖肉 250 克，百部 15 克，地骨皮 15 克，生地 40 克，知母 15 克。

[制用法] 将鳖肉与 4 味中药同煮，去药饮用。每日 1 剂，分早晚服食。

[功　效] 滋阴凉血。用治阴虚有热之肺结核症。

14. 饮鳖血治肺结核之低热

[用　料] 活鳖 1 只，黄酒适量。

[制用法] 取活鳖用竹筷刺其头部，待鳖嘴咬住竹筷后，用刀将头剁下，头腔朝下滴取血，按 2∶1 的比例与黄酒混合，炖热。一次服下，隔日 1 次。1 个月为一疗程。

[功　效] 滋阴退热，益气补虚。用治肺结核之低热。

15. 五液蜜膏治肺结核之低热

[用　料] 鸭梨 1000 克，白萝卜 1000 克，鲜姜 250 克，炼乳 250 克，蜂蜜 250 克，黄酒少许。

[制用法] 鸭梨洗净去核，切碎。白萝卜、生姜洗净，切碎，分别以纱布绞挤取汁。取梨汁、萝卜汁放入锅中熬，至黏稠成膏状时，将姜汁、炼乳、蜂蜜及黄酒，共倒入锅内搅匀，再以文火熬片刻即成。每日早、中、晚服用。

[功　效] 清热润肺。用治肺结核之低热。

16. 鲍鱼壳治肺结核之低热

[用　料] 鲍鱼壳（即石决明）12克，地骨皮10克，银柴胡6克。

[制用法] 鲍鱼壳碾碎与其余两味共煎汤。早晚空腹服。

[功　效] 息风清热。用治肺结核之低热不退。

17. 龟肉紫河车治阴虚发热

[用　料] 龟1只（约250克），紫河车1具，盐少许。

[制用法] 龟去甲及内脏，紫河车洗净、去血丝，切碎共煮，加盐调汤。食用。

[功　效] 滋阴降火。用治肺结核之阴虚潮热、盗汗、手足心热、气短、乏力等。

注　紫河车是健康产妇娩出之新鲜胎盘，亦称胎衣、胞衣。

18. 黄花鱼鳔促结核灶钙化

[用　料] 黄花鱼鳔20克，怀山药30克。

[制用法] 共加水煎。每日服1次。

[功　效] 润肺，补气。适于肺结核，有促进结核灶钙化作用。

19. 羊苦胆方促结核灶钙化

[用　料] 羊苦胆1枚。

[制用法] 洗净后蒸食之。每日1枚，3个月为一疗程。

[功　效] 清热解毒。有抑制结核菌作用。

注　为了便于保存和食用，把羊胆焙干，研细，过筛，成为粉末，每日服1克，亦有同等功效。

据《浙江中医杂志》介绍，31例病案分析，服用此方后，大部分病例均有不同程度的好转，无一例在内服羊胆期间病变发生扩散或恶化。

20. 蛋壳蛋黄治浸润型肺结核

[用　料] 鸡蛋壳（皮）6个，鸡蛋黄6个。

[制用法] 将蛋壳研细，放入蛋黄搅匀，然后置于搪瓷或陶器内，于炭火上炒拌呈焦黑色，即有褐色之油渗出，将油盛在盖碗内备用。每次饭前1小时服5滴，每日3次。

[功　效] 滋阴养血，润燥利肺。用治浸润型肺结核。

21. 黄精冰糖水治肺结核之咯血

[用　料] 黄精（中药）50 克，冰糖 40 克。

[制用法] 将黄精与冰糖共放炖盅内，加清水一碗，隔水炖 2 小时。每日饮汤 2 次。

[功　效] 补中益气，和胃润肺。用治肺结核之痰中带血。

22. 玉米须冰糖治肺结核之咯血

[用　料] 玉米须 60 克，冰糖 60 克。

[制用法] 加水共煎。饮数次见效。

[功　效] 利水，止血。用治肺结核之咯血。

23. 卞萝卜蜜膏治肺结核咯血

[用　料] 卞萝卜（红皮白心圆萝卜）1000 克，明矾 10 克，蜂蜜 100 克。

[制用法] 先将明矾用水溶化，备用。卞萝卜洗净，切碎捣为泥，以纱布挤压取汁。把萝卜汁放在锅内煮沸后，改用文火煎沸至黏稠时加明矾水，调匀，再下蜂蜜至沸，晾凉，装入瓶内即成。每次 1 汤匙，日服 3 次，空腹时饮用。

[功　效] 润燥，止血。用治肺结核之咯血。

24. 沙参煨鸡蛋治肺结核

[用　料] 沙参 30 克，鸡蛋 2 个，冰糖 30 克。

[制用法] 先将鸡蛋洗干净，将鸡蛋同沙参放入锅内，加清水两碗同煮，蛋熟后去壳再煨煮半小时，加冰糖调味，可饮汤食蛋。

[功　效] 养阴清肺，降火除热。用治肺结核之咳嗽、痰中带血，虚火牙痛、咽痛等。

25. 藕汁人乳治肺痨吐血

[用　料] 藕汁 500 克，人乳、蜂蜜各 120 克。

[制用法] 上三味搅匀，上笼蒸 15 分钟。早晚各服 1 盅。

[功　效] 养阴止血。用治肺痨吐血。

注　忌饮茶水，渴时煎藕汤饮。

26. 鲜蚕豆荚治肺结核之咯血

[用　料] 鲜蚕豆荚 250 克。

[制用法] 水煎。日服 1 次。

[功　效] 清热止血。用治肺结核之咯血、尿血、消化道出血。

27. 吸蒜气疗肺结核

[用　料] 紫皮大蒜 2 或 3 头。

[制用法] 蒜去皮，捣烂。置瓶中插两管接入鼻内，呼气用口，吸气用鼻。每日 2 次，每次 30～60 分钟，连用 3 个月。

[功　效] 止咳祛痰，宣窍通闭。用治重症肺结核。

注　据《广东中医》1963 年第 5 期介绍，用此法治疗 20 例重症肺结核，痰菌、血沉、呼吸系统及全身症状都有所改善。

28. 四汁丸治肺痨

[用　料] 生藕汁、大梨汁、白萝卜汁、鲜姜汁、蜂蜜、香油、飞罗面各 120 克，川贝 18 克。

[制用法] 将川贝研细面，和各药共置瓷盆内，以竹箸搅匀，再置大瓷碗或砂锅内，笼中蒸熟，为丸如红枣大。每服 3 丸，日 3 次夜 3 次，不可间断，小儿减半。

[功　效] 散瘀止血，养阴清热、化痰润肺。主治肺痨之喘咳、吐痰吐血等。

注　服药后如厌食油味、恶心者，急食咸物可止。忌食葱、蒜。

据《中医验方汇编·内科》（第 1 集）介绍验例：张某，10 岁时患喘咳，食纳减少，呼吸困难，四肢无力，面黄肌瘦，久治不愈。服此方 3 日好转，10 日病愈，后未再发。曾用此方治愈 33 人。

29. 五汁剂治肺痨

[用　料] 白果汁、秋梨汁、鲜藕汁、甘蔗汁、怀山药汁、霜柿饼、生核桃仁、蜂蜜各 120 克。

[制用法] 霜柿饼，捣为膏，生核桃仁，捣为泥。蜂蜜溶化稀释后，先将柿饼膏、核桃仁泥、山药汁加入搅匀，稍微加热，离火稍凉，趁温（不宜过热）将其余四汁加入用力搅匀，收贮瓷罐内备用。每服 1 或 2 茶匙，不拘时，开水和服，病轻少服，病重多服。

[功　效] 清热降火，凉心润肺。用治肺痨之潮热、倦怠、咳嗽气喘、

痰盛咯血、咽干、口渴、音哑。

六、 高血压

1. 杜仲腰花补肝降血压

[用　料] 猪腰子 250 克，杜仲 15 克，豆油 250 克，葱 30 克，姜、蒜、白糖、酱油、醋、料酒、盐、花椒、淀粉适量。

[制用法] ①猪腰子从中间平剖成两半，除去脂膜后片成片，用刀划成小方格（不能切断），再切成条。葱、姜、蒜切成小片。②用刀刮去杜仲的粗皮，洗净后切成条，放炒锅内，加凉水 70 毫升，中火煎煮，水沸后 30 分钟滤去渣，取汁约 50 毫升备用。③取 10 克淀粉放碗内，加 25 毫升杜仲汁、料酒、盐，放入切好的猪腰拌匀；另取一碗，放白糖、酱油、醋及余下的淀粉、杜仲汁调匀。④炒锅置旺火上，放油烧至冒青烟时，先下花椒，然后放入葱、姜、蒜片及猪腰，快速翻炒约半分钟，倒入调好的汁，再翻炒几下出锅装盘。

[功　效] 补肝肾，强筋骨，降血压。用治肾虚耳聋、腰痛、遗精、盗汗、腰膝酸痛、筋骨痿弱及高血压等。

2. 海带苡仁蛋汤强心活血

[用　料] 海带 30 克，苡仁 30 克，鸡蛋 3 个，盐、食用油、味精、胡椒粉适量。

[制用法] 将海带洗净，切成条状，苡仁洗净，共放入高压锅内，加水将海带、苡仁炖至极烂，连汤备用。铁锅置旺火上，放入食用油，将打匀的鸡蛋炒熟，即将海带、苡仁连汤倒入，加盐、胡椒粉适量，炖煮片刻，起锅时加味精，即可服食。

[功　效] 强心、利尿、活血、软坚。适于高血压、冠心病、风湿性心脏病患者食用。

3. 柠檬马蹄汤治高血压

[用　料] 柠檬 1 个，马蹄（荸荠）10 个。

[制用法] 水煎。可食可饮，常服有效。

［功　效］用治高血压，对心肌梗死患者改善症状也大有益处。

4. 拌菠菜海蜇解头痛面赤

［用　料］菠菜根 100 克，海蜇皮 50 克，香油、盐、味精适量。

［制用法］先将海蜇洗净切成丝，再用开水烫过，然后将用开水焯过的菠菜根与海蜇加调料同拌，即可食用。

［功　效］平肝，清热，降压。可解除高血压之面赤、头痛。

5. 松花淡菜粥用治高血压

［用　料］松花蛋 1 个，淡菜 50 克，大米 50 克。

［制用法］松花蛋去皮，淡菜浸泡洗净，同大米共煮作粥，可加少许盐调味。食蛋菜饮粥，每早空腹用。

［功　效］清心降火。治高血压、耳鸣、眩晕、牙齿肿痛等。

6. 藕节荞麦叶汤治眼底出血

［用　料］藕节 3 个，荞麦叶 50 克。

［制用法］水煎服。

［功　效］除热清积、化瘀止血。用治高血压引起的眼底出血。

7. 花椒蛋治高血压

［用　料］鹅蛋 1 个，花椒 1 粒。

［制用法］在鹅蛋顶端打一小孔，将花椒装入，面糊封口蒸熟。每日吃 1 个蛋，连吃 7 天。

［功　效］清热解毒。用治高血压。

8. 鲜西红柿治高血压

［用　料］鲜西红柿 2 个。

［制用法］将西红柿洗净，蘸白糖每早空腹吃。

［功　效］清热降压，止血。用治血压高、眼底出血。

9. 菊槐绿茶饮治高血压

［用　料］菊花、槐花、绿茶各 3 克。

［制用法］以沸水沏。待浓后频频饮用，平时可当茶饮。

［功　效］清热、散风。治高血压引起的头晕头痛。

10. 莲心饮强心降血压

［用　料］莲心（莲子中的胚芽）2～3克。

［制用法］以开水沏。代茶饮用。

［功　效］清心，涩精，止血，降压。治高血压引起的头晕脑涨、心悸失眠等。

11. 鲜葫芦汁治高血压

［用　料］鲜葫芦、蜂蜜各适量。

［制用法］将鲜葫芦捣烂绞取其汁，以蜂蜜调匀。每服半杯至1杯，每日2次。

［功　效］除烦降压。治高血压引起的烦热口渴症。

12. 玉米须煎饮治高血压

［用　料］玉米须60克。

［制用法］将玉米须晒干，洗净，加水煎。每日饮3次。

［功　效］降压，利水。用治高血压。

13. 花生全草汤治高血压

［用　料］花生全草（整棵干品）50克。

［制用法］切成小段，泡洗干净，煎汤。代茶饮，每日1剂。血压正常后，可改为不定期服用。

［功　效］清热凉血。有降血压、降胆固醇作用，对治疗高血压有较理想的功效。

14. 醋浸花生米治高血压

［用　料］生花生米、醋各适量。

［制用法］生花生米（带衣者）半碗，用好醋倒至满碗，浸泡7天。每日早晚各吃10粒。血压下降后可隔数日服用1次。

［功　效］清热、活血。用治高血压，对保护血管壁、阻止血栓形成有较好的作用。

15. 西瓜皮草决明汤降血压

［用　料］风干西瓜皮30克，草决明15克。

[制用法] 加水煎汤。代茶饮。
[功　效] 清热散风。用治高血压。

16. 茭白芹菜汤降压除烦

[用　料] 鲜茭白 100 克，芹菜 50 克。
[制用法] 水煎。每日早晚各服 1 次。
[功　效] 清热、降压、润肠。治高血压、心胸烦热、大便秘结。

17. 山楂治高血压

[用　料] 鲜山楂 10 枚，白糖 30 克。
[制用法] 将山楂捣碎加糖煎煮至烂。吃山楂饮汤，每日 1 次。
[功　效] 具有活血降压、扩张血管及降低胆固醇的作用，长期饮服对原发性高血压有明显疗效。

　　注　山楂花（或山楂树叶）10 克，水煎代茶饮，亦有效。

18. 柿漆和牛奶治高血压

[用　料] 柿漆（即未成熟柿子榨汁）30 毫升，牛奶 1 大碗。
[制用法] 牛奶热沸，倒入柿漆。分 3 次服。
[功　效] 清热降压。用治高血压。对有中风倾向者，可作急救用。

19. 猪胆汁绿豆粉治高血压

[用　料] 猪苦胆汁 200 克，绿豆粉 100 克。
[制用法] 将绿豆粉拌入胆汁内，晒干，研成细末。每服 10 克，日服 2 次。
[功　效] 清热、平肝。治高血压。

20. 黄瓜藤汤治高血压

[用　料] 干黄瓜藤 1 把。
[制用法] 洗净加水煎成浓汤。每日 2 次，每次 1 小杯。
[功　效] 清热、利尿。治高血压。

21. 黑木耳柿饼治高血压

[用　料] 黑木耳 6 克，柿饼 50 克，冰糖少许。
[制用法] 加水共煮至烂。此方为 1 日服用量，久食有效。
[功　效] 清热，润燥。治老年人高血压。

22. 蚕豆花汤治高血压

[用　料] 蚕豆花 50 克。

[制用法] 开水冲沏。当茶饮，一次量为 50 克，经久服用有效。

[功　效] 清热散风。适用于头晕目眩的高血压。

23. 猪肉枯草汤降血压

[用　料] 瘦猪肉 50 克，夏枯草 10 克。

[制用法] 煲汤。日饮 2 次。

[功　效] 降压，抑菌。用治高血压之头痛、眩晕、口苦，对硅肺患者也有一定疗效。

24. 桃杏仁膏降压止晕

[用　料] 桃仁 12 克，杏仁 12 克，栀子 3 克，胡椒 7 粒，糯米 14 粒，鸡蛋 1 个。

[制用法] 将前五物反复捣碎，研成细粉，用鸡蛋清调成糊状。分 3 次于每晚睡前贴于足心涌泉穴处，次晨取下弃之。每夜 1 次，每次敷贴一足，双足交替敷贴。6 次为一疗程。3 天测量 1 次血压。

[功　效] 降血压，止眩晕，尤其对高血压疗效明显。

注　敷药处若皮肤出现青紫色伴瘙痒无妨。

25. 玉米须煎饮治高血压

[用　料] 玉米须 60 ~ 80 克。

[制用法] 将玉米须晒干，洗净，加水煎。每日饮 3 次，坚持服用。

[功　效] 利尿，利胆，降压，止泻。玉米须中含有大量钙、鳞、铁等微量元素，并含有丰富的谷氨酸，可促进脑细胞的新陈代谢，有利于人体内的脂肪与胆固醇的正常代谢。对治疗高血压及慢性肾炎，有很好的作用。

26. 五味贴敷降压方

[用　料] 鲜姜 150 克，蓖麻仁 50 克，吴茱萸、附子各 20 克，冰片 10 克。

[制用法] 将蓖麻仁、吴茱萸、附子先捣碎，研成细末。鲜姜捣烂为泥，再加冰片末，共调成糊状。每晚睡前敷贴两足底涌泉穴，次日清晨取掉，连用 5 ~ 10 次可获显效。

［功　效］温补脾肾，平肝降压。用治高血压。

27. 芹菜汁降压清热

［用　料］芹菜（选用棵形粗大者）、蜂蜜各适量。

［制用法］芹菜洗净榨取汁液，以此汁加入等量的蜂蜜，加热搅匀。日服3次，每次40毫升。

［功　效］平肝清热、祛风利湿。用治高血压所致的眩晕、头痛、面红目赤、血淋，对降低血清胆固醇有很好的疗效。

28. 玉兰鱼球治虚火上升

［用　料］生鱼肉（草鱼或海鱼肉均可）200克，玉兰花瓣15个，鸡蛋5个，味精、料酒、香油及盐适量。

［制用法］将鱼肉去刺切碎，玉兰花切成丝或末，两者混拌成泥。取蛋清，用筷子搅匀发稠，放入少许香油、料酒、味精及盐。然后将鱼肉玉兰泥做成数个小球，放入配好的蛋清中蘸匀，捞出后码在盘子中央。将整盘玉兰鱼球放在开锅的蒸屉上蒸5分钟。食用。

［功　效］养阴、润燥、祛风。对高血压之虚火上升头痛，尤为适宜。

29. 蚯蚓炒鸡蛋息风降血压

［用　料］活蚯蚓4条，鸡蛋2个，食用油、盐各适量。

［制用法］将活蚯蚓放盆内2～3天，使其排出体内污泥，再剖开洗净切断。鸡蛋去壳，与蚯蚓同放碗内搅拌后，锅内放油烧热同炒熟。蘸盐吃，隔日1次。

［功　效］平肝，息风，宁神，降压。用治高血压。

30. 葵花托枣汤治疗高血压

［用　料］向日葵花托1个，红枣20个。

［制用法］将花托掰碎，同红枣共放砂锅内，加清水三碗，煎至一碗。饮汤吃枣。

［功　效］平肝降压，散风祛痛。用治高血压及头痛、目昏等。

31. 向日葵子清热降压

［用　料］向日葵子50克，芹菜根100克。

［制用法］取生向日葵子，去皮，每日食。配服芹菜根捣烂取汁1杯，

顿服。

　　[功　效]用治高血压之眩晕。

32. 向日葵叶汤降血压

　　[用　料]鲜向日葵叶120克。

　　[制用法]洗净煎汤。每日3次分服。

　　[功　效]治高血压。

　　注　据《江西中医药》介绍：一男性，年67岁，患高血压，头晕眼花、四肢瘫痪、语言謇涩、神志欠清、体温偏高。经连服本品煎剂十余天，血压、体温均恢复正常。

33. 海蜇荸荠汤治高血压

　　[用　料]海蜇150克，荸荠350克。

　　[制用法]将海蜇与荸荠洗净，加水1000毫升，煎至250毫升。空腹顿服或分2次服用。

　　[功　效]滋阴清热，降血压。治高血压。

34. 海参冰糖滋阴降压

　　[用　料]海参50克，冰糖50克。

　　[制用法]海参洗净，加水同冰糖煮烂。每日晨空腹服，吃参饮汤。

　　[功　效]补益肝肾，养血润燥。用治高血压、动脉硬化。

35. 香蕉西瓜皮治高血压

　　[用　料]香蕉3只，西瓜皮60克（鲜品加倍），玉米须60克，冰糖适量。

　　[制用法]香蕉去皮与西瓜皮、玉米须共煮，加冰糖调服。每日2次。

　　[功　效]平肝，泄热，利尿，润肠。用治肝阳上亢型高血压。

36. 大枣芹菜根汤健脾平肝

　　[用　料]大枣、芹菜根适量。

　　[制用法]洗净煮汤，经常适量饮服。

　　[功　效]健脾养血，平肝祛风。对高胆固醇血症、高血压等心血管疾病患者大有益处。

37. 天麻炖猪脑祛风活血

[用　料] 天麻 15 克，猪脑 1 具。

[制用法] 同放瓷罐内隔水炖熟服食。每日或隔日 1 次。

[功　效] 治高血压、动脉硬化、梅尼埃病、神经衰弱及脑血管意外所致半身不遂等。

38. 发菜蚝豉粥治高血压

[用　料] 发菜 3 克，蚝豉（即牡蛎肉）60 克，瘦猪肉 60 克，大米适量。

[制用法] 发菜、蚝豉水发洗净，瘦肉剁烂制成肉丸。用砂锅加适量清水煮沸，加入大米，放进发菜、蚝豉同煲至大米开花为度，再放入肉丸煮熟。吃肉食粥。

[功　效] 降压，通便，养颜，悦色。用治高血压、动脉硬化、老年性便秘。

39. 绿豆枕头清火降压

[用　料] 绿豆干皮、干菊花适量。

[制用法] 将绿豆干皮及干菊花装入枕心。睡觉时当枕头用。

[功　效] 主治头风头痛，可清火明目、降血压。

七、 冠心病

1. 海带松是冠心病患者的佳餐

[用　料] 浸发海带 200 克，香油、绵白糖、精盐少许。

[制用法] 先将浸软泡发洗净的海带放入锅内煮透捞出，再用清水洗去黏液，沥干水分后，即可把海带摆叠好切成细丝。然后在锅内放入香油，油七成热时，把海带丝稍加煸炒，盖上锅盖，略经油炸，揭开锅盖继续焙炸。当海带发硬、松脆时，便捞出沥去余油入盘，加入绵白糖、精盐拌匀即可食。

[功　效] 软坚化痰，利水泄热。对于预防高脂血症、高血压、冠心

病、血管硬化等均有一定的作用。常食海带，对冠心病有辅助疗效。

注 海带中含有大量的碘，有防止脂质在动脉壁沉着的作用，能使人体血管内胆固醇含量显著下降。

2. 首乌黑豆通草炖甲鱼治冠心病

[用 料] 首乌 60 克，黑豆 60 克，通草 60 克，甲鱼肉 250 克，油、盐适量。

[制用法] 将甲鱼肉洗净切碎，放入砂锅内炝汁炒透，加入首乌、黑豆、通草，再加清水约三碗。先用旺火，后用文火熬汤，最后加盐、油调味。饮汤吃肉，每日 2 次。

[功 效] 活血逐瘀，降血脂。可治疗动脉粥样硬化引起的冠心病。

3. 香蕉茶治疗冠心病

[用 料] 香蕉 50 克，蜂蜜少许。

[制用法] 香蕉去皮研碎，加入等量的茶水中，加蜜调匀当茶饮。

[功 效] 降压，润燥，滑肠。用治冠心病、高血压、动脉硬化及便秘等。

注 每日服蜂蜜 2 或 3 次，每次 2～3 匙，有营养心肌、保护肝脏、降血压、防止血管硬化的效果。

4. 陈皮兔丁适于冠心病患者食用

[用 料] 兔肉 200 克，食用油 100 克，陈皮 5 克，酱油、盐、醋、料酒、葱、姜、干辣椒、白糖、味精等各适量。

[制用法] 将兔肉切作丁，入碗中，加盐、食用油、料酒、葱、姜等，拌匀，干辣椒切丝。陈皮温水浸泡切成小块，味精、白糖、酱油加水对汁。铁锅置火上，倒入食用油烧至七成热，放干辣椒丝炸成焦黄色，下兔丁炒，加陈皮、姜、葱，继续炒至兔丁发酥，烹汁和醋，将汁收干，起锅入盘即成。

[功 效] 理气健胃、补益心血。适于冠心病、动脉硬化者食用。

5. 田参鱼汤治心绞痛

[用 料] 田七 15 克，花旗参 25 克，大红枣（去核）5 个，鲜鱼 1 尾（约 400 克）。

[制用法] 田七、花旗参捣碎，鲜鱼去鳞及内脏洗净，切块，加适量水，四味同炖，水沸后约 20～30 分钟即成。不加任何调料，可食鱼饮汤。

每日 2 次，汤饮完后可再加水炖一次。

[功　效] 田七有止血化瘀的功效，能明显地增加供给心脏血液的冠状动脉的血流量，同时能减少心脏肌肉的耗氧量，还能降低血压及血内过高的胆固醇；花旗参能增强心脏肌肉的收缩力，并能改善冠状动脉血流量；大红枣有安心养神作用；鲜鱼佐药则有醒胃和利水之功。故此方对高血压、冠心病而引起的胸闷、气短、心绞痛等症状有改善作用。

6. 长命包子防治冠心病

[用　料] 马齿苋、韭菜等分，葱、姜、猪油、酱油、盐、鸡蛋、味精各适量。

[制用法] 将马齿苋、韭菜分别洗净，阴干 2 小时，切碎末。将鸡蛋炒熟弄碎。然后将马齿苋、韭菜、鸡蛋拌在一起，加上盐、酱油、猪油、味精、葱、姜末为馅，和面制成包子，放在蒸笼里蒸熟食用。

[功　效] 清热祛湿，凉血解毒。可防治老年人的冠心病，常吃能使人延年益寿，故有"长命包子"之美称。

7. 蜂蜜首乌丹参汤治冠心病

[用　料] 蜂蜜 25 克，首乌、丹参各 25 克。

[制用法] 先将两味中药水煎去渣取汁，再调入蜂蜜拌匀，每日 1 剂。

[功　效] 益气补中，强心安神。治冠状动脉粥样硬化性心脏病。

8. 菊花炒鸡片有益于冠心病者

[用　料] 嫩鸡肉 1.5 千克，菊花瓣 50 克，鸡蛋 3 个，盐、味精、白糖、胡椒面、料酒、豆油、麻油、姜、葱、玉米粉各适量。

[制用法] ①鸡肉洗净，去皮去筋，切成薄片。菊花用冷水轻轻洗净。葱切成小指甲片。鸡蛋去黄留清。②鸡片用蛋清、盐、料酒、胡椒面、玉米粉，调匀拌好。③将盐、白糖、味精、胡椒面、麻油对汁。④锅烧热，倒入豆油 1000 克，待油五成热时，放入鸡片滑散滑透，捞出，沥油。再将锅烧热，放进 30 克热油，下入葱、姜煸炒，即倒入鸡片，烹入料酒炝锅，把对好的汁搅匀倒入锅内翻炒几下，随即把菊花瓣投入锅内，翻炒均匀即可。注意菊花瓣下锅不宜过早，掌握好火候，动作要快。

[功　效] 镇静祛风、补肝明目。宜于高血压、冠状动脉硬化患者食用。

9. 心肌梗死患者食疗方

方一

[**用　料**] 鸡腿肉 150 克，人参 15 克，麦冬 25 克。

[**制用法**] 将洗好去皮的鸡腿肉和适量冷水同时入锅，在文火中煨开 10 分钟后，下入洁净的中药，直煨至肉烂，加入少量盐、味精。食用。

[**功　效**] 益气、养血、清热。适用于因心肌梗死引起的休克，具有复苏、抗应激、抗休克作用。

注 据《中国烹饪》介绍：①选用鸡腿肉的目的是此处是横纹肌（即运动性肌肉），含多量的钾离子。②文火并冷水是欲得鲜美清汤。③后下药物，是因人参与麦冬的主要成分如加入过早，易焦糖化，降低药效。④后加盐是为了减少氯化钠的投入量，减少心血管患者摄入过多的钠，少量盐可刺激食欲。

方二

[**用　料**] 肘子肉 250 克，榨菜 25 克。

[**制用法**] 肘子肉除掉皮及脂肪，用普通青汤制法煨制清汤，肉烂后用手撕碎，加入榨菜丝煮开，下些味精即可。

[**功　效**] 补虚益气。适用于病情稳定的患者服食。

注 据《中国烹饪》介绍，肘子去皮、脂肪的目的在于减少脂肪来源，减轻胃肠负担，进而增加回心血量。用手撕成的肉丝纤维较长，适合长期卧床而便秘的病人，可增加肠道内纤维来源，使其肠道通畅。

肘子肉和四川榨菜含钾量均较高，可补充钾。

10. 白果叶汤治心绞痛

[**用　料**] 白果叶、瓜蒌、丹参各 15 克，薤白 12 克，郁金 10 克，甘草 4.5 克。

[**制用法**] 共煎汤。每日早晚各服 1 次。

[**功　效**] 宽胸，解郁。治冠心病心绞痛。

注 白果叶，即银杏叶。白果叶含白果醇、莽草酸、谷固醇、黄酮苷等成分，因此有扩张血管的作用，配伍其他中药，对缓解心绞痛更有一定效果。

11. 适量饮酒可预防冠心病

[**用　料**] 葡萄酒或白兰地（以低度酒为限）。

[**制用法**] 每天用餐时适量酌饮。

[**功　效**] 预防冠心病。

注 国外媒介对适量饮用低度酒，预防冠心病的经验时有报道。因为酒使血液中高密度脂蛋白这一"好"胆固醇的含量增加。同时，适量的酒精还能阻止血小板凝聚，从而保护心脏。

应当指出，所谓"适量酌饮"，是根据不同人的不同体质和病情而决定饮用量。有的人不宜饮酒，如伴有高血压、心动过速等的冠心病患者。

八、其他心血管疾病

1. 风湿性心瓣膜病方

方一

[用　料] 万年青 20～30 克，红糖适量。

[制用法] 将万年青加水 150 毫升，煎至 50 毫升，滤出。原药再加水 120 毫升，再煎至 40 毫升，混合两次煎液成 90 毫升，再加红糖。分 3 次服，每日 1 剂，7 日为一疗程。

[功　效] 强心、利尿。用治风湿性心瓣膜病引起的胸闷、气喘、唇色发绀、舌质紫暗或有瘀点、脉沉微或节律不齐、腹胀、下肢水肿。

方二

[用　料] 猪心 1 个，琥珀粉 5 克，党参 5 克。

[制用法] 将猪心的血液冲洗干净，放入琥珀粉、党参粉，置砂锅内加水用小火炖煮熟透。食肉喝汤，隔天 1 次，连服数剂。

[功　效] 补心安神，益气强身。用治风湿性心瓣膜病引起的心悸、气短、眩晕、乏力、纳差。

2. 鸽子山甲治风心病

[用　料] 鸽子 1 只，炙山甲 6 克。

[制用法] 鸽子去毛及内脏，洗净切块。中药炙山甲与鸽子用清水煮烂，去掉山甲不用。所余肉和汤 1 日内吃完，连服 10 剂。

[功　效] 养血活血，通络化瘀。用治早期风湿性心脏病，有较好疗效。

3. 鱼鳞羹预防心血管病

[用　料] 鱼鳞（鱼种不限）。

[制用法] 吃鱼时不要将鱼鳞扔掉，可将其洗净，捣碎，用文火熬成胶

状，配以适口佐料，待凉即成鱼鳞羹。

[功　效] 鱼鳞中含有丰富的蛋白质、脂肪和多种矿物质，其中钙、鳞含量很高。鱼鳞中的多种不饱和脂肪酸，可在血液中以结合蛋白的形式帮助传送和乳化脂肪，减少胆固醇在血管壁的沉积，具有防止动脉硬化、预防高血压及心脏病等多种功用。鱼鳞中还含有较多卵磷脂，益脑，可增强记忆力，抑制脑细胞退化。

4. 洋葱炒肉片预防动脉硬化

[用　料] 洋葱150克，瘦猪肉50克，酱油、盐、油、味精适量。

[制用法] 将植物油少许倒入锅内烧至八成热，放入猪肉煸炒，再将洋葱下锅与肉同炒片刻，倒入各种调料再炒少时即成。

[功　效] 科学家曾做过多种试验，证实从洋葱的精油中提炼出烯丙基二硫化合物和二烯丙基二硫化合物具有预防动脉粥样硬化的作用。

5. 生腌茄子预防微血管脆裂

[用　料] 茄子200克，盐、醋、酱油、味精及香油各少许。

[制用法] 将茄子洗净去皮切成片或细丝，用盐、醋、酱油腌半小时，再加入味精、香油拌匀即成。

[功　效] 茄子所含的维生素 B_1、维生素 B_2、磷、铁与番茄差不多，其中蛋白质和钙的含量比番茄高。特别值得向高血压、咯血和皮肤紫斑患者推荐的是：紫色的茄子中所含的维生素 P 极多，可以增加人体微血管的抵抗力，防止微血管脆裂出血。而生腌茄子可以使维生素不致因加热受到破坏。

6. 醋泡花生降血脂

[用　料] 米醋、花生仁各适量。

[制用法] 以好醋浸泡优质花生仁，醋的用量以能浸透花生仁为度。浸泡1周后即可食用。每日早晚各吃1次，每次10～15粒。

[功　效] 通脉，降脂。治疗高脂血症、冠心病。

注　花生含有丰富的维生素 E，它可以减少血小板在血管壁的沉积。花生中含有丰富的可溶性纤维，它能减少体内胆固醇的含量，对防治冠心病有一定的作用。

7. 双耳汤软血管降血脂

[用　料] 白木耳、黑木耳各10克，冰糖5克。

[制用法] 黑、白木耳温水泡发，放入小碗，加水、冰糖适量，置蒸

锅中蒸 1 小时。饮汤吃木耳。

[功　效] 滋阴益气，凉血止血。适于血管硬化、高血压、冠心病患者食用。

8. 常食猕猴桃防癌降血脂

[用　料] 鲜猕猴桃。

[制用法] 可洗净吃，亦可榨汁饮用，常食有益。

[功　效] 防止致癌物亚硝胺在人体内生成，有降低血胆固醇及甘油三酯的作用，对高血压等心血管疾病，肝、脾肿大均有疗效。

9. 海带绿豆汤常饮降血脂

[用　料] 海带 150 克，绿豆 150 克，红糖 150 克。

[制用法] 将海带浸泡，洗净，切块。绿豆淘洗净，共煮至豆烂，用红糖调服。每日 2 次，可连续食用。

[功　效] 清热，养血。治高血脂、高血压。

10. 燕麦麸可降胆固醇

[用　料] 燕麦麸皮。

[制用法] 可做粥食，亦可同其他面食混合食用，保持每天食用 30 ～ 50 克燕麦麸即可。

[功　效] 燕麦麸皮可增加通过肠道的胆固醇和在肝脏中由胆固醇所形成的胆汁酸的排泄，降低血液中胆固醇的含量。

11. 黑芝麻桑椹糊降低血脂

[用　料] 黑芝麻 60 克，桑椹 60 克，白糖 10 克，大米 30 克。

[制用法] 将黑芝麻、桑椹、大米分别洗净后，同放入罐中捣烂。砂锅内放清水三碗煮沸后加入白糖，待糖溶化、水再沸后，徐徐加入捣烂的三味，煮成糊状服食。香甜可口，除病益身。

[功　效] 滋阴清热。有降低血脂之良效，是治疗高脂血症的良方。

12. 荷叶米粉肉降血脂

[用　料] 荷叶 5 张，瘦猪肉 250 克，大米 250 克，酱油、盐、淀粉、食用油各适量。

[制用法] 鲜荷叶洗净，裁成方块，大米用水浸泡 1 天后擂成碎粒，将

肉切成厚片，加酱油、盐、淀粉、食用油拌匀。然后将肉片和米粉用荷叶包成长形，放蒸锅中蒸 30 分钟，起锅可食。

[功　效] 清热养血。荷叶性味苦、涩、平，入心、肝、脾三经。临床实验证明，荷叶降血脂效果颇佳。

13. 冲白果治老年眩晕症

[用　料] 白果（即银杏）2 个。

[制用法] 白果去壳，捣烂，用滚开水冲。空腹服。

[功　效] 用治头目眩晕，对老年患者有效。

注　据《良朋汇集》介绍，头眩晕倒的重症患者 5 剂即安。

14. 炒枸杞肉丝长寿抗衰老

[用　料] 猪里脊肉 500 克，枸杞嫩头 400 克，鸡蛋清 1 只，麻油 100 克，酒、糖、盐、味精、淀粉适量。

[制用法] 猪肉切丝放入碗中用酒、蛋清、盐、味精上浆。旺火锅热下麻油，到六成热时放入肉丝煸炒拨散，熘至半生后倒入漏勺。原锅留油少许，下枸杞炒，加盐、糖，酌加汤、味精，淀粉勾芡后倒入肉丝颠炒，淋上麻油即可。

[功　效] 养血脉、润燥、益阴。预防和治疗高血压、心脏病、动脉硬化。

15. 饮水疗法

[用　料] 温开水 1 杯。

[制用法] 头天晚上晾半杯开水，次日晨洗漱后，再加半杯开水温服，养成晨起即饮温水的习惯。

[功　效] 延缓衰老，预防脑血栓、心肌梗死等血液循环系统疾病。

注　据《老年报》介绍，在血管中流动的血液有 55% 是红细胞等有形物质，如果体内水分不足，血液浓度增高，正常流速受到干扰，有形物质就可能堵塞血管，出现血液凝固趋势，从而引起循环系统疾病。这种现象最易发生在早晨起床后的 3 个小时内。因此起床后喝点开水，对老年人尤其重要。

16. 蟾酥治心力衰竭

[用　料] 蟾酥（即癞蛤蟆的耳后腺及皮肤腺的白色分泌物，经加工而成。中药店有售）4~8 毫克。

[制用法] 饭后用冷开水送服，日服 2~3 次。

[功　效] 强心。用治心力衰竭。

注　蟾酥性温、味甘辛、有毒，内服用极微量，不可多服，或遵医嘱。蟾酥含华蟾酥毒素、华蟾酥素等强心苷，对心血管系统有兴奋作用。据《武汉医药卫生》1959年第2期介绍，用此方治疗Ⅱ、Ⅲ级心力衰竭患者13例，其中12例均于用药后2～48小时内症状、体征有明显改善。

17. 服蛋黄油治心律不齐

[用　料] 鸡蛋100个。

[制用法] 将煮熟的鸡蛋剥去皮，取蛋黄放入铁锅内，以文火煎熬出蛋黄油约500克。日服2次，每次1茶匙，连续服用。

[功　效] 治心律不齐。

注　据《食物疗法精萃》介绍，某患者心律不齐，气短乏力，精神不振，饮食欠佳，经用本方不到1/3，病遂愈。

18. 老年人常食葱头延年益寿

[用　料] 葱头（即洋葱）不拘量。

[制用法] 按常法烹炒煎炸作蔬菜食用。

[功　效] 常食对患心血管疾病者有益，可益寿延年。

九、 呕吐

1. 萝卜蜂蜜止恶心呕吐

[用　料] 萝卜1个，蜂蜜50克。

[制用法] 将萝卜洗净切丝捣烂成泥，拌上蜂蜜。分2次吃完。

[功　效] 健脾，和中，养胃。用治恶心呕吐。

2. 白胡椒半夏治呕吐

[用　料] 白胡椒、制半夏、鲜姜等分。

[制用法] 前两味共研细末。鲜姜煎汤。以姜汤和面同白胡椒末、半夏末调匀并捏成豆大丸粒。每服30～40丸，用姜汤送下，每日2次。

[功　效] 暖肠胃。用治呕吐（包括胃炎，幽门肥厚、狭窄，胃癌初期等的呕吐）。

3. 活鲫鱼治反胃吐食

方一

[用　料] 活鲫鱼1尾，苍术20克，绿矾（皂矾）10克。

[制用法] 鱼去肠杂物，不动鱼鳞，将苍术及绿矾填入鱼腹，用黄泥裹封，烧干存性研末。以米汤送服，每次5克，每日2次。

[功　效] 调胃，实肠。用治呕吐。

方二

[用　料] 活鲫鱼180克重，黄酒适量。

[制用法] 鲫鱼去肠留鳞，捣烂绞汁。黄酒冲服。

[功　效] 同上。

4. 甘蔗姜汁治吐食干呕

[用　料] 甘蔗汁半杯，鲜姜汁1汤匙。

[制用法] 甘蔗汁是将甘蔗剥去皮，捣烂绞取的汁液。姜汁制法与此同。将两汁和匀稍温服饮，每日2次。

[功　效] 清热解毒、和胃止呕。治胃癌初期、妊娠、慢性胃病等引起的反胃吐食或干呕不止。

5. 蜂蜜姜汁和胃止呕

[用　料] 蜂蜜2汤匙，鲜姜汁1汤匙。

[制用法] 上述两味加水1汤匙调匀，放锅内蒸热。稍温顿服。

[功　效] 和胃止呕。用治反胃呕吐。

6. 熘猪大肠治噎膈反胃

[用　料] 猪大肠1挂，香油、黄酱、姜丝各适量。

[制用法] 将猪大肠用盐水抓洗，翻过来把肠内污物冲洗净，然后再翻过来用清水漂洗干净，用线将肠两端扎紧，放锅内加水煮熟。熟后切成小段，加香油、黄酱、姜丝熘炒，佐大米软饭吃，但不宜吃过饱。可连续吃5挂。用此方忌食生冷、辣酸、干硬食物，忌生气，忌饮酒。

[功　效] 宽膈利胃。治噎膈、呃逆、呕吐、饮食不进。

7. 嚼生姜预防晕船呕吐

[用　料] 生姜50克，水果糖1块。

[制用法] 将生姜洗净，在临行前口嚼服下，然后口里含 1 块水果糖。

[功 效] 健胃止呕。预防运动性呕吐，如晕车、晕船、晕机时的头晕目眩、恶心呕吐等。

8. 柿饼治胃寒呕吐清水

[用 料] 柿饼（带蒂）5 个。

[制用法] 将柿饼在饭上蒸熟后食。

[功 效] 清热，降逆。治胃寒呕吐、反胃。

注 将柿饼蒸熟后，蘸米酒吃，日食 2 次，亦有止呕疗效。

9. 豆腐白汤开胃止呕

[用 料] 豆腐 2 块，盐适量，味精少许。

[制用法] 水开后下料，煮 20 分钟。食饮。

[功 效] 凉胃，止呕。用治饭后腹胀不舒、口苦发黏、舌苔厚、食无味或反酸嗳气，以及水土不服而引起的恶心呕吐等。

10. 白胡椒汤治宿食呕吐

[用 料] 白胡椒、生姜、紫苏各 5 克。

[制用法] 水煎服，每日 2 次。

[功 效] 健胃止呕。用治食荤腥宿食不消化引起的呕吐及腹痛。

11. 芦根绿豆粥止呕利尿

[用 料] 绿豆 100 克，芦根 100 克，生姜 10 克，紫苏叶 15 克。

[制用法] 先煎芦根、姜、苏叶，去渣取汁，入绿豆煮作粥。任意食用。

[功 效] 止呕利尿。用于湿热呕吐及热病烦渴、小便赤涩，并解鱼蟹中毒。

12. 韭菜根捣汁治呕吐反胃

[用 料] 韭菜根。

[制用法] 洗净，捣烂绞取汁约一小酒杯。用少许开水冲服。

[功 效] 健胃止呕。用治呕吐、恶心。

13. 胡椒猪肚治胃寒诸症

[用 料] 猪肚 1 个，白胡椒 25 克。

[制用法] 将猪肚洗净，纳入白胡椒，猪肚两端用绳扎紧，放入锅内并注入三碗水，烧沸后，改用文火煮至剩半碗汤为度。饮汤吃肉，连吃多次。

另法：将猪肚洗净，切块，放入炖盅内，加进白胡椒 10 克，以黄酒200 克代水，加盖，隔水炖 4 小时，调味。隔日 1 次，连吃 4 或 5 次。

[功 效] 温中下气、补脾健胃。用治胃寒引致的反胃、吐酸水、腹痛等。

14. 羊肉佐蒜开胃健脾

[用 料] 羊肉、大蒜各适量。

[制用法] 羊肉去脂膜，煮熟。佐大蒜任意吃。

[功 效] 治反胃。

15. 燕窝牛奶滋阴养胃

[用 料] 燕窝 10 克，牛奶 250 克。

[制用法] 燕窝以水泡发，隔水炖熟。牛奶煮沸。可分 2 次共服食。

[功 效] 滋阴养胃。治反胃。

16. 芒果益胃止晕止呕

[用 料] 鲜芒果。

[制用法] 洗净后装入塑料袋，用绳扎紧袋口保鲜。生食。

[功 效] 益胃，止呕。可预防和治疗晕车呕吐。

17. 老姜菖蒲汁治霍乱吐泻

[用 料] 老生姜 50 克，石菖蒲 15 克。

[制用法] 洗净共捣取汁。加适量开水冲服，每日 2 次。

[功 效] 和胃止呕。治霍乱上吐下泻。

18. 醋浸生姜饮健脾养胃

[用 料] 鲜姜 60 克，醋、红糖各适量。

[制用法] 先将生姜洗净切片，以醋浸泡一昼夜。用时取 3 片，加红糖以开水冲泡，代茶饮用。

[功 效] 治食欲不振、反胃及胃寒引起的胃痛。

19. 姜汁炖砂仁温胃散寒

［用　　料］生鲜姜 100 克，砂仁 5 克。

［制用法］将鲜姜洗净，切片，捣烂为泥，用纱布包好挤汁。将姜汁倒入锅内，加清水半碗，放入砂仁，隔水炖半小时，去渣即成。

［功　　效］益胃，止呕。治胃寒呕吐、腹痛、妊娠呕吐等。

20. 龙眼酒温补脾胃助精神

［用　　料］龙眼肉（即桂圆肉）、上等白酒各适量。

［制用法］将龙眼肉浸入酒内百日。每顿饭后饮用。

［功　　效］壮阳益气，补脾胃。治气虚水肿、脾虚泄泻、妇女产后浮肿、健忘、怔忡、自汗、惊悸、体倦、厌食等。

21. 饮羊奶治反胃干呕

［用　　料］鲜羊奶。

［制用法］将羊奶煮沸。每次饮 1 杯，每日 2 次。

［功　　效］滋阴养胃。治阴虚所引起的反胃、干呕等症。

　　注　羊奶比牛奶更富于营养，尤其绵羊奶蛋白质及脂肪量较多，是很好的补益之品。羊奶归入胃、心、肺经，含蛋白质、脂肪、碳水化合物、钙、磷、铁及多种维生素成分，有滋润心、胃的功能。

22. 蛋黄姜粉治干呕

［用　　料］鸡蛋黄 3 个，干姜粉 10 克。

［制用法］蛋破壳，取蛋黄吞服，再以温开水送服干姜粉。

［功　　效］除烦热、止呕逆。用治干呕不止。

23. 热敷葱白饼止久呕

［用　　料］葱白 1 握，食盐少许。

［制用法］葱白洗净，切碎，拌食盐捣烂，蒸熟捏成饼。敷于肚脐上，固定。

［功　　效］温散降逆。用治久呕不止。

24. 醋矾糊外敷止呕

［用　　料］陈醋、明矾、面粉各适量。

［制用法］上三味共调成糊状。用时敷于两足心涌泉穴，用纱布包扎固

呕
吐

定，一般半小时后可发生止呕作用。

[功　效] 消积解毒、清热散瘀。用治呕吐不止、泄泻。

注　据《上海中医药》1965 年 11 月介绍典型病例：黄姓，女，半岁，呕吐频繁，饮水即吐，泄泻每天达 20 次，眼眶下陷，皮肤皱起，脱水明显，经用上方 2 小时后，吐止，继用参麦散加和胃之剂而愈。

十、 胃脘痛

1. 龟肉猪肚治胃痛

[用　料] 乌龟肉 200 克，猪肚 200 克，盐少许。

[制用法] 将乌龟宰杀去肠脏，洗净，切块。猪肚洗净切作小块，共放锅内加水、盐炖煮至肉烂。每日分 3 次吃完。

[功　效] 补中益气，健脾胃。对改善胃病的嗳酸及疼痛效果较好。

2. 清炖鲫鱼治虚寒胃痛

[用　料] 鲫鱼 250 克，橘皮 10 克，生姜 50 克，胡椒 2 克，吴茱萸 2 克，黄酒 50 克，盐、葱和味精各适量。

[制用法] 将鲫鱼去鳞及内脏。生姜切片，洗净后留几片放鱼上，其余和橘皮、胡椒、吴茱萸一起包扎在纱布内，并将药包填鱼腹内。加入黄酒、盐、葱和水 15 毫升，隔水清炖半小时后，取出药包，放入少许味精即成。

[功　效] 温中补虚。主要适用于虚寒胃痛，对清水腹泻、腹痛也有较好疗效。

3. 猪肚胡椒治胃痛久治不愈

[用　料] 猪肚 1 个，胡椒 10 粒，姜 5 片。

[制用法] 将猪肚用醋水反复洗净，纳入胡椒和姜片，隔水炖烂。每日早晚就饭吃。

[功　效] 温中下气，补脾调胃。用治胃痛已久、身体虚弱、饮食减少、日渐消瘦。

4. 炖猪肚治胃脘隐痛

[用　料] 猪肚（猪胃）200克，鲜姜50克，肉桂5克。

[制用法] 猪肚洗净切丝，同姜与肉桂放在碗内，隔水炖至熟烂，分2次吃完。

[功　效] 补益脾胃。治疗脾胃阳虚或胃寒所致的胃脘隐痛、喜热畏寒、吐清水、口淡不渴等。

5. 田螺壳治胃痛呕酸

[用　料] 田螺壳若干，红糖适量。

[制用法] 用新瓦焙干，研为细末。每次服15克，红糖水送下，每日2次。

[功　效] 和胃，止痛。治胃痛和反胃吐酸、吐食等症。

6. 蛤壳香附散止心气痛

[用　料] 海蛤壳（煅）、香附各150克。

[制用法] 共研成细末。每服15克，每日3次。

[功　效] 解郁止痛。治胃脘痛，吐酸水。

7. 鸡蛋壳炒焦治胃痛

[用　料] 鸡蛋壳。

[制用法] 将鸡蛋壳洗净，放入锅内炒黄研成细粉末。每日2~3次，每次3克，饭前用开水冲服。

[功　效] 消食健胃。治饥饱胃痛、嗳气吐酸水，抽筋麻木等。

8. 啄木鸟海螵蛸和胃止酸

[用　料] 啄木鸟1只，海螵蛸（墨鱼骨）100克。

[制用法] 将啄木鸟去毛及内脏，焙干，与海螵蛸共研成细粉。用开水冲服，每日2次，每次10克。

[功　效] 用治饥饱胃痛、嗳气吐酸。

9. 全青蒜煮饮治胃气痛

[用　料] 青蒜连叶7根，盐、醋各适量。

[制用法] 青蒜切碎，用盐醋煮熟。胃痛时热饮。

[**功　效**] 宣窍通闭。用治胃气痛。

10. 佛手健胃理气定痛

[**用　料**] 鲜佛手 25 克（干品 10 克）。

[**制用法**] 开水冲泡。代茶饮。

[**功　效**] 治肝胃气痛。

11. 良姜粳米粥驱寒消积聚

[**用　料**] 高良姜 15 克，粳米 100 克。

[**制用法**] 先煎良姜，去渣滤汁，入米煮作粥食。

[**功　效**] 治心腹冷痛，积聚停饮症。

12. 干姜胡椒末治胃寒痛

[**用　料**] 干姜 10 克，胡椒 10 粒。

[**制用法**] 晒干，捣碎，研末。用开水冲服。每日 2 次服完。

[**功　效**] 健胃驱寒。用治胃寒痛。

13. 常食大枣滋养强胃

[**用　料**] 大枣适量。

[**制用法**] 洗净水煮。每日吃 40～50 枚，吃枣饮汤。

[**功　效**] 温中补虚。对身体衰弱、食欲不振、脾胃虚寒、受凉腹胀刺痛及贫血有效。

14. 荔枝核陈皮末治胃胀痛

[**用　料**] 荔枝核 100 克，陈皮 10 克。

[**制用法**] 晒干，捣碎，研末。每次饭前开水冲服 10 克。

[**功　效**] 散湿寒，解郁结，和肝胃，止疼痛。用治胃脘胀痛、嗳气吞酸。

15. 胡椒杏仁枣治胃痛

[**用　料**] 生胡椒 10 粒，甘杏仁 5 个，大枣 3 枚。

[**制用法**] 枣去核同生胡椒及杏仁共捣碎。服时，加入少量开水调成糊状。一次服下，每日 1 剂。

[**功　效**] 健脾和胃。治脾胃虚寒引起的胃痛。

16. 文旦鸡下气健胃定痛

[用　料] 文旦（柚子）1只，童子母鸡1只，红糖、黄酒各适量。

[制用法] 将留在树上的柚子，用纸包好，经霜后摘下，切碎，同去内脏的母鸡共放于器皿中，加入酒、糖，蒸至烂熟。于1~2日内吃完。

[功　效] 温胃止痛。治虚寒胃痛。

17. 胡椒酿红枣暖胃止痛

[用　料] 大红枣7个，白胡椒49粒。

[制用法] 红枣洗净去核，每个枣内纳入胡椒7粒，放入锅内蒸半小时，取出共捣成泥，捏成7个枣丸即可。食用。

[功　效] 本品有温中补脾、暖胃止痛的功效。用于治疗虚寒胃痛、嗳气反胃、口淡及痰涎清稀等。

注　白胡椒3粒，大枣6个，蒸米饭时放在米上蒸熟吃，有同等效果。

18. 土豆粥治胃脘隐痛不适

[用　料] 土豆（不去皮）250克，蜂蜜少许。

[制用法] 将土豆洗净，切成丁，用水煮至成粥状。服时加蜂蜜。每日晨空腹食用，连服半月。

[功　效] 和中养胃。用于胃脘隐痛不适。

注　禁用发芽的土豆，吃后轻者导致泻痢，重者中毒呕吐，应特别注意。

19. 洋白菜粥治胃脘拘急痛

[用　料] 洋白菜500克，粳米50克。

[制用法] 洋白菜洗净，切碎煮半小时，捞出菜不用，下米煮粥。日食2次。

[功　效] 缓急止痛。用于胃脘拘急疼痛。

20. 百合粥健脾养胃安神

[用　料] 百合60克，糯米100克，红糖少许。

[制用法] 共煮作粥，熟时加红糖。每日1次，连服10天。

[功　效] 治胃痛、烦躁不寐。

21. 陈香橼健胃驱气止痛

[用　料] 陈香橼（末）50克，川椒、小茴香各20克。

[制用法] 陈香橼焙干，研细末，川椒、小茴香共研末混合拌匀。每服5克，每日2次，温开水送服。

[功　效] 行气止痛。治胸闷胃痛。

22. 白砂糖水治中虚脘痛

[用　料] 白砂糖150克。

[制用法] 加水煎煮至汤浓为度。饮用。

[功　效] 降浊解毒。治中虚脘痛、食鱼蟹引起的反胃不适及吃蒜口臭等。

23. 高粱根煎饮治胃痛

[用　料] 高粱根3个。

[制用法] 将高粱根洗净，加水煎汤。每日饮2次即愈。

[功　效] 温中，利水。治脾胃虚寒、消化功能弱所致的胃刺痛。

24. 核桃皮泡酒治各种胃痛

[用　料] 未成熟的绿核桃皮100克，烧酒400克。

[制用法] 将绿皮洗净，浸入酒瓶中，密封10天即成。每次饮5毫升，痛时服用。

[功　效] 镇静止痛。用治胃痛，有止痛作用，效果明显。

25. 高粱黑豆枣治胃气不和

[用　料] 红高粱120克，黑豆60克，大枣30克，神曲适量。

[制用法] 将红高粱、黑豆、神曲碾成面。大枣用水煮熟，留汤备用。用煮枣的汤将上三味碾成的面调和，捏成饼，蒸熟，晾凉，焙干，轧成细面，置砂锅内炒成黄黑色，用蜜为丸，每丸8克。晚饭后服4丸，白水送服。

[功　效] 温中调胃。治腹痛，腹泻，或胃气不和引起的胃刺痛、呕吐酸水等。

26. 饮生豆油治腹绞痛

[用　料] 生豆油150克。

[制用法] 生豆油倒入茶杯内。开水冲服，5分钟后即愈。

[功　效] 散热滞。治腹绞痛难忍，对大便不通也有疗效。

27. 椒盐火腿治胃寒腹痛

[用　料] 火腿瘦肉 25 克，花椒、盐、葱、姜各少许。

[制用法] 火腿切成片，加葱末、姜片，水适量，清蒸熟烂后备用。花椒用锅炒焦，加入盐粉再炒，放于小盘内。以火腿肉蘸椒盐吃，顿食或分顿食之。

[功　效] 温胃，理气。治胃痛、气滞腹痛、呃逆等。

28. 公鸡汤温补脾胃祛痛

[用　料] 公鸡 1 只，党参 30 克，草果 3 克，陈皮 5 克，桂皮 5 克，干姜 10 克，胡椒 10 粒，葱、酱油、盐各少许。

[制用法] 公鸡去毛及内脏杂物，洗净连同其他各味加水共煮，鸡肉熟后过滤去渣。食肉饮汤。

[功　效] 健脾，温中，散寒。治疗脾胃阳虚或气虚受寒所致的不思饮食、胃脘及腹部隐痛。

29. 馒头米醋治多种胃痛

[用　料] 馒头（去皮）1 个，米醋 120 克。

[制用法] 馒头切片，以文火与米醋共炒呈焦黄色。每次食 10～15 克，每日 2 次。

[功　效] 消积散瘀。用治胃脘疼痛。

30. 白胡椒治疗心腹冷痛

[用　料] 白胡椒、绿豆等分，黄酒适量。

[制用法] 将前两味晒干，研成细末。热黄酒送下，每次 5 克，每日 2 次。

[功　效] 健胃，化滞，除寒。治心腹冷痛，痛时喜按喜暖者。

31. 五香山药鸡温中祛寒

[用　料] 公鸡 1 只，山药 1 根，姜 3 克，肉桂 3 克，花椒 3 克，木香 3 克，砂仁 3 克，白芷 3 克，玉果 3 克，葱、酱油、盐各适量。

[制用法] 将公鸡去毛及内脏，洗净，切块。山药洗净，刮去皮，切块。肉桂等七味装入纱袋内包扎紧，共置砂锅内，加葱、酱油及盐少许，再加水，用小火煨炖，肉烂后将纱袋取出即可食用。吃肉饮汤，日用 2 次。

[功 效] 补脾祛寒，理气止痛。

注 本方由《饮膳正要》化裁，香烂可口，色味俱佳，有一定的疗效。

32. 猪肚姜治胃寒痛

[用 料] 猪肚 1 个，生姜 120 克。

[制用法] 猪肚洗净，生姜切片放入猪肚内，加适当调料煮熟吃。每日三餐佐食猪肚 1 个，应按日连续食用。

[功 效] 温中和胃，散寒止痛。用治胃寒而引起的胃脘痛。

注 据《食物疗法精萃》介绍：某胃病患者，48 岁，身体极度瘦弱。舌苔薄白，脉象沉细。痛时多在午后，劳累、受凉、生气、吃寒凉食物即引起疼痛，时作时止。2年后痛益甚。面条、大米均不能吃，茶、水不能多饮，否则胃部疼痛不已。但吃饼干四五块，其痛立止。次年食用此方治疗，连吃三十余个，胃痛渐愈，饮食大增。

十一、 胃及十二指肠溃疡

1. 海蜇枣糖膏治溃疡病

[用 料] 海蜇 500 克，大枣 500 克，红糖 250 克。

[制用法] 三味加水共煎成膏状。每次 1 匙，日 2 次。

[功 效] 清热，润肠。用治胃及十二指肠溃疡。

2. 糯米枣粥治胃溃疡

[用 料] 糯米 100 克，红枣 8 克。

[制用法] 按常法煮粥，极烂。日常食用。

[功 效] 养胃健脾。对胃及十二指肠溃疡、慢性胃炎有辅助治疗功效。

3. 洋白菜汁治胃溃疡疼痛

[用 料] 洋白菜（甘蓝、圆白菜、包心菜）。

[制用法] 将洋白菜洗净，捣烂取汁。每次饮半茶杯。

[功 效] 清热散结。治胃及十二指肠溃疡疼痛，也是胃癌的预防药。

注 据《药学通报》介绍，用此方治疗 100 名胃溃疡患者，60% 的患者服药后2~5 天疼痛消失，90% 的患者服药 7 天疼痛消失。

4. 砂仁肚条行气止痛

[用　料] 砂仁末 10 克，猪肚 1 只，胡椒粉、花椒、姜、葱白、猪油、盐、料酒、味精各适量。

[制用法] 将猪肚洗净切条放入锅内煮沸，捞去浮沫，下入砂仁末、胡椒粉及葱、姜等调料，煨至肉烂汤浓止。

[功　效] 健胃理气。适用于食欲不振、慢性胃炎、胃及十二指肠溃疡等。

5. 煨猪肚温中和胃疗溃疡

[用　料] 猪肚（猪胃）1 个，鲜姜 250 克。

[制用法] 将猪肚洗净，装入切成片的鲜姜，扎好，放入砂锅内用文火煨熟，然后去姜。猪肚切丝，拌酱油吃，汤亦同饮。每个猪肚分 3 天吃完，可连续吃 10 个。

[功　效] 温中养胃。治胃溃疡。

注　据《江苏中医》介绍，某患者胃溃疡胃痛，多方医治无效，经服此方而愈，7 年未复发。又据《食物疗法精萃》介绍，此方治疗胃寒疼痛效果理想。

6. 香椿枣治胃溃疡

[用　料] 香椿头 250 克，大枣适量。

[制用法] 将香椿头剪成碎末，捣烂。大枣捣如泥状与香椿头共调，捏成重 3 克的药丸。每次 2 丸，每日 2 次，温开水送服。

[功　效] 止血，燥湿，健脾，和胃。用治胃及十二指肠溃疡。

7. 田七藕蛋治胃溃疡出血

[用　料] 田七（三七）末 3 克，藕汁 30 毫升，鸡蛋 1 个，白糖少许。

[制用法] 将鸡蛋打破，倒入碗中搅拌。将鲜藕洗净，榨取藕汁，下田七末、白糖，再与鸡蛋搅匀，隔水炖熟服食。

[功　效] 止血，止痛，散寒。治胃溃疡及十二指肠溃疡出血、肺结核咯血。

注　据《同寿录》载，用"鸡蛋一枚，打开，和三七末一钱，藕汁一小杯，陈酒半小杯，隔汤炖熟食之"，"治吐血"，有止血功效。

8. 象皮鱼治消化道出血

[用　料] 象皮鱼（即孜孜鱼，学名为黄鳍马面鲀）适量。

[制用法] 将鱼皮剥去，削取鱼肉捣成糊，用纱布挤汁。生饮，每日
1～2 汤匙。

[功　效] 用治消化道出血。

9. 金橘根炖猪肚健脾止痛

[用　料] 金橘根 30 克，猪肚 150 克，盐及调料。

[制用法] 取盆栽的金橘的根洗净，猪肚切成条块，加清水以文火炖
煮至汤少汁浓，以食盐及调料下入，饮汤食猪肚。

[功　效] 健脾开胃，行气止痛。可用于治疗胃及十二指肠溃疡。

10. 土豆汁蜂蜜治胃溃疡

[用　料] 土豆汁 100 毫升，白及 60 克，诃子肉 90 克，枳实 60 克，
蜂蜜 500 克。

[制用法] 先将三味中药共研成细粉，再加入土豆汁、蜂蜜搅拌均匀，
装在容器内备用。每日 3 次，每次 1 汤匙，2 周为一疗程。病情较重者可
连续服 1 个月。服药期间忌吃辛辣和黏硬不易消化等食品。

[功　效] 和中养胃。用治胃及十二指肠溃疡。

11. 蜂蜜治胃及十二指肠溃疡

[用　料] 蜂蜜适量。

[制用法] 每次饭前 1.5 小时或饭后 3 小时服用，坚持一疗程（2 个
月），治愈率可达 80% 左右。

[功　效] 润肠通便。对胃及十二指肠溃疡有较为明显的疗效。它不
仅能健胃、润肠和通便，还能抑制胃酸分泌，减少胃黏膜的刺激而缓解
疼痛。

注　忌食辛辣食物及饮酒等有刺激性的饮品。

12. 牛奶蜂蜜补虚缓痛疗溃疡

[用　料] 牛奶 250 克，蜂蜜 50 克，白及粉 10 克。

[制用法] 将牛奶煮沸，调入蜂蜜及白及粉。每日 1 次，经常服用收效。

[功　效] 温中补虚。治胃及十二指肠溃疡。

13. 小白菜汁治疗胃溃疡

[用　料] 小白菜 2 棵，白糖少许。

[制用法] 将小白菜全棵洗净，绞汁加白糖。每日饮 1 小杯。

［功　效］清热，解毒。用治胃及十二指肠溃疡。

14. 土豆治疗溃疡病新法

［用　料］土豆2千克。

［制用法］将土豆全部洗净，除去芽眼，切碎捣烂为泥，装入布袋后，放入1000毫升清水内反复揉搓，便生出一种白色的粉质。把这含有淀粉的浆水倒入铁锅里，先用武火熬，至水将干时，改用文火慢慢烘焦，使浆汁最终变成黑色的膜状物，取出研末，用容器贮存好。每日服3次，每次1克，饭前服。

［功　效］补气健脾，消肿。治胃及十二指肠溃疡。

注　祖国医学认为，土豆味甘性平，具有补气健脾、消肿等功用。焦煳的土豆淀粉，对溃疡病灶除有庇护作用外，还具有促进愈合的作用。

《食品科技》1983年第11期介绍："据日杂志报道，有一位严重的胃及十二指肠溃疡病患者，当医生已决定做手术切除治疗时，他却转而接受了中医为他提供的食疗验方（即此方）。遵嘱服用3个星期后检查，溃疡面缩小到只有原来的五分之一。继续服用3个星期，溃疡灶消灭，症状也基本消除了。"

15. 豆浆饴糖汤治胃溃疡

［用　料］豆浆1碗，白糖25克。
［制用法］将豆浆煮沸加糖。空腹饮用，日2次。
［功　效］治疗胃及十二指肠溃疡。

16. 饴糖补气缓痛治胃脘痛

［用　料］饴糖、乌贼骨、白及各2份，陈皮1份。

［制用法］除饴糖外，共研为细末。每次5克，用饴糖加开水调匀送服。

［功　效］温中补虚，缓急止痛。治胃及十二指肠溃疡的胃脘痛、泛酸、嗳气。

17. 玫瑰花茶舒肝解郁

［用　料］干玫瑰花片6～10克（鲜品加倍）。
［制用法］冲入沸水。代茶饮。
［功　效］理气解郁、舒肝健脾。治肝气郁结胁痛、胃溃疡及十二指肠球部溃疡疼痛等。

18. 鸡蛋壳延胡索缓痛止血

[用 料] 鸡蛋壳、延胡索等分。

[制用法] 共研细末。每次服 5 克，每日 2 次。

[功 效] 治胃及十二指肠溃疡之吐酸、疼痛。

19. 酒浸鲤鱼治胃溃疡

[用 料] 黑鲤鱼 1 尾，白酒、冰糖各适量。

[制用法] 将鲤鱼去内脏（不去鳞），切成小块用白酒浸泡，加盖焖数小时，然后将酒过滤，去渣，取汁约 500 毫升，加冰糖 50 克。每日饭后 2 小时服 100 毫升，日服 2 或 3 次。

[功 效] 治胃及十二指肠溃疡及其他胃病。

20. 文蛤粉抑制溃疡效显

[用 料] 文蛤壳、生甘草等分。

[制用法] 共研极细末。以温水调服。每服 10 克，每日 2 次。

[功 效] 制酸，补虚。治胃及十二指肠溃疡或胃酸过多症。

注 文蛤即海蛤，白壳紫唇，或壳上有花纹，我国沿海各地均有。蛤的种类虽多，但性能大致相近。

21. 荷叶方治胃溃疡

[用 料] 荷叶。

[制用法] 荷叶阴干，焙烧存性，研成细粉。每日服 1 次，每次 1.5 克，连用数日。

[功 效] 养阴清热，散瘀止血。用治胃及十二指肠溃疡。

22. 茶叶白糖杀菌收敛

[用 料] 茶叶、白糖等分。

[制用法] 每次可各取 120～300 克，加水共煮数沸，沉淀去渣，贮有盖瓶中，经 6～12 日，色如陈酒，结膜，即可服用。如未结膜，只要经 7～14 日，就可服用。每日早晚各 1 次，每次 1 调羹，蒸热后服。

[功 效] 用治消化性溃疡。

十二、 胃肠炎

1. 龙眼核治急性胃肠炎

[用　料] 龙眼核（即桂圆核）适量。

[制用法] 将龙眼核焙干研成细粉。每次 25 克，每日 2 次，白开水送服。

[功　效] 补脾和胃。治急性胃肠炎。

2. 蚕蛹粉治胃炎

[用　料] 蚕蛹适量。

[制用法] 蚕蛹焙干研粉。每服 5～10 克，每日 2 次。

[功　效] 蚕蛹是高蛋白营养品，主要成分有不饱和脂肪酸、甘油酯、维生素等。用治慢性胃炎、胃下垂有较好的疗效。

3. 大米姜汤治慢性胃炎

[用　料] 大米 100 克，姜汁适量。

[制用法] 将大米用水浸泡后，用麻纸五六层包好，烧成胃肠炎灰，研细末。分早晚 2 次，饭前用姜水冲服。轻者 1 剂，重者连服 3 剂。服药后 1 周内以流食为主，勿食生冷油腻食物。

[功　效] 补中益气，调养脾胃。用治慢性胃炎及腹泻。

4. 牛奶鹌鹑蛋治慢性胃炎

[用　料] 牛奶 200 毫升，鹌鹑蛋 1 个。

[制用法] 牛奶煮沸，打入鹌鹑蛋再沸即成。每日早晨空腹服 1 次，连续饮用。

[功　效] 补胃，益胃。治慢性胃炎。

5. 小茴香浸酒治慢性胃炎

[用　料] 小茴香（炒）、石菖蒲根、枳壳各 100 克，烧酒 1000 克。

[制用法] 以烧酒浸泡前三味，约 10 天后可饮。每日 2 次，饭后适量饮服。

[**功　效**] 健胃理气。治慢性胃炎，胃弛缓、下垂或痞闷饱胀。

6. 核桃姜汤治胃酸烧心

[**用　料**] 核桃仁、干姜各适量。

[**制用法**] 干姜洗净，切片，加水煎汤。核桃仁嚼烂，用姜汤送服，日服 2 次。

[**功　效**] 治烧心吐酸水。

7. 生姜橘子皮治胃炎

[**用　料**] 生姜、橘子皮各 20 克。

[**制用法**] 水煎。每日 2 或 3 次分服。

[**功　效**] 健胃，解毒。用治慢性胃炎之胃痛、呕吐黏液或清水。

注　生姜 15 克，花椒 30 粒，水煎服，每日 1 次，早晚分服，亦有上述功效。

8. 高粱米灶心土治胃痉挛

[**用　料**] 高粱米 60 克，陈灶心土 1 块。

[**制用法**] 共加水煎 1 小时，澄清去渣。顿服。

[**功　效**] 温中，缓急止痛。治由于寒、热、虚、实引起的胃痉挛。

9. 鸡蛋冰糖酒治胃痉挛

[**用　料**] 鸡蛋 12 个，冰糖 500 克，黄酒 500 克。

[**制用法**] 将蛋打碎搅匀，加入糖、酒共熬成焦黄色，每日饭前服 1 大匙，每日 3 次。

[**功　效**] 补中暖胃。治胃痉挛。

10. 丹参蜂蜜汤补虚缓痛

[**用　料**] 丹参 25 克，檀香 15 克，炙甘草 10 克，蜂蜜 50 克。

[**制用法**] 先水煎前三味，去渣取汁，调入蜂蜜。每日服 1 剂。

[**功　效**] 活血，理气，止痛。治胃溃疡、慢性胃炎的胃脘痛。

11. 枣树皮红糖汤治肠胃炎

[**用　料**] 枣树皮 20 克，红糖 15 克。

[**制用法**] 水煎去渣，加红糖调服，每日 1 次。

[**功　效**] 消炎，止泻，固肠。用治肠胃炎、下痢腹痛、胃痛。

12. 橘皮茶理气消胀

[**用　料**] 橘皮 50 克，白糖适量。

[**制用法**] 将橘皮洗净，撕碎，加白糖少许。用沸水冲沏，当茶饮。

[**功　效**] 理气消胀，生津润喉。适用于腹胀、喉干、口渴。

13. 姜韭牛奶羹治胃炎

[**用　料**] 生姜 25 克，韭菜 250 克，牛奶 250 克。

[**制用法**] 姜与韭菜洗净，捣汁，将汁放入锅中见沸，再加入牛奶煮沸。趁热饮用，每日早晨饮 1 次，连日饮用。

[**功　效**] 补虚调胃，驱寒散滞。用治慢性胃炎。

14. 风干鸡祛风散寒

[**用　料**] 母鸡 1 只（约 1.5 千克），丁香 2 克，白芷 3 克，葱、姜、盐、料酒各适量。

[**制用法**] 将鸡开膛去掉内脏杂物，用盐粉将鸡内外抹匀。把丁香、白芷、葱节、姜片塞入鸡腔内，再把料酒撒在鸡身上，放入盆中。次日将鸡挂在通风地方晾两天，然后用冷水洗净，把腔内的丁香等拣去不要。把鸡放在盆里，下葱、姜、料酒隔水蒸烂为止。同时拣去葱、姜，趁热拆去鸡骨，把净肉放入蒸盆的汤里浸泡，存入冰箱。吃时皮朝上切块即可。

[**功　效**] 健脾和胃。适于食欲不振、恶心反胃、慢性腹泻、乏力等脾胃虚寒患者食用。

15. 胡椒小枣温中下气

[**用　料**] 白胡椒 7 粒，小枣（去核）7 个，鲜姜 1 块。

[**制用法**] 把白胡椒放入枣内，以文火烤呈焦黄色，与洗净的鲜姜同煎。每日 1 剂，服后捂被发微汗最佳。

[**功　效**] 温中散寒。用治慢性胃炎或寒性胃痛、反胃。

16. 猪尾芡莲汤健脾补肾

[**用　料**] 猪尾巴 2 条，芡实 70 克，莲子 70 克，红枣 5 枚，盐、味精各适量。

[**制用法**] 先将猪尾上的肥肉切掉，洗净切段。以水三大碗煮芡实、莲子、红枣，水沸后改用文火煨炖，下猪尾再煨 2 个小时至极烂，服时加

盐及味精。

[功　效]健脾补肾。适用于脾弱腹胀、便溏、小便不利、肢体浮肿、身倦少言。可用于消化道肿瘤。

十三、　胃下垂

1. 鲫鱼黄芪汤治胃下垂

[用　料]鲫鱼 500 克，黄芪 40 克，炒枳壳 15 克。

[制用法]将鲫鱼洗净，同两味中药加水煎至鱼熟烂。食肉饮汤，每日 2 次。

[功　效]补中益气。治胃下垂、脱肛等。

2. 山楂汤化滞收敛

[用　料]山楂 15 克（以野山楂最佳），苏枳壳 15 克。

[制用法]水煎去渣。每日分 2 次服下，连续服用。

[功　效]收敛。用治胃下垂。

3. 猪脾粥治胃下垂

[用　料]猪脾 3 具，粳米 100 克。

[制用法]猪脾洗净，切片，放入锅中煸炒。粳米洗净，加水同猪脾共煮作粥。空腹食用，每日 1 次，半个月为一疗程。

[功　效]去虚热，调脾胃。用治胃下垂。

4. 猪肚枳壳砂仁治胃下垂

[用　料]猪肚（猪胃）1 枚，炒枳壳 20 克，砂仁 10 克。

[制用法]将猪肚洗净，纳入两味中药，扎好，加水煮熟。趁热食猪肚饮汤，分作 4~6 次用完。

[功　效]温中和胃。用治胃下垂。

5. 猪肚白胡椒补益脾胃

[用　料]猪肚 250 克，白胡椒 15 克。

［**制用法**］猪肚洗净切片，同白胡椒共煮熟后分2或3次食用。

［**功　效**］补益脾胃。治胃下垂及胃寒疼痛。

注　牛肚可代替，功效相同。

6. 龟肉汤补气益脾胃

［**用　料**］乌龟肉250克，炒枳壳20克。

［**制用法**］共煮熟去药。可加盐或酱油调食。

［**功　效**］补虚调中。治疗胃下垂、子宫脱垂。

7. 炖笋鸡治胃下垂

［**用　料**］笋鸡（童鸡，以母鸡最好）1只，干姜、公丁香、砂仁各3克。

［**制用法**］将笋鸡杀死，去毛洗净，保留心、肝、肺。切成小块，加入干姜、公丁香、砂仁（皆研细粉）炖煮。分2次吃完，每3天吃1只，一般用1~5只鸡即可收效。

［**功　效**］调气补中。用治胃下垂。

注　据《山西省医药卫生展览技术资料选编》介绍，陈姓患者（女），36岁，久患胃病，胃脘疼痛、呕吐、腹胀、消瘦，造影确诊为胃下垂，经用本法食鸡5只而愈。

8. 敷脐法治胃下垂

［**用　料**］蓖麻子仁3克（选饱满洁白者为佳），五倍子1.5克。

［**制用法**］上两味料为1次用量。将两味捣碎，研细，混匀后加水，制成形似荸荠状、上尖下圆的药团，大小可根据患者脐眼大小而定。将药团对准脐眼塞上，外用橡皮膏固定，每日早中晚各1次。用热水袋放于脐眼上热敷，每次热敷5~10分钟，以感觉温热不烫皮肤为度。一般4天后取掉药团。贴敷3次为一疗程。一疗程后可做X线造影复查。如胃的位置已复原，应停止用药；未复原，可再进行第二疗程。

［**功　效**］除湿通络，敛肺涩肠。用治胃下垂。

注　据《老年报》介绍，采用此方治疗期间，应注意：①治疗不宜在寒、暑天进行，一般以室温在20℃左右较好；②治疗期间应适当卧床休息，减少活动，适当减少茶、汤的饮用量，少吃水分量多的食物，饮食以少量多次为好；③禁房事；④热敷时腹部可能出现较强的牵拉感，这是正常现象，不必惊慌，个别病人可出现过敏反应，应引起注意，过敏者应停用；⑤兼患吐血的病人及孕妇，不宜采用此法治疗。

十四、 呃逆

1. 呃逆食疗 2 方

方一

[用　料] 白糖 1 汤匙。

[制用法] 呃逆时立即吃 1 汤匙白糖。持续呃逆 6 周以上者，可重复使用此法数次。

[功　效] 止呃。对呃逆有较好疗效。

方二

[用　料] 柠檬 1 个，酒适量。

[制用法] 将鲜柠檬浸在酒中，呃逆时吃酒浸过的柠檬（但不能吃柠檬皮）。

[功　效] 同方一。

注　《中国食品》1985 年第 2 期介绍，美国纽约呼吸疾病协会的科学家采用上述第一方，收到理想的成效，治愈率达 66%。《新英格兰药物杂志》报道，采用第二方的治愈率达 87%。

2. 荔枝烧干治呃逆不止

[用　料] 荔枝 7 个。

[制用法] 荔枝连皮核烧干存性，研为末。白水送服。

[功　效] 通神益气，散滞气。用治呃逆不止，咽喉肿痛。

3. 冰糖芦根水治胃热各症

[用　料] 鲜芦根 100 克，冰糖 50 克。

[制用法] 加水共煮。代茶饮。

[功　效] 清热生津，祛烦止呕。治由于胃热引起的口臭、烦渴、呃逆、呕吐等。

十五、 消化不良

1. 鸡肫皮治消化不良

[用　料] 鸡肫皮（鸡内金）若干。

[制用法] 将鸡肫皮晒干，捣碎，研末过筛。饭前 1 小时服 3 克，每日 2 次。

[功　效] 消积化滞。治消化不良、积聚痞胀等。

2. 麦芽神曲汤化食下气

[用　料] 大麦芽、六神曲各 20 克。

[制用法] 水煎。早晚各 1 次空腹服。

[功　效] 益气调中，化食下气。用治胃肠虚弱而致的消化不良、饱闷腹胀。

3. 羊肉秫米粥开胃健力

[用　料] 羊肉 100 克，秫米（高粱米）100 克，盐少许。

[制用法] 羊肉切丁，同秫米共煮粥食。

[功　效] 补虚开胃。治脾胃虚弱而致的消化不良、腹部隐痛等。

4. 粟米山药糊健胃消食

[用　料] 粟米（即小米）50 克，怀山药 25 克，白糖适量。

[制用法] 按常法共煮作粥，后下白糖。每日食用 2 次。

[功　效] 补益脾胃，清热利尿。治消化不良及作小儿脾胃虚弱调养之用。

5. 炖鸭肉山药参开胃化食

[用　料] 鸭子 1 只，怀山药 50 克，党参、生姜各 25 克，盐少许。

[制用法] 将鸭子去毛及内脏，洗净，同其他四味加水共炖。食鸭肉饮汤，每日 2 次。

[功　效] 平胃消食。治肠胃虚弱而致的消化不良、食欲不佳。

6. 鹌鹑山药参补脾益胃

[用　料] 鹌鹑 1 只，党参 25 克，怀山药 50 克，盐少许。

[制用法] 鹌鹑去毛及内脏杂物，与其他各味加水共煮熟。吃肉饮汤。

[功　效] 补中益气，强筋壮骨。用治脾胃虚弱之不思饮食、消化不良等。

7. 胡萝卜炒肉丝健脾胃

[用　料] 胡萝卜 250 克，猪肉 100 克，食用油 25 克，葱、姜、香菜、盐、酱油、醋、味精、香油各适量。

[制用法] 将胡萝卜洗净切成丝，猪肉切丝。锅内加食用油，烧热下葱姜丝炝锅，加肉丝翻炒，再加胡萝卜丝、醋、酱油、盐，炒熟加味精、香菜，淋入香油翻炒即成。

[功　效] 下气补中，健胃行滞。久食有益强身、助消化、振食欲。

注　胡萝卜、红糖适量，水煮熟后食，治疗脾胃虚弱所致的消化不良，小儿尤宜。

8. 常食苹果汤润肠胃

[用　料] 苹果，瘦猪肉。

[制用法] 苹果 2 个切块，用两碗水先煮，水沸后加入猪肉 200 克（切片），直煮至猪肉熟透。调味服食，久食有益。

[功　效] 生津止渴，润肠健胃。治疗肠胃不适及消化不良。

注　《滇南本草》云："苹果熬膏名'玉容丹'，通五脏六腑，走十二经络，调营卫而通神明，解温疫而止寒热。"《食疗本草》云："苹果补中焦诸不足气，和脾；卒患食后气不通。"

9. 无花果饮治消化不良

[用　料] 干无花果 2 个（鲜品加倍），白糖适量。

[制用法] 将干无花果切碎捣烂，炒至半焦，加白糖冲沏。代茶饮。

[功　效] 开胃助消化。治胃虚弱所致的消化不良。

10. 双芽汤治消化不良

[用　料] 糯稻芽、大麦芽各 50 克。

[制用法] 水煎。每日服 1 次。

[功　效] 暖胃和中。治消化不良、食欲不振或食积。

11. 山楂猪肉干滋阴化食消积

[用　料] 山楂 100 克，瘦猪肉 500 克，香油、葱、姜、花椒、料酒、味精、白糖各适量。

[制用法] ①将猪肉剔去皮筋，切成粗长条，洗净备用。山楂去核。姜切片，葱切段。②将 50 克山楂放入锅内加水约 200 毫升，在火上烧沸，再放入猪肉，共煮至六成熟，捞出猪肉稍风干，再用香油、葱、姜、料酒、花椒等调料将肉条拌匀，腌制 1 小时，再晾干。③将油放入锅内，以文火炼热，投入肉条炸至色黄，即用漏勺捞起，沥去油。锅里留点余油，再置火上，投入余下的 50 克山楂，略炸，再将肉干下锅反复翻炒，微火焙干，即可起锅置于盘中。再淋些香油，撒上味精、白糖拌匀。

[功　效] 补益脾胃，消积化滞。适用于脾虚所致的消化不良、积滞胃满及高血压、高血脂等。

12. 杨梅酒醒胃助消化

[用　料] 杨梅、白酒各适量。

[制用法] 将鲜杨梅洗净，晾干，装入酒缸内浸泡 3 个月，封固饮用。

[功　效] 加速肠胃消化，增进食欲。适于佐餐。

13. 萝卜饼消食又化痰

[用　料] 白萝卜 150 克，面粉 150 克，瘦猪肉 60 克，姜、葱、盐、油各适量。

[制用法] 将白萝卜洗净切丝，用豆油翻炒至五成熟时待用。将肉剁碎，调成萝卜馅。将面粉加水和成面团，揪成面剂，擀成薄片，填入萝卜馅，制成夹心小饼，放锅内烙熟即成。

[功　效] 健胃理气，消食化痰。适用于食欲不振、消化不良、咳喘多痰等。

14. 酸辣血汤开胃促食欲

[用　料] 鸡血（或鸭血）500 克，豆腐 50 克，青蒜 1 根，盐、胡椒粉、香油、味精、醋、淀粉、料酒各适量。

[制用法] 锅内放清水三碗，水开后放入切成丁的鸡血和豆腐丁，加入适量细盐及料酒，待水开后，稍等，加少许水淀粉，再开后，急投入适量醋、胡椒粉、味精，撒上青蒜花，关火起锅即成。

[**功　效**] 酸辣，可刺激胃液分泌，引起食欲。此汤必须饭前服用，开胃进食。

15. 拌辣白菜开胃解酒

[**用　料**] 白菜、盐、辣椒、白糖、姜、醋、香油各适量。

[**制用法**] ①取白菜嫩心，切成半厘米宽、3 厘米长的条，加上少许细盐腌渍，待菜心水分泌出后，用清水漂洗掉盐分，再用布挤出水分，放入盘内。②取干辣椒 1 个，斜切成丝，姜 1 块也切成丝，均撒在白菜心上。③ 取白糖 100 克、醋 50 克、酱油少许，放入碗内搅拌后倒在白菜心上。④锅内加香油少许烧热，放 1 个辣椒炸成老黄色，将油浇到白菜心上，盖上盖使香辣味渗透到菜条内，拌匀装盘即成。

[**功　效**] 下气开胃，促进食欲，助消化，解酒醉。

16. 清拌蔓菁下气开胃

[**用　料**] 蔓菁 200 克，酱油、醋适量。

[**制用法**] 将蔓菁洗净切成细丝，放入开水锅内焯熟，沥干水气，倒入碗内下调料拌食。

[**功　效**]《随息居饮食谱》载：“腌食咸甘，下气开胃，析酲消食，荤素皆宜，肥嫩者胜，诸病无忌。”

注　蔓菁是十字花科植物，也叫芜菁、圆根、扁萝卜。

拌蔓菁这道菜，在《西厢记》中有载：老夫人请张生吃饭，张生问：“为什么请我？”红娘唱答：“淘下陈仓米数升，炸下七八碗蔓菁。”这里的“炸”是指水炸，即用水焯熟拌吃。

17. 枸杞活鲫鱼健脾利湿

[**用　料**] 枸杞 15 克，活鲫鱼 2 条（约 500 克），香菜 5 克，葱、姜、醋、胡椒粉、料酒、盐、味精、猪油、奶汤各适量。

[**制用法**] 将活鱼宰杀，去内脏及鳞，洗净，在鱼身上斜刀切成十字花，香菜及葱切小段。铁锅烧热放入猪油，下葱姜末，随后放入少量清水、奶汤、盐、醋，再放鱼和洗净的枸杞，烧沸后，用中火炖 15 分钟，下香菜、味精即成。

[**功　效**] 适于脾虚胃弱、不思饮食、精神倦怠等。

18. 豆蔻鱼益气健脾利湿

[**用　料**] 白豆蔻 6 粒，鲫鱼 2 条（约 700 克），陈皮 5 克。盐、料酒、

胡椒面、味精、葱、姜、猪油各适量。

[制用法] ①将鱼去鳞、鳃及内脏，洗净。白豆蔻研成细末，陈皮、姜、葱洗净，切成斜片。②将豆蔻末分装入 2 条鱼肚内，装在大盘内，鱼底下放陈皮，上面撒胡椒面、盐、味精、料酒、姜、葱，浇上猪油，上笼蒸约 20 分钟，取出，拣去姜、葱即成。本品味香色佳，四时皆宜。

[功　效] 健脾，益气，利湿。治脾胃虚弱所致的不思饮食、消化不良等。

19. 牛肉砂仁汤健脾开胃

[用　料] 牛肉 1 千克，砂仁 5 克，陈皮 5 克，生姜 15 克，桂皮 3 克，盐少许。

[制用法] 先炖牛肉至半熟，然后将以上各味共炖烂，服前加盐调味，取汁饮用。

[功　效] 健脾醒胃。常用于脾胃虚弱而致的消化不良，久服能增进健康。

20. 牛肚黄芪健脾胃养气血

[用　料] 牛肚 1 个，黄芪 50 克，盐少许。

[制用法] 加水共煮熟。食肉喝汤。

[功　效] 健胃益气。用治脾胃气虚所致的消化不良、气短乏力、食后腹胀等。

21. 陈皮鸭健脾开胃补虚

[用　料] 鸭 1 只，陈皮 6 克，胡椒粉、酱油、料酒、奶汤、鸡汤各适量。

[制用法] 将鸭洗净，开膛去杂物，加水煨炖，稍烂将鸭取出，晾凉拆去鸭骨。把拆骨鸭胸脯朝上放在搪瓷盆内，再将炖鸭的原汤、奶汤、鸡汤烧沸，加料酒、酱油、胡椒粉，搅匀，倒入搪瓷盆内，陈皮切丝放在鸭的上面，入笼蒸（或隔水蒸）30 分钟即成药膳。

[功　效] 健脾益气，消食和中。适于脾胃虚弱、食欲不振、营养不良。

22. 羊肉羹面治不思饮食

[用　料] 面 200 克，白羊肉 200 克。

[**制用法**] 水溲面作索饼，以羊肉作臛，煮熟。空腹食之，以生姜汁溲面更佳。

[**功 效**] 补脾益胃。用治脾胃气弱所致的饮食减少、四肢无力、日见消瘦。

注 本文见于《食医心鉴》。溲面，即和面。索饼，即宽面条。臛即肉羹。

23. 荷叶饭健脾除湿

[**用 料**] 大米 250 克，鲜荷叶 1 张。

[**制用法**] 将米淘洗干净，置锅上加水适量，荷叶绿面朝下，盖于水面上，与平时焖米饭方法相同，熟时取去荷叶即可食用。

[**功 效**] 健脾除湿，升举胃气。适用于各种原因所致的消化不良。

24. 茶膏糖治消化不良

[**用 料**] 红茶 50 克，白砂糖 500 克。

[**制用法**] 红茶加水煎煮。每 20 分钟取煎液 1 次，加水再煎，共取煎液 4 次。合并煎液，再以小火煎煮浓缩，至煎液较浓时，加白砂糖，调匀。再煎熬至用铲挑起呈丝状，而不粘手时，停火。趁热倒在表面涂过食用油的大搪瓷盆中，待稍冷，将糖分割成块即可。每饭后含食 1~2 块。

[**功 效**] 清神，化食。用治消化不良、膨闷胀饱、胃痛不适等。

25. 橘枣饮治消化不良

[**用 料**] 橘皮 10 克（干品 3 克），大枣 10 枚。

[**制用法**] 先将大枣用锅炒焦，然后同橘皮放于杯中，以沸水冲沏约 10 分钟后可饮用。

[**功 效**] 调中，醒胃。饭前饮可治食欲不振，饭后饮可治消化不良。

26. 山楂丸开胃助消化

[**用 料**] 山楂（山里红）、怀山药各 250 克，白糖 100 克。

[**制用法**] 山药、山楂晒干研末，与白糖混合，炼蜜为丸，每丸重 15 克。每日 3 次，温开水送服。

[**功 效**] 补中，化积。用治脾胃虚弱所致的消化不良。

27. 芡莲猪尾汤健脾补肾

[**用 料**] 猪尾 1 个（细小的加倍），芡实 75 克，莲子 75 克，红枣 7 个，酱油、盐少许。

[制用法] 把猪尾上的肥肉切去，洗净，切成小段。红枣去核。然后将芡实、莲子放进砂锅内，加水三大碗，大火煎煮。水沸下入猪尾，煮2小时以上，尾烂放调料即成。

[功　效] 健脾，补肾，止泻，去湿。对脾虚弱引起的消化不良、腹胀、便溏，或小便不利、肢体浮肿，甚而身体困倦、气短懒言等有效。常人食用，对健康也有裨益。

28. 五香锅巴散开胃助消化

[用　料] 锅巴焦100克，砂仁、小茴香、橘皮、花椒、茅术各10克。

[制用法] 以上各味共捣碎，研成细末。每服5~10克，每日2次。

[功　效] 健脾开胃，消食化水。用治消化不良、膨闷胀饱、不思饮食，对慢性胃炎亦有疗效。

29. 萝卜酸梅汤宽中行气

[用　料] 鲜萝卜250克，酸梅2枚，盐少许。

[制用法] 将萝卜洗净，切片，加清水三碗同酸梅共煮，煎至一碗半，加食盐调味。

[功　效] 化积滞，化痰热，下气生津。治食积、饭后烧心、腹胀、肋痛、气逆等。

30. 山楂麦芽汤消积化食

[用　料] 生山楂、炒麦芽各9克。

[制用法] 水煎。饮汤，每日早晚各1次。

[功　效] 消滞开胃。治食积腹胀、消化不良。

31. 胡萝卜粥消胀化滞

[用　料] 胡萝卜500克，糯米100克，红糖适量。

[制用法] 胡萝卜洗净，切成小块，同糯米加水煮粥，调入红糖。温服。

[功　效] 补中益气，消胀化滞。用于脘胀食滞。

32. 咖啡粉治食积腹痛

[用　料] 咖啡粉10克，白糖少许。

[制用法] 将咖啡粉与白糖拌匀。用开水一次冲服，日服2次。

[功　效] 消食化积，止腹痛。

33. 内金双芽牛肚粥治疳积症

[用　料] 牛肚 100 克，谷芽 30 克，麦芽 30 克，鸡内金 10 克，大米 50 克，盐、味精少许。

[制用法] 将牛肚用沸水焯透刮净，切成小丁。另将谷芽、麦芽、鸡内金同装纱布袋内。再将大米洗净，与肚丁、纱布袋一起放锅内加水煮至熟烂，即可调味食用。

[功　效] 健脾开胃，导滞消积。治脾胃虚损引起的疳积。

34. 草果排骨消食化水行气止痛

[用　料] 草果仁 10 克，薏苡仁 50 克，猪排骨 1500 克，冰糖 20 克，姜、葱、花椒、料酒、香油、味精、盐各适量。

[制用法] 先将草果仁、薏苡仁炒香，捣碎，加水煎煮多次，提取滤液 500 毫升。将猪排骨切块放入药液中，再把姜、葱下锅，加花椒，俟排骨至八成熟，捞净浮沫，取出排骨，晾凉。将煮排骨的药液放在炉火上烧沸，排骨改用文火再煮，煮至透熟，即刻起锅。取少量煮汁倒入锅中，加冰糖、味精、盐，在文火上收成浓汁，烹入料酒，均匀涂在排骨上，抹上香油，即成色美味香的药膳。

[功　效] 适用于脾虚湿重之食少、便溏等及骨节疼痛。

35. 槟榔汤调中健脾理气

[用　料] 槟榔 5～9 克，姜 5 克。

[制用法] 上两味加水煎汤。饮。

[功　效] 健脾开胃、除烦躁、振食欲，消积化食，并有驱虫作用。

36. 胡萝卜炖羊肉补益脾胃

[用　料] 胡萝卜 6 个，羊肉 250 克，盐少许。

[制用法] 炖熟食，后加盐。

[功　效] 健脾，养胃，温肾。用于畏寒喜暖、消化不良、腹部隐痛、阳痿、口淡无味、小便频数之脾胃虚寒、脾肾阳虚患者，有较好的疗效。

37. 炖黄羊肉健脾胃补虚劳

[用　料] 黄羊肉 250 克，党参 50 克，油、姜丝、盐、酱油各适量。

[制用法] 锅烧热加食用油煸炒姜丝，下盐和酱油，加水一碗煮沸后，放入黄羊肉和党参，再沸改用文火炖熟。食用。

[功　效] 补益脾胃。用于脾胃虚弱及体质虚弱者调养。

38. 清蒸鲢鱼治脾胃虚寒

[用　料] 鲢鱼 1 条，干姜片 10 克，盐少许。

[制用法] 将鱼去鳞、鳃及内脏，切成大块，放于大碗内，下姜片及盐，加盖蒸熟食。

[功　效] 温补脾胃。适于脾胃虚寒各证。

39. 炖牛肉健脾益胃养血

[用　料] 牛肉 1500 克，砂仁、陈皮各 5 克，生姜 25 克，桂皮 5 克，胡椒粉 5 克，葱、盐、酱油各适量。

[制用法] 锅内水沸后，上述各味同煮，再沸，改用文火炖至肉烂，取出牛肉切片。食用。

[功　效] 治疗脾胃虚寒所致不思饮食、身体瘦弱。

40. 榛子仁汤补益脾胃

[用　料] 榛子仁 100 克，党参 25 克，怀山药 50 克，砂仁 4 克（后入），陈皮 10 克，莲子 25 克。

[制用法] 水煎。每日服 1 剂。

[功　效] 补益脾胃。治疗脾胃虚弱所致的饮食减少、身体瘦弱、气短乏力等。

41. 小麦山药糊补虚益五脏

[用　料] 小麦 100 克，怀山药 50 克，白糖适量。

[制用法] 共捣碎，加水煮为糊，白糖调味。食用。

[功　效] 温养补虚。适于脾胃虚弱者调养用。

42. 小枣粟米粥养肠胃清虚热

[用　料] 粟米 100 克，小枣 50 克，红糖 50 克。

[制用法] 按常法共煮作粥，食时加红糖。

[功　效] 养肠胃，止渴。对产妇亦有补益作用。

43. 桂花粥醒脾悦神

[用　料] 干桂花3克（鲜品加倍），粳米50克，红糖少许。

[制用法] 将桂花与米同煮作粥，调入红糖。食之。

[功　效] 适用于脾湿有疾而痰饮咳喘、胃口不开，或肠风下血及牙痛、口臭等。

44. 蜜饯姜枣龙眼健脾益胃

[用　料] 龙眼肉250克，大枣250克，蜂蜜250克，姜汁适量。

[制用法] 将龙眼肉、大枣洗净，放入锅内，加水适量。置武火上烧沸，改用文火煮至七成熟时，加入姜汁和蜂蜜，搅匀，煮熟，待晾凉后装入瓶内即成。每次吃龙眼肉、大枣各6～8粒，每日3次。

[功　效] 补益脾胃。适用于脾虚血亏所致的食欲不振、面色萎黄、心悸怔忡等。

45. 鸡肉馄饨补虚暖胃壮体

[用　料] 鸡肉250克，白面150克，油、盐、酱油、醋、味精各少许。

[制用法] 鸡肉剁成馅，白面和水擀作片，切成三角块。鸡肉馅以酱油、味精、盐、油调匀，以面裹肉馅煮熟，盛于碗内，再加调料。空腹食之，每日2次。

[功　效] 补虚暖胃。治脾胃虚弱、人萎黄瘦、产后身虚等。

46. 焖栗子鸡健脾补虚

[用　料] 栗子250克，鸡半只，盐、酱油各适量。

[制用法] 栗子去皮，鸡收拾干净，切块，加盐、酱油调味，置砂锅焖煮至栗熟起粉即成。

[功　效] 健脾开胃。治食欲不振、体倦乏力等虚证。

十六、 泄泻

1. 乌鸡肉馅馄饨治泄泻

［用　料］乌鸡肉、葱、姜、花椒粉、盐、面粉各适量，怀山药50克。

［制用法］乌鸡肉剁成肉泥，放入葱姜末、花椒粉及盐，搅拌匀，成馄饨馅。面粉加水和面擀成馄饨皮，包馅备用。锅内水中加怀山药煮沸5～10分钟，下馄饨煮熟。食用。

［功　效］补益脾胃。治疗脾胃气虚而致的泄泻。

注　不宜与核桃、木耳同食。

2. 乌鸡治脾虚滑泄

方一

［用　料］乌鸡1只，豆蔻50克，苹果2个。

［制用法］将乌鸡洗净，豆蔻及苹果烧灰存性，纳入鸡腹内，扎定煮熟。空腹食之。

［功　效］温中补虚。用治脾虚滑泄。

方二

［用　料］乌鸡1只，党参50克，白术、茯苓各25克，砂仁5克，蔻仁15克，生姜15克。

［制用法］将乌鸡洗净，其他各味纳入鸡腹内，煮熟去药。服食鸡肉和汤。

［功　效］温中补虚。用治脾虚滑泄。

3. 榛子仁治脾虚泄泻

［用　料］榛子仁、红枣各适量。

［制用法］将榛子仁炒焦黄，研细。每次1汤匙，每日早晚各1次，空腹以红枣汤送服。

［功　效］补脾胃，益气力。用治脾虚泄泻、身倦无力。

4. 鲫鱼羹醒脾暖胃止腹泻

［用　料］荜茇10克，缩砂仁10克，陈皮10克，大鲫鱼1000克，大蒜2头，胡椒10克，泡辣椒10克，葱、盐、酱油各适量。

[**制用法**] 将鲫鱼去鳞和内脏，洗净，在鱼腹内装入陈皮、砂仁、荜
芨、蒜、胡椒、泡辣椒、葱、盐、酱油备用。锅内放入油烧热，将鲫鱼放
锅内煎，再加水适量，炖煮成羹即成。空腹食之。

[**功　效**] 温中祛寒。用治脾胃虚寒之慢性腹泻、慢性痢疾等。

5. 猪肾汤治老人久泻

[**用　料**] 猪腰子 2 个，骨碎补 20 克，食盐等调味品适量。

[**制用法**] 先将猪腰子剖开，剔除白筋膜，切片洗净，加水 1 千克与骨
碎补共煮至熟。将骨碎补捞出，下调味品。饮汤食猪腰子。隔日服用 1 次，
约 10 次见效。

[**功　效**] 疗虚补肾，强身止泻。用治老年人肾虚不固、功能紊乱而
引起的身体虚弱、腰酸背痛、时常腹泻且经久不愈。

6. 莲薏粥清热健脾去湿

[**用　料**] 白莲肉 30 克，薏苡仁 30 克，粳米 50 克。

[**制用法**] 白莲肉泡去皮，与另两味加水煮作粥。分数次温食。

[**功　效**] 健脾祛湿。用治脾虚泄泻、津液亏耗、口渴欲饮等。

7. 枣栗粥益脾胃止泄泻

[**用　料**] 大枣 10 枚，栗子 250 克，茯苓 20 克，大米 100 克，白糖
30 克。

[**制用法**] 按常法共煮作粥，加白糖。服食。

[**功　效**] 补益脾肾。用治脾胃虚弱所致的泄泻和脾肾阳虚所致的五
更泻。

8. 焦米粥益脾胃止泄泻

[**用　料**] 白粳米 100 克。

[**制用法**] 将米炒焦，加水煮作粥。可任意食用。

[**功　效**] 用治脾虚泄泻，水泻或稀便日达数次且不思饮食。

注　白粳米饭锅巴（焦饭）再炒成炭，研细，每服 5 克，温水送服，亦有上述
功效。

9. 炒白面厚肠胃止泻

[**用　料**] 白面、糯米、大枣各等分。

[**制用法**] 白面、糯米炒黄，大枣去核焙干，共研细末。每次 25 ~ 50

克，开水调服。

[功　效] 用治脾胃虚弱所致的腹泻、五更泻。

10. 山药蛋黄粥健脾胃止泻

[用　料] 山药50克，鸡蛋黄2个。

[制用法] 将山药研碎过筛，对水适量煮两三沸，入蛋黄。每日空腹食3次。

[功　效] 用治泄泻日久，肠滑不固。

11. 无花果叶健胃止泻

[用　料] 无花果叶（鲜品）100克，红糖50克。

[制用法] 将鲜叶切细，加入红糖同炒，研末。开水送下，顿服。

[功　效] 用治经年腹泻不愈。

12. 荔枝大米粥健脾止泻

[用　料] 干荔枝15枚，山药、莲子各15克，大米50克。

[制用法] 先煎前三味，去渣取汁，后下米煮作粥。服食。

[功　效] 用治老人五更泻、便溏。

13. 莲子糯米粥健脾补虚

[用　料] 莲子（去心）20克，怀山药25克，内金15克，糯米50克，白糖适量。

[制用法] 先将前三味加水煮20分钟，再下糯米煮作粥，熟后加白糖。食用。

[功　效] 用治脾虚腹泻、食欲不振等。

14. 莲肉汤健脾胃止泄泻

[用　料] 莲肉25克，吴茱萸15克，补骨脂20克，肉豆蔻10克，五味子15克，党参25克。

[制用法] 共加水煎。日服1剂。

[功　效] 用治脾虚所致的腹泻、五更泻。

15. 玉米棒石榴皮强胃止泻

[用　料] 玉米棒500克，新石榴皮120克（如1年以上者用量加倍）。

[**制用法**] 将玉米棒、石榴皮用砂锅焙黄，研末，过罗，装入瓶内备用。1 岁以内每次服 1.5 克，2 ~ 4 岁每次服 3 克，5 ~ 8 岁每次服 4.5 克，9 ~ 12 岁每次服 6 克，13 ~ 15 岁每次服 7.5 克，16 岁以上每次服 9 克。日服 3 次。

[**功　效**] 用治消化不良之腹泻，有很好的疗效。

16. 黄米粉治久泻胃弱

[**用　料**] 黄米，砂糖。

[**制用法**] 黄米炒为粉末。每用数匙，砂糖拌食。

[**功　效**] 消宿食，止泄泻。用治久泻而饮食少进。

17. 焦黄米糕消宿食止腹泻

[**用　料**] 黄米。

[**制用法**] 将黄米碾成面，按常法蒸成黄米糕，晾凉，切成一指厚的薄片，放在将尽的灰火中煨焦黄，取出研面。每日 2 次，每次 15 克，开水送下，连服 2 ~ 3 日有效。

[**功　效**] 对肠胃功能薄弱，饮食稍有不当即致腹痛作泻的患者有较好的疗效。

注　消化不良者应少食黄米糕或以不食为佳。因为糕性黏腻，难以消化，多吃可致腹泻。这是多食则泻，少食则补的功效。

18. 浓茶治腹泻口渴

[**用　料**] 红茶或花茶 10 克，醋少许。

[**制用法**] 用开水沏浓茶一杯，加醋少许。一次热饮。

[**功　效**] 用治水泻，其臭难闻，口干口渴。

19. 烤馒头治胃酸腹泻

[**用　料**] 馒头 1 个。

[**制用法**] 将馒头置于烤架上，放在炉上慢烤，烤至焦黄色，只吃馒头的焦外皮。早晚各吃 1 次。

[**功　效**] 用治胃酸多、消化不良的腹泻。

20. 番薯藤治急性胃肠炎

[**用　料**] 番薯藤 60 ~ 90 克，盐少许。

[**制用法**] 将番薯藤加盐炒焦，冲水煎服。

[功　效] 解毒，消炎。用治急性胃肠炎之上吐下泻。

21. 大蒜头治腹泻不止

[用　料] 大蒜 2 头。

[制用法] 烧灰存性，煮水。服。

[功　效] 解毒，消炎。用治腹泻不止。

22. 姜汁牛肉饭补中益气

[用　料] 鲜牛肉 100 克，姜汁适量，酱油、花生油各少许。

[制用法] 将肉剁成肉泥，放碗内加姜汁搅拌匀后下酱油及花生油，再搅拌。待锅内米饭将熟时，把姜汁牛肉倒入米饭上摊开再蒸 15 分钟即成。

[功　效] 补中益气，祛寒健胃。用治病后脾胃虚弱致大便溏泄、久泻脱肛、体虚浮肿。

23. 猪肚大米粥补益脾胃

[用　料] 猪肚 1 个，怀山药 50 克，大米 50 克，食盐、姜末各适量。

[制用法] 猪肚切片，与怀山药和大米煮作粥，盐、姜调味。

[功　效] 用治脾胃气虚泄泻、尿频。

24. 核桃扁豆泥健脾补肝肾

[用　料] 核桃仁 10 克，扁豆 150 克，黑芝麻 10 克，白糖 100 克，猪油 80 克。

[制用法] 将扁豆剥去皮，取其豆，加清水少许，上笼蒸约 2 小时，极烂，取出挤水，捣成泥，用细纱过滤，余渣再捣成泥。将黑芝麻炒香，研末。将锅刷净，置火上烧热，放入猪油再热，倒入扁豆泥翻炒，至水分将尽，放入白糖炒至不粘锅底，再放猪油、黑芝麻、白糖、核桃仁，混合炒片刻即成。

[功　效] 用治脾虚久泻、大便燥结，肾虚之须发早白等，亦是中老年人常用的保健食品。

25. 莱菔山楂粥治急性腹泻

[用　料] 莱菔子 15 克，山楂 20 克，生姜 3 片，红糖 15 克，大米 250 克。

[制用法] 先将莱菔子、山楂、姜片加水适量煎煮 40 分钟，去渣取其

汁液，放入淘洗净的大米煮作粥，临熟时下红糖调味。1 天内分 3 次服下，可连服 5 天。

[功 效] 用治因饮食不节所致的急性腹泻。

26. 粟米山药粥健脾胃补血气

[用 料] 粟米 50 克，怀山药 25 克，大枣 5 枚。

[制用法] 按常法共煮作粥。食用。

[功 效] 用治脾胃虚弱所致的腹泻，以及气血不足之体弱。

27. 山药大枣粥治慢性腹泻

[用 料] 山药 30 克，大枣 10 枚，薏苡仁 20 克，糯米 30 克，干姜 3 片，红糖 15 克。

[制用法] 按常法共煮作粥。每日分 3 次服下，连续服用半月至愈。

[功 效] 补益脾胃。用治脾胃虚弱引起的慢性腹泻，症见久泻不愈、时发时止、大便溏稀、四肢乏力。

28. 秫米枣丸治腹痛腹泻

[用 料] 红高粱米 120 克，黑豆 60 克，大枣 30 克，神曲 40 克。

[制用法] 大枣煮熟去核，其他三味研成细粉，加适量枣与汤调和，捏成饼，蒸熟，焙干，轧成细粉，置砂锅内炒成黄黑色，用蜂蜜少许调捏成丸，每丸 8 克。晚饭后服 4 丸，白水送下。

[功 效] 红高粱味甘涩，温中，燥湿，收敛；黑豆除热下瘀，解毒止痛；大枣健脾和胃，止泻安神；神曲则有健脾进食之功。四味配伍对治疗腹痛腹泻或胃气不和刺痛吐酸有较好疗效。

注 方见《中医验方汇编》。方名为编者加。

29. 芡实点心治慢性泄泻

[用 料] 芡实（鸡头米）、莲子、怀山药、白扁豆各等分，白糖适量。

[制用法] 共研磨成细粉，加白糖蒸熟。作点心吃，每次 50～100 克，连食数日。

[功 效] 补中益气，收敛，祛湿。用治慢性泄泻、五更泻等。

30. 炮姜粥治腹泻

[用 料] 炮姜 6 克，白术 15 克，花椒和大料少许，糯米 30 克。

[制用法] 上述前四味共装在纱布包里，先煮 20 分钟，然后下糯米煮

作粥。每日分 3 次服食，连服 1~2 周。

　　[功　效] 用治因受寒湿而引致的腹泻，症见大便清稀如水、脘腹胀满、四肢无力。

31. 糯米粽子治寒泻清水

　　[用　料] 糯米粽、姜汁、白酒各适量。

　　[制用法] 将粽子切片晒干，蒸热后，加姜汁和酒少许。每次吃 100 克，早晚各 1 次。

　　[功　效] 温补脾胃，驱寒止泄。用治寒泻之便如清水、口淡唇白。

32. 火腿爪尖汤治脾虚久泄

　　[用　料] 火腿爪尖 1 个，盐少许。

　　[制用法] 爪尖洗净，加水适量煮沸后，改用文火煮炖至熟，下盐即成。可随量饮用，连食 2 日。

　　[功　效] 补虚养胃。用治脾虚久泄。

33. 荞麦饼止烦热止泄痢

　　[用　料] 荞麦面 250 克，红糖 150 克。

　　[制用法] 按常法将荞麦面与红糖加水，和成面团，擀烙成饼。连续食用。

　　[功　效] 解毒治痢疾、泄泻。

34. 鲜竹笋粥治久泄久痢

　　[用　料] 鲜竹笋 1 个，大米 100 克。

　　[制用法] 竹笋去皮，切碎，同大米煮作粥。早晚各服 1 次。

　　[功　效] 用治久泄、久痢、脱肛。

35. 扁豆汤健脾胃止泄泻

　　[用　料] 炒扁豆 20 克，党参 25 克，怀山药 25 克，茯苓 15 克，炒白术 15 克，蔻仁 5 克，防风 10 克，焦内金 15 克。

　　[制用法] 共水煎。日服 1 剂。

　　[功　效] 用治脾气虚弱而致的腹泻，症见食物不消化即泻、饮食减少、身倦乏力。

泄
泻

91

十七、 痢疾

1. 烹鸭肝治痢疾

[用　料] 鸭肝1具，葱、姜、盐、食用油各少许。

[制用法] 将鸭肝切片，按常法加油及调料烹炒。日服2次，连服2日可愈。

[功　效] 清热解毒。用治痢疾、泄泻。

2. 白糖松花蛋治痢疾

[用　料] 白糖50克，松花蛋3个。

[制用法] 将松花蛋剥去皮蘸白糖吃。食用此方前应先断食四五小时，待觉饿时再吃。吃后禁饮茶水。

[功　效] 除肠胃伏热。用治下痢。

3. 藕节热酒治痢疾

[用　料] 新嫩藕节、陈黄酒各适量。

[制用法] 将藕节洗净，捣烂如泥。用热酒送服，数次即愈。

[功　效] 涩肠止血。用治痢疾便脓血。

4. 榛仁陈皮治噤口痢

[用　料] 榛子仁、陈皮各适量。

[制用法] 榛子仁磨成细粉。每服5克，用陈皮煎好的汤送服，每日3次。

[功　效] 清热，解毒，和胃。用治噤口痢，即痢疾症见不能进食或食即呕吐。

5. 牛角胎汤治久泻久痢

[用　料] 牛角胎（即牛角内的嫩骨）、红糖各适量。

[制用法] 牛角胎烧存性，研末。用红糖水送服，每服3～6克，日2次。

[功　效] 清热解毒。用治久泻久痢、崩漏、白带多而臭及水肿。

6. 鸡蛋白矾面消炎止痢

[用　料] 鸡蛋 1 个，白矾面少许。

[制用法] 将鸡蛋打破，油炒，加白矾面少许。一次吃完。

[功　效] 收敛止泻。用治久痢不愈。

7. 大蒜治痢疾肠炎

[用　料] 大蒜 1 头，白糖 20 克。

[制用法] 大蒜去皮切细末，用白糖拌和。每日早晚各 1 次，饭前吞服，连用 7～10 天。

[功　效] 杀菌解毒。用治痢疾、肠炎腹泻。

注　如系细菌性痢疾，同时用大蒜液灌肠则效果更佳。

8. 砂仁丸治虚痢

[用　料] 砂仁、炮附子、干姜各等分，小麦粉适量。

[制用法] 将前三味焙干研末，麦粉糊为丸。每服 10 克，每日 2 次，以粥汤送下。

[功　效] 温暖脾胃。用治虚痢滑脱不禁。

9. 苋菜拌蒜泥驱菌止痢

[用　料] 苋菜 100 克，大蒜 1 头，香油少许。

[制用法] 将苋菜洗净切段备用，大蒜去皮捣烂，铁锅倒入油后立即将苋菜放入，而后置于旺火上炒熟，撒上蒜泥。

[功　效] "养精益气补血，食之肥健，嗜食。"（见《神农本草经》）因此，经常食用苋菜能增强身体素质。对细菌性痢疾有辅助疗效。

注　苋菜入夏上市，不但价廉，而且营养丰富。此菜不宜久炒过熟，以免养分受到破坏，影响疗效。如直接取用苋菜汁，疗效更为理想。

10. 猪胆汁泡绿豆治痢疾肠炎

[用　料] 猪胆 1 个，绿豆 100 克。

[制用法] 将绿豆碾碎，研成粉末。把绿豆粉纳入猪胆汁内浸泡多日。首次服 1 克，以后减半。每日 3 次，温开水送下。

[功　效] 清热解毒。用治红白痢疾、肠炎腹泻。

11. 田螺清热利湿止痢

[用　料] 田螺。

[制用法] 取田螺挑出螺肉，晒干，炒焦，水煎。日服 3 次，每次 15 克。

[功　效] 清热解毒。用治菌痢。

注　据《常见药用食物》介绍，某女，10 岁，排脓性大便，里急后重伴腹痛，用此方 3 次即愈。

12. 马齿苋粥治赤白痢疾

[用　料] 马齿苋 500 克，粳米 100 克。

[制用法] 马齿苋菜洗净，捣烂后用纱布挤取汁，下粳米煮作粥。空腹食用。

[功　效] 清热利湿。用治赤白痢疾。据《粥谱》介绍，此方尚有明目去翳之功。

13. 马齿苋绿豆汤解毒止痢

[用　料] 马齿苋 200 克（干品 50 克），绿豆 100 克。

[制用法] 洗净后共煎汤。顿服，连用 3 或 4 次。

[功　效] 清热解毒。用治痢疾、肠炎。

14. 马齿苋包子预防痢疾

[用　料] 马齿苋、瘦猪肉末各适量。

[制用法] 马齿苋洗净后，放在背阴处晾几天，再洗，剁馅。拌馅时放些肉，做法和一般包子相同。

[功　效] 清热解毒。对痢疾和肠炎有预防和治疗作用。

15. 莙荙菜粥清热解毒

[用　料] 鲜莙荙菜 400 克，粳米 50 克。

[制用法] 莙荙菜净，切段，与粳米煮粥。可任意食用。

[功　效] 用于热毒痢疾、暑热口渴等。

16. 蕹菜根汤清热止痢

[用　料] 蕹菜（瓮菜、空心菜）根 200 克。

[制用法] 水煎服。

[功　效] 用治痢疾、泄泻。

17. 荞麦苗治痢疾泄泻

[用　料] 荞麦苗500克，盐、醋、蒜各适量。

[制用法] 将荞麦苗煮熟，加盐、醋，再将捣烂的大蒜泥放入。当菜拌食。

[功　效] 消积滞，止泄泻。用治赤白痢疾。

18. 焙鳝鱼治赤白痢疾

[用　料] 鳝鱼1条，红糖、黄酒各适量。

[制用法] 将鳝鱼去肠，洗净，瓦上焙干，研成粉末。每日温黄酒调服9克，加红糖送下。

[功　效] 补虚益气。用治赤白痢疾及久痢体虚。

19. 烧鲫鱼肉末调胃实肠下气

[用　料] 鲫鱼、瘦猪肉末、盐、酱油、味精、食用油、葱末、姜末、白糖、料酒、醋各适量。

[制用法] 将鲫鱼去鳞、鳃及五脏，洗净控水，用少许盐腌入味。瘦肉末放入酱油、味精拌匀后填入鱼腹内。砂锅上火，倒入食用油烧至八成热，下放好馅的鱼轻炸一下捞出。锅留少量底油，放葱姜末炝锅冲入酱油，加开水，再放盐、味精、白糖、料酒、醋，下鱼，以大火烧开，然后改小火炖20分钟即成。酸甜可口，顺气开胃。

[功　效] 行水消肿。用治肠胃病呕吐、泻痢下血等。

20. 扁豆花馄饨止泻暖胃

[用　料] 白扁豆花100克，瘦猪肉100克，胡椒7粒，白面150克，酱油及味精各适量。

[制用法] 白扁豆花选取正开者，以沸水烫过，猪肉剁成肉泥，胡椒油炸碾末，同酱油等共拌作馅。烫扁豆花的沸水待凉和面，擀面皮并切作三角形。包小馄饨，煮熟。食之，每日1次。

[功　效] 用治泻痢。

21. 豆花煎鸡蛋治暑湿泻痢

[用　料] 扁豆花30克，鸡蛋2个，盐少许。

[制用法] 将鸡蛋去壳打入碗中与扁豆花拌匀，锅内下油煎炒，撒盐末少许。

[功 效] 和中下气。用治暑湿下痢、腹痛吐泻。

22. 高粱霉烧酒治痢疾

[用 料] 高粱霉、白酒各适量。

[制用法] 高粱霉（俗称乌霉、灰包）。在高粱吐穗时，剪取其霉，放阳光下晒干，轻轻将霉粉弹落，加白酒（以老白干为佳）拌匀。用开水冲服。

[功 效] 燥湿，收敛，止血。用治痢疾、腹泻。

23. 高粱根红糖水治痢疾

[用 料] 高粱根 1 个，红糖 120 克。

[制用法] 将高粱根洗净，与红糖共煎水。饮。

[功 效] 温中，利水，止血。用治赤白痢疾。

24. 白木耳粥滋阴理气止痛

[用 料] 白木耳 50 克，粳米 50 克，豉汁、葱、椒、盐各适量。

[制用法] 白木耳洗净，切细，先以前三味煮粥，后入葱、椒、盐等。空腹食用。

[功 效] 滋阴润燥。用治久痢伤阴，口干舌燥。

25. 姜糖茶饮治痢疾腹泻

[用 料] 鲜姜 6 克，红糖 30 克，细茶 15 克。

[制用法] 以沸水冲约半碗，待泡浓时一次饮，连饮 2 次。病重者可上、下午各饮 1 剂，1 剂冲泡 2 次。

[功 效] 杀菌、收敛。用治赤白痢疾、急性肠炎及其他腹泻。

26. 萝卜姜汁治赤白痢疾

[用 料] 萝卜 1 个，鲜姜 30 克，蜂蜜 30 克，陈茶 3 克。

[制用法] 萝卜及生姜洗净，捣烂，取萝卜汁一酒杯，取姜汁一汤匙，与蜂蜜及陈茶混在一起，用开水冲沏一杯。顿服，连服 3 次可愈。

[功 效] 用治赤白痢疾。

27. 石榴皮汤治各种痢疾

[用　料] 石榴皮 60 克。

[制用法] 加水 200 毫升煎煮石榴皮，煎剩至 100 毫升即成。每日服 3 次，每次 20 毫升，连续服用 1 周。

[功　效] 收敛止泻。用治赤白痢疾。

28. 橄榄膏治细菌性痢疾

[用　料] 橄榄（即青果）500 克，郁金 25 克，明矾 250 克。

[制用法] 橄榄去核，捣烂，加水适量同郁金煎成浓汤，去渣，再煎 3 次过滤去渣，然后下明矾收成膏。每服 1 汤匙，温水送服，日 2 或 3 次。

[功　效] 清热，利湿，解毒。用治细菌性痢疾。

29. 山楂汤治赤白痢疾

[用　料] 山楂 30 克，红糖或白糖 60 克。

[制用法] 山楂同糖共煎服。注意白痢疾用红糖，赤痢疾用白糖。

[功　效] 收敛止泻。用治赤白痢疾。

30. 葡萄汁红糖治赤痢

[用　料] 鲜葡萄 250 克，红糖适量。

[制用法] 将葡萄洗净，绞取汁，放入红糖调匀。顿服，数次即愈。

[功　效] 消炎止痢。治赤痢疾。

注　据《食物疗法精萃》介绍，某人患血痢日夜十余次，里急后重，身有微热，食欲不振，服用此方 1 剂而愈。

31. 枣树皮治疗急性痢疾

[用　料] 老枣树皮。

[制用法] 将枣树皮洗净，晒干，捣碎研末。每次白水送服 1 克，每日 3 次，儿童酌减。可连续服用 3～6 天。

[功　效] 收敛止泻，消炎抗菌。用治急性菌痢、肠炎。

32. 龟蛋粥治赤白痢疾

[用　料] 龟蛋 1 枚，粳米 50 克。

[制用法] 按常法先将粳米煮成粥，待熟时打破蛋壳同粥再煮即成。

[功　效] 解毒治痢止泻血。用治赤白痢疾。

33. 西红柿茎枝叶治细菌性痢疾

[用　料] 西红柿茎、枝、叶。

[制用法] 每500克茎枝叶加水1倍，煮3~4小时，纱布过滤，压出汁液。成人每日服10次，日夜连服，每次80毫升。

[功　效] 消炎杀菌。用治细菌性痢疾。

34. 生金针菜炖冰糖治痢疾

[用　料] 金针菜（黄花菜）1把，冰糖10克。

[制用法] 加水共煎服。

[功　效] 治赤白痢疾。

35. 鹌鹑赤豆粥滋阴止痢

[用　料] 鹌鹑1只，赤小豆30克，鲜姜5片。

[制用法] 鹌鹑去毛及内脏，切块，同豆、姜共煮作粥。食肉、豆粥，日2次。

[功　效] 补五脏，止下痢。用治赤白痢疾，亦可作滋补食品服用。

十八、 便秘

1. 菠菜猪血汤治大便不通

[用　料] 菠菜200克，猪血150克，盐少许。

[制用法] 将菠菜、猪血同煮，后加盐。饮汤。

[功　效] 润肠通便。用治大便不通及解酒毒。

2. 香蕉蘸黑芝麻治大便秘结

[用　料] 香蕉500克，黑芝麻25克。

[制用法] 用香蕉蘸炒半生的黑芝麻嚼吃。每天分3次吃完。

[功　效] 润肠通便。患有高血压的人，可经常吃。

3. 黑芝麻胡桃松子仁通便

[用　料] 黑芝麻、胡桃仁、松子仁各25克，蜂蜜适量。

[制用法] 共捣烂加蜂蜜调服。每日 1 次，早晨空腹服。

[功　效] 滋阴润燥。用治阴虚所致的肠燥便秘、习惯性便秘。

4. 松仁粥润肠通便

[用　料] 松仁 15 克，粳米 30 克。

[制用法] 按常法先煮粳米作粥，后将松仁和水研作糊状，入粥内，煮三两沸。空腹食用。

[功　效] 补中益气。用于老年气血不足或热证伤津引起的大便秘结。

5. 三仁汤补阴虚通便

[用　料] 松子仁 25 克，火麻仁 20 克，瓜蒌仁 25 克。

[制用法] 水煎。日服 1 剂。

[功　效] 润肠通便。用治阴虚肠燥之便秘。

6. 郁李仁粥润肠道消水肿

[用　料] 郁李仁 10 克，粳米 100 克，蜂蜜、生姜汁各适量。

[制用法] 将郁李仁浸泡，退皮，研为膏。粳米煮作粥，待粥熟下入郁李仁膏、姜、蜜汁等。空腹食之。

[功　效] 润肠通便，利水消肿。用治大肠气滞、肠燥便秘，脚气浮肿，小便不利。

7. 木耳海参炖猪肠治习惯性便秘

[用　料] 木耳 30 克，海参 30 克，猪大肠 150 克，盐、酱油及味精少许。

[制用法] 将猪大肠翻开洗净，加水同木耳、海参炖熟，后下调料。服食饮汤。

[功　效] 有滋阴、润燥、补血之功。适用于老年血虚肠燥便秘、习惯性便秘等。

8. 猪心柏子汤补血润肠

[用　料] 猪心 1 个，柏子仁 15 克。

[制用法] 将柏子仁纳入猪心内，清水炖熟。3 天服食 1 次。

[功　效] 养心安神，补血润肠。用治阴虚血少、老少体弱和产后血虚引起的肠燥便秘。

9. 芜菁子治二便不下

[用 料] 芜菁子（即大头菜子）100 克。

[制用法] 将菜子捣烂，研成细末，以开水一杯冲入，布包绞汁。空腹服，少时大小便即通。

[功 效] 消食下气，利二便。用治大小便不下。

10. 蜂蜜木瓜治大便秘结

[用 料] 蜂蜜 6 克，木瓜（粉末）6 克。

[制用法] 先用开水将蜂蜜溶化，再入木瓜粉。冲服，早晚各 1 次，连续服用有卓效。

[功 效] 润燥滑肠，清热解毒。用治大便秘结、下血。

11. 奶蜜葱汁治便秘

[用 料] 牛奶 250 克，蜂蜜 100 克，葱白 100 克。

[制用法] 先将葱白洗净，捣烂取汁。牛奶与蜂蜜共煮，开锅下葱汁再煮即成。每早空腹服用。

[功 效] 补虚，除热，通便。用治阴虚肠燥之便秘及老人习惯性便秘。

12. 外用葱白通便法

[用 料] 葱白（小指粗）1 根，蜂蜜少许。

[制用法] 将葱白洗净，蘸上蜂蜜，徐徐插入肛门内约 5 ~ 6 厘米，再来回抽插 2 或 3 次，拔出，约 20 分钟即欲大便。如仍不排大便，再插入葱白抽插 2 或 3 次即通。

[功 效] 葱白中含有挥发性辣素，能轻微刺激肠道管壁的分泌而奏通便之效。用治大便不通。

13. 胡萝卜盐水外治便秘

[用 料] 鲜胡萝卜 1 根，盐少许。

[制用法] 将胡萝卜洗净，用刀刮去表皮，使萝卜光洁，削成纺锤形状，长约 7 厘米，浸在 50% 浓度的盐水内 7 天。用时慢慢塞入肛门内，约 7 分钟即可自行排便。

[功 效] 润肠通便。用治便秘。

14. 炒红薯叶治慢性便秘

[用　料] 红薯叶 250 克，食用油少许。

[制用法] 将红薯叶洗净，晾干，锅内加食用油炒熟即成。日分 2 次服。

[功　效] 用治老人慢性便秘。

15. 豆油治肠梗阻

[用　料] 豆油（黄豆油为佳）240 克。

[制用法] 每服 80 克，连服 2 次即通，通后再服 80 克。

[功　效] 润肠。

注　据《河北省中医中药集锦》介绍，某患者呕吐，5 日不大便，腹胀甚剧，天津普济医院诊断为肠梗阻，经用此方而愈。

16. 紫苏子粥清肺润肠生津

[用　料] 紫苏子 15 克，荏子（即白苏子）15 克，粳米 30 克。

[制用法] 先用水洗紫苏子，捞去浮者不用。真荏子洗净干炒，同捣烂入水煎，过滤取其汁，与粳米同煮作粥，调入姜汁、清蜜各少许。食用。

[功　效] 用治老人大便干燥、气虚咳喘。

17. 肉苁蓉粥补肾润肠

[用　料] 肉苁蓉 15 克，羊肉 50 克，粳米 100 克。

[制用法] 先煎肉苁蓉与切碎的羊肉，去渣取汁，入米煮作粥。空腹食用。

[功　效] 补肾壮阳，润肠通便。用治阳虚便秘及命门火衰之四肢欠温、腰膝冷痛等。

18. 三仁粥润肠祛风止痛

[用　料] 海松子（即松科植物红松的种子）30 克，桃仁 30 克，郁李仁 10 克，粳米 30 克。

[制用法] 海松子去皮，桃仁泡去皮尖，郁李仁去皮，3 味共捣烂和水煎，过滤取汁，再入粳米煮作粥。空腹食用。

[功　效] 用治风秘。症见大便干结、排便艰难。

19. 枇杷叶治便秘

[用　料] 枇杷叶 100 克，麦冬 20 克。

[制用法] 水煎。早晚各 1 次分服。

[功　效] 清肺胃，降邪浊。用治大便久秘症。

注　《梁翰芬医案数则》云："一男子便秘半月余，中医予大承气汤、人参无功，西医以泻盐、泻油服之亦无力，先生以大剂枇杷叶、麦冬一剂而通。"

20. 马铃薯汁治便秘

[用　料] 马铃薯。

[制用法] 将马铃薯洗净，用机器挤压，将液汁用纱布滤过。每早空腹及午饭前各服半玻璃杯。

[功　效] 和中养胃，利湿解毒。用治便秘。

注　发芽的马铃薯禁忌食用，因为芽眼附近含龙葵精，这是一种有毒物质，吃后轻者泻痢，重者发生恶心呕吐，甚至麻痹痉厥，应特别注意。

据《中级医刊》1954 年第 1 期介绍，用上法曾治疗 84 例长期便秘，其中 74 例为胃溃疡及十二指肠溃疡，5 例为慢性肠炎，4 例为慢性胆囊炎，1 例痔疮，全部获愈。大部分在服用 2～4 天内见效，个别服用 20 天才有效。

21. 生花生仁治便秘

[用　料] 生花生仁 30 克（1 次量）。

[制用法] 空腹咀嚼生吃，早晚各 1 次。忌食辛辣及饮酒。

[功　效] 润肠通便。用治大便干燥费力，大便间隔时间延长的习惯性便秘。

注　据山东济宁市第一人民医院苗后清介绍，服用此方大多在第 2～3 天大便开始变软易解，以后坚持长期服用，并可根据大便质地适当增减原用量，以不稀薄为度。临床治疗获满意疗效。

22. 猪肚苡米汤以补为通

[用　料] 猪肚、苡米各适量。

[制用法] 分别煮烂。当主食吃。

[功　效] 补虚劳，益血脉，利肠胃。用治大病后空存皮骨、大便燥结。

注　据《中国新医药》1955 年第 5 期介绍："一妇女 30 许，大病新愈，空存皮骨，不能转侧，奄奄一息，大便极度困难。医生惟恐一施润滑，元气随脱而止，诸医束手，不敢下药。一老医出一方，以补为通，乃定一猪肚苡米汤。猪肚一具，苡米五合，分煮极烂。初服撇去浮油，专以此为食物，诸症一一见效，不月而愈。"

23. 薯枣汤治老年便秘

[用　料] 红薯 200 克，大枣 50 克，蜂蜜 25 克。

[制用法] 先将红薯去皮切碎，放入大枣，加水 500 毫升，武火煎至约 300 毫升时加入蜂蜜，再用文火煎 5～10 分钟，待冷却后即可服用。每日 1 剂，分早晚 2 次空腹服用，连汤带渣服完，一般服 3～5 天可见效。

[功　效] 红薯内含大量淀粉及葡萄糖等，具有和胃、润肠、通便之功；大枣健脾和胃，养心安神；蜂蜜润燥滑肠。三味合用有滋脾和胃，润肠通便之功效。老年人由于肾气不足，故多有脾肾阴虚，阴液亏损，津液虚少，采用此方治疗老年人习惯性便秘，会有显著效果。

十九、胸胁结痛

1. 蟹壳焙干治胸胁结痛

[用　料] 蟹壳、红糖、黄酒各适量。

[制用法] 蟹壳焙焦研成粉末，用红糖调匀。每次以热黄酒送服 9 克，日用 2 次。

[功　效] 散血结，理经脉。用治蓄血发黄、胸胁结痛。

2. 糯稻根鸡骨草治胁痛

[用　料] 糯稻根 50 克，鸡骨草 25 克，白糖适量。

[制用法] 水煎，加糖调服。每日 1 剂，分 2 次服。

[功　效] 滋阴，益气。用治肝炎发热、胁痛。

注　外感发热和初起汗出者忌用。

3. 玫瑰花茶饮治肝郁胁痛

[用　料] 干玫瑰花瓣 10 克（鲜品加倍）。

[制用法] 代茶冲饮。

[功　效] 舒肝解郁，理气止痛。治肝气郁结的胁痛、气串痛及胃痛等。

注　据《随息居饮食谱》记载，玫瑰花能"舒郁结，辟秽，和肝"。

4. 橘络黄酒通络顺气

[用　料] 橘络、当归、红花各 6 克，黄酒适量。

[制用法] 将三味中药加入适量黄酒和水同煎。每天分 2 次服下。

[功　效] 用于胸闷气串胁痛、胸胁结痛、肋间神经痛。

5. 高粱米糠治浆液性肋膜炎

[用　料] 高粱米糠 120～180 克，白酒适量。

[制用法] 将高粱米糠上锅蒸半小时，晾凉，用烧酒调敷患处。

[功　效] 治浆液性肋膜炎。

6. 补阴养血止胁痛方

[用　料] 鳖 1 只，怀山药 30 克，枸杞子 30 克。

[制用法] 将鳖用沸水烫死，去头及内脏，切块，与山药、枸杞加水煮煎，待鳖肉熟透即成。食肉饮汤，分 2 或 3 次服完。

[功　效] 化滞除湿。用治肝肾不足之胁痛、胸痛。

7. 猪肉鲜蘑汤治胁痛

[用　料] 瘦猪肉 150 克，鲜蘑菇 100 克。

[制用法] 肉切片同蘑菇加水共煮，可加适量调味品，约煮 20 分钟即成。食肉饮汤。

[功　效] 补肝肾、解痉痛。用治肝脾不和之胁痛。

8. 荞麦面治痧胀

[用　料] 荞麦面 1 大握。

[制用法] 将荞麦面以文火炒黄，用开水冲服。

[功　效] 除湿热，消积滞。用治痧胀。

注　据《河北卫生》1951 年第 7 期介绍典型病例：①滕某，男，20 岁，夏日身得重病，脉似有似无，双手微冷，胸腹胀痛，诊脉时，一忽间，手冷至肘，上不得吐，下不得泻，病势危急，以针灸直刺十指内侧（即十宣穴）以通血脉，并用荞麦粉开水冲服，上吐下泻，未几而愈。②某女，四十余岁，双手冰冷，胸腹胀痛，亦以上方冲服，其病顿愈。

痧是霍乱、中暑等急性病的俗称。上述 2 病例均有胸腹胀满症状，故未列入"暑病"条目。

二十、 肝炎、 肝脾肿大

1. 泥鳅治疗急慢性肝炎

[用　料] 泥鳅若干条。

[制用法] 泥鳅放烘箱内烘干（温度以 100 ℃为宜），达到可捏碎为度，取出研粉。每服 15 克，每日 3 次，饭后服。小儿酌减。

[功　效] 用治急性或亚急性、迁延性肝炎。

注　据《食物中药与便方》介绍，辽宁省盖城县医院用此方治疗传染性肝炎 35 例，其中黄疸型 32 例，病程最长者达 7 个月，通过 12～16 天的治疗，痊愈 33 例，明显好转 2 例。

2. 炖泥鳅豆腐治疗黄疸

[用　料] 泥鳅 5 条，豆腐 1 块，盐、味精各少许。

[制用法] 泥鳅放清水中，滴几滴食用油，让泥鳅吃油及清水后，排出肠内粪物。取出同豆腐切块炖熟，加盐及味精调味。食用，每日 2 次。

[功　效] 除热祛湿。用治黄疸。

3. 鼻嗅法治黄疸

[用　料] 赤小豆 3 克，苦丁香 3 克，麻雀粪 3 克。

[制用法] 共晒干，研为末。用鼻子闻味。

[功　效] 清热，利尿，退黄。用治黄疸。

4. 芜菁子治黄疸

[用　料] 芜菁子。

[制用法] 将菜子晾干，研末。以开水调服，每服 10～15 克，见大便泻下则愈。

[功　效] 清热，祛湿，润肠。用治黄疸、便秘。

5. 紫茄大米粥治黄疸型肝炎

[用　料] 紫茄子 1 千克，大米 150 克。

[制用法] 将茄子洗净，切碎，同大米共煮粥。服数日。

[功　效] 清热，祛湿。用治黄疸型肝炎。

6. 宝塔菜治黄疸型肝炎

[用　料] 宝塔菜（即甘露子、草石蛋）的块茎 50 克，积雪草 50 克，黄栀子 10 克，茵陈蒿 15 克。

[制用法] 水煎。每日早晚分服。

[功　效] 解毒，祛湿。用治黄疸。

7. 白丁香治黄疸

[用　料] 白丁香（即雄雀屎）。

[制用法] 温开水化服之。

[功　效] 清热解毒。用治黄疸。

注　据《食物疗法精萃》介绍，雄雀屎一名白丁香，一端细尖，一端圆尖，雌雀屎两端均圆。雄雀屎性苦温有小毒，治目痛。陈藏器说："急黄欲死者，汤化服之立苏。"近人以本品治疗黄疸颇有效验。

8. 玉米花须治疗黄疸

[用　料] 玉米花须 15 克。

[制用法] 煎汤。代茶饮。

[功　效] 解毒，祛湿。用治黄疸。

9. 玉米须配中药治黄疸

[用　料] 玉米须 100 克，茵陈 50 克，山栀子 25 克，广郁金 25 克。

[制用法] 水煎，去渣。每日 2 或 3 次分服。

[功　效] 清利湿热。用治黄疸型肝炎、脂肪肝，有降低血脂之作用。

10. 麦苗滑石粉治黄疸

[用　料] 鲜麦苗 1 握，滑石粉（中药）15 克。

[制用法] 共煎。饮汤，每日 2 或 3 次分服。

[功　效] 清热利湿。用治黄疸型肝炎。

11. 大田螺汤治疗黄疸

[用　料] 大田螺 10 ~ 20 个，黄酒半小杯。

[制用法] 田螺放于清水中漂洗干净，捣碎去壳，取螺肉加入黄酒拌和，再加清水炖熟。饮其汤，每日 1 次。

[功　效] 清热利湿，通便解毒。用治湿热黄疸、小便不利及水肿。

12. 甜瓜蒂保肝退黄治肝炎

[用　料] 甜瓜蒂适量。

[制用法] 将瓜蒂置于烘干箱内烘干，研成细末，取 0.1 克分成 6 份。先以 2 份从两个鼻孔深深吸入，约 40 分钟后，清洁鼻腔再吸 2 份，再隔 40 分钟又吸 2 份，前后共吸 3 次，将 0.1 克吸完。间隔 7 日后再用同样方法吸 0.1 克，吸完 0.4 克为一疗程。慢性肝炎一般两个疗程即可，肝硬化则需三至五个疗程。吸药以后鼻腔流出大量黄水，每次可达 100 毫升。吸药时，患者头须向前俯，使黄水滴入碗内，切勿吞咽，以免引起腹泻。有时会出现头痛、畏寒发热，类似感冒症状，或肝脾区疼痛增加，约 1 天左右即可自然消失。

[功　效] 用治黄疸或无黄疸型肝炎、肝硬化。

注　据沈阳部队后勤部卫生部编《新医疗法手册》介绍，此方经某部医院治疗 130 例。在住院病人 15 例中，有 8 例痊愈，7 例好转。门诊 115 例，一般反应良好。

13. 米醋猪骨汤治病毒性肝炎

[用　料] 米醋 1000 克，鲜猪骨 500 克，红糖 120 克，白糖 120 克。

[制用法] 置锅内以醋共煮（不加水），沸后 30 分钟取出过滤。每次成人 30～40 毫升，小儿 10～15 毫升，每日 3 次，饭后服，1 个月为一疗程。

[功　效] 用治急慢性病毒性肝炎。对有高热者不适用。

14. 猪肝珍珠草汤防治肝炎

[用　料] 猪肝 60 克，珍珠草 30 克。

[制用法] 共煮煎熟。可食肝饮汤，日服 2 次。

[功　效] 清热，利尿。用于防治病毒性肝炎。

15. 黄豆白菜干治病毒性肝炎

[用　料] 黄豆 60 克，白菜干 45 克，茵陈 30 克，郁金 9 克，山栀 6 克，柴胡 6 克，通草 6 克。

[制用法] 黄豆与白菜干煎汤饮服，早晚另煎服茵陈等五味中药服。

[功　效] 舒肝理气，退黄。用治病毒性肝炎。

注　据《广东中医》1959 年第 6 期介绍，此方曾治愈 4 例，患者初时发热咳嗽、倦怠、溲赤、目黄、厌食、苔黄腻、脉弦数，服用上方，6 个月后痊愈出院。

16. 南瓜治肝炎疗效惊人

[用　料] 南瓜粉适量。

[制用法] 将南瓜蒂去掉，以手工或机械将南瓜粉碎成稀浆，用100目的网过滤，待滤液自然沉淀后，次日倾尽清水，取出晒干，并压碎成粉备用。每日冲食数次，可经久食用。

[功　效] 治慢性肝炎、肝硬化、肾炎及糖尿病，有惊人的疗效。

17. 蜂蜜猪胆汁治肝炎

[用　料] 猪苦胆1枚，蜂蜜100克。

[制用法] 取苦胆汁同蜂蜜调匀，放锅内蒸20分钟。饮服。

[功　效] 清热，解毒，祛湿。用治肝炎。

18. 糯稻秆汤治迁延性肝炎

[用　料] 糯稻秆。

[制用法] 剪成3厘米长段，每次用100～150克，水煎。每日饮用2次，连用3天。

[功　效] 健脾益气，疏通肠胃，消积利尿。用治迁延性肝炎。

19. 炸蚕蛹辅助治疗肝炎

[用　料] 蚕蛹、植物油、盐、葱、姜、蒜各适量。

[制用法] 将蚕蛹挑洗干净，控干水分后，锅内放入植物油，油烧热下蚕蛹炸。倒出多余的油，稍留油底，加热炒葱、姜、蒜，放盐即成。

[功　效] 养阴柔肝。蚕蛹中含有丰富的不饱和酸，具有消减人体内多余胆固醇的功用，经常食用，对于肝炎、心血管病及肝硬化等有辅助治疗之作用。

20. 黄鳝芦根汤治慢性肝炎

[用　料] 黄鳝3条，芦根30克，桑寄生60克，油、盐各少许。

[制用法] 黄鳝去肠脏，切段，洗净，与芦根、桑寄生加水同煨汤，以油、盐调味。吃鱼饮汤。

[功　效] 清热，利湿，补气，养血。适于慢性肝炎患者。

21. 当归炖母鸡治慢性肝炎

[用　料] 当归、党参各15克，母鸡1只，葱、姜、料酒、盐各适量。

［**制用法**］将母鸡开膛去内脏，洗净。将当归、党参放入鸡腹内，置砂锅内，加水，下葱、姜、料酒、盐各适量。砂锅放旺火上烧沸，改用文火煨炖至烂。吃肉饮汤，分次吃完。

［**功　效**］补血强体。适用于肝脾血虚之慢性肝炎和各种贫血。

22. 醋泡梨治肝炎

［**用　料**］陈醋、梨各适量。

［**制用法**］将梨削去皮，浸于醋罐中。两三天后可食，常食有效。

［**功　效**］用治慢性肝炎。

23. 海带荔枝核治肝脾肿大

［**用　料**］海带 25 克，荔枝核、小茴香、青皮各 15 克。

［**制用法**］加水共煮。每日服饮 1 次。

［**功　效**］消积，软坚。用治肝脾肿大。

24. 猪油治肝脏肿大

［**用　料**］猪板油 90 克。

［**制用法**］将猪板油熔化晾凉。1 次饮服。

［**功　效**］用治黄疸型肝炎之肝脏肿大。

注　据《江苏中医》介绍，某女患此症，令服猪油后，大便泻数次，肝肿即消，肋下亦不痛，隔数日黄亦退，后未再发。

25. 枸杞麦冬补肝保肝

［**用　料**］枸杞 30 克，麦冬 10 克，鸡蛋 5 个，瘦猪肉 30 克，花生米 30 克，盐、味精、淀粉、花生油各适量。

［**制用法**］①将花生米煎脆，冷却备用。枸杞洗净，入沸水中略汆一下，捞起备用。麦冬洗净，入沸水中煮熟，捞起，切碎为末，备用。瘦猪肉切成丁。②蛋打在碗内，加少许盐，搅匀，把蛋倒入另一碗中（碗壁涂油防粘）隔水蒸熟，冷却后将蛋切成丁状。③锅置旺火上，放花生油把猪肉炒熟，再倒进花生米、蛋丁、枸杞、麦冬碎末，炒匀，放盐少许，用淀粉勾芡，最后放味精即成。

［**功　效**］养阴保肝。适用于慢性肝炎、早期肝硬化。

26. 水晶菠萝清热除烦健脾

［**用　料**］罐头菠萝 250 克，白糖 250 克，白醋、盐少许，冻粉（泡发

好的）200 克。

[制用法] 将菠萝切成片，分摆在十个小茶碗内。将白糖、盐、冻粉兑醋、凉开水和罐头水后上笼蒸至溶化，稍凉分倒在小茶碗内，然后入冰箱冷冻，食时扣出。本品凉甜爽口，具有浓香的菠萝味。

[功　效] 开胃助消化。用于慢性肝炎，有一定疗效。

27. 大麦芽汤治肝炎后遗症

[用　料] 大麦芽 50 克，茵陈 50 克，橘皮 25 克。

[制用法] 水煎汤。每日早晚分服。

[功　效] 用治急慢性肝炎后遗症，如胸闷、痞胀、食欲不振等。

28. 红枣花生汤降低转氨酶

[用　料] 大红枣、花生仁、冰糖各 50 克。

[制用法] 加水先煮花生仁，后下红枣、冰糖。每日睡前 1 剂，连续食饮 1 个月。

[功　效] 对于急慢性肝炎和肝硬化血清转氨酶较高者有效。

二十一、　浮肿、　腹水

1. 车前子发菜汤治浮肿

[用　料] 车前子 10 克，发菜 15 克，冰糖适量。

[制用法] 车前子（中药店有售）用纱布包扎，同发菜共放锅内，加水适量煎煮半小时即成。饮用时捞出纱布包，加少许冰糖。吃发菜饮汤。

[功　效] 利水消肿。用治浮肿、小便不利。

2. 猪肝绿豆粥消浮肿

[用　料] 绿豆 50 克，大米 50 克，鲜猪肝 100 克。

[制用法] 将绿豆与大米淘洗净，加水适量煮作粥。粥熟，加入洗净、切碎的猪肝再煮，待肝熟透时即成。应经常食用，不宜加盐。

[功　效] 利尿消肿。用治浮肿、小便不利等。

3. 猪胆绿豆丸治肝硬化腹水

[用　料] 猪胆4个，绿豆面500克。

[制用法] 将猪胆阴干或烘干，研末，同绿豆面加水捏成豆丸。每服6~9克，每日3次，服完为止。

[功　效] 疏肝健脾，利二便。用治肝硬化腹水。

注　据《常见药用食物》介绍，某男，患肝硬化腹水3年，服上方后症状基本消失。

4. 茅根大米粥治水肿

[用　料] 鲜茅根200克（干品50克），大米150克。

[制用法] 先将茅根加适量水煎煮，水沸半小时后捞去药渣，再加洗净的大米煮作粥。1日内分两次食用。

[功　效] 利水消肿。用治水肿、小便不利等。

5. 槟榔粥治湿气留滞

[用　料] 槟榔10克，粳米100克，蜂蜜、姜汁各适量。

[制用法] 先将槟榔水磨取汁，备用。煮米令熟，次下蜂蜜及槟榔、生姜汁，同煮为粥。空腹食之。

[功　效] 行气宽中，利水消肿。用治脘腹胀闷、大便不爽，或脚气、水肿等。

6. 外用消腹水验方

[用　料] 连头葱白5根，甘遂末适量。

[制用法] 葱白捣烂，加入甘遂末拌匀，再捣。使用时，脐部先用醋涂擦，以防止感染和刺激皮肤，然后将药适量敷在肚脐上，再用纱布覆盖，固定即可。一般2~4小时即能排尿或排稀水便。

[功　效] 泻水通阳。葱白味辛性平。可通阳利水，宣通脉络，治小便闭胀；甘遂味苦，性寒，泻水逐饮，治大腹水肿。二药一苦一辛，合用外敷，消腹水有良效。

注　据《中药贴敷疗法》介绍，如无甘遂可用商陆代替，中药房有售。文中指出，如病人畏寒怕冷，可加少量肉桂粉，对症疗之。

据《赤脚医生》1977年第9期介绍典型病例：张某，男，成人，患肝硬化腹水如鼓，大便不解，小便不利。用上方敷肚脐，3小时后小便自利。后以调理肝脾而腹水消尽治愈。又如赵某，男，成人，患肝硬化腹水，大便不解，小便不利，腹胀甚剧。用上方 3 次，腹水消尽。后以调理肝脾为主，使疗效得以巩固。

7. 清蒸鲇鱼利小便疗水肿

[用　料] 鲇鱼 500 克，酱油、醋、葱、姜末各适量。

[制用法] 先将鲇鱼开膛，保存鱼体上的黏液，切段装盘下调料，隔水蒸熟。

[功　效] 补中，益阴，利小便。治疗水肿。

8. 田螺蒜泥治全身浮肿

[用　料] 大田螺，蒜瓣。

[制用法] 将田螺壳捣碎，取螺肉同蒜瓣共捣烂，贴脐下三指宽处（注意勿入脐部）及两足心，外加包扎固定。

[功　效] 清热，利湿，通便，解毒。用治全身浮肿、小便不利或癃闭腹胀，有利尿消肿之功。

9. 糖醋海带利尿祛浮肿

[用　料] 浸发海带 250 克，白糖 50 克，醋 50 克，香油、酱油、盐、料酒、葱末、姜末各少许。

[制用法] 先将浸软泡发洗净的海带卷成卷。在锅内放上素油，加热，下葱姜末煸炒，出香味时把其他佐料（除醋外）和适量清水一并加入。最后把海带下锅煮 20 分钟，即改文火焖烧，直到汤汁浓稠时加香醋，就可以出锅切成丝食。

[功　效] 味道醋酸，不仅有开胃增进饮食的作用，也具有利尿、祛水肿的功效。

10. 小麦芽治水肿

[用　料] 小麦芽 6 克。

[制用法] 将小麦芽用瓦焙黄，然后用水煎煮成浓汁，去渣。服之，每日 2 次。

[功　效] 利小便，消水肿。

11. 鸭肉大米粥治阴虚水肿

[用　料] 雄鸭肉、大米各适量。

[制用法] 两味共煮成粥，加盐调味。食用，每日 2 次。

[功　效] 滋阴补虚，利尿消肿。用治水肿。

12. 青鸭羹治脾虚水肿

[用　料] 青头鸭1只，草果1个，赤小豆250克，葱、盐、味精各少许。

[制用法] 将青头鸭开膛去内脏，把赤小豆淘洗净与草果同纳入鸭腹内，置于蒸锅内加水及调料蒸熟即成。空腹吃鸭肉、喝汤。

[功　效] 健脾，开胃、利尿。用治脾虚水肿。

13. 黑鱼独头蒜治水肿腹大

[用　料] 活黑鱼1条（400克以上），独头大蒜适量。

[制用法] 活鱼开膛取出杂物不用，将蒜去皮填满鱼腹中，外裹湿黄泥放在炭火上烤熟吃。

[功　效] 补脾利水，消肿解毒。用治水肿腹大。

注　鲤鱼1条去肠杂，不去鳞，用大蒜填满鱼腹，用上述方法煨熟，对浮肿不退亦有理想之疗效。

鲤鱼1条，用酒两碗煮至酒干，不加任何调料，食鱼肉，疗效同上。

14. 大蒜蝼蛄治尿闭

[用　料] 大蒜3瓣，蝼蛄5个。

[制用法] 共捣烂为泥。贴于肚脐中，约1小时见效。

[功　效] 宣窍通闭。用治癃闭、水肿。

15. 猪肚麦芒汤治水肿

[用　料] 猪肚1个，大麦芒120克，红糖50克。

[制用法] 将猪肚洗净，大麦芒用纱布包扎紧，连同红糖共放入砂锅内，加水煎汤，去渣。喝汤食猪肚，每日2次。

[功　效] 利尿，除胀满。

注　据《简便方》介绍，此方用治水肿极验。

16. 砂仁蝼蛄治全身浮肿

[用　料] 砂仁、蝼蛄等分，黄酒适量。

[制用法] 将前两味焙干研细末。每服5克，以温黄酒和水各半送服，每日2次。

[功　效] 利尿消肿。用治全身浮肿及阴囊肿胀。

17. 火腿爪甲鸡内金治水肿

[用　料] 陈年火腿爪甲 40 个，鸡内金 15 个。

[制用法] 将爪甲与鸡内金在瓦上焙干，研成细末。每服 3 汤匙，每日 2 次，温水送下。服两三天后水肿渐消、食欲增加，遂痊愈。

[功　效] 补虚养阴，下气行水。用治水肿。

18. 煅青蛙治全身浮肿

[用　料] 人工养殖青蛙（取腹部膨胀者为佳）1 只，砂仁 7 或 8 个，黄酒适量。

[制用法] 将砂仁纳入青蛙腹（男入 8 个，女入 7 个砂仁），用泥裹封，置火上煅红，取出捣碎，研末。黄酒送服。水由小便排出而愈。服此方忌盐百日。

[功　效] 清热，利水，消肿。用治水臌。

注　据《实用中医效方》介绍，某 43 岁患者，全身水臌肿甚，两腿如桶，腹如瓮，脐突出，小便短少，汤剂久治不效，认为不救，后用此方 1 剂，1 天小便数盆而愈。

19. 西瓜疗法治多种腹水

[用　料] 西瓜 1 个，砂仁 120 个，大蒜瓣 250 克（去皮）。

[制用法] 将西瓜顶端开一小盖，去瓜瓤不用，留瓜皮，纳入砂仁和大蒜，再把小盖盖好封严。然后用和好的黄泥涂裹西瓜，成为大泥球，置日光下晒干再置木柴火堆上架起烘烤（禁用煤火）。去泥，将瓜干研成细面，备用。每日早晚各服 1.5 克，白开水送下。腹水消退后禁忌食盐及西瓜。

[功　效] 清热利尿。用治肝硬化腹水、营养不良性水肿、肾炎腹水等。

20. 贴敷法消肝硬化腹水

[用　料] 肉桂末 6 克，辣椒粉 6 克，食醋适量。

[制用法] 用食醋将药末混合调匀，拍成三块小饼。分别外敷于神阙穴（脐窝处）和双侧曲泉穴（位于膝部内侧膝横纹头之凹陷处），外以胶布或伤湿膏粘贴固定。每日更换药饼 1 次。一般敷药 3 次后即可见效。

[功　效] 温通气血，除滞利水。用治肝硬化腹水。肝硬化腹水多为肝气郁滞，脾失健运，肾气不足，痰水凝固而致。此方有一定的消除腹水

作用。

21. 虫笋葫芦汤治诸水肿

[用　料] 虫笋、陈葫芦各100克，冬瓜皮50克。

[制用法] 水煎。每日早晚分服。

[功　效] 利水消肿。用治浮肿、腹水等。

注　虫笋，即竹笋经虫蛀者，多供药用，为有效之利尿药。

22. 瓤冬瓜盅治水肿

[用　料] 嫩小冬瓜250克，江米100克，瘦猪肉末100克，酱油、盐、味精、葱姜末各适量。

[制用法] 将小冬瓜削去表皮，露出碧绿的内皮，将瓜的上端切下一盖（盅），取出嫩瓤。将江米用清水洗净，用水浸泡2小时。锅内水开后下入江米煮几开，无硬心时捞出，待水净放入小盆内。再将瘦肉末先炒散，下入酱油、盐、味精、葱末、姜末拌炒，待出香味时，倒入江米盆内拌匀，上笼屉蒸1小时取出，填入冬瓜内，盖上冬瓜盖再蒸10分钟即成。

[功　效] 健脾利尿。用治脾虚水肿。

23. 拌鲜莴苣健脾利尿

[用　料] 莴苣250克，黄酒、盐、味精各适量。

[制用法] 将莴苣剥皮洗净切成细丝，放入大碗内加食盐少许，搅拌均匀，然后倒去汤水，再将调料放入碗中，拌匀即可食。

[功　效] 用治脾虚水肿。

24. 豌豆苗汤利小便调营卫

[用　料] 豌豆苗100克，油、盐、味精各适量。

[制用法] 豌豆苗洗净，沥干，将食用油放入碗内烧热，加水、盐、味精，沸滚时将汤倒入盛有豌豆苗的大碗内。汤味清淡而醇香。

[功　效] 有利尿、解酒毒之功。用治水肿、酒精中毒等。

25. 野鸭赤豆汤治营养不良性水肿

[用　料] 野鸭1只，赤小豆50克，陈皮5克。

[制用法] 野鸭去毛及内脏，加其他两味共煮汤食用。2天食1只，每日2次。

[功　效] 补虚清热，行水添血。用治营养不良性水肿。

26. 五龙爪治营养不良性水肿

[用　料] 五龙爪（即高粱根上的小杈枝，鲜品最佳）。

[制用法] 将五龙爪洗净，切成 2 厘米的小段，每 500 克五龙爪加水 1000 克，煎至 500 克。成人日服 3 次，每次 100 毫升。

如服用 5 日不见效者，应停服，改用其他治疗方法。

[功　效] 温中，利水。用治营养不良性水肿。

注　服用期间禁食盐。药液如变性、味酸者禁止服用。

27. 蒸冬瓜治营养不良性水肿

[用　料] 冬瓜 500 克。

[制用法] 冬瓜连皮切片，放碗内上锅蒸熟，不加盐。与大米饭一同吃，每日 3 次。服后小便增多。

[功　效] 利尿，消肿。用治营养不良性水肿。

28. 冬瓜皮蚕豆汤治水肿

[用　料] 冬瓜皮 50 克，蚕豆 60 克。

[制用法] 上两味加水三碗煎至一碗，去渣。饮用。

[功　效] 有健脾、除湿、利水、消肿之功。用治肾脏病水肿、心脏病水肿等。

29. 烩鳝鱼丝用于营养不良性水肿

[用　料] 鳝鱼 500 克，红糖、食用油、酱油、醋、淀粉各适量。

[制用法] 将鳝鱼去头、尾，剔去骨头及内脏，洗净，切丝，放入热锅内煸炒备用。锅置于火上烧热加油，待油冒烟时倒入鱼丝翻炒，放入酱油、醋、红糖，稍添加水煮片刻，用淀粉勾芡，即成。

[功　效] 适用于营养不良性水肿。

30. 枣豆玉米粥治营养不良性水肿

[用　料] 大枣 50 克，玉米 50 克，白扁豆 25 克。

[制用法] 洗净，按常法煮作粥。日服 1 次。

[功　效] 健脾利水。用治营养不良性水肿。

又方：

[用　料] 大枣 50 克，眉豆 100 克，蒜 25 克，茯苓 25 克。

[制用法] 水煎服，每日 1 剂。

［功　效］健脾利水。用治营养不良性水肿。

31. 黑鱼冬瓜汤治水肿

［用　料］活黑鱼1条（约350克），冬瓜350克，葱白7根，大蒜5头，味精少许。

［制用法］黑鱼去肠留鳞，洗净。冬瓜去皮瓤，切块，洗净。黑鱼、冬瓜加葱白、大蒜、水共煮，不加盐，熟后下味精调味。喝汤吃鱼，每日1剂，连吃7天。

［功　效］用治肾脏病及心脏病水肿、营养不良性水肿、孕妇水肿、脚气浮肿等的浮肿不退。

32. 炖鲤鱼花生米治水肿

［用　料］鲤鱼1条，花生米100克，白酒适量。

［制用法］炖烂。佐酒食用，不加任何调料。

［功　效］滋补肝肾，利水消肿。用治营养不良性水肿。

33. 酒炖老母鸡治心源性水肿

［用　料］老母鸡1只，酒1千克。

［制用法］将鸡开膛去肠及杂物，切成小块，把酒倒入锅内烧热，下鸡块煮熟吃。

［功　效］用治心脏病引起的下肢浮肿、心跳气促、头晕、身倦乏力。

34. 蒸黄芪鸡治气虚水肿

［用　料］童子鸡（未曾生蛋之小母鸡）1只，黄芪50克。

［制用法］将鸡去毛及内脏，把黄芪塞入鸡膛内，煮熟。食用，不加调料。

［功　效］补中益气。用治水肿。

35. 烤牛脾治肝硬化腹水

［用　料］黄牛脾90克，仙人掌90克。

［制用法］将仙人掌纵切成两片不断，夹入牛脾，以木炭火烤熟，弃去仙人掌不用。吃熟牛脾，每日1次。

［功　效］补脾消肿。用治肝硬化腹水。

36. 饮羊奶解毒利尿消肿

[用　料] 羊奶 500 克，白糖 20 克。

[制用法] 将奶煮沸加糖调匀。每日晨空腹服，连服 5～7 周。

[功　效] 用治慢性肾炎水肿。干呕反胃饮之亦有疗效。

37. 西瓜皮汤治水肿

[用　料] 西瓜皮 150 克。

[制用法] 切碎，加水煎煮。每服浓汁半杯，每日 2 次，可连续服用。

[功　效] 适用于尿毒症、肝脏病变引起的水肿等。

38. 鲫鱼赤小豆治肝硬化腹水

[用　料] 鲫鱼（或鲤鱼）1 条（约 500 克），赤小豆 500 克。

[制用法] 将鱼去鳞及内脏，同赤小豆加水共煮至烂熟，不加任何调料。每晨服用，只趁热饮汤，不吃鱼、豆，连续服饮。

[功　效] 利水消肿。用治肝硬化腹水，久服排尿量明显增加。

39. 鲤鱼包红豆治肾炎水肿

[用　料] 鲜活鲤鱼 1 条（700 克），红小豆 70 克，陈皮 6 克，草果 5 克，葱末、姜块、胡椒、鸡汤及味精各适量。

[制用法] 将活鲤鱼宰杀去内脏及鳞，洗净，把洗净的红小豆、陈皮、草果填入鱼腹内，把鱼装入盆内，加鸡汤、葱、姜、胡椒、味精，倒入盆内鸡汤适量，上笼蒸约 2 小时即成。

[功　效] 利尿消肿。用治肾炎水肿、消渴水肿。

40. 绿豆大蒜汤治血吸虫病腹水

[用　料] 绿豆 400 克，大蒜（去皮）2 枚，白糖少许。

[制用法] 先将绿豆用水浸泡 4 小时，加入大蒜，煮沸，再用文火煮至豆烂，加糖调味。1 天 3 次分服，连服 7 天为一疗程。两个疗程不见好转，则应停止服用。

[功　效] 除热解毒，利尿消肿。用治晚期血吸虫病腹水。

注　服用期间禁食盐及辛辣食物。

41. 陈年蚕豆通便消肿

[用　料] 蚕豆（数年陈豆最好）200 克，红糖 200 克。

［制用法］先将蚕豆煮去壳，加入红糖后用文火煮烂。食饮。
［功　效］用治各种水肿、腹水。

42. 桃花汤治血吸虫病腹水

［用　料］桃花 3 ~ 6 克。
［制用法］洗净，每日煎服。
［功　效］除水气，消肿满。用治血吸虫病腹水。
注　据《本草推陈》介绍，本品服后 1 小时开始泄泻，最多的服药 1 次后大小便
21 次，腹围很快缩小，腹部轻松柔软，而无头晕、恶心等副作用。

43. 猪腿赤豆汤治腹水

［用　料］猪腿肉 250 克，赤小豆 120 克。
［制用法］共煮烂成浓汁。饮 1 碗汁，再将肉与豆吃完。每日 1 次，连
用 49 天。
［功　效］补虚弱，消水肿。用治腹水。

44. 胎西葫芦汤治肾炎浮肿

［用　料］胎西葫芦。
［制用法］胎西葫芦是正在开花时的小圆葫芦。切片晒干，研为细末。
每服 5 克，开水送服，每日 1 次。忌盐。
［功　效］消炎利尿。用治肾炎浮肿。
注　用大西葫芦 1 个，装满赤小豆、红枣蒸 3 次，随意吃，亦有同等功效。

45. 玉米须液治慢性肾炎

［用　料］玉米须 50 克。
［制用法］将玉米须加水 600 毫升，煎煮 30 分钟，熬成 300 毫升液体，
过滤。每日 2 次分服。
［功　效］有降压利尿作用。用治慢性肾炎之浮肿。

46. 白薯叶汤治腹水

［用　料］白薯叶 1000 克。
［制用法］洗净，煮熟。食叶饮汤。
［功　效］利尿消肿。用治腹水。

47. 黑豆粥治肾炎之水肿

[用　料] 黑豆100克。

[制用法] 加水煮成粥。食用。

[功　效] 利水，祛风，活血，解毒。用治肾炎之浮肿。

注　据《寿世青编》载，黑豆粥禁忌与猪肉同食，10岁以下患者慎用。

48. 赤小豆茅根治蛊胀症

[用　料] 赤小豆（红小豆）500克，白茅根1把。

[制用法] 先洗小豆煮沸，再放白茅根至豆熟即成。只食豆不饮汤。

[功　效] 利水消肿。用治蛊胀。

49. 葫芦双皮汤治腹胀水肿

[用　料] 葫芦壳100克，冬瓜皮、西瓜皮各50克。

[制用法] 水煎服。

[功　效] 利尿消肿。用治肝脏、肾脏、心脏病水肿及晚期血吸虫病腹水等。

50. 鳖肉槟榔蒜治臌胀

[用　料] 鳖（甲鱼）1只，槟榔20克，蒜20克。

[制用法] 鳖去头及内脏，切块，加槟榔和蒜共煮熟。食肉饮汤，连服5天。

[功　效] 滋阴散结消胀。治臌胀症。

51. 荸荠治腹满胀大

[用　料] 荸荠适量，猪肚1个。

[制用法] 荸荠去皮，填满猪肚内，用线缝口，以砂锅煮烂。不加盐。食之。

[功　效] 破积攻坚。治腹满胀大。

52. 紫菜车前子治脚气

[用　料] 紫菜25克，车前子25克。

[制用法] 水煎。日服2次。

[功　效] 利湿，解热。用治湿性脚气。

53. 嫩松针猪肝汤治脚气

[用　料] 嫩松针 50 克，猪肝 50 ~ 100 克。

[制用法] 水煎，去松针。吃肝饮汤，每日 2 次。

[功　效] 用治脚气。

54. 糠秕红糖汤治脚气

[用　料] 糠秕 150 ~ 250 克，红糖 30 ~ 50 克。

[制用法] 用清水两碗煮糠秕，经几沸后剩至一碗，去渣，加红糖即成。每日 2 次，早晚分服。

[功　效] 用治脚气。

55. 花生赤豆汤治虚寒脚气

[用　料] 生花生仁（带衣）90 克，赤小豆 90 克，红枣 90 克。

[制用法] 洗净后加水煮汤。饮用，每日 3 次。

[功　效] 滋养调气。用治脚气。

56. 赤豆冬瓜汤治脚气

[用　料] 赤小豆 150 克，冬瓜 300 克。

[制用法] 共煮汤服。每日 2 或 3 次。

[功　效] 利湿，解毒。用治脚气。

57. 葱头萝卜子汤治脚气

[用　料] 葱头 100 克，萝卜子 50 克。

[制用法] 加水煮煎 1 小时，取原汤一碗，顿服。

[功　效] 用治脚气肿痛。

58. 米糠团子治孕妇脚气

[用　料] 糯米糠秕、发芽小麦等分。

[制用法] 磨成粉，加水和面成团子，蒸熟。食之，每日吃数个。

[功　效] 补中益气。用治孕妇脚气。

浮肿、腹水

二十二、 肾炎、 肾结核

1. 野鸭大蒜汤治慢性肾炎

[用　料] 野鸭 1 只, 大蒜 50 克。

[制用法] 将野鸭去毛开膛取出内脏洗净, 大蒜剥皮填于鸭腹内, 煮熟。食肉饮汤, 2 日食 1 只, 连服数次。

[功　效] 补中益气, 宣窍通闭。用治慢性肾炎。

2. 鲫鱼灯心粥治慢性肾炎

[用　料] 鲫鱼 1~2 条, 灯心草 7~8 根, 大米 50 克。

[制用法] 鲫鱼去鳞及内脏, 与灯心草加水煮, 过滤去渣, 下米煮作粥。服食。

[功　效] 调胃, 实肠, 下气。用治慢性肾炎、儿童营养不良性水肿、肠风。

3. 煨鲫鱼蒜温补利水

[用　料] 鲫鱼 1 条, 大蒜适量。

[制用法] 鲫鱼去鳞及内脏, 洗净, 大蒜切碎纳入鱼肚内, 用荷叶包裹, 放在燃烧的谷糠中煨熟。食用。

[功　效] 治疗慢性肾炎及恶心呕吐。

4. 炖鳖肉补肾益气利尿

[用　料] 鳖肉 (甲鱼肉) 500 克, 大蒜 100 克, 白糖、白酒适量。

[制用法] 放入锅内共炖熟。食肉饮汤。

[功　效] 用治慢性肾炎。

5. 白胡椒鸡蛋治慢性肾炎

[用　料] 白胡椒 7 粒, 鸡蛋 (新鲜者) 1 个。

[制用法] 先将鸡蛋钻一小孔, 再将白胡椒填入蛋内, 用面粉封孔, 外以湿纸粘固, 放蒸笼内蒸熟。服时剥去蛋壳, 将鸡蛋和胡椒一同吃下。成人每日 2 个, 小儿减半。10 天为一疗程, 休息 3 天后再服第二个疗程。

[功　效] 用治慢性肾炎。

6. 羊奶为肾炎患者之佳饮

[用　料] 羊奶400克。

[制用法] 煮沸。早晚分2次饮用，连服1个月。

[功　效] 补肾益精。用治慢性肾炎。

注　羊奶比牛奶更富于营养，尤以绵羊奶含蛋白质及脂肪量较多，是肾炎患者很好的补益佳饮，常饮能起到辅助治疗作用。

7. 西瓜黑霜清热利尿

[用　料] 西瓜1个，大蒜瓣适量。

[制用法] 大西瓜切开蒂部，挖去瓤、子，装满大蒜瓣，仍以蒂盖好，以纸筋泥封固，埋于糠火中煨透，取出研成细末备用。每次服5克，每日2次吞服。

[功　效] 用治慢性肾炎。

注　以下两方亦有上述功效。一为西瓜汁或西瓜皮多量水煎服。一为西瓜连皮切碎，水煮浓缩成西瓜膏，开水化服，每次1～2匙，每日2次。

8. 鲤鱼冬瓜汤肾炎早期最宜

[用　料] 鲤鱼500克，冬瓜500克。

[制用法] 用活鲤鱼最佳。将鱼开膛去鳞洗净，冬瓜削皮，加水清炖。喝汤并食鱼肉，日服2次。

[功　效] 利水消肿。适用于肾炎早期、恢复期，泌尿道感染及肾病综合征。

9. 猪胃大蒜治肾炎

[用　料] 猪胃1个，紫皮独头大蒜7头。

[制用法] 猪胃洗净，蒜去皮放入猪胃内。将猪胃放入锅中煮至烂熟，吃肉、蒜，饮汤。一次或分次服食完均可。

[功　效] 宣窍通闭，消肿解毒。用治肾炎。

注　据《老年报》介绍，此方曾治疗23位肾炎患者，无一不灵，轻者服1个猪胃即愈，重者不超过4个痊愈。无副作用，无复发现象。

10. 藕节汤治肾炎之血尿

[用　料] 藕节150克。

[制用法] 将藕节反复清洗干净，用文火煮 20 分钟。代茶饮用。

[功 效] 化瘀止血。肾炎有血尿者可连续服用。

注 急性肾炎应严格限进蛋白质、食盐及刺激性食物，以免影响本方的疗效。

11. 花生蚕豆汤治慢性肾炎

[用 料] 花生米 120 克，蚕豆 200 克，红糖 50 克。

[制用法] 锅内放上三味，加水三碗，微火煮，水呈棕红色、浑浊时可服，服时加适量红糖。日服 2 次。

[功 效] 益脾健胃，止血消肿。用治慢性肾炎。

12. 赤豆冬瓜汤利小水

[用 料] 赤小豆 150 克，冬瓜 250 克。

[制用法] 共煎汤。常服有效。

[功 效] 利尿解毒。用治肾炎之水肿。

13. 芋头红糖治慢性肾炎

[用 料] 芋头 1000 克，红糖 250 克。

[制用法] 将芋头洗净，切片，锅内煅灰研末，与红糖和匀。每服 50 克，日服 3 次，可连续服用。

[功 效] 利水消肿。用治慢性肾炎。

14. 玉米须疗法治急慢性肾炎

[用 料] 玉米须 10 克，玉米 20 粒，蝉衣 3 个，蛇蜕 1 条。

[制用法] 水煎。连服 1 个月为一疗程。

[功 效] 利尿。用治急慢性肾炎、肾盂肾炎。

15. 鲜马齿苋治疗肾结核

[用 料] 鲜马齿苋 1500 克，黄酒 1250 克。

[制用法] 鲜马齿苋洗净，捣烂，放入黄酒内浸泡 3~4 天，然后用纱布过滤取汁，贮存于瓷瓶内。每天饭前饮 15~20 克。

[功 效] 清热解毒，利水去湿。用治肾结核。

16. 鲜荠菜治疗肾结核

[用 料] 鲜荠菜 400 克，鸡蛋 1 个，盐少许。

[制用法] 荠菜洗净加水煎浓，打入鸡蛋煮熟，下盐调味。食蛋饮汤，

每日 2 或 3 次，连吃 2 个月。

[功　效] 清热解毒。用治肾结核。

二十三、 淋证

1. 冬瓜瓤汁治五淋

[用　料] 冬瓜 1 个。

[制用法] 取瓤，用纱布绞汁。每次服 1 杯，日 2 或 3 次，常饮有效。

[功　效] 止烦，解渴，利小肠。用治五淋。

注　五淋，中医学病名，指以尿频、尿急、排尿障碍与淋沥涩痛等为主要表现的疾患，分石淋、气淋、膏淋、劳淋、血淋五类，可见于尿路感染、泌尿系结石、乳糜尿、前列腺炎等疾病。

2. 田螺淬酒治五淋白浊

[用　料] 田螺（螺蛳）1 碗，白酒 3 碗。

[制用法] 将田螺洗净，连壳炒熟，趁热将白酒倒入田螺锅内，再加热煮至酒剩一碗。挑肉食之，并饮此酒，连吃 2 或 3 次。

[功　效] 清热，利水。用治五淋白浊。

3. 花生仁衣使血止尿清

[用　料] 花生仁适量。

[制用法] 将花生仁炒熟，取其外红衣约半茶杯，研为细末。开水冲服。

[功　效] 用治老年人小便带血。

4. 小茴香汤治血淋

[用　料] 小茴香根 50 克，白酒适量。

[制用法] 小茴香根洗净切碎，用白酒煎煮。分 2 次服。轻者 2 剂，重者 3~4 剂。

[功　效] 清热凉血。用治尿血、尿道热涩刺痛、下腹部疼痛胀急的血淋。

注　服药期间禁茶及腥物。据福建《中医验方》介绍，此方用于男性最佳，系三代祖传验方，效果明显。

5. 大黄鸡蛋泻火解毒

[用　料] 大黄（中药名）30克，鸡蛋7个。

[制用法] 将大黄研末。鸡蛋各打一小孔，把大黄分装入蛋壳内，炭火烧熟。每次1个，每日3次，白开水送服。

[功　效] 攻积导滞，清热解毒。用治尿血。

6. 豆豉鲫鱼汤治血尿

[用　料] 淡豆豉60克，葱白7根，生姜3片，活鲫鱼1尾（重200～250克）。

[制用法] 将鱼去鳞及内脏，同豆豉、葱白、姜放碗内加水蒸熟，连鱼带汤服之。每日1或2次，连用2日。

[功　效] 清热解毒，通阳利水。用治血尿。

7. 三汁汤通淋消肿痛

[用　料] 葡萄汁、藕汁、生地黄汁、蜂蜜各50克。

[制用法] 共煎。每日分2次饭前服。

[功　效] 用治热淋，症见小便涩少或疼痛带血。

8. 葡萄茅根汤通淋利水

[用　料] 葡萄汁、茅根各适量。

[制用法] 水煎。饮用。

[功　效] 利水通淋。用治热淋。

9. 葡萄根白糖汤治尿血

[用　料] 葡萄根、白糖各30克。

[制用法] 加水煎汤服。

[功　效] 消炎利尿。用治尿血。

10. 芹菜汁治尿血

[用　料] 芹菜2.5千克。

[制用法] 将鲜芹菜洗净，捣烂绞取汁，加热至沸。每次服60克，日3次。

[功　效] 凉血，止血。用治尿血。

11. 玉米须配伍治尿血

[用　料] 玉米须 50 克，芥菜花 25 克，白茅根 30 克。

[制用法] 水煎去渣。每日分 2 次服。

[功　效] 清热凉血，利水通淋。用治尿血、急慢性肾炎水肿、尿路结石等。

12. 玉米根叶汤清热利尿

[用　料] 玉米根和叶各适量。

[制用法] 煎汤。代茶饮用。

[功　效] 利尿止血。用治石淋。

13. 萝卜浸蜂蜜治淋证

[用　料] 萝卜 1.5 千克，蜂蜜、盐各适量。

[制用法] 将萝卜洗净，去皮切片，用蜂蜜浸泡 10 分钟，放在瓦上焙干，再浸再焙（不要焙焦），连制 3 次。每次嚼服数片，盐水送服，每日 4 或 5 次。

[功　效] 清热，润燥，解毒，散瘀血。用治各种淋证。

14. 向日葵梗心治乳糜尿

[用　料] 向日葵梗心 10 克。

[制用法] 将梗心浸泡于两大碗量的水内 2 小时，然后煮沸煎至一半，取汁。分 2 次早晚空腹服完。

[功　效] 利尿通淋。用治小便白浊。

注　据《中医杂志》介绍，一男性，小便如米汤色，时有白色凝块排出，已 4 月余，经服本方治疗 6 天后痊愈。

15. 向日葵子鸦胆子治淋证

[用　料] 向日葵子 50 克，鸦胆子 40 粒。

[制用法] 取向日葵子去壳留仁，捣烂加水煎汤，送服用胶囊装或用龙眼肉包裹的鸦胆子。

[功　效] 利小便，通淋闭。用治膏淋。

注　据《医学衷中参西录》介绍，有一少年患此症，便时如膏，淋与血液相杂，疼痛难忍，用此方，数次痊愈。

16. 豆浆滑石甘草粉治淋证

［用　料］豆浆适量，滑石粉 3 克，甘草粉 0.5 克。

［制用法］豆浆煮沸，冲入两味中药内。服饮。

［功　效］清火，通淋。用治淋证。

17. 黄花鱼耳石当归汤消炎通淋

［用　料］黄花鱼耳石 15 克，当归 15 克。

［制用法］共煎汤。早晚分 2 次服用。

［功　效］消炎通淋。用治尿路不畅、尿道刺痛。

18. 小米粥清邪热通淋

［用　料］小米 100 克。

［制用法］常法煮粥。食饮。

［功　效］以脾、胃、膀胱湿热导致的小便淋！不尽为适应证，有疏导脾、胃、膀胱三经湿热从小便排出的功效。

　　注　据《医通》卷下记载："一人淋病，素不服药，令专啖粟米粥，绝去他味，旬余减，月余瘥。"

19. 白糖柳枝皮汤治小便淋沥

［用　料］白糖 30 克，青嫩柳枝皮 120 克。

［制用法］水煎汤。每日 2 次分服，连服 1 周。

［功　效］清热燥湿，利尿解毒。用治小便淋沥、尿白混浊、小便时针刺痛。

20. 猕猴桃清热通淋

［用　料］鲜猕猴桃 100 克。

［制用法］洗净，捣烂，取汁。饮用，每日 2 次，连服 3~5 天。

［功　效］用治小便淋沥、短赤涩痛。

21. 油炸香椿糊利尿解毒

［用　料］鲜香椿叶 250 克，白面、食用油、盐各适量。

［制用法］将香椿叶洗净、切碎，白面加水调成稀糊状，放入盐和香椿叶拌匀。将锅烧热，放入适量食用油，用小勺把糊料慢慢一勺勺放入锅内炸，呈焦黄后捞出，即可食用。

[功　效] 清热，理气。对泌尿道感染有辅助治疗作用。

22. 绿豆芽汁治尿路感染

[用　料] 绿豆芽 500 克，白糖适量。
[制用法] 将绿豆芽洗净，捣烂，以纱布压挤取汁，加白糖。代茶饮服。
[功　效] 清热解毒，利水消肿。用治尿路感染。

23. 干柿灯心汤治尿路感染

[用　料] 灯心 6 克，干柿饼 2 个，白糖适量。
[制用法] 两味共煮煎，后加糖。早晚服。
[功　效] 清热，利尿，通淋。治尿路感染。

24. 玉米须汤治尿路感染

[用　料] 玉米须 50 克，车前子 25 克，甘草 10 克。
[制用法] 水煎。日服 1 剂。
[功　效] 利尿消炎。用治尿路感染。

25. 地胆草瘦猪肉汤治尿道炎

[用　料] 鲜地胆草 150 克，瘦猪肉 200 克。
[制用法] 共煎煮汤。分 4 次服完。
[功　效] 清热，解毒，利尿。用治尿道炎。
注　地胆草喜生于田埂、路旁，我国南方各省均有。药用全草，春夏秋采集。

26. 苋菜子甘草汤治尿路感染

[用　料] 苋菜子 15 克，生甘草 15 克。
[制用法] 水煎。每日早晚各服 1 次。
[功　效] 清热解毒，通利小便。用治尿路感染。

27. 甘蔗藕汁治尿路感染

[用　料] 鲜甘蔗 500 克，白藕 500 克。
[制用法] 甘蔗洗净剥皮，切碎，用纱布压挤汁液。白藕洗净（藕节亦用），切碎，以甘蔗汁液浸泡 4～5 小时，再用纱布压挤汁液。每日分 2 或 3 次饮完。
[功　效] 养阴清热，散瘀止血。用治尿路感染。

129

28. 蚬肉秋海棠治尿路感染

[用　料] 蚬肉20克，秋海棠25克，冰糖适量。

[制用法] 加水共煮。食肉饮汤。

[功　效] 清热，利尿。用治尿路感染。

二十四、 尿潴留

1. 大蒜栀子治尿潴留

[用　料] 大蒜1枚，栀子7枚，盐花少许。

[制用法] 共捣烂如泥，抹在纱布上。敷于肚脐上，扎好。

[功　效] 宣窍通闭。用治尿潴留。

注　据《江苏中医》介绍，一老妇患尿潴留，每日导尿已有5天，经用此方1小时即排出大量小便而愈。

2. 盐葱熨方通阳利水

[用　料] 食盐500克，生葱250克。

[制用法] 将葱洗净切碎，和盐入锅内炒热，然后取出用布包裹，待温度不烫皮肤时，即熨脐周围及小腹，冷则易之。热熨数次约2～4小时。如无效，可连续熨2～3天。

[功　效] 利水消肿。用治尿潴留。

注　据《上海中医杂志》介绍，吴某，女，24岁，因分娩时难产施行中位产钳助产术，分娩后即出现尿潴留，需终日留置导尿管。曾用针灸、电疗、热敷方法治疗7天，效果不明显。后改用此法，2小时后，小便即通畅。

3. 大田螺治癃闭

[用　料] 大田螺1个，麝香0.3克。

[制用法] 将田螺捣烂，加入麝香，调匀。敷脐下2寸同身寸处（石门穴）。

[功　效] 利水、消肿。用治癃闭。

4. 雄鸡方治尿潴留

[用　料] 小雄鸡1只，当归、贝母、党参各25克。

［制用法］雄鸡去毛及内脏，洗净，将三味中药装入鸡腔内，加水煮炖至鸡熟烂。吃鸡饮汤，早晚各1次。次日再加水煎煮，把肉和汤服食完。连用3剂即可奏效。

［功　效］补虚损，除热毒，通二便。用治前列腺肥大压迫尿道致排尿困难。

二十五、　遗精、早泄

1. 蒸白果鸡蛋治遗精

［用　料］生白果仁（即银杏仁）2枚，鸡蛋1个。

［制用法］将生白果仁研碎，把鸡蛋打一小孔，将碎白果仁塞入，用纸糊封，然后上笼蒸熟。每日早晚各吃1个鸡蛋，可连续食用至愈。

［功　效］滋阴补肾。用治遗精、遗尿。

2. 荔枝树根猪肚补肾止遗

［用　料］荔枝树根60克，猪小肚1个。

［制用法］将根切成段，洗净，以水两碗同炖至剩一碗，去渣。食小肚并饮汤。

［功　效］补益精血。用治遗精日久，神衰乏力。

3. 韭菜子粥治肾虚

［用　料］韭菜子25克，大米100克。

［制用法］将韭菜子用纱布包扎好，加水煎汤，用韭菜子汤煮大米成粥。日服2次。

［功　效］温肾，固精。用治遗尿、遗精。

4. 韭菜子补骨脂治遗精

［用　料］韭菜子30克，补骨脂30克。

［制用法］捣碎共研为末。白水送服，每服9克，日3次。

［功　效］温肾壮阳，固精止遗。用治命门火衰、精关不固引起的遗精滑泄、神衰无力。

5. 韭菜子治梦遗滑精

[用　料] 韭菜子 100 克，白酒 75 克。

[制用法] 韭菜子焙干研末，以白酒冲服。分 3 次服，1 天服完。

[功　效] 补肾壮阳，收敛固精。用治梦遗、见色流精或精液随小便流出。

6. 鳖肉治肝肾虚

[用　料] 鳖（甲鱼）1 只，枸杞 50 克，怀山药 50 克，女贞子 25 克，熟地 25 克。

[制用法] 鳖去头及内脏杂物，切块，洗净，同其他中药共煮，去药。食肉饮汤。

[功　效] 补肝肾，益精血。用治肝肾阴虚所致的腰痛、遗精、头晕、体倦等。

7. 核桃烧酒治肾虚腰痛

[用　料] 核桃仁 60 克，白酒、红糖各适量。

[制用法] 先将核桃仁切细，与红糖同放碗内调匀，然后将烫热的白酒倒入盛有核桃仁的碗中。趁热一次用完。

[功　效] 补肾益精。用治腰痛、遗精。

8. 核桃猪肾治梦遗滑精

[用　料] 核桃仁 30 克，猪肾（腰子）2 个，葱、姜各 5 片，食用油、盐、酱油、味精各适量。

[制用法] 将猪肾剖开，去膜，洗净，切成薄片。锅内放油烧热，将猪肾片煸炒，取出沥尽污水。再将锅烧热加食用油，用葱、姜炝锅，放入猪肾片、核桃仁、盐、酱油等调料翻炒片刻，起锅前下味精即成。连服 1 周有效。

[功　效] 滋阴补肾。用治腰酸腿痛、梦遗滑精等。

9. 荷叶治疗梦遗滑精

[用　料] 荷叶 50 克（鲜品加倍）。

[制用法] 研末。每服 5 克，每日早晚各 1 次，热米汤送服。轻者 1 或2 剂，重者 3 剂可愈。

［功　效］清热止血，升发清阳。用治梦遗滑精。

10. 芡实莲子饭治遗精早泄

［用　料］大米 500 克，莲子 50 克，芡实 50 克。

［制用法］将大米淘洗净。莲子温水泡发，去心去皮。芡实也用温水泡发。大米、莲子、芡实同入锅内，搅匀，加适量水，如焖米饭样焖熟。食时将饭搅开，常食有益。

［功　效］健脾固肾，涩精止遗。用治阳痿不举、遗精、早泄和脾虚所致的泄泻等。

11. 锁阳鸡治男子早泄

［用　料］锁阳、金樱子、党参、怀山药各 20 克，五味子 15 克，小公鸡 1 只。

［制用法］将鸡开膛去内脏杂物，洗净，连同上述药物一并放入大炖盅内，注入开水八成满，盖上盅盖，放入滚水锅中，隔水炖 4 小时即成。

［功　效］固肾止遗，滋阴壮阳。用治肾虚阳痿、遗精、早泄等。

注　调服期间，切要清心寡欲，否则前功尽弃。

12. 肾鞭汤治见色流精

［用　料］羊肾 2 个，羊鞭（公羊的生殖器）2 条，肉苁蓉 12 克，枸杞 10 克，巴戟天 12 克，山药 15 克，熟地 10 克。

［制用法］羊肾剖开取去网膜及导管后切条，羊鞭里外洗净，肉苁蓉等五味用纱布包好，锅内放水同炖，开锅后改文火。吃肉饮汤，日服 1 次，连续食完。

［功　效］补肾壮阳。用治阳痿不举或举而不久、不坚，对见色流精有较好的疗效。

13. 龙骨粥固精止遗

［用　料］煅龙骨（中药）30 克，糯米 100 克，红糖适量。

［制用法］将龙骨捣碎，放入砂锅内并加水 200 克，煎 1 小时去渣取汁，入糯米再加水 600 克、红糖适量，煮至米烂粥稠。早晚空腹热食，5 天为一疗程，两三个疗程奏效。

［功　效］镇惊潜阳，收敛固涩。用治遗精、产后虚汗不止等。

14. 酒炒田螺治滑精

[用　料] 田螺 500 克，白酒适量。

[制用法] 田螺洗净，置铁锅中炒热，加适量白酒和水，煮至汤将尽时起锅。用针挑田螺肉蘸调料食用。

[功　效] 清热，利湿，止遗。用治梦遗滑精、见色遗精、小便白浊不利等。

15. 蒸鸽蛋疗心肾两虚

[用　料] 鸽蛋 2 个，龙眼肉、枸杞、五味子各 15 克，白糖适量。

[制用法] 鸽蛋去壳，同龙眼肉、枸杞、五味子放于碗内加水蒸熟。加糖食用。

[功　效] 补心肾，益气血。用治腰酸腿痛、遗精、头晕心悸等。

16. 凉拌狗肉补肾强筋

[用　料] 狗肉 150 克，葱、姜、酱油、醋少许。

[制用法] 将狗肉浸泡一夜，出血水，洗净，用锅煮熟，去骨切片。加调料拌食。

[功　效] 补虚强身。用治肾虚之腰酸腿痛、身倦无力、阳痿、早泄、梦遗、滑精等。

17. 鸡内金治结核遗精

[用　料] 鸡内金（鸡肫皮）。

[制用法] 干鸡内金刷净后，置瓦上，用文火焙 30 分钟，俟成焦黄色，研成粉末，筛后备用。用时取鸡内金粉 3 克，用热黄酒半杯，搅匀。每日早晚开水送服，3 日为一疗程。如不见效，可再服一疗程。

[功　效] 用治结核病之遗精。

二十六、 阳痿

1. 当归牛尾汤治阳痿

[用　料] 当归 30 克，牛尾 1 条，盐少许。

[**制用法**]将牛尾巴去毛，切成小段，与当归同锅加水煮，后下调料。饮汤吃牛尾。

[**功　效**]补血，益肾，强筋骨。用治肾虚阳痿、腰痛、腰酸、腿软无力。

2. 复元汤补肾虚

[**用　料**]怀山药50克，肉苁蓉20克，菟丝子10克，核桃仁2个，瘦羊肉500克，羊腔骨1具，粳米100克，葱白3根，姜、花椒、八角、料酒、胡椒粉、盐各适量。

[**制用法**]将羊腔骨剁成数节洗净。瘦羊肉洗净后，汆去血水沫，再洗净。将怀山药等四味用纱布包扎好，羊肉切成小长条块，生姜、葱白拍破。将中药、食物和粳米同时放入砂锅内，加清水适量，先烧沸，捞去浮沫，再下花椒、八角、料酒，改用文火，炖至肉烂为止。食时加胡椒粉、盐调味。

[**功　效**]补肾壮阳。用治肾阳不足、肾精亏损之耳鸣眼花、腰膝无力、阳痿早泄等。

3. 炒苦瓜子治阳痿

[**用　料**]苦瓜子、黄酒各适量。

[**制用法**]苦瓜子炒熟研末。黄酒送服，每次15克，每日3次，10天为一疗程。

[**功　效**]润脾补肾。用治阳痿、早泄。

4. 炖虫草鸡大补肾精

[**用　料**]冬虫夏草5枚，母鸡1只，盐、味精适量。

[**制用法**]将鸡开膛取出杂物，洗净，冬虫夏草放入锅内加水炖1个半小时，待鸡肉熟烂时下盐和味精少许。吃肉饮汤，日服2次，可连续服食3~5天。

[**功　效**]补肺，益肾。用治肾虚之阳痿、遗精及腰痛、腿软等。

5. 肝胆丸疗阳痿验方

[**用　料**]雄鸡肝4个，鲤鱼胆4个，菟丝子粉（中药）30克，鹌鹑蛋1枚。

[**制用法**]将鸡肝、鲤鱼胆风干，百日后研细，加菟丝子粉、鹌鹑蛋

清（蛋黄不用）拌匀，做成黄豆大药丸烘干或晒干。每日3次，每次1粒，温开水送服。

［功　效］补肾助阳。专治阳痿。

6. 苁蓉粥滋肾气补精血

［用　料］肉苁蓉15克，精羊肉60克，粳米100克，葱白2根，生姜3片，精盐适量。

［制用法］分别将精羊肉、肉苁蓉切细。先用砂锅加水煎肉苁蓉取汁，入羊肉、粳米同煮，待沸后加盐、葱、姜，煮成稠粥。秋冬季服用，每日1次，5～7天一疗程。

［功　效］滋肾益精，助阳滑肠。适用于肾阳虚衰之阳痿、遗精、早泄、腰膝冷痛、小便频数、夜间多尿、遗尿、女子不孕，以及平素体质羸弱、劳倦内伤、畏寒怕冷、四肢欠温、脾胃虚寒和老人便秘等。

注　本方出自《本草纲目》，是男女均宜的补而不燥、滋而不腻、和缓滋补药膳，连服多次，效果甚佳。

7. 山药桂圆炖甲鱼

［用　料］怀山药15～20克，桂圆肉15～20克，甲鱼（鳖、团鱼）1尾。

［制用法］先用沸水冲烫甲鱼，使其将尿排出，然后切开去掉内脏，洗净，再分切成小块。将甲鱼肉、甲壳、山药、桂圆肉放入炖盅内加水适量，隔水炖熟。喝汤吃肉，每周1次。

［功　效］补肾益脾，固精扶阳。用于肾虚之腰痛、耳鸣、阳痿、早泄及产妇乳少等。

8. 椰子饭补虚强壮

［用　料］椰子肉、糯米、鸡肉各适量。

［制用法］将椰子肉切成小块，加糯米、鸡肉，置大碗内加水蒸熟。当主食用，每日1次。

［功　效］补虚损，壮筋骨，益精髓。用于早泄、阳痿、四肢乏力、食欲不振、头晕困倦。

9. 韭菜炒羊肝温肾固精

［用　料］韭菜100克，羊肝120克，油、盐、酱油各适量。

［制用法］韭菜洗净，切成小段，羊肝切片。置旺火上爆炒，加调料

即成。每日 1 次，佐餐食用。

[功　效]温肾固精，补虚壮阳。适用于男子阳痿、遗精、盗汗，女子月经不调、经漏带下，以及遗尿，夜盲，角膜软化症。

10. 虫草炖甲鱼壮阳固精

[用　料]冬虫夏草 10 克，甲鱼 1 只（1 千克），红枣 20 克，料酒 30 克，盐、葱、姜、蒜各适量，鸡清汤 1 千克。

[制用法]将宰好的甲鱼切成四大块，放入锅内煮沸，捞出，割开四肢，剥去腿油，洗净。虫草洗净。红枣用开水浸泡。甲鱼放在汤碗中，上放虫草、红枣，加料酒、盐、葱节、姜片、蒜瓣和鸡清汤，上笼蒸（或隔水炖）2 小时后取出，拣去葱、姜即成。

[功　效]滋阴益气，温阳固精。用治遗精、阳痿、早泄、腰膝酸软、身倦乏力、痔疮、月经不调、白带多等。

11. 泥鳅枣汤治阳痿不举

[用　料]泥鳅 400 克，大枣 6 枚（去核），生姜 2 片。

[制用法]泥鳅开膛洗净，加水与枣、姜共煮，以一碗水煎煮至剩一半即成。每日 2 次，连服多日。

[功　效]补中益气，滋养强身。用治阳痿、遗精。

注　泥鳅与虾共煮汤食用，疗效更显。

12. 羊肉羹治肾虚阳痿

[用　料]羊肉 250 克，葱、姜、虾米各适量。

[制用法]将羊肉切片，同葱、姜、虾米焖至烂熟。食之，每日 1 次。

[功　效]益肾壮阳。用治阳痿、遗精。

13. 羊肉海参汤补虚壮阳

[用　料]羊肉、海参、盐、姜各适量。

[制用法]海参浸发洗净，切片，加调料，同羊肉煮汤。可连续食用。

[功　效]补虚损，壮肾阳。用治阳痿、遗精、腰酸腿软。

14. 焙狗阴茎治阳痿不举

[用　料]狗阴茎 3 件，黄酒适量。

[制用法]将狗阴茎用瓦焙干，研为细末。每服 3～4 克，用黄酒送下。

[功　效]补精髓，壮肾阳。用治阳痿久治不愈。

15. 附片炖狗肉温肾散寒

[用　料] 熟附片30克，生姜150克，狗肉1000克，葱、蒜各适量。

[制用法] 先煎熬附片2小时，然后放入狗肉、生姜、葱、蒜，一同炖烂。分多餐服食。

[功　效] 用治阳痿、夜多小便、畏寒、四肢冰冷等，对虚寒引起的支气管炎、慢性肾炎也有一定疗效。

注　患伤风感冒者禁食。

16. 鹌鹑蛋羊肉汤治阳痿不举

[用　料] 鹌鹑蛋2个，羊肉250克，盐少许。

[制用法] 先煮羊肉至八成熟，后打入鹌鹑蛋再煮，用时加盐。分2次吃完。

[功　效] 补肾温脾，壮阳填精。用治脾肾阳虚之阳痿、腰膝冷痛、饮食不振等。

17. 菟丝苁蓉酒治阳痿

[用　料] 菟丝子、肉苁蓉各25克，白酒（或米酒）1千克。

[制用法] 将两味中药共浸泡于酒内，7天后饮用。

[功　效] 补肾，益精，温阳。用治肾虚之阳痿不举、早泄、遗精等。

18. 海参羹治阳痿

[用　料] 水发海参100克，冬笋片20克，水发冬菇5克，熟火腿末3克，猪油3克，盐、料酒、味精、胡椒粉适量，葱、姜适量。

[制用法] 海参切丁，冬菇、冬笋切碎，猪油烧熟，放入葱姜末爆焦，倒入水，然后加入海参、冬菇、冬笋、盐、料酒、味精等，煮沸勾芡，倒入火腿末并洒上胡椒粉即成。

[功　效] 补肾益精。用治肾虚阳痿。

19. 白羊肾羹填精髓

[用　料] 肉苁蓉50克，荜茇10克，草果10克，陈皮5克，胡椒10克，白羊肾4个，羊脂200克，盐、葱、酱油、酵母粉各适量。

[制用法] 将白羊肾、羊脂洗净，放入锅内。将肉苁蓉、荜茇、草果、陈皮、胡椒用纱布包扎好，放入锅内，加水适量置于炉火上烧沸，水开后

改用文火炖熬，待羊肾熟烂时，下葱、盐、酱油、酵母粉，如常法做羹。

[功　效] 补肾温阳。用治阳痿、遗精、腰膝无力、脾虚食少、胃寒腹痛等。

20. 羊睾汤补肾治阳痿

[用　料] 新鲜羊睾丸1对，猪骨汤1碗，胡椒面、葱白、姜末、盐、香菜各适量。

[制用法] 羊睾丸去筋膜，切成薄片。烧锅置旺火上，倒入猪骨汤并加胡椒面、葱白、姜末、盐等煮开，放入羊睾丸煮5分钟，撒上香菜即成。

[功　效] 益肾壮阳。用治肾虚之阳痿、遗精、头晕目眩等。

21. 猪肝腰饭益肾补肝

[用　料] 猪肝50克，猪腰（猪肾）50克，大米100克，豉油、熟食用油、姜汁、白酒、白糖各少许。

[制用法] 将猪肝、腰剔去筋膜，切片，用豉油、熟食用油、姜汁、白酒、白糖浸泡，抓匀。大米焖饭，当水将尽时，将猪肝、腰片平摆在饭上，小火焖至熟，拌匀。食用。

[功　效] 补肝养血，益肾扶阳。用治肾亏虚损，肝虚血少而致的阳痿、遗精、腰痛及头晕眼花、面色苍白等。常人食用大补肝肾，增强体质。

22. 清炒虾仁治阳痿

[用　料] 虾仁250克，鸡蛋清1个，淀粉5克，盐少许，白汤30克，熟猪油适量，黄酒、味精、胡椒面少许。

[制用法] 虾仁、蛋清、盐、淀粉和匀。用熟猪油烧热锅，倒入和好的虾仁等。用筷子搅散成粒并至颜色变白时，倒入漏勺内沥去油。炒锅置旺火上，油10克烧热，倒入虾仁，再加黄酒、白汤、味精，煮沸勾芡，翻炒，撒上胡椒面即成。

[功　效] 温肾壮阳。用治肾虚引起的遗精、阳痿、早泄、头晕目眩、身体倦怠等。

23. 对虾酒治阳痿遗精

[用　料] 新鲜大对虾1对，白酒（60度）250毫升。

[制用法] 将虾洗净，置于瓷罐中，加酒浸泡并密封，约10天即成。

每日随量饮酒，待酒尽后，将对虾烹炒。单独食用或佐餐。

[功　效] 温阳填精。用治阳痿、遗精等。

24. 烫活虾壮阳

[用　料] 活虾 100 克，热黄酒半杯。

[制用法] 将活虾洗净，用滚热黄酒烫死。吃虾喝酒，每日 1 次，连吃 7 天为 1 疗程。

[功　效] 补肾壮阳。用治阳痿、遗精。

另方：小茴香 50 克，炒研末，生虾肉 150 克，捣和为丸。黄酒送服，每服 10 克，每日 2 次。治阳痿。

25. 海虾仁葱叶治阳痿

[用　料] 海虾仁 7 个，大葱叶（取粗绿含黏液多者为佳）3 条。

[制用法] 将虾仁装入葱叶内，晒干，轧成粉。每日服 2 次，茶水送下。

[功　效] 补肾益精，通阳利气。用治阳痿不举、早泄等。

26. 核桃鸭子疗肾虚

[用　料] 核桃仁 200 克，荸荠 150 克，老鸭 1 只，鸡泥 100 克，油菜末、葱、姜、盐、蛋清、味精、料酒、玉米粉（湿）、花生油各适量。

[制用法] 将老鸭宰杀去毛，开膛去内脏，洗净，用开水烫一下，装入盆内，加入葱、姜、食盐、料酒少许，上笼蒸熟透，取出晾凉后，将老鸭去骨，切成两块。另用鸡泥、蛋清、玉米粉、味精、料酒、盐调成糊，再把核桃仁、荸荠剁碎，加入糊内，淋在鸭子膛内肉上。将鸭子放入锅内，用干净温油炸酥，捞出沥去余油，用刀切成长条块，摆在盘内，四周撒些油菜末即可。

[功　效] 补肾固精，温肺定喘，润肠。适用于肾虚之咳喘、腰痛、阳痿、大便燥结、石淋等。

27. 鹿鞭炖鸡用治肾虚

[用　料] 鹿鞭（雄鹿的外生殖器）100 克，枸杞 15 克，肉苁蓉 20 克，巴戟 15 克，杜仲 15 克，熟地 20 克，龙眼肉 15 克，陈皮 5 克，生姜 5 片，嫩母鸡 1 只（以不超 800 克为佳），白酒适量。

[制用法] 先将鹿鞭切成薄片，用白酒浸泡至身软，然后配合上述中

药同放在砂锅内，放入母鸡，加水适量煮沸后，改用小火炖至鸡烂熟为度。吃鸡饮汤，连吃多次。

[功　效] 补肾益精。对男子房事过度引致的阳事不兴、夜尿频数，以及眼冒金花、耳鸣、腰膝酸痛、四肢乏力等，有很好的改善作用。

28. 鹿尾炖鸡补肾强身

[用　料] 鹿尾巴 25 克，北芪 20 克，党参 20 克，枸杞 20 克，桂圆肉 10 克，母鸡 1 只。

[制用法] 将母鸡开膛，去肠及内脏，洗净，连同五味中药放入大炖盅内，注下八成满开水，加盖，隔水炖 4 小时左右，便可调味吃。每隔 3 ~ 4 天吃 1 次，连吃多次，显效。

[功　效] 补肾益阳。对腰脊疼痛、阳痿、遗精、头晕耳鸣有疗效。

注　鹿尾巴略有腥味，如想避免此弊，可在炖制之前，先切成片，以姜汁酒拌匀（25 克鹿尾巴用 2 汤匙白酒，1 小块姜，姜拍碎），在烧热的锅内煸炒一遍，然后再与其他味一起炖。

29. 鹿肾粥补肾强身

[用　料] 鹿肾 1 对，粳米 100 克，姜、葱、食盐各少许。

[制用法] 将鹿肾剖开去脂膜，切细，与米共煮粥，并入姜、葱、盐等调料。空腹食之。

[功　效] 填精，壮阳。用治肾虚之耳聋耳鸣、腰酸腿软、步履无力及阳事不兴等。

30. 牛睾鸡蛋治肾阳虚

[用　料] 牛睾丸 2 个，鸡蛋 2 个，白糖、盐、豉油、胡椒粉、食用油各适量。

[制用法] 将牛睾丸捣烂，鸡蛋去壳，六物共拌均匀，锅内放少许食用油烧热煎煮。佐餐。

[功　效] 温补肾阳，生精益髓。用治冬季肾阳不足，症见畏寒怕冷、腰酸背痛、脚软无力、阳痿梦遗、困倦懒言、小便频数。

31. 牛鞭杞子汤治阳痿遗精

[用　料] 牛鞭（即公牛的生殖器）1 具，枸杞子 30 克，盐少许。

[制用法] 牛鞭洗净切段同枸杞子共炖熟，加盐。吃饮，分 2 次吃完。

[功　效] 补肾壮阳，收敛精气。用治体弱肾虚，症见腰膝酸软、遗

阳

痿

精、阳痿、夜尿多。亦可作老人调理补养食品。

32. 动物睾丸补肾温阳

[用　料] 猪或牛、羊、鸡的睾丸，酱油适量。

[制用法] ①煮吃：猪或牛、羊睾丸每次用 2 ~ 3 个，鸡睾丸每次用 10 个，稍微洗一下放入锅内，小火快煮，避免长时间沸煮，八成熟即可。趁热佐餐。②爆炒：牛或羊睾丸，先用开水煮，使收缩变硬，再剥去网状薄膜，割除大小导管，切片。佐料加重些，以压腥气。

[功　效] 补肾温阳。适用于男子精稀、精冷、阳痿、遗精等。

注　此方疗效理想，但应注意制作时避长时间高温。

33. 五味粥治男子五劳七伤

[用　料] 羊肾（羊腰子）3 对，羊肉 250 克，葱白 1 根，枸杞叶 500 克，大米 100 克。

[制用法] 羊肾去筋膜，切片。羊肉洗净切片，葱白切段，枸杞叶、大米洗净。按常法煮粥。食之，日用 1 次。

[功　效] 补肾益精，助阳事。用治男子五劳七伤等肾虚证。

二十七、 阳缩、 阳强

1. 白酒冲胡椒治阳缩

[用　料] 白酒（60 度以上）适量，胡椒 50 粒。

[制用法] 白酒用水温热，冲入轧碎的胡椒上。趁热服用。

[功　效] 除寒湿。用治阳缩。

2. 白酒煮虾椒治阳缩

[用　料] 白酒（60 度以上）适量，红尖辣椒 2 ~ 3 个，鲜虾 100 克。

[制用法] 先将辣椒、鲜虾用油炒熟，冲入白酒煮沸。趁热顿服。

[功　效] 益精气，祛寒湿。用治男子生殖器缩入不出。

3. 韭菜汁治男子生殖器缩入

[用　料] 鲜韭菜适量，白酒（60 度）100 克。

［**制用法**］将韭菜洗净，切碎，捣烂，绞取韭菜汁一杯，加入白酒蒸热。顿服。

［**功　效**］补肾助阳。用治阳缩，伴有面青唇白、汗出不止。

4. 烤老姜治阳缩

［**用　料**］老姜 1 块。

［**制用法**］去皮烤热。塞入肛门内，阳物即伸出。

［**功　效**］解表，温中。用治阳缩。

5. 热敷方治阴茎缩入

［**用　料**］老葱白 200 克，老白干（或二锅头）150 克。

［**制用法**］葱白洗净，切碎，入锅炒至极热，倒入白酒，拌匀。趁热将葱白酒糊敷于下腹部，待凉时加热再敷，数次即愈。

［**功　效**］活血，通阳。用治男子阴茎缩入，伴面青唇白、汗出如雨。

6. 韭菜子治阳物不痿

［**用　料**］韭菜子、补骨脂各 30 克。

［**制用法**］共研细末。每服 9 克，日服 3 次。

［**功　效**］滋补肾虚。用治肾虚兴奋所致之阳举有效。

　　注　据《名医类案》卷八载：一人玉茎不痿，精流不歇，时如针刺，捏之则胀，乃为肾满漏疾。经服上方治愈。

7. 桃仁粥治阴茎不倒

［**用　料**］桃仁 15 克，粳米 100 克。

［**制用法**］将桃仁捣碎，与粳米按常法煮粥食用。

［**功　效**］祛瘀血，通经络。用治外伤所致阴茎瘀血、胀痛，阳强不倒。

8. 百合粥治阳强不衰

［**用　料**］鲜百合 50 克，粳米 50 克，冰糖适量。

［**制用法**］粳米按常法煮作粥，待粥将熟时下百合及冰糖，稍顷即可起锅食用。日用 2 次，直至痊愈。

［**功　效**］滋阴补虚，益气安神。用治阴虚阳亢而致阳强不衰、烦躁不安、咽干口渴。

二十八、 遗尿

1. 羊肉鳔芪汤治遗尿

[用　料] 羊肉、鱼鳔、黄芪各适量。
[制用法] 共煎汤。每日早晚各服 1 次。
[功　效] 滋阴补气。用治阴虚遗尿。

2. 炖狗肉温肾补虚

[用　料] 狗肉 250 克，黑豆 50 克，盐、姜、五香粉、白糖各适量。
[制用法] 加水共煮熟。食用。
[功　效] 滋阴补肾。用治肾虚之遗尿、小便频数等。

3. 羊肚水治肾虚遗尿

[用　料] 羊肚（羊胃）1 个。
[制用法] 羊肚盛水令满，用线扎紧两端使不漏水，煮熟，取羊肚内之水。顿服。
[功　效] 补虚收敛。用治肾虚遗尿、尿频。

4. 大枣治神经性遗尿

[用　料] 大枣 1 千克（小枣加倍）。
[制用法] 每日 20 时许生吃大枣 8 枚，21 时准时上床睡觉，食后口渴不准喝水。服食期间不宜过度劳累、兴奋，避免着凉感冒，忌辛辣刺激性食物，连用 1 个月即可达到治疗目的。
[功　效] 健脾，补心。用治神经性遗尿。

5. 核桃仁汤温补肾阳

[用　料] 核桃仁 25 克，益智仁 20 克，怀山药 25 克。
[制用法] 共水煎。日服 1 剂。
[功　效] 用治肾虚小便频数、夜尿多。

6. 米酒炒鸡肠补肾治遗尿

[用　料] 鸡肠 2 副，米酒 25 克，葱、油、盐各少许。

[制用法] 将鸡肠剪开洗净，切成小段。锅内放油烧热下葱与鸡肠煸炒，待快熟时加入米酒、盐即成。

[功　效] 本方据《食医心镜》载，有补肾气、缩小便的功效，可用于治疗遗尿等。

7. 五味肚片治小儿老人遗尿

[用　料] 熟猪肚 250 克，枸杞 10 克，山药 10 克，党参 10 克，制附片 10 克，红枣 20 克，干荔枝 10 克，桂圆 20 克，白胡椒 3 克，冰糖 30 克，味精、盐、熟猪油适量。

[制用法] 将肚切成长方条块，同枸杞、党参、制附片、山药、红枣、桂圆、荔枝以及上述所有调料一同装入搪瓷盆内，加温水，下味精，盖上盖，隔水蒸半小时，至肚片软烂为止。

[功　效] 补脾益气，固肾缩尿。适于病后虚弱及小儿、老人遗尿等。

注　此方有香、甜、咸、鲜、辣之特点，故称五味肚片。

8. 补骨脂炖羊小肚暖丹田

[用　料] 补骨脂（草药）15 克，羊小肚（膀胱）200 克，盐、酱油适量。

[制用法] 将羊小肚洗净切成小块，同补骨脂加水清炖，以食盐等调味。饮汤食羊小肚。

[功　效] 有补肾壮阳、暖丹田、缩小便等功效。适于肾虚之小便频数清长、遗尿、遗精等。

9. 鸡肠饼补肾缩尿

[用　料] 公鸡肠子 1 具，面粉 250 克，香油 25 克，精盐、葱、姜、蒜各适量。

[制用法] 将鸡肠破开，洗净，放入锅内焙干，研成粉末。面粉与鸡肠粉共放入盆内，混合均匀，加水适量，和成面团。将面团放在案板上擀平，撒上葱、姜、蒜末、香油及盐，按烙饼常法烙熟即可。

[功　效] 补肾缩尿。适于中老年人尿频、多尿等。

10. 龙虱补肾活血治遗尿

[用　料] 活龙虱 5 只，油、盐各少许。

[制用法] 将活龙虱用开水烫死，晾干，以盐、油炒熟，去壳、翅、爪。食之。

［功　效］用治尿频、遗尿。

11. 乌鸡肉虫草汤补益脾肾

［用　料］乌鸡肉 100 克，冬虫夏草 15 克。

［制用法］两味共煮汤食用，可加少许盐调味。

［功　效］治疗肾虚所致的小便频数、遗尿、气短乏力。

12. 香菇炒肉片治小便失禁

［用　料］香菇 100 克，瘦猪肉 100 克，黄酒 5 克，香油、酱油、白糖、细盐、味精、食用油、淀粉各适量。

［制用法］香菇摘去蒂头，洗净，清水泡发。瘦肉切成薄肉片。另用小碗把黄酒、白糖、酱油、味精、盐、水、淀粉调成芡汁。食用油下锅后，把肉片和香菇同时下锅，旺火爆炒，炒熟后把芡汁倒下再翻炒，淋上香油食用。

［功　效］益气助食。用治小便失禁。

13. 韭菜子粥补肾止遗

［用　料］韭菜子 25 克，大米 100 克。

［制用法］共煮作粥。日食 1 次。

［功　效］补肾壮阳，固精止遗。用治肾虚遗尿、遗精。

14. 煮龟肉补肾虚止遗

［用　料］龟肉 250 克，鱼鳔 25 克，盐少许。

［制用法］共煮熟，加盐调味。食用。

［功　效］治疗肾虚之遗尿。

注　龟肉 250 克，小公鸡肉 150 克，共煮熟加盐调味食用，治老年人肾虚遗尿、尿多。

15. 金橘治虚寒性遗尿

［用　料］小金橘 49 个。

［制用法］将小橘晾 49 天（注意勿腐烂），用文火烤干，研末。日服 2 次，每次 6 克，白开水送下。

［功　效］温肺散寒。用治遗尿。

注　据《中医实用效方》介绍，保定市孙姓患者，女，自 6 岁起患遗尿至 16 岁，久治不愈，后服此方而获效。

二十九、 糖尿病 （消渴）

1. 黑木耳扁豆治糖尿病

[用　料] 黑木耳、扁豆等分。

[制用法] 晒干，共研成面。每次 9 克，白水送服。

[功　效] 益气，清热，祛湿。用治糖尿病。

注　糖尿病是主要因胰岛素不足而引起的以糖代谢紊乱、血糖增高为主的慢性疾病。早期无症状，晚期典型病例有多尿、多饮、多食、消瘦、乏力等症状。本病中医学属"消渴"范围。

2. 双瓜皮天花粉治糖尿口渴

[用　料] 西瓜皮、冬瓜皮各 15 克，天花粉 12 克。

[制用法] 加水煎服。每日 2 次，每次半杯。

[功　效] 清热，祛湿，利水。用治糖尿病之口渴、尿浊。

3. 糯米花汤治烦渴不止

[用　料] 糯米爆成的米花 50 克，桑根白皮 50 克。

[制用法] 水煎。日分 2 次服。

[功　效] 补中益气，清热。用治糖尿病之口渴。

4. 豇豆汤治糖尿病

[用　料] 带壳豇豆（干品）100 克。

[制用法] 水煎。每日 1 剂，吃豆喝汤。

[功　效] 益气，清热。用治糖尿病之口渴、小便多。

5. "烤金煮玉"治糖尿病

[用　料] 嫩笋、酱油、植物油各适量。

[制用法] 将嫩笋削皮切成长方片，用酱油浸泡一下即捞出。锅内放入植物油烧至八成热，下笋片煎炸成黄色即可。

[功　效] 益气，清热。用治糖尿病。

注　《备急千金要方》云："竹笋，味甘，微寒，无毒，主消渴，利水道，益气力，可久食。"

6. 菠菜根粥治糖尿病

[用　料] 鲜菠菜根 250 克，鸡内金 10 克，大米 50 克。

[制用法] 菠菜根洗净，切碎，加水同鸡内金共煎煮 30～40 分钟，然后下米煮作烂粥。每日分 2 次连菜与粥服食。

[功　效] 止渴，润燥，养胃。用治糖尿病。

7. 甘薯叶冬瓜汤治糖尿病

[用　料] 鲜甘薯叶 150 克，冬瓜 100 克。

[制用法] 加水共煎汤。每日分 2 次服。

[功　效] 清热，利尿。用治糖尿病。

8. 冷水茶治糖尿病

[用　料] 茶叶 10 克（以未经加工的粗茶为最佳，大叶绿茶次之）。

[制用法] 将开水晾凉，取 200 毫升冷开水浸泡茶叶 5 个小时即可。

[功　效] 用治糖尿病。

注　禁用温开水冲泡，否则失去疗效。

9. 煮玉米粒治糖尿病

[用　料] 玉米粒 500 克。

[制用法] 加水煎煮至粒熟烂。分 4 次服食，连服 1000 克。

[功　效] 清热，利尿，降低血糖。用治糖尿病尿味带甜、身有浮肿、尿量增多。

注　据《锦方实验录》介绍：患者袁某患糖尿病两年余，尿带甜味，身有浮肿，尿量增多，经中西医治疗无效，服此方而愈。又，王某，63 岁，患糖尿病数载，时好时犯，于 1967 年夏，手指肿胀。检验尿糖增多，嘱其每日煎服玉米粒 60 克，连服 1000 克后，手指松软，血糖降低。

胃寒者应少食。

10. 菠菜银耳汤治糖尿病

[用　料] 菠菜根 100 克，银耳 10 克。

[制用法] 水煎煮。日服 2 次。

[功　效] 滋阴润燥，生津止渴。用治糖尿病口渴或大便干燥。

11. 泥鳅荷叶治消渴

[用　料] 泥鳅鱼 10 条，干荷叶 3 张。

[制用法] 泥鳅阴干，去头尾，烧灰，碾为细末，与干荷叶（研末）同等量。每服 10 克，遇口渴时再服，日 3 次，服时用凉开水送下，以不思水为止。

[功　效] 补中，益肾，清热，祛湿。用治消渴饮水无度。

12. 炖白鸽加中药治消渴

[用　料] 白鸽 1 只，山药、玉竹各 50 克。

[制用法] 白鸽去毛及内脏，与两味中药共煮。食肉喝汤。

[功　效] 滋阴益肾，清热祛湿。用治消渴饮多、气短乏力。

13. 蚕蛹汤治糖尿病

[用　料] 蚕蛹 10 个。

[制用法] 水煎。日服 2 次。

[功　效] 止渴，益肾。治糖尿病。

注　清朝名医王孟英治消渴，常用缲丝汤，同此理。

14. 蒸鲜山药治糖尿病

[用　料] 山药 120 克。

[制用法] 将山药洗净蒸熟。饭前 1 次吃完，每日 2 次。

[功　效] 补脾止泻，补肾收摄。用治糖尿病之口渴、尿多、易饥。

15. 山药黄连汤治糖尿病

[用　料] 山药 25 克，黄连 10 克。

[制用法] 水煎服。

[功　效] 清热祛湿，补益脾肾。用治糖尿病之口渴、尿多、善饥。

16. 冬瓜皮白霜治口渴多饮

[用　料] 冬瓜 1 个。

[制用法] 用玻璃片轻轻刮下冬瓜皮上的白霜。用开水冲服，每次如弹丸大即可。症状重且久者，每日 2 次，连服 2~3 天；症状轻者服 1 或 2 次可愈。

[功　效] 清热润燥，补肾收摄。用治口干、口渴、多饮、多尿等。

注　据《锦方实验录》介绍，某患儿有此症已十余日，仅服 1 次，症状全消，连服 2 次痊愈。

17. 桃胶玉米须治糖尿病

[用　料] 桃树胶 15～25 克，玉米须 30～60 克。

[制用法] 两味加水共煎汁。日饮 2 次。

[功　效] 平肝清热，利尿祛湿，和血益气。用治糖尿病。

18. 姜末鱼胆汁治消渴

[用　料] 干生姜末 50 克，鲫鱼胆 3 个。

[制用法] 两味共调和成黄豆大小的药丸。每服 5～6 丸，以大米汤送下，每日 1 次。

[功　效] 清热平肝，燥湿和中。用治消渴。

19. 黄连鲇鱼涎治糖尿病

[用　料] 黄连末、鲇鱼涎各适量，乌梅 10～15 克。

[制用法] 用鲇鱼口里或身上的滑涎，同黄连末调和，捏成弹丸，晒干。每日 3 次，每次 7 粒，用乌梅煎汤送服。

[功　效] 清热，止渴。用治糖尿病。

20. 银耳玉竹汤治口干渴

[用　料] 白木耳（银耳）15 克，玉竹 25 克，冰糖 25 克。

[制用法] 将白木耳水发、洗净，与玉竹、冰糖同放砂锅内加水煮。每日饮汤 2 次。

[功　效] 滋阴，清热。用治胃阴不足所致的口干、口渴。

21. 姜盐茶汤治口渴多饮

[用　料] 鲜姜 2 片，食盐 4.5 克，绿茶 6 克。

[制用法] 煎汤 5000 毫升。分 3 或 4 次服饮。

[功　效] 清热润燥。用治口渴多饮、烦躁尿多。

22. 乌梅参枣汤解口渴

[用　料] 乌梅 8 枚，党参 50 克，大枣 15 枚，冰糖适量。

[制用法] 加水三碗共煎，水沸 20 分钟后，下冰糖再煎 10 分钟至汤微黏稠为度。每次服 3 汤匙，药可同食。

[功　效] 补益脾胃、生津止渴。用治口渴、气短音低，乏力等，或

用于体弱、手术后补养。

23. 冷敷法可止渴

[用　料] 冷毛巾 2 条。

[制用法] 将毛巾浸泡冷水中，拧干。一条毛巾包住整个脚板约 2～3 分钟。一条毛巾敷于喉咙处，稍待洗个冷水脸。

[功　效] 解口渴，安心神。糖尿病患者，通常在晚 11 时左右感到口渴难忍，采用冷敷法可使症状缓解。

注　根据中医理论，人的脚底有两个解渴的穴位。一是位于脚掌心的涌泉穴，一是位于小趾边鼓起处的无名穴。涌泉穴有促进肾脏调节体内水液的功能，而无名穴与喉咙有关，冷敷此二穴位，可起到调节经络，消除口渴的作用。

24. 枳椇粥功在除口渴

[用　料] 枳椇子 30 克，粳米 100 克。

[制用法] 先煎枳椇子，去渣取汁，后入米煮作粥。空腹食用，每日 2 次。

[功　效] 清热除烦。治热病后烦热口渴、二便不利，以及酒醉呕逆。

25. 地黄粥治热伤津液

[用　料] 鲜地黄 50 克（亦可用生地黄代），酸枣仁 30 克，粳米 100 克。

[制用法] 先将鲜地黄、酸枣仁水煎滤汁，以汁煮米作粥。随意服用。

[功　效] 滋肝益心，清热安神。用治热病后阴液已伤、烦热而渴、手中心热（夜间尤甚）、口干喜饮、大便干燥、失眠等。

26. 西瓜子粥治烦渴喜饮

[用　料] 西瓜子 50 克，粳米 30 克。

[制用法] 先将西瓜子和水捣烂，水煎去渣取汁，后入米作粥。任意食用。

[功　效] 清热养胃，生津止渴。用治烦渴喜饮。

27. 清蒸茶鲫鱼补虚止渴

[用　料] 鲫鱼 500 克，绿茶适量。

[制用法] 鱼去鳃及内脏，保留鱼鳞，鱼腹内填满绿茶，放盘中，上蒸锅清蒸，鱼熟透即成。淡食鱼肉，不加调料。

[功　效] 健脾祛湿，清热利尿。用治糖尿病饮水不止。

28. 鲜李子汁治消渴

[用　料] 鲜熟李子适量。

[制用法] 去核，将李子肉切碎，以纱布绞挤取汁。每饮 1 汤匙，每日 3 次。

[功　效] 清肝，生津，利水。用治消渴。

29. 猪脊汤治糖尿病

[用　料] 猪脊骨 1 具，大枣 150 克，莲子 100 克，木香 3 克，甘草 10 克。

[制用法] 猪脊骨洗净、剁碎，枣及莲子去核、心，木香、甘草用纱布包扎。同放锅内加水适量，小火炖煮 4 ~ 5 小时。分顿食用，以喝汤为主，亦可吃肉、枣和莲子。

[功　效] 滋阴，清热，健脾，行气。用治糖尿病口渴、善饥、尿频等。

30. 糖尿病偏方 13 首

方一

海蚌取肉，捣烂炖熟。每日数次温服。

方二

大田螺 20 个，养于清水盆中，漂去泥沙，取出田螺肉加黄酒半小杯，拌和，再以清水炖熟。饮汤，每日 1 次。

方三

鳕鱼去内脏，洗净，如常法烹熟或煮汤。服食（鳕鱼胰腺含丰富的胰岛素）。

方四

猪胰（牛、羊胰亦可）数具，洗净切碎焙干研细，装瓶备用。每饭前服 3 ~ 5 克，日服 3 次，连续用。

方五

猪胰 200 克，玉米须 30 克，水煎。分 2 次服用，每日 2 次。

方六

猪胰 1 具，加苡米 50 克或黄芪 100 克，水煎。服食，每日 1 剂，连用 10 天。

方七

兔1只，洗净，切块，同适量怀山药共煎浓汁，放冷。渴时即饮。

方八

芹菜500克，捣绞汁煮沸或用芹菜煎水适量。日服2次。

方九

鲜葱头100克洗净，开水烫过切细，加食用油少许调味。佐饭食之，每日2次。

方十

鲜柿叶洗净，以食盐浸渍。每日吃5～6片。

方十一

麦麸和粗制麦粉适量，鸡蛋1个，瘦肉100克剁成末，蔬菜剁碎，加油、盐调味，做成饼团或糊膏。当主食吃，不吃白米或精面。

方十二

蕹菜梗100克，玉米须50克，水煎。常服。

方十三

蘑菇。做菜或煮汁饮服，常用。蘑菇汤具有降血糖作用，常食蘑菇有益于改善糖尿病症状。

三十、 紫癜

1. 食大枣治疗紫癜

[用　料] 大红枣适量。

[制用法] 枣洗净。每日生吃3次，每次15～30个，连吃1周。

[功　效] 养阴生津。治过敏性紫癜、血小板减少性紫癜。

注　紫癜，以皮肤或黏膜内有渗出性出血为基本特征。病因为血小板减少或血管壁通透性增加。

2. 炖红枣猪蹄治紫癜

[用　料] 猪蹄1只，红枣20个。

[制用法] 加水共炖至极烂。每日1次，吃肉饮汤。

[功　效] 和血脉，润饥肤。用治紫癜、血友病、鼻衄、齿衄。

153

3. 藕节大枣煎治紫癜

［用　料］藕节 250 克，大枣 1000 克。

［制用法］将藕节洗净，加水适量煎至稠，再放入大枣，煎至熟。拣去藕节，吃大枣，可尽量服用，连续吃 3~5 个月。

［功　效］补血止血。治血小板减少性紫癜。

4. 藕节荞麦叶汤化瘀止血

［用　料］藕节 4 个，荞麦叶 100 克。

［制用法］水煎。连续饮用。

［功　效］凉血止血。治紫癜。

5. 鹿角胶补肾止血

［用　料］鹿角胶 15 克，黄酒半杯，红糖适量。

［制用法］鹿角胶是鹿角经煎熬浓缩而成的一种胶体物质。将鹿角胶加酒和水各半杯，于锅内隔水炖化后，调入适量红糖。日分 2 次服。

［功　效］补血止血。用治紫癜、牙龈出血。

注　鹿角胶以选用棕黄色半透明、光滑、无腥臊气味者为宜。凡阴虚火盛所致的大便干燥、尿黄、目赤以及外感、发热等患者忌用。

6. 花生米衣红枣汤治紫癜

［用　料］花生米衣 25 克，大枣 15 个。

［制用法］花生米浸泡搓下外衣，同枣共煎。每日早晚分 2 次服，7 天为一疗程。

［功　效］收敛止血。用治紫癜、鼻衄、齿衄、血友病等出血症。

注　花生米衣可使凝血时间缩短，其中所含的一种油类有效成分比花生米高达数十倍。据报道，用花生米衣治疗出血效果理想。

7. 柿叶花生米衣治紫癜

［用　料］柿叶（7~9 月采摘）5 克，花生米衣 15 克。

［制用法］柿叶浸于沸水中稍烫，捞出晾干（禁在阳光下晒），同花生米衣搓碎。温开水送服，连用 2 个月。

［功　效］止血消瘀。用治血小板减少性紫癜。

8. 羊胫骨大枣汤补血益肝

［用　料］羊胫骨 500 克，大枣 150 克。

[制用法] 将羊胫骨砸碎，洗净，加水煮约 1 小时，然后放入洗净的大枣再煮 20 分钟即成。日分 3 次服食，10 天为一疗程。

[功　效] 用治血小板减少性紫癜、贫血。

9. 红枣炖兔肉补气添血

[用　料] 兔肉 500 克，红枣 100 克，红糖适量。

[制用法] 将兔肉洗净，切块，同红枣、红糖共放锅内隔水炖熟。分 3 次服食。

[功　效] 用治过敏性紫癜、贫血。

10. 黄鱼鳔治紫癜

[用　料] 黄鱼鳔 150 克。

[制用法] 将黄鱼腹中白鳔洗净，放入锅内加水，用文火炖煨 1 日，要经常搅动使其熔化。全料分作 4 日量，每日 2 次分服，服时需再加热。

[功　效] 补气，止血。用治紫癜、鼻衄、齿衄等。

11. 炖猫肉治血小板减少性紫癜

[用　料] 猫肉 250 克，蒜 30 克，油、盐、味精适量。

[制用法] 将猫肉洗净切小块，大蒜剥去皮，同放炖盅内，加清水适量及油、盐、味精，隔水炖。服食。

[功　效] 猫肉补血。有治虚劳、风湿痹痛之功效。《江苏省中草药新医疗法资料选编》载，它能"治血小板减少性紫癜"。

12. 鱼鳞胶行瘀止血

[用　料] 鲤鱼或鲫鱼之鳞、黄酒、盐各少许。

[制用法] 将剥下之鱼鳞洗净，入开水锅中煮 3～4 小时，去渣后略加黄酒及盐调味，置于阴凉处约一昼夜即成胶状。切块食用，每日 150 克。

[功　效] 用治特发性血小板减少性紫癜。

三十一、 贫血， 血小板、 白细胞减少

1. 黑木耳枣汤治贫血

[用　料] 黑木耳 15 克，大枣 15 个，冰糖 10 克。

[制用法] 将黑木耳、大枣用温水泡发并洗净，放入小碗中，加水和冰糖。将碗放置锅中蒸约 1 小时。一次或分次食用，吃枣、木耳，饮汤。

[功　效] 和血养荣，滋补强身。治贫血。

2. 糙糯米粥治贫血

[用　料] 糙糯米（即半捣米）100 克，薏苡仁 50 克，红枣 8 枚。

[制用法] 按常法共煮作粥。每日早晚食用。

[功　效] 滋阴补血。用治贫血。

3. 龙眼肉补气血虚

方一

[用　料] 龙眼肉（即桂圆肉）15 克，当归 15 克，鸡半只。

[制用法] 先炖鸡至半熟，下龙眼肉、当归，共炖至熟。吃肉饮汤。

[功　效] 滋阴补血。用治老年气血虚弱、产后体虚乏力、营养不良引起的贫血等。

方二

[用　料] 龙眼肉 5 枚，莲子、芡实各 20 克。

[制用法] 水煎汤。于睡前顿服。

[功　效] 安神补血。治贫血。

4. 菠菜鸡蛋汤治贫血

[用　料] 菠菜 60 克，羊肝 100 克，鸡蛋 2 个，姜丝、盐各适量。

[制用法] 将菠菜洗净，切段，用沸水煮，水再沸放入羊肝、姜丝、盐，打入鸡蛋卧煮。日服 2 次。

[功　效] 补虚损，理气血。经常食用可治贫血。

5. 冻豆腐鸡蛋清治贫血

[用　料] 冻豆腐、鸡蛋清各适量。

[**制用法**] 将冻豆腐以温水暖软后挤出水分，放入鸡蛋清碗内挤吸令蛋清吸入，取出放于锅内蒸或烹。可随意食用之。

[**功　效**] 生津，补中。治贫血。

6. 蛋黄汤治缺铁性贫血

[**用　料**] 鸡蛋 2 个，盐少许。

[**制用法**] 将鸡蛋取黄去白，待水开后放入盐，将鸡蛋打散，倒入锅中煮熟。每日饮服 2 次。

[**功　效**] 补血。治缺铁性贫血。

7. 猪肚焙干治恶性贫血

[**用　料**] 全猪肚（猪胃）1 个。

[**制用法**] 将猪肚用盐水抓洗，去净油脂，切碎置于瓦上焙干，捣碎，研为细末，放于消过毒的瓶子内。每日服 2 次，每次 15 克，可连续服用 1 月余。

[**功　效**] 补虚劳，益血脉。治恶性贫血。

8. 羊胫骨粥治营养不良性贫血

[**用　料**] 羊胫骨（即羊的四肢长骨）2 根，红枣 20 个，糯米 100 克。

[**制用法**] 羊胫骨敲碎，加洗净的红枣和糯米煮作粥，日分 2 次服完，半个月为一疗程。

[**功　效**] 补虚损。治营养不良性贫血及血小板减少性紫癜。

9. 猪肉枣蛋汤治贫血

[**用　料**] 瘦猪肉 50 克，大枣 10 枚，鸡蛋（打入）1 个。

[**制用法**] 共煎煮。日服 2 次。

[**功　效**] 补益气血。适于贫血患者服用。

10. 猪皮汤治失血性贫血

[**用　料**] 猪皮 100～150 克，黄酒半碗，红糖 50 克。

[**制用法**] 以黄酒加等量清水煮猪皮，待猪皮烂熟调入红糖。每日 2 次分服。

[**功　效**] 滋阴养血。治失血性贫血症。

11. 猪蹄汤治贫血

[用　料] 猪蹄 1 只，花生仁 50 克，大枣 10 枚。

[制用法] 共煮熟食。

[功　效] 补虚补血。治贫血、紫癜、白细胞减少症。

12. 姜汁黄鳝饭补病后虚损

[用　料] 黄鳝 150 克，姜汁 20 毫升，大米 100 克，花生油、盐各少许。

[制用法] 黄鳝削皮去骨，洗净切丝，用姜汁、花生油、盐拌匀。待米饭蒸焖水干时，放鳝丝于饭面，小火盖严焖熟即成。

[功　效] 治病后虚损、贫血、消瘦、乏力。

13. 甜枣煨猪肘治血小板减少

[用　料] 猪肘 1000 克，冰糖 150 克，红枣 1000 克。

[制用法] 先将刮洗干净的猪肘放入锅内煮开，捞去浮沫取出晾凉。再另用锅加植物油少许烧热，放入冰糖，炒至熔化呈深红色，下猪肘翻炒呈红色，将红枣放入，加汤用微火煨烂，汁浓即成。食之。

[功　效] 补脾益胃，滋阴养血。对血小板减少者疗效理想。

14. 花生仁大枣治血小板减少

[用　料] 生花生仁（带红衣）10 个，大枣 4 个。

[制用法] 先将大枣煮熟，去核，汤备用。生花生仁与大枣共捣成泥状。每日 1 剂，枣汤送服。

[功　效] 治血小板减少性紫癜，有促进血小板升高、紫癜消退之功。

15. 牛蹄筋汤治白细胞减少

[用　料] 牛蹄筋 100 克，鸡蛋藤 30 克，补骨脂 12 克。

[制用法] 牛蹄筋洗净，切碎，加水先煎 20~30 分钟，再下两味中草药煎 20 分钟，去渣。饮汤，早晚 2 次分服。

[功　效] 调养血脉。用治白细胞减少及贫血。

16. 人胎盘补元气益精血

[用　料] 胎盘（健康产妇分娩的胎衣，中药名"紫河车"，是胎盘经

加工干燥而成）1个。

　　[制用法] 焙焦，研成细粉。每次服10克，每日2次，开水送服。

　　[功　效] 补益气血。用治体虚、严重贫血。

17. 海参生百脉之血

　　[用　料] 海参。

　　[制用法] 海参切片焙干，研细末。每服9克，日3次，温水送下。

　　[功　效] 补肾经，滋阴血。用治失血过多、贫血。

　　注　据《本草纲目拾遗》载，临安儒医盛天然语予云：曾往青山里视一妇人病，眼、鼻、耳、口、发根皆出血，下部亦然。其人已昏不知人，询其夫得症之由，数日前受惊而起，时天酷暑大旱，又中燥烈之气，至血溢奔腾，上下散出，即不救矣。诸医皆敛手无策，盛有叔曾于都中得一方，专治此症，幸尚记忆，遂急唤人取山泉一桶，烧酒一斤，扶妇起坐，裸其小腿，先以烧酒淋之，俟酒从踝下，即滴入水桶内。淋讫，然后将腿置水中，一饭顷，其上下血即止，妇亦苏，面色如粉。急叫人觅壮年乳妇，以乳哺之，再用海参半斤，切片焙为末，每次调服三钱，日三服。盖海参能生百脉之血，若失血过多，必须如此补之，其生血之功，捷于归、芍也。

18. 黄鱼白治疗再障

　　[用　料] 黄鱼白（即黄花鱼肚里的白脬）适量。

　　[制用法] 将黄鱼白焙干，研成细末。每服3克，每日3次。

　　[功　效] 大补元气，调理气血。治再生障碍性贫血、白血病、血小板减少性紫癜。

三十二、 出血

1. 乌贼骨粉治猝然吐血

　　[用　料] 乌贼骨。

　　[制用法] 焙干捣碎，研末。每次以米汤送服10克。

　　[功　效] 治猝然吐血，有止血作用。外用治创伤出血。

2. 芝麻茎叶治吐血

　　[用　料] 芝麻嫩茎叶100克，白糖适量。

[制用法] 水煎，去渣，加糖。饮服，每日 2 次。

[功　效] 清邪热，理胃气。用治吐血。

3. 鳖甲蛤粉熟地黄止吐血

[用　料] 鳖甲 50 克，蛤粉 50 克，熟地黄 75 克。

[制用法] 鳖甲、蛤粉同炒黄色，熟地黄晒干，共研成细末。每服 10 克，饭后茶水送下。

[功　效] 补阴益血。用治吐血不止。

4. 猪蹄茜草汤止血疗效佳

[用　料] 猪蹄 1 只，茜草 50 克，大枣 10 枚。

[制用法] 先煮猪蹄至八成熟，下茜草及枣共煮。日饮汤 2 次。

[功　效] 补益气血。用治鼻出血及便血。

5. 饮羊血止血

[用　料] 鲜羊血 1 小碗。

[制用法] 将羊血加热。顿服。

[功　效] 益气养血。用治吐血、衄血、产后余血攻心或下血不止等。

注　服何首乌、地黄诸补药者，应禁服羊血。

6. 菜油泡菜酸水治失血

[用　料] 菜油、泡菜酸水适量。

[制用法] 将两样调匀。服下即愈。

[功　效] 止血。

注　据《四川中医秘方验方》介绍，此方对止血，有立竿见影功效。

7. 西瓜子汤清热止血

[用　料] 西瓜子 100 克。

[制用法] 加水煎汤。每次饮 1 碗。

[功　效] 清热降火。用治吐血、牙出血、鼻出血、便血等。

8. 黄花菜汤止血

[用　料] 黄花菜（金针菜）25 克，茅根 25 克。

[制用法] 水煎。早晚各服 1 次。

[功　效] 清热，止血。用治咯血、吐血、衄血。

9. 藕片拌红糖治便血

[用　料] 白莲藕 500 克，红糖 120 克。

[制用法] 藕洗净，切片，加红糖拌食。

[功　效] 养阴，清热，止血。治便血。

10. 金针木耳治大便带血

[用　料] 金针菜（黄花菜）50 克，木耳 25 克，头发灰 10 克。

[制用法] 前两味加四碗水，煮至两碗，将头发灰冲入碗内。食菜饮汤。

[功　效] 清热，解毒。用治大便带血。

11. 荸荠汁治大便下血

[用　料] 荸荠汁大半盅，好酒半盅。

[制用法] 空腹服，每日 1 次，连服 3 日见效。

[功　效] 清热止血。治大便下血。

12. 金橘饼收敛止血

[用　料] 金橘饼 5 个，山楂 15 克，白糖 9 克。

[制用法] 金橘用糖腌作脯，名橘饼。将上三样加水煎 15 分钟。饮汁食渣。

[功　效] 收敛。用治大便下血。

注　据《食物疗法精萃》介绍，某患者 20 岁，每次大便下血，久治不效，后用此方而愈。

13. 丝瓜蔓治大便下血

[用　料] 丝瓜蔓、黄酒各适量。

[制用法] 丝瓜蔓煅成炭，研成细末。成人每服 2.5 克，小儿减半，每晚睡前热黄酒送服。

[功　效] 清热，止血。治大便下血。

注　据《中医验方汇选》介绍，此方百发百中，治愈率极高。

14. 高粱花治大便下血

[用　料] 高粱花 9 克，黄酒 9 克。

[制用法] 将高粱花焙干，研成细末。用黄酒送服。

[功　效] 止血，利水。治便后下血。

15. 绿豆芽治大便下血

[用　料] 绿豆芽、红糖、椿根白皮各120克。

[制用法] 加水两碗，煮成半碗。早晚分2次服，每日1剂。

[功　效] 清热，止血。用治便血。

注　据《浙江中医杂志》介绍，某患者便时滴血，多时达数十滴，少腹下坠且痛，日3～5次，久治不愈，面黄神疲，经服此方3剂血止。

16. 活鲫鱼治肠风下血

[用　料] 活鲫鱼1尾（以最大者为佳），五倍子末适量。

[制用法] 活鲫鱼去肠留鳞，将五倍子填满鱼腹，泥固煅存性，研为末。黄酒3克送服。

[功　效] 涩肠，下气，止血。用治肠风便血。

注　肠风，中医学病名。多因风热或湿热蕴结大肠，损伤阴络所致。常见大便下血如溅，其色鲜红，舌红脉数等症。治宜清化湿热，凉血止血。

17. 荔枝汤治大便下血

[用　料] 荔枝6个，核桃仁6个，大枣肉6个，黑茶叶9克，椿根白皮9克。

[制用法] 水煎。代茶饮用。

[功　效] 补血生津。用治非痔性大便下血。

注　据《中医实用效方》介绍，此方系贾舜卿大夫家传秘方，屡试屡验，疗效可靠。

18. 蜂蜜木瓜粉清热止血

[用　料] 蜂蜜、木瓜粉各6克。

[制用法] 先用开水将蜂蜜溶解，再入木瓜粉调服。早晚各1次，连续服用有效。

[功　效] 用治大便下血。

19. 蒸食龙眼肉养血安神

[用　料] 龙眼肉（桂圆肉）150克。

[制用法] 用锅蒸熟。日分2次食用。

[功　效] 止血镇痛。用治大便下血。

注　据《医学衷中参西录》介绍，一童子六七岁，大便下血，数日服药无效，用此方旬日而愈。

20. 炒豆腐渣治长期便血

[用　料] 豆腐渣、红糖、食用油各适量。

[制用法] 锅中放入少许食用油，油热将豆腐渣倒入翻炒至焦脆，晾干，研细。每服15克，每日2次，用红糖水送下。

[功　效] 宽中益气，清热止血。用治长期便血，久治不愈者。

21. 鲜蚕豆叶治大便下血

[用　料] 鲜蚕豆叶（或蚕豆荚壳）100～150克，红糖适量。

[制用法] 水煎后加红糖调匀。每日2次分服。

[功　效] 止血。用治大便下血。

22. 黑芝麻治便血

[用　料] 黑芝麻500克。

[制用法] 将黑芝麻蒸熟。每次吃50克，早晚空腹吃2次。

[功　效] 养阴补虚，收敛止血。用治便血。

注　据《中医效方精选》介绍，某患者大便下血，日久不愈，服此方后立见功效。

23. 干柿灰治脏毒下血

[用　料] 干柿。

[制用法] 将柿晾干烧成灰。每次饮服6克，每日2次。

[功　效] 解热毒、止血。用治脏毒下血。

注　据《本草纲目·果部》第三十卷介绍："刘某脏毒下血，凡半月，自分必死。后得一方干柿烧灰，饮服遂愈。又，曾某之子，病下血十年，亦用此方一服而愈。"

24. 生吃花生米止血

[用　料] 生花生米150～250克。

[制用法] 将花生米淋水阴湿则嚼时省力。日分3次吃完，连服1周为一疗程。

[功　效] 补益，止血。治疗血友病。

25. 山楂黑豆汤治疗坏血病

[用　料] 山楂、黑豆、白糖各120克，黄酒60克。

[制用法] 先将黑豆、山楂捣碎，加水三碗下入白糖与黑豆、山楂共煎，沸后 20 分钟再下黄酒见沸即成。顿服。

[功　效] 除热化瘀，活血解毒。治坏血病。

26. 猪皮煮红枣治血友病

[用　料] 猪皮 250 克，红枣 15 枚。

[制用法] 洗净共煮至稀烂。每日 1 剂吃饮。

[功　效] 治血友病、紫癜、鼻衄、齿衄。

27. 藕梨等五汁养阴止血

[用　料] 鲜藕 1000 克，鲜梨 500 克，生荸荠 500 克，甘蔗 500 克，鲜生地 250 克。

[制用法] 洗净后，共捣烂绞取汁。每服 1 小杯，每日 3 ~ 4 次。

[功　效] 凉血止血。治血友病、鼻衄、齿衄、咯血等。

三十三、 癫痫

1. 乳犬猪肚硫黄汤治癫痫

[用　料] 乳犬（未断奶者）1 只，硫黄 15 克，猪肚（猪胃）1 个，盐适量。

[制用法] 将硫黄研为细末，装入纱布袋内扎好。乳犬去毛及内脏，洗净。将硫黄放入犬腹中，再将犬放入猪肚内，加水、盐炖烂。分 3 ~ 4 次空腹食下。

[功　效] 补肾温阳，活血息风。用治羊痫风。

2. 炖羊脑杞子治癫痫

[用　料] 羊脑 1 副，枸杞子 30 克，酱油、味精适量。

[制用法] 加清水与调料，以文火炖煮。顿服。

[功　效] 补肾益精，养血祛风。用治癫痫及血虚头痛、眩晕。

3. 蚯蚓煨黄豆止痉挛

[用　料] 蚯蚓干 60 克，黄豆 500 克，白胡椒 30 克。

[制用法] 将上物放入锅内，加清水 2000 毫升，以文火煨至水干，取出黄豆晒干，存于瓶内。每次吃黄豆 30 粒，日用 2 次。

[功　效] 祛风，镇静，止痉。可用于癫痫病的辅助治疗。

4. 猪心朱砂川贝安神定惊

[用　料] 猪心 1 个，朱砂、川贝各 15 克。

[制用法] 将猪心用黄泥裹好，焙干，去泥研末。另取朱砂、川贝捣碎，研末。共拌匀。每次服 15 克，开水送下。

[功　效] 益心补血。用治羊痫风。

5. 山药青黛粉治癫痫

[用　料] 山药 2 克，青黛 0.3 克，硼砂 1 克。

[制用法] 将山药晒干，与青黛、硼砂共研成末。每服 3 克，日服 3 次。

[功　效] 清热化痰。用治癫痫。

6. 白矾散治羊痫风

[用　料] 净白矾。

[制用法] 将白矾研成细粉，备用。成人每次服 3~4.5 克，每日早晚饭后、睡前各服 1 次，温开水冲服。

[功　效] 清热解毒。用治羊痫风。

注　据《福建中医药》1962 年第 7 卷第 6 期报道：施某，男，22 岁，患本病已 3 年。发作时突然晕倒，人事不知，10 分钟后，口涌痰涎，渐渐苏醒，每日发作一两次，或 3~6 日发作 1 次。经连服此方 3 个月，3 年未复发。

7. 甘麦枣汤治癫痫

[用　料] 甘草 30 克，小麦 30 克，红枣 10 枚。

[制用法] 水煎服。早晚空腹各 1 次。

[功　效] 养心安神，除烦宁神。用治癫痫。

注　据介绍，此方为东汉张仲景在《金匮要略》中用来治疗妇人脏躁证方。近年来，医家采用此方治疗癫痫，取得了良好效果。癫痫患者服药后，发作时症状明显减轻，精神症状得以稳定，发病次数显著减少。

8. 无毛羊胎治痫症

[用　料] 肚剥羊羔 2 只。

[制用法] 焙干，研成末。用黄酒送服，每次 9~15 克，每日 1 次。

[功　效] 治羊痫风。

注　据《山西医药技术资料选编》介绍：张某，男，35岁，患羊痫风十几年。发作时突然昏倒、四肢抽搐、面色苍白、口吐涎沫、声似羊鸣，影响劳动。服用肚剥羊羔2只，痊愈。

9. 红白血砂粉治癫狂

[用　料] 猪心1个，朱砂3克，白朱砂（研细粉）3克。

[制用法] 猪心取其血滴于碗内，将两味朱砂同猪心血调匀。分3次服下。

[功　效] 补血脉，解邪热，安心神。用于癫狂初期。

注　据《河北中医中药医药集锦》介绍：董某，女，21岁。患此症，时哭时笑，如见鬼神，狂言乱语，不避亲疏，服此药3剂而愈。又，张某，女，17岁。患此症年余，胡言乱语，夜不成寐，服此药3次亦愈。

10. 羊苦胆治小儿癫痫

[用　料] 蜜蜂9只，羊苦胆1个，黄酒适量。

[制用法] 将蜜蜂装入羊苦胆内，外用黄表纸包七八层，再以绳扎好，泥土封固，置木炭火上烧烤半小时，去掉泥土后研细末。以黄酒适量冲服，小儿每次3~6克。

[功　效] 清热解毒、强心安神。用治小儿癫痫。

11. 橄榄方凉肝镇惊

[用　料] 橄榄500克，郁金250克，明矾250克。

[制用法] 橄榄捣烂，同郁金加水适量煮成浓汁，去渣后再微火浓煎2次，过滤后加明矾，收成膏。每次1匙，温水送服，每日2或3次。

[功　效] 行气解郁。用治小儿癫痫。

12. 蓖麻根治羊痫风

[用　料] 蓖麻（红茎红叶）根100克，鸡蛋2个，黑醋适量。

[制用法] 将鸡蛋破壳煎煮，再入黑醋、蓖麻根共煎。每日1剂分服，连服数日。

[功　效] 安心神、通经络。用治羊痫风。

13. 羊脑龙眼肉治羊痫风

[用　料] 羊脑2个，龙眼肉25克。

[制用法] 加水共炖熟。吃饮。

[**功　效**] 养血祛风。用治羊痫风，症见发作时昏倒、牙关紧闭、口吐白沫、不省人事。经常服食有效。

14. 红茶明矾丸治羊痫风

[**用　料**] 红茶 500 克，明矾 500 克，糯米 100 克。

[**制用法**] 先将糯米加水少许煎煮，待米开花后取汁，备用。红茶及明矾捣碎，研为细末，用糯米汁调匀捏成丸如小豆般大。发病前服 49 粒，浓茶水送下。

[**功　效**] 凉肝胆，除烦躁。用治羊痫风。

15. 橄榄膏治羊痫风验方

[**用　料**] 鲜橄榄（即青果）2500 克。

[**制用法**] 将橄榄去核，捣碎，以文火煮 5～6 小时，去渣，再熬至膏状即成。早晚各服 1 汤匙，白水冲服。

[**功　效**] 清热，凉肝，止惊，镇静。用治羊痫风。

注　据《中医验方精选》介绍，某女患羊痫风 10 余年，服此方 3 剂而愈。

16. 炖团鱼治癫痫

[**用　料**] 团鱼（鳖）1 只，油、盐、酱油各适量。

[**制用法**] 将团鱼宰杀去壳及内脏，切块，洗净，沥尽水。锅置火上加入油烧热，下鱼块煸炒，放入盐和酱油稍炖开，再加热水适量，俟水沸后改用文火炖，待团鱼肉烂即成。在发病前服用，每日 1 只，连服 7 天。吃肉饮汤。除感觉发热外，无其他反应。

[**功　效**] 益气，补虚，除湿热。用治湿热郁滞的羊痫风。

17. 黄瓜藤汤治羊痫风

[**用　料**] 黄瓜藤（蔓）100 克。

[**制用法**] 洗净加水煎汤。分 2 次服。

[**功　效**] 清热息风。用治羊痫风。

18. 酒精烧鸡蛋治羊痫风

[**用　料**] 酒精 100 克，鸡蛋 2 个。

[**制用法**] 将上两味放入大铁碗内，燃酒烧蛋，不时翻动鸡蛋，使蛋熟匀，待酒干后去蛋壳。每早空腹食用，连续服用 1 个月。

[**功　效**] 补虚损，理气血。用治羊痫风。

19. 鸡心血疗惊痫

[用　料] 公鸡9只，白及9个，黄酒适量。

[制用法] 公鸡杀死取出鸡心，将鸡心血挤压出来，放于碗内，再将研成细末的白及粉倒入碗内，同捣为泥。分为2次服，每次以黄酒60克为引，2天内服完。

[功　效] 解热毒，疗惊痫。用治羊痫风。

注　鸡血治病以乌鸡、白鸡血为佳，3年雄鸡血最良。服用此方时，若患者神志不清时，切勿服用。服用后忌食辛辣、烟、酒等刺激性食物。

20. 白鸽心治羊痫风

[用　料] 白鸽子2只。

[制用法] 将鸽子宰杀取心。发作前一次生吃，2次可愈。

[功　效] 补虚镇惊。用治羊痫风。

注　据《中医效方精选》介绍，保定一妇患此症多年，每日发作，吃本方1次，1年余未发作。

21. 猪脑治似痫非痫

[用　料] 猪脑1个，冬虫夏草3克。

[制用法] 猪脑（剔去红筋不用），同冬虫夏草炖熟。食脑饮汤，每日服1或2次。

[功　效] 补脑髓，除脑中邪热，理虚通窍。用治似痫非痫症。

注　据《浙江中医》1959年7月刊介绍：张某，约十岁，得一疾，日发3～5次。发时目瞪口张，神呆不语，不仆跌，不流涎，似痫非痫。多方求诊，或作痫治，不效。遂用此方，数日竟愈。

22. 盐醋治精神失常

[用　料] 食盐、食醋适量。

[制用法] 锅热放入食盐煅变色，以少许醋烹之，取出轧成细粉。开水送服。

[功　效] 清热解毒。用治精神失常。

注　据《中医杂志》1959年第6期李聪甫报道：一梅姓妇人，年四十余，因与其夫口角，其夫出言对她刺激太甚，忽然精神失常，狂笑不止。家人惶急，不知所措。嘱用食盐一团，放在菜刀上，用炭火煅赤醋淬，取出擂细，开水冲服，顿时涌吐痰涎黏液极多，狂笑乃止。

三十四、 神经衰弱

1. "延"字茯苓梅花银耳补心安神

[用　料] 茯苓 15 克，银耳 50 克，鸽蛋 20 个，味精 15 克，料酒 15 克，鸡油 15 克，淀粉 25 克，盐少许，鸡汤适量。

[制用法] 将茯苓研末成粉，兑入 50~70 毫升水，在砂锅内熬煮 20 分钟，除去沉淀杂质待用。银耳用温水发好，洗净去根待用。鸽蛋洗净，打入抹好油的梅花模子内，同时将银耳镶在鸽蛋上，蒸 1~2 分钟取出放盘内待用。锅烧热放油，加入鸡汤、调料和煮好的茯苓汁液，滚几开后，勾芡并加鸡油，淋于银耳上即成。

[功　效] 补心安神，健脾除湿，利尿消肿，润肺补肾，生津止咳。适用于失眠健忘、头晕眼花、脾胃不合泄泻、肾炎水肿等。

注　本菜系听鹂馆寿膳堂滋补药膳之一。听鹂馆寿膳堂，原是为慈禧做寿的宴会处所。菜点要求既要精美，又要确有非常的营养和滋补功能，就连菜名也都带有延年益寿的吉祥意味儿，诸如"万寿无疆"席、"延年益寿"席等。"延"字茯苓梅花银耳，就是"延年益寿"席中的一道菜。见《食品科技》1983 年第 11 期介绍。

2. 玫瑰花烤羊心补心安神

[用　料] 鲜玫瑰花 50 克（干品 15 克），盐 50 克，羊心 500 克。

[制用法] 先将玫瑰花放在小锅中，加入食盐和适量水煎煮 10 分钟，待冷备用。羊心洗净，切作块，用竹签串在一起后，蘸玫瑰盐水反复在火上烤，嫩烧即可。趁热食用。

[功　效] 养血安神。用治心血亏损所致惊悸失眠。

3. 豆豉酱猪心补心安神

[用　料] 猪心 1000 克，葱、姜、豆豉、酱油、面酱、黄酒各适量。

[制用法] 猪心洗净，放锅内，入葱等全部调料，加水小火煨炖，熟烂后，收汁。待凉，用刀将猪心切成片，摆在盘内。佐餐。

[功　效] 补虚益血，镇静安神。适于心血亏损所致心悸失眠、忧烦等症患者食用。

4. 桂圆酒治神经衰弱

[用　料] 桂圆肉 250 克，白酒（60 度）400 毫升。

[制用法] 桂圆肉切碎，装入瓷瓶中，以酒浸泡 15～20 天。每日 2 次，每次服 10～20 毫升。

[功　效] 补心脾，治神衰。用治神经衰弱之失眠、健忘、心悸等。

5. 糯米苡仁粥治神经衰弱

[用　料] 糯米（捣半碎）100 克，苡仁 50 克，红枣 10 个。

[制用法] 按常法煮作粥。每日 1 次。

[功　效] 补中，益气，安神。用治神经衰弱。

6. 大枣葱白汤治失眠

[用　料] 大枣 15 个，葱白 8 根，白糖 5 克。

[制用法] 用水两碗熬煮成 1 碗。临睡前顿服。

[功　效] 补气安神。用治神经衰弱之失眠。

注　临睡前用热水烫脚，多泡些时间，水凉再加热水，随烫随饮大枣葱白汤，疗效更好。同法改用冲鸡蛋汤热饮，亦有功效。

7. 蝗虫粉补虚治失眠

[用　料] 蝗虫。

[制用法] 蝗虫去足、翅，焙燥研粉。每日服 10 克，分 2 或 3 次饭后服。

[功　效] 用治神经衰弱、肺结核、咳喘等。

8. 茯神粥宁心安神

[用　料] 茯神末 50 克，粳米 100 克。

[制用法] 先将粳米煮作粥，临熟，下茯神末同煮食之。

[功　效] 养心安神。用治睡不实，欲睡不得睡。

9. 半夏秫米粥治失眠

[用　料] 制半夏 10 克，秫米 25 克。

[制用法] 水煎。日服 1 次。

[功　效] 和胃、化浊。用于失眠伴有消化不良，用一般安神药无效者。

10. 食醋镇静安神

[用　料] 醋（陈醋或香醋）。

[制用法] 用 10 毫升食醋，调在一杯温开水中喝下。每日睡前 1 小时

饮用。

[功　效] 食醋能诱发机体产生一种叫 5-羟色胺的物质，有良好的镇静催眠作用。

注　有消化性溃疡、胃酸过多者忌用。

11. 猪肉怀山药汤治神经衰弱

[用　料] 瘦猪肉 50 克，怀山药 10 克，枸杞 10 克。
[制用法] 共煮。饮汤，日服 1 次。
[功　效] 养血安神。用治神经衰弱。

12. 虾壳枣仁汤治神经衰弱

[用　料] 虾壳 25 克，酸枣仁 15 克，远志 15 克。
[制用法] 共煎汤。日服 1 剂。
[功　效] 安神镇静。用治神经衰弱。

13. 百合猪肉汤治神经衰弱

[用　料] 百合 50 克，瘦猪肉 200 克，盐少许。
[制用法] 瘦猪肉切成小块，与百合加盐共煮烂熟，顿服。
[功　效] 清热润肺，养血安神。用治神经衰弱之失眠，肺结核之低热、干咳、气促等。

14. 大葱治失眠

[用　料] 大葱（取白）150 克。
[制用法] 将大葱白切碎放在小盘内，临睡前把小盘摆在枕头边，便可安然入梦。
[功　效] 用治神经衰弱之失眠。

15. 桑椹糖水治神衰失眠

[用　料] 鲜桑椹 100 克，冰糖 10 克。
[制用法] 加水共煎煮。以糖调饮。
[功　效] 补肝益肾。用治神经衰弱之失眠、习惯性便秘等。

注　据《随息居饮食谱》说，此方还有滋肝肾、充血液、祛风湿、健步履、熄虚风、清虚火等功效。

16. 黄酒核桃汤治神经衰弱

[用　料] 黄酒 50 毫升，核桃仁 5 个，白糖 50 克。

[制用法] 将核桃仁与白糖放入罐中共捣为泥，放入锅中，下黄酒调匀，以小火煎煮 10 分钟即成。每日 2 次，连用 3 天。

[功　效] 益气养阴安神。用治神经衰弱之失眠、头痛等。

17. 核桃芝麻丸温补肝肾虚

[用　料] 核桃仁、黑芝麻、枸杞子、五味子、杭菊花各等分，蜂蜜适量。

[制用法] 共捣烂，研为细末，炼蜜为丸，每丸重 15 克。每次 1 丸，每日 3 次，空腹服。

[功　效] 滋阴，清热。治疗头晕、眼花、失眠。

18. 鹌鹑蛋治神经衰弱

[用　料] 鹌鹑蛋、白糖适量。

[制用法] 将鹌鹑蛋打破倒入碗中，调匀，用滚开水冲之，服时加白糖。每日早晚各冲 1 个鹌鹑蛋，连续服用。

[功　效] 养心安神。用治神经衰弱。

19. "不觅仙方觅睡方" 9 首

方一

[用　料] 鲜百合 50 克，生、熟枣仁各 15 克。

[制用法] 鲜百合用清水浸泡一夜。取生、熟枣仁水煎去渣，用其汁将百合煮熟。连汤吃下。

[功　效] 长食清心安神。用治神经衰弱和更年期综合征，适于年老少寐者服食。

方二

[用　料] 鲜百合 80 克，蜂蜜适量。

[制用法] 鲜百合与蜂蜜拌和，蒸熟。睡前食。

[功　效] 养阴除烦。用治虚烦不眠。

方三

[用　料] 蜂蜜 50 克。

[制用法] 温开水一杯加蜂蜜调和。睡前顿服。

〔功　效〕养心安神。主治心阴不足所致的失眠多梦。

方四

〔用　料〕莲子青心 2 克。

〔制用法〕用开水浸泡。当茶饮。

〔功　效〕清心开胃。主治心烦失眠、食欲差。

方五

〔用　料〕莲子 30 个，盐少许。

〔制用法〕莲子水煎，加盐。每晚睡前饮服，连续服 3～4 天。

〔功　效〕养心、补肾。

方六

〔用　料〕葵花子 30 克。

〔制用法〕葵花子去壳。嚼服。

〔功　效〕用治失眠。

方七

〔用　料〕大枣 30 克，淮小麦 30 克，炙甘草 10 克。

〔制用法〕加水共煎。饮用。

〔功　效〕用治情志抑郁或思虑过度，心脾受损引起的心烦不寐。

方八

〔用　料〕啤酒半瓶。

〔制用法〕每晚睡前半小时饮，连饮数周。

〔功　效〕用治失眠。

注　据《中国食品》1984 年第 1 期介绍，有人试用本法，可着枕即睡，通宵熟睡。

方九

〔用　料〕热牛奶 1 杯。

〔制用法〕每晚睡前顿服，可连续使用。

〔功　效〕用治失眠。

注　据美国《科学文摘》报道，牛奶是理想的滋补品，其中含有一种色氨酸，具有催人入睡的作用。

20. 猪心大枣治血虚心悸

〔用　料〕猪心 1 个，大枣 15 克。

〔制用法〕猪心带血破开，放入大枣，置碗内加水，蒸熟。食之。

〔功　效〕安神定惊。治血虚心悸。

21. 龙眼黑枣丸治神经衰弱

[用　料] 龙眼肉（即桂圆肉）120 克，大黑枣 250 克。

[制用法] 将两味去核，洗净，共捣为泥捏丸，每丸重 9 克。每服 1 ~ 2 丸，日服 3 次，淡盐水送下。

[功　效] 养血安神。用治气虚心悸、怔忡不安、夜不能寐。

22. 龙眼莲芡汤治神经衰弱

[用　料] 龙眼肉 4 ~ 6 枚，莲子、芡实各 20 克。

[制用法] 水煎汤。于睡前服，连服 3 ~ 5 天。

[功　效] 补血安神。用治神经衰弱之心悸、自汗盗汗、夜不能寐等。

23. 山药炖腰花养血益气补肾

[用　料] 猪腰 500 克，山药 20 克，当归 10 克，党参 20 克，油、盐、酱油、醋、葱、姜各适量。

[制用法] 将猪腰对半剖开，去网膜及导管，洗净。加入山药等三味中药清炖至熟。将猪腰取出晾凉，切成腰花装盘，浇上调料即成。

[功　效] 补益气血。用治气血不足之心悸气短、失眠、自汗等。

24. 酸枣仁粥疗心悸失眠

[用　料] 酸枣仁 15 克，粳米 100 克。

[制用法] 酸枣仁炒黄研末，备用。将粳米洗净，加水煮作粥，临熟，下酸枣仁末，再煮。空腹食之。

[功　效] 宁心安神。用治心悸、失眠、多梦。

25. 糖渍龙眼养心安神

[用　料] 鲜龙眼 500 克，白糖 50 克。

[制用法] 将鲜龙眼去皮和核，放入碗中，加白糖，上笼蒸，晾 3 次，致使色泽变黑。将变黑的龙眼拌白糖少许，装入瓶中即成。每次服龙眼肉 4 粒，每日 2 次。

[功　效] 养心安神。适用于病后体弱及心血不足所致的失眠、心悸、健忘等。

26. 龙眼枣仁饮治神经衰弱

[用　料] 龙眼 15 克，酸枣仁 6 克。

[制用法] 开水冲沏。当茶饮，每晚服用。

[功 效] 养血安神。用治神经衰弱引起的失眠、心慌、记忆力减退等。

27. 龙眼定心汤治心悸

[用 料] 龙眼肉 50 克，酸枣仁（炒、捣）25 克，柏子仁、生龙骨、生牡蛎（捣细）各 20 克，生乳香、生没药各 5 克。

[制用法] 上述各味加水共煎。日服 1 次。

[功 效] 养心安神。用治心悸。

28. 龙眼定魂汤补心血虚

[用 料] 龙眼 30 克，酸枣仁（炒、捣）20 克，生牡蛎、生龙骨（捣细）各 25 克，清半夏、茯苓各 15 克，生赭石（捣细）20 克。

[制用法] 水煎。日服 1 剂。

[功 效] 潜阳降逆，宁心安神。用治心惊、心悸、失眠。

29. 党参猪心汤治多梦失眠

[用 料] 猪心 1 个，党参 15 克，丹参 10 克，北芪 10 克。

[制用法] 将党参等三味药用纱布包好，加水与猪心共炖熟。吃肉饮汤，日服 1 次。

[功 效] 养心安神。用治神经衰弱及气血虚弱引起的心悸、多梦、失眠等。

30. 炖猪心朱砂安神定惊

[用 料] 猪心 1 个，朱砂 15 克。

[制用法] 将猪心洗净挖一深孔，把朱砂纳入，用线绳捆紧，防止朱砂外溢，然后放入水锅内煮烂。吃肉饮汤，分 2 次吃完。

[功 效] 安神定魄。治心悸、惊恐不安。

31. 银耳太子参补气补血

[用 料] 银耳（白木耳）15 克，太子参 25 克，冰糖适量。

[制用法] 水煎。饮用。

[功 效] 益气，养阴，安神。用治心慌气短。

32. 柏子猪心养心安神补血

[用 料] 柏子仁 15 克，猪心 1 个，葱、姜、盐、料酒、味精各适量。

[**制用法**] 将猪心洗净放入碗内，用刀将猪心中间开一孔，纳入柏子仁。锅内加水放入盛有猪心及上述调料的碗，隔水炖约 1 小时。取出猪心，去柏子仁，将猪心切片。吃肉饮汤，日用 2 次。

[**功　效**] 适用于心血虚所致的心悸、失眠以及阴血亏虚引起的便秘等。

33. 莲子百合煨猪肉益脾肺

[**用　料**] 莲子 50 克，百合 50 克，瘦猪肉 200 克，葱、姜、盐、料酒、味精各适量。

[**制用法**] 将猪肉切成小块，把莲子、百合同放入锅内加水，再加入葱、姜等调料，烧开后用文火煨炖 1 小时即成。食莲子、百合、猪肉并饮汤，日服 2 次。

[**功　效**] 补益心脾。用于心脾不足所致的心悸、失眠，以及肺阴虚所致的低热、干咳等。

34. 鳖肉枸杞补肝肾虚

[**用　料**] 鳖 1 只，枸杞 50 克，怀山药 50 克，女贞子 25 克，熟地 25 克。

[**制用法**] 将活鳖宰杀，去脏、头，加四味中药共煮熟，去药。吃肉饮汤。

[**功　效**] 补肝肾阴虚。用治头晕、眼花、失眠、身倦等。

35. 黄鳝猪肉黄芪汤补益气血

[**用　料**] 黄鳝 1 条，瘦猪肉 100 克，黄芪 25 克。

[**制用法**] 黄鳝去内脏，切段，同其他两味加水共煮，去药。食用。

[**功　效**] 补气养血。治疗气血虚所致的体倦乏力、心悸气短、头昏眼花等。

36. 白果龙眼汤治眩晕

[**用　料**] 白果仁 3 个，龙眼肉 7 枚。

[**制用法**] 加水同煮汤。每日空腹顿服。

[**功　效**] 用治头风眩晕、眼黑。

37. 鸡蛋枸杞汤调补气血

[**用　料**] 鸡蛋 2 个，枸杞 15 克，红枣 10 枚。

[制用法] 先将枸杞、红枣用冷水煮约半小时，再将鸡蛋打破共煮至熟。日服2次。

　　[功　效] 调补气血，增强体质。适于头晕眼花、精神恍惚、健忘失眠者服饮。对贫血、慢性肝炎、视力减退、夜尿增多、肺结核等慢性病，也有一定疗效。

38. 炖鸡肉配伍补肝血

　　[用　料] 鸡肉250克，首乌25克，当归身25克，枸杞25克。

　　[制用法] 加水共煮。食肉饮汤。

　　[功　效] 用治肝血不足所致的头晕、眼花。

39. 玉米须治头目眩晕

　　[用　料] 玉米须30克。

　　[制用法] 以水两盅煎至一盅为度。空腹服下，连服3～6次。

　　[功　效] 用治高血压引起的头晕眼花、眩晕。

40. 黑芝麻补肝肾精血不足

　　[用　料] 黑芝麻、枸杞、首乌各25克，杭菊花15克。

　　[制用法] 水煎。日服1剂。

　　[功　效] 滋阴，清热，明目。用治肝肾经血不足所致头晕、眼花。

41. 猪脑炖枸杞补虚治神衰

　　[用　料] 猪脑1副，怀山药30克，枸杞10克，盐少许。

　　[制用法] 将怀山药、枸杞用纱布包扎好，与猪脑加水共炖，将熟时下盐或调料。食之。

　　[功　效] 补肾益精。用治神经衰弱。

42. 白鸽枣饭补阳益气

　　[用　料] 白鸽（选肥大者）1只，黄酒、白糖、豉油、食用油各适量，红枣4枚，冬菇3朵，鲜姜2片，大米100克。

　　[制用法] 将鸽洗净切块，用黄酒、糖、豉油、食用油调汁腌渍。枣去核，冬菇泡软切丝，姜切片，同倒入鸽肉碗中，拌匀。待米饭水干时，将鸽肉、红枣摊于饭上，盖严焖至熟。宜晚餐用。

　　[功　效] 补肝肾，益气血。主治体弱神衰、病后虚损。

43. 白鸽参芪汤补中益气

[用　料] 白鸽1只，北芪、党参各25克，怀山药50克。

[制用法] 共煮汤。饮用。

[功　效] 补中益气。用治中气不足之气短、乏力、饮食减少。

44. 鲜花生叶治神经衰弱

[用　料] 鲜花生叶40克。

[制用法] 洗净后加水两大碗，煎至一大碗。早晚2次分服，连服3日。

[功　效] 镇静安神。适用于神经衰弱所致的头痛、头昏、多梦、失眠、记忆力减退。对脑震荡后遗症引起的上述症状，亦有较理想的疗效。

45. 牛肝枸杞汤补肝养血

[用　料] 牛肝100克，枸杞50克。

[制用法] 将肝切成片，同枸杞共煮。吃肝饮汤，每日1剂。

[功　效] 补肝血。治疗肝血虚所致的头晕、眼花。

注　牛肝250克，大枣50克，共煮汤食之，亦治疗血虚所致的头晕、眼花、面色不泽、心悸、乏力等。

46. 毛鸡蛋补虚损止眩晕

[用　料] 毛鸡蛋（孵化胚胎）、食盐各适量。

[制用法] 将毛鸡蛋蒸熟，以食盐蘸食。每次饭前吃1个，每日2或3次。

[功　效] 用治头晕眼黑、四肢无力。

47. 鹅肉鱼鳔养阴益气

[用　料] 鹅肉500克，鱼鳔50克，盐少许。

[制用法] 共煮熟，加盐调味。服食。

[功　效] 用治阴虚体弱、少气乏力、手足心热、腰酸、腿软、健忘等。

三十五、 头痛

1. 萝卜冰片治偏头痛

　　[用　料] 萝卜（选用辣者佳），冰片少许。

　　[制用法] 萝卜洗净，捣烂取汁，加冰片溶化后，令患者仰卧，缓缓注入鼻孔，左痛注右，右痛注左。

　　[功　效] 治偏头痛。

　　注　美国底特律亨利福特医学博士说："偏头痛的原因是脑部与血管系统受到侵犯的反应"，而镁对维持血管和神经的正常运行极为重要。研究发现，正常人与患偏头痛的人，脑部含镁的程度有显著不同，当补充镁后，可不同程度缓解偏头痛。因此，日常生活中常吃些含镁丰富的小米、玉米、黄豆、海带、瘦肉、萝卜及绿色蔬菜，有助于防治偏头痛。

2. 热水浸手疗偏头痛

　　[用　料] 40 ℃以上的热水。

　　[制用法] 备足两热水瓶的热水。把双手浸泡在盆中热水里。浸泡过程中，要不断加入热水，以保持水温。半小时后，头痛逐渐减轻，甚至完全消失。

　　[功　效] 活血行血。治偏头痛。

　　注　据美国专家介绍，偏头痛是由于脑血管充血扩张，压迫脑神经所致。双手浸泡在热水中以后，手的血管充盈，血液流聚于手部；脑血管充血量相对减少，脑神经的压迫也减轻了，痛感便逐渐消失。热水浸手治偏头痛，是美国人很熟悉的偏方，颇受青睐。

3. 鲤鱼头治头风

　　[用　料] 黑鲤鱼头、红糖各适量。

　　[制用法] 取活黑鲤鱼切下头，待水沸后放入煎煮至极烂，加入红糖。头风发作时尽量服用。

　　[功　效] 通经络，散风寒。用治头风。

　　注　头风，中医学病名。指头痛经久不愈，时作时止。多由风寒侵袭、痰火郁遏、气血壅滞头部经络所致。症见头部剧痛或掣痛，常伴头重目昏、呕吐等。治宜驱风散寒、疏通经络气血。

　　据《浙江中医》1958 年第 12 期介绍：付某，17 岁，每天 8～9 时，眉棱骨开始疼痛。痛时狂叫，眼睛凸出，面色红，嘴角抽动，鼻尖发酸。曾经针灸、中西医治疗无效。后以此方治之，服后，其病若失，至今1年未见复发。

4. 荞麦粉治梅毒头痛

[用　料] 荞麦粉120克，醋适量。

[制用法] 将荞麦粉以文火炒热，再加入适量陈醋炒热。乘热敷于头上，用布包扎，勿令见风，冷则再换，日夜不断。

[功　效] 除湿热，祛风痛。用治梅毒引起的头痛。

注　据《锦方实验录》介绍，有人患头风十余年不愈，用上方后，鼻流黄水数日，病若失，从此除根。作者用此方治疗梅毒头痛，屡收神效。

三十六、　脑萎缩

1. 继发性脑萎缩偏方3首

方一

[用　料] 核桃仁10克，黑芝麻25克，白面及油各适量。

[制用法] 先将白面加油炒熟，再将核桃仁及黑芝麻炒焦，食用时以沸水冲调成糊状即成。每日1或2次，每次2~3汤匙。

[功　效] 有健脑、补肾、养心、止烦热之功。

方二

[用　料] 山楂15克，枸杞15克。

[制用法] 以沸水共浸泡2小时。频频饮用，每日数次。

[功　效] 有健脑、益肾之功用。

方三

[用　料] 鲜藕、葡萄各500克，蜂蜜适量。

[制用法] 葡萄洗净，藕洗净剁碎，以清洁纱布拧取汁液，以小火煎熬浓缩成膏，加蜂蜜（量为膏的1倍）。每服1汤匙，以沸水冲化。

[功　效] 清心除烦，益脑开胃。

注　中医认为脑萎缩多为气血亏损，心神失养所致。祖国医学认为"心主神明"、"肾主骨生髓"，心、肾皆与脑有关。因此在辨证施治的原则下，常给益气养血，补肾宁心之剂。

2. 补脑宁神羹补脑强心

[用　料] 银耳6克，猪脑2副，黑木耳6克，香菇6克，鹌鹑蛋3个，首乌汁2茶匙，淀粉适量。

[制用法] 将木耳、香菇水发后切丝。猪脑洗净去筋，蒸熟切粒状。水发银耳切碎。将上述各原料放开水锅内煮熟，放入去壳的鹌鹑蛋、首乌汁，调好口味，勾入稀淀粉芡即成羹食之。

[功　效] 补脑，强心，通脉活络，宁心安神。常食有益于改善脑血液循环，增加脑细胞的营养，改善脑代谢，对老人尤其有益。

三十七、 中风、 神经疾病

1. 桑叶汤治摇头风

[用　料] 桑叶3~6克。

[制用法] 水煎服。日服2次。

[功　效] 祛风，安神。用治摇头不止、言语不清、口流涎水之摇头风。

2. 冬麻子粥治中风偏枯

[用　料] 冬麻子30克，荆芥穗10克，薄荷叶6克，白粟米100克。

[制用法] 先将荆芥穗、薄荷叶煎汤取汁，用此汁研麻子仁，滤过后下白粟米煮粥。空腹食之。

[功　效] 祛风，润肠。用治中风偏枯、言语謇涩、手足不遂。

3. 黑芝麻丸治血虚风痹

[用　料] 黑芝麻适量，黄酒少许，炼蜜、枣泥适量。

[制用法] 将芝麻洗净，重复蒸3次，晒干，炒熟研细，用炼蜜或枣泥为丸，每丸约10克。每服1丸，每日3次，温黄酒送下。

[功　效] 养血祛风。用治中风偏瘫、便秘。

4. 葛根粉羹主疗中风

[用　料] 葛根粉200克，荆芥穗50克，豆豉500克。

　　[**制用法**] 先以水煮荆芥穗、豆豉，沸后点水至七沸，去渣取汁。再将葛根粉加水和成面团，擀成面条状，用荆芥穗、豆豉汁煮熟。空腹食之。

　　[**功　效**] 益气，清热，散风。用治中风之言语謇涩、精神昏愦、手足不遂。

　　注　此方据《饮膳正要》化裁而成。又见《太平圣惠方》载："葛粉四两，荆芥一握，香豉二合，右件药以水三大盏，煮豉及荆芥，取两盏半，去滓。和葛粉作汁中，煮令熟，空服食之，治中风。"

5. 龟血炖冰糖治半身不遂

　　[**用　料**] 乌龟 3 只，冰糖 5 克。

　　[**制用法**] 将乌龟头切下取血，碗中放入冰糖隔水共炖熟。服食。

　　[**功　效**] 养血通脉。用治腰肌劳损，中风后半身不遂、四肢麻木。

6. 酒煎芝麻壳祛风寒湿痹

　　[**用　料**] 芝麻外壳（荚果之壳）25 克，黄酒适量。

　　[**制用法**] 用酒煎煮芝麻壳。趁热服用，然后立即盖被卧床，得微汗即见效。

　　[**功　效**] 用治中风后半身不遂。

7. 蒜泥治中风不语

　　[**用　料**] 大蒜 2 瓣。

　　[**制用法**] 将蒜瓣去皮，捣烂如泥。涂于牙根部。

　　[**功　效**] 宣窍通闭。用治中风不语。

8. 黑豆膏治中风不语

　　[**用　料**] 黑豆适量。

　　[**制用法**] 将黑豆洗净，加水煮汁，煎至稠如饴膏状。用时先含于口中不咽，片刻后再咽下，每日数次不限。

　　[**功　效**] 除热、活血。用治中风不语。

9. 羊肚粳米粥治中风虚弱

　　[**用　料**] 羊肚（羊胃）1 个，粳米 250 克，花椒、豆豉、葱、姜各少许。

　　[**制用法**] 按常法煮粥。食之，日 2 次。

[功　效] 滋补脾胃。用治中风后体质虚弱。

10. 白萝卜汁活血回阳

[用　料] 白萝卜适量。

[制用法] 洗净，捣烂，绞挤汁液。尽量服用。

[功　效] 活血回阳。

注　据《实用经效单方》介绍，一人素患头痛、头晕，突然肢体麻木、语言不灵，立即以此方灌服，得救。

中风前一般都有预兆。例如头晕目眩、恶心、面色苍白、出汗，有的时而出现视力模糊，有的四肢麻木，手脚无力、沉重、不灵活，有的表情异常、频频打哈欠、一侧口角下垂、流口水。中风来势迅猛，难以预测。患者应及时去医院诊断，切不可麻痹大意。

11. 古方"豆淋酒"治产后中风

[用　料] 马料豆、黄酒各适量。

[制用法] 将豆放入锅中炒焦，冲入热黄酒半杯。趁热服，服后盖被卧，得微汗则愈。

[功　效] 利水，祛风，活血，解毒。用治妇女产后中风之四肢麻痹、口眼歪斜。

12. 海鳗血治面神经麻痹

[用　料] 活海鳗1条。

[制用法] 将活海鳗切段取血，或用带血的肉涂抹腮部。口向左歪涂右侧嘴角周围，向右歪涂左侧，每日上、下午各1次。同时配合针灸治疗则更效。

[功　效] 活血通络。用治面神经麻痹之口歪斜。

13. 鳝鱼血治颜面神经麻痹

[用　料] 鳝鱼1条。

[制用法] 先以白面和水作面团，贴紧在患侧颊部（防止鳝血流溢），再以针在口角外缘半厘米处（上直对瞳孔）之地仓穴上画十字，横竖各约长半厘米，略使渗出血，而不流血，然后将鳝鱼头切去，滴血于画十字面位上，2天后擦去，每隔2~3天照此法施行1次。

[功　效] 逐风邪，通经络。用治颜面神经麻痹。

注　据《食物疗法精萃》介绍，用此法治疗50例，年龄不等，全部有口眼歪斜，口漏气，不能鼓腮、吹口哨、含水，患侧麻木、酸胀、发紧、颊动作不灵活、嘴角下垂、眼不能合、流泪，以及有头晕、失眠等症状，经用上方5次，治愈42例，好转8例。

14. 鳝鱼血麝香方治面神经麻痹

[用　料] 活鳝鱼血、麝香末各适量。

[制用法] 活鳝鱼血加适量麝香末，调拌均匀。将药物涂敷地仓、颊车、下关、颧髎、大迎、巨髎等穴位周围（详见注释）。左歪涂右，右歪涂左。

[功　效] 祛风通经活络，活血化瘀。主治面神经麻痹之口眼歪斜。

注　据《浙江中医》1982年第17卷第1期介绍，治疗56例，经分别涂敷5～15次后，41例获愈，13例进步，2例系脑肿瘤引起者无效。

地仓———口角旁4分（同身寸，下同）处。

颊车———下颌角前上方一横指凹陷中，咀嚼时咬肌隆起处。

下关———颧弓与下颌切迹之间的凹陷中，合口有孔，张口即闭。

颧髎———颧骨下缘凹陷处。

大迎———下颌角前1寸3分骨陷中。

巨髎———目正视，瞳孔直下，平鼻翼下缘处。

15. 枣药羹治震颤麻痹

[用　料] 大枣20枚，山药60克，糯米10克。

[制用法] 加水以文火共煮至汤黏稠。每日早晚各食1次。

[功　效] 健脾和胃，养血息风。用治老年震颤性麻痹伴有便溏、不思饮食、困倦乏力。

16. 银耳莲子治震颤麻痹

[用　料] 银耳20克，莲子40克，白糖适量。

[制用法] 加水共煮至莲子熟烂，再适量放入白糖调味。每日1次，空腹服食。

[功　效] 滋阴和血、补心安神。用治老年震颤性麻痹伴有瘦弱、口干、口渴、低热。

17. 桂圆赤豆治震颤麻痹

[用　料] 桂圆肉20克，赤小豆20克，红糖适量。

[制用法] 加水共煮至豆烂开花，再加适量红糖调味。每日1或2次，

当点心食用。

[功　效] 补血养神。用治老年震颤性麻痹伴有心悸、失眠、多梦及贫血。

18. 公鸡血治口眼歪斜

[用　料] 公鸡血。

[制用法] 用注射针刺入鸡血管内抽取鲜血，趁热涂于较轻的一侧。或取公鸡血加热后涂之。

[功　效] 祛风通络。用治因中风引起的口眼歪斜。

19. 鲜鲤鱼血治口眼歪斜

[用　料] 鲜鲤鱼血、白糖等分。

[制用法] 两味搅匀涂之。向左歪涂右侧，向右歪涂左侧。

[功　效] 补气养血。用治中风引起的口眼歪斜。

20. 生鹿肉治口眼歪斜

[用　料] 生鹿肉100克，生椒50克。

[制用法] 将生鹿肉与生椒同捣，至椒烂碎为度。敷于口眼歪处，可复原状。

[功　效] 补中益气。用治中风引致的口眼歪斜。

注　《名医别录》曰："鹿肉补中，强五脏，益气力。生者疗口僻，割，薄之。"

21. 鸡蛋皮治四肢麻木

[用　料] 鸡蛋皮120克，黄酒适量。

[制用法] 将蛋皮炒黄，捣碎，研为细末。每服6克，黄酒冲服。

[功　效] 活血，止痉。用治四肢麻木、手足抽搐。

22. 五台蘑菇治手足麻木

[用　料] 五台蘑菇280克，花椒0.3克，白酒30克，黄酒30克。

[制用法] 选用山西五台产蘑菇，择净。花椒熬水冲入白酒、黄酒内，混合匀，将蘑菇倒入酒汤内，上笼蒸，晒干研成细粉。每日早晚空腹以黄酒为引服用9克，白开水送下。

[功　效] 温经散寒。用治体质虚寒、手足麻木、腰腿疼痛等。

23. 木耳桃仁治四肢麻木

[用　料] 黑木耳、桃仁、蜂蜜各 120 克。

[制用法] 将木耳用温水浸泡，洗净，与桃仁、蜂蜜共捣如泥，放碗内蒸熟。分 4 天吃完。

[功　效] 驱风活血。用治四肢麻木不仁。

注　孕妇禁用。

24. 公鸡腿木耳治下肢麻木

[用　料] 公鸡腿 1 对，黑木耳 30 克，黄酒适量。

[制用法] 将公鸡腿烧灰，木耳熬汤。黄酒为引，顿服，数次可愈。

[功　效] 温经活血。用治腿麻木不仁。

25. 香蕉花饮预防中风

[用　料] 香蕉花 5 克。

[制用法] 煎水。代茶饮。

[功　效] 散热滞，活血脉。预防中风。

注　香蕉花多见于我国南方，且受开花季节限制，取用多有不便，可用香蕉代替。香蕉花含有极丰富的钾，对预防中风，减小中风的发作危险很有作用。香蕉虽不及其花含钾量高，但每天坚持食用，同样具有一定的预防作用。

26. 姜汁白矾治中风休克

[用　料] 鲜姜汁（榨汁）1 杯，白矾 6 克。

[制用法] 开水冲化白矾后兑入姜汁。灌服。

[功　效] 散风，温中，醒神。用治中风休克之不省人事。

27. 大蒜防止血栓形成

[用　料] 大蒜。

[制用法] 去皮洗净。每日佐餐食用。

[功　效] 活血解毒。

注　据国外杂志介绍，美国科学家德舍恩从大蒜的乙醇浸提液中，分离出一种化合物，它没有气味，不挥发，在人体内可防止血纤维蛋白原转化为纤维蛋白，从而防止血小板在血管中凝聚，并能迅速恢复它的功能。因此，美国的中、老年人，为防止血管内血栓形成，大都喜欢多食大蒜，采用大蒜疗法防病、治病。

28. 芪麻鸡治低血压

[用　料] 嫩母鸡1只，黄芪30克，天麻15克，葱、姜各10克，食盐1.5克，黄酒10克，陈皮15克，胡椒粉适量。

[制用法] 母鸡去毛、爪及内脏，入沸水中焯至皮伸，再用凉水冲洗。将黄芪、天麻装入鸡腔内。将鸡放于砂锅中，加入葱、姜、盐、酒及陈皮，加水适量，文火炖至鸡烂熟，加胡椒粉少许即可。食用。

[功　效] 补宜肺脾，益气补虚。用治低血压引起的食欲不振，腹胀腰酸，头昏乏力，头晕目眩，眼冒金花，久立久卧突然起身时出现眼前发黑，并伴有心悸、胸闷、面色苍白、出冷汗、失眠等。

注　低血压，是指血压经常在12/8千帕（90/60毫米汞柱）以下，其症状如上所述。血压偏低的老年人血流缓慢，血液稠度高，凝固性高，使脑部供血不足，引起缺血、缺氧，加之动脉硬化使血管腔变窄，血管壁弹性减弱，容易形成血栓，发生中风。因此，老年人血压低，不能高枕无忧，更应引起重视。

29. 向日葵盘治三叉神经痛

[用　料] 向日葵盘100~200克（去子），白糖适量。

[制用法] 将向日葵盘掰碎，分2次煎成500~600克的汤，加白糖。每天早晚饭后1小时服下。若病情较重，可日服3次，服量也可加大一些。可根据病情灵活掌握疗程。为防止复发，病愈后可多服几日，以巩固疗效。

[功　效] 清热解毒，达邪外出。用治三叉神经痛。

三十八、 脑炎、 脑膜炎

1. 荸荠汤预防流脑

[用　料] 鲜荸荠不拘量，生石膏适量。

[制用法] 加水先煎石膏约半小时，后下荸荠，5分钟起锅。代茶饮。

[功　效] 清热解毒。荸荠中含有一种抗菌物质，对金黄色葡萄球菌、大肠杆菌及绿脓杆菌有效，有预防流行性脑脊髓膜炎的作用。

2. 大蒜野菊花预防流脑

[用　料] 大蒜瓣60克，野菊花30克。

[**制用法**] 加水煎成浓汁。漱口，每日数次。

[**功　效**] 清热解毒。用以预防流行性脑脊髓膜炎。

注　流行期间每日生吃大蒜，然后用盐水漱口，每日数次，有助预防之效。

3. 大蒜液方治脑膜炎

[**用　料**] 大蒜、葡萄糖粉各适量。

[**制用法**] 大蒜去皮，捣烂取汁，用开水配成20%的溶液，再加入葡萄糖粉若干。根据病情、年龄给以不同剂量。成人一般可服20%的大蒜溶液20毫升，4小时1次，病重者3小时1次。脑压高致病危时，急针刺百会、十宣、水沟、少商（放血）等穴；头痛呕吐者，针合谷、太阳、列缺等穴。

[**功　效**] 用治脑膜炎。

注　据《〈湖南医学院学报〉论文专集》介绍，用此方共治疗4例，均痊愈。

4. 芦根汤预防乙型脑炎

[**用　料**] 芦根50克（干品减半），金银花、连翘、甘草各10克。

[**制用法**] 水煎。每日1剂，连服3～5剂。

[**功　效**] 清火解热。预防流行性乙型脑炎。

5. 水牛角汤治乙型脑炎

[**用　料**] 水牛角片适量。

[**制用法**] 加水煎汤，应水煎2小时以上。每日2或3次分服。3岁以内每日用水牛角30克，3岁以上每日用60克，成人每日用100克，连续服用1周可愈。

[**功　效**] 清热解毒，凉血镇惊。治流行性乙型脑炎、高热惊厥，对大便潜血、鼻衄亦有疗效。

6. 莲花粥清心凉血解毒

[**用　料**] 莲花6克，粳米50克。

[**制用法**] 采集莲花宜于6～7月间，以含苞未放的大花蕾或开放的花最佳。将莲花放于背阳处阴干，研末备用。先将粳米煮作粥，临熟时入花末调匀。空腹食用。

[**功　效**] 治热毒神昏、烦渴喜饮，或小儿惊痫，或心火亢盛之烦躁不寐等。

7. 山羊角汤治乙型脑炎高热

［用　料］山羊角50克，钩藤（中药）15克。

［制用法］将羊角切片，水煎2小时后加入钩藤，再煎半小时。日2或3次分服。

［功　效］平肝息风。治流行性乙型脑炎之高热神昏、谵语抽风。

8. 橄榄萝卜汤治流脑

［用　料］橄榄6枚，萝卜250克。

［制用法］两味洗净煎汤。当茶饮。

［功　效］清热解毒，凉肝止惊。用治流行性脑脊髓膜炎。

9. 嚼食芋艿治急性脑膜炎

［用　料］生芋艿（芋头）适量。

［制用法］将芋艿洗净，急令患者嚼食，必觉味甜，连吃至有麻感为度。本方不但可作诊断鉴别之用，且有治疗作用。仓猝间可试用，如无改善，速送医院。

［功　效］调中益气，解毒消炎。用治急性脑膜炎初起。

三十九、 风寒湿痹

1. 狗骨酒治风湿痹痛

［用　料］狗骨、白酒各适量。

［制用法］将狗骨浸于酒内，15日后可服。

［功　效］益血脉，暖腰膝。用治风湿痹症之腰腿痛、肌肉萎缩等。

2. 谷子秆烧灰治腰腿痛

［用　料］谷子秆（茎）。

［制用法］用谷秆烧灰熏烤，并以热灰敷于患处，每晚1次，8次见效。

［功　效］祛寒湿，舒筋骨。治寒湿性腰腿痛、肩背痛、关节痛。

3. 木瓜粥有去湿舒筋之功

[用　料] 木瓜 15 克，粳米 100 克，姜汁、蜂蜜各少许。

[制用法] 木瓜研末与粳米煮作粥，临熟调入姜汁、蜂蜜。可任意服食。

[功　效] 治霍乱转筋、足膝无力以及湿痹脚气等。

注　此方据《济众新编》化裁而成，原名"木果粥"。经查考，木果可能即木瓜，其药性相似。

4. 鲜阳桃治骨节风痛

[用　料] 阳桃（即羊桃、五敛子、五棱子）适量。

[制用法] 将鲜阳桃切碎捣烂。以凉开水冲服，每日 2 或 3 次，每次 1~2 个。

[功　效] 去风热，利小便。治骨节风痛、小便涩热、热毒、痔疮出血等。

5. 泡萝卜叶洗澡驱寒止痛

[用　料] 干萝卜叶 100 克。

[制用法] 先将干萝卜叶上的尘土冲净，然后放在澡盆里用温水泡开，再加热水洗澡。

[功　效] 对医治寒症及神经痛有一定的疗效。

6. 蹄筋汤活血理风湿

[用　料] 蹄筋（牛蹄筋、猪蹄筋任选）80 克，鸡血藤 50 克，枣 6 枚，盐少许。

[制用法] 先将蹄筋用清水浸一夜，翌日用开水浸泡 4 小时，再用清水洗净，便可与上述各物一起放入砂锅内，加开水两碗半煎煮，沸后中火煮至仅剩半碗水，加盐调味。饮汤吃筋。

[功　效] 凡风寒湿邪留滞于经络，气血运行不畅所致的风湿疼痛、关节屈伸不利等均可服用，有活血通脉、祛风湿、强筋骨之效。

注　孕妇禁用。

7. 两面针煮鸡蛋祛风止痛

[用　料] 两面针（入地金牛）10 克，鸡蛋 1 个。

[制用法] 将两面针与鸡蛋同煮，蛋熟去皮再煮片刻。饮汤食鸡蛋。

[功　效] 定痛。用治风湿骨痛、胃痛、牙痛以及挫伤疼痛等。

8. 守宫散治骨质增生

[用　料] 守宫（人工养殖壁虎）6 个，辰砂（朱砂）4 克。

[制用法] 用镊子把活壁虎口张开，每个喂一些辰砂，放入瓶内，不久将食用辰砂后死去的壁虎焙干，研末即成。用时取适量药粉，用醋调成糊状，敷于增生疼痛处，外用麝香膏固定，隔日换药。敷后疼痛立即减轻。2 日为一疗程，隔 3~5 日可继续下一疗程，直至疼痛消失为止。

[功　效] 祛风定惊、消瘀散结。用治常发于颈、背、腰及足跟等处缠绵难愈的骨质增生症，症见局部疼痛麻木、活动受限等。

注　据《老年报》介绍："采用守宫散治疗骨质增生，可获满意效果。"

9. 羊胫骨末治筋骨痛

[用　料] 羊胫骨 1 根，黄酒适量。

[制用法] 将羊胫骨用火烤至焦黄色，捣碎，研末。每饭后以温黄酒送服 5 克，日 2 次。

[功　效] 益肝肾，强筋骨。治筋骨痛或骨质增生所致的腰痛。

10. 牛筋汤补肝强筋

[用　料] 牛筋 50 克，续断、杜仲各 15 克，鸡血藤 50 克。

[制用法] 水煎。食筋饮汤。

[功　效] 补肝肾，强筋骨。用治筋骨酸软乏力或伤筋。

11. 猪肉炖沙参治风湿痛

[用　料] 瘦猪肉 250 克，沙参 30 克，油、盐、葱、姜各少许。

[制用法] 瘦猪肉切片，锅置于火上烧热下油，先煸炒猪肉，再放入沙参及各种调料，加适量温水煮熟。连肉带汤分 2 次吃下。

[功　效] 治风湿疼痛。

12. 松子四味汤主治风痹

[用　料] 松子 10~15 克，当归、桂枝、羌活各 6 克，黄酒适量。

[制用法] 松子及三味中药加水和黄酒等量共煎。每日 2 次分服。

[功　效] 活血，通络，祛风。治风湿性关节痛。

13. 烟叶松香粉治风湿痛

[用　料] 鲜烟叶、松香粉、高粱酒各适量。

[制用法] 鲜烟叶撕烂绞汁，和松香粉，晒干，以高粱酒调匀。涂于布上，贴患处，每日一换。

[功　效] 驱风定痛。用治风湿、类风湿关节炎。

14. 龟甲杜仲酒常饮祛风湿

[用　料] 龟甲（乌龟的腹甲）、杜仲、白酒各适量。

[制用法] 将上两味浸入白酒内，40 天后可服用。

[功　效] 祛湿宣痹。治风湿性关节炎引起的疼痛。

15. 椒红松柏丸治历节风痹

[用　料] 椒红（花椒之果皮）500 克，嫩松叶、嫩柏枝各 250 克，白酒适量。

[制用法] 椒红炒焦研末，松柏枝叶微炒研细末，酒泛为丸。饭后服，每服 5 克，1 日 2 或 3 次。

[功　效] 除湿定痛。用治历节风痹之关节肿痛、四肢不遂等。

16. 黄豆汤治筋拘挛

[用　料] 黄豆 60 克。

[制用法] 加水煎汤。饮服。

[功　效] 除湿祛风。治筋拘挛膝痛。

17. 煮乌鸡治风寒湿痹

[用　料] 乌母鸡 1 只，调料适量。

[制用法] 按常法将乌鸡收拾干净，加水煮烂熟，用手把鸡撕碎。以豉汁、葱、姜、椒、酱调味蘸食。

[功　效] 治风寒湿痹之骨中疼痛。

注　本方据《食医心鉴》化裁。

18. 醋熏法治疗关节炎

[用　料] 陈醋 300 毫升，新砖数块，纱布适量。

[制用法] 砖放在炉内烧红，取出放在醋内浸透，趁热放在关节下烟熏（熏前把纱布一块放于醋内浸湿，然后包在关节处），为了防止烟熏散

热过快和醋味走失，可用被子遮盖，并根据砖的热度逐渐向砖贴近，以稍热些为好，砖凉即停止，隔日1次。

[功　效] 散瘀消肿。用治关节炎。

注　据《江苏中医》《食物疗法精萃》介绍：用此方曾治愈多年关节炎。有的关节肿胀不能行走，仅用烟熏疗法3次，自觉症状消失。某木工两肩关节酸痛，肱二头肌收缩无力，用上法烟熏1次而愈。

19. 食盐熨烫法治关节痛

[用　料] 食盐500克，小茴香120克。

[制用法] 共放锅内炒极热。取出一半用布包住熨烫痛处，凉了再换另一半，再炒，如此反复更换熨烫数回，每日上下午各1次。

[功　效] 驱风散寒。用治关节痛或风寒腰痛、腿痛。

20. 山楂树根治关节炎

[用　料] 山楂树根30～60克。

[制用法] 煎汤。每服1次。

[功　效] 治风湿性关节炎、水肿。

21. 鲜芝麻叶驱风散寒

[用　料] 鲜芝麻叶（或鲜芝麻秸），60克。

[制用法] 水煎。每日2次。

[功　效] 治风湿性关节炎。

22. 鼠尾猪蹄汤除风湿

[用　料] 鼠尾（中草药）50克，猪蹄1只，盐少许。

[制用法] 将猪蹄劈开切块，加水与鼠尾共炖，食盐调味。吃猪蹄饮汤。

[功　效] 祛风湿，舒筋络。治风湿性关节痛、腰脊劳损、跌打扭伤等。

注　据《常用中草药手册》记载，鼠尾能治"风湿性关节炎，风湿性腰腿痛"。

23. 姜醋威灵仙敷治足跟痛

[用　料] 姜、醋各适量，威灵仙50克（中药店有售）。

[制用法] 将威灵仙及鲜姜捣碎，研成细末，以少量醋调成糊状。外敷于足跟痛处，用纱布或胶布包扎固定（注意要包紧，以使药糊充分接触患部），每日换药1次，数次可愈。

[功　效] 宣通经络，驱风散寒。用治足跟疼痛或足跟部骨质增生。

24. 黄豆根治脚后跟痛

[用　料] 黄豆根（在土内者）500 克。

[制用法] 将豆根冲洗干净，加水煎汤。趁热浸泡洗烫数次。

[功　效] 治脚后跟痛不能着地。

25. 鹿蹄汤治脚膝痛

[用　料] 鹿蹄 4 只，盐及调料适量。

[制用法] 先将鹿蹄清水煮熟，加油、盐、酱油、料酒等调料，再煮至极烂熟。空腹食肉饮汤。

[功　效] 治诸风脚膝疼痛不能着地。

注　本方见于唐《食医心鉴》。

26. 仙人掌敷治足跟痛

[用　料] 仙人掌（取 2 年以上生长健壮的）适量。

[制用法] 将仙人掌上的刺去掉，然后切碎捣烂为泥。敷于足跟痛处，每日更换 1 次，连续敷用 5～6 天可愈。

[功　效] 清热解毒，驱寒散瘀。用治足跟痛。

27. 姜辣药汁熏敷法

[用　料] 干姜 60 克，干辣椒 30 克，乌头 20 克，木瓜 25 克。

[制用法] 将上药四味放入水中煮 30～40 分钟。用煎好的药乘热熏患部，药凉再加热，将药汁倒出，用干净毛巾蘸药汁敷于患部。如此反复 2 或 3 次，每日早晚 1 遍。

[功　效] 温经散寒，除湿止痛。用治风湿性关节炎或慢性关节炎之遇寒痛甚、屈伸不利，伴有脚趾麻木。

注　乌头（中药名），含乌头碱，有剧毒，主根经加工炮制后毒性减低，中医用作温经散寒、止痛药品。为此，蘸药汁使用过的毛巾，建议不再使用时应当丢弃，以防发生中毒。

28. 葵花盘膏治关节炎

[用　料] 向日葵盘适量（开花时摘下）。

[制用法] 将葵盘放入砂锅内，加水煎成膏状。外敷关节处，包扎固定，每日 1 次。

[功　效] 清热解毒，达邪外出，常用于治疗风湿性关节炎、肩关节

周围炎，均有一定效果。

29. 醋葱治疗急性关节炎

[用　料] 陈醋 1000 克，葱白 50 克。

[制用法] 先煎醋剩至一半时，加入切细的葱白，再煮两沸，过滤。以布浸醋液并乘热裹于患处，每日 2 次。

[功　效] 通窍，发散。用治急性关节炎肿痛。

30. 桑枝鸡汤治风湿性关节炎

[用　料] 桑枝（取老枝用）60 克，老母鸡 1 只，盐少许。

[制用法] 将母鸡去毛及内脏。老桑枝刷洗干净，切成小段，加水与鸡共煮至鸡烂汤浓，用时加盐调味。饮汤吃鸡肉。

[功　效] 益精髓，祛风湿，利关节。治风湿性关节炎、四肢发麻、颈背酸痛、腰肌劳损等。

31. 贴红辣椒皮治风湿性关节炎

[用　料] 干红尖辣椒 25 个，花椒 30 克。

[制用法] 先将花椒加水 3000 毫升，文火煎半小时，再入红辣椒煮软取出，去子。将辣椒皮撕开，贴于患处，共三层，以花椒水热敷加熏 1 小时左右即可，每晚 1 次，连用 1 周。

[功　效] 散寒除湿，治慢性风湿性关节炎。

注　花椒水可连用，辣椒皮必须每次更新，保证疗效。

32. 母鸡石榴皮汤治关节炎

[用　料] 母鸡 1 只，石榴皮 150 克。

[制用法] 母鸡开膛去内脏，切大块，同石榴皮共煮。吃肉饮汤，每日 2 次。

[功　效] 治风湿性关节炎。

33. 黑豆枕头治颈项强直

[用　料] 黑豆（即乌豆）适量。

[制用法] 将黑豆用锅蒸至变色，装入枕头芯中枕用。

[功　效] 解毒，清热，活血。治颈项强直、筋挛。

34. 鲍鱼壳治坐骨神经痛

［用　料］鲍鱼壳（即石决明）、蛇蜕、苏薄荷各 15 克，黄酒适量。

［制用法］将前三味放入碗内，倒入黄酒，加盖蒸约 30 分钟。每日服饮 1 次。

［功　效］息风，清热，定痛。治坐骨神经痛。

35. 乌贼鱼干祛风湿

［用　料］乌贼鱼干（墨斗鱼干，带骨）2 只，白酒 250 毫升。

［制用法］以文火共炖。食肉喝汤，每日 2 次分服。

［功　效］用治风湿性关节炎。

注　心、肝、肾脏病患者忌用。

36. 自我治疗"落枕"方

［用　料］整砖 1 块。

［制用法］患者平躺在床上，两腿自然合拢，全身放松，由一人扶住其双腿，另一人将一本薄书垫在其落枕一侧的脚底处，用一块整砖隔书猛击脚底三四下即可。

［功　效］用治落枕牵动脖颈疼痛难忍。

注　据《老年报》介绍，此法为一老中医所传授，治疗 1 次疼痛减轻，次日自愈，已治愈落枕患者数十例。

四十、 疟疾

1. 马兰白糖饮治疟疾

［用　料］马兰 30 克，白糖 20 克。

［制用法］放入杯中以沸水冲泡。发病前半小时服用。

［功　效］清热解毒。用治疟疾。

2. 鸡蛋清防治疟疾

［用　料］新鲜鸡蛋 1 个，白酒 20 毫升。

［制用法］取鸡蛋清和入酒内，调匀。一次口服，每周 1 次，连服 2 或

3 次有预防作用。用于治疗者剂量加倍，发作前 1～2 小时顿服。

[功　效] 清热，解毒。有预防和治疗疟疾之作用。

3. 猪油炖团鱼治慢性疟疾

[用　料] 团鱼（鳖，圆鱼）1 只，猪油 20 克，盐少许。

[制用法] 将团鱼宰杀，去肠及杂物，切块，连同甲壳、裙等放入炖盅内，加入猪油、清水适量及盐少许，隔水炖 4 个小时。待鱼肉熟时趁热吃饮。

[功　效] 滋阴，凉血，止疟。适用于慢性疟疾久治不愈。

4. 白酒冲蜂蜜治疟疾

[用　料] 蜂蜜 15～30 克，白酒适量。

[制用法] 白酒稍温热，冲入蜂蜜内调匀。在疟疾发作前半小时服用。如不能掌握发作时间，可在发作的当日按方连服 3 次。

[功　效] 清热解毒。用治疟疾。

5. 新鲜鸡蛋治疟疾

[用　料] 新鲜鸡蛋 3 个，陈醋 120 克。

[制用法] 将蛋打破调匀，和好陈醋置砂锅内煎开。待稍冷顿服。

[功　效] 补虚损，理气血。用治疟疾。

6. 桃叶治疗疟疾

[用　料] 桃叶 7 片，胡椒 7 粒。

[制用法] 共研捻成团。在疟疾发作前 3 小时将药团敷于患者桡动脉搏动处。

[功　效] 清热解毒，祛风杀虫。用治疟疾。据福建《中医验方》载，本方曾经治愈几百例，值得推广。

7. 桃叶大蒜塞鼻孔方

[用　料] 鲜桃叶 3～5 片，生大蒜半瓣。

[制用法] 桃叶与蒜瓣共捣烂，以纱布包裹。于疟疾发作前 2～3 小时塞入鼻孔内，或左或右，能止疟。

[功　效] 清热解毒，消炎杀菌。用治间日疟。

8. 熬羊骨汤治疟疾

[用　料] 羊骨 250 克。

[制用法] 将羊骨洗净，砸碎，加水煮汤。在疟疾发作前 3 小时服饮。

[功　效] 补肾，强筋骨。用治疟疾。

9. 白矾胡椒丸治疗疟疾

[用　料] 白矾 1.5 克，胡椒 0.3 克，发酵面 3 克。

[制用法] 白矾、胡椒研细，以发酵面和为丸。发作前 3 小时顿服。

[功　效] 解毒杀虫，温经，治疟。用治寒性疟疾。

10. 胡椒末治间日疟

[用　料] 原粒胡椒 15 粒。

[制用法] 将胡椒研成细末。置于胶布中央，贴在大椎穴上。一般敷贴 1 周，症状消失后再更换贴 7 日。

[功　效] 除寒祛湿。用治间日疟。

11. 焖黄狗肉治疟疾

[用　料] 黄狗（生后 5 个月之内者）肉、酱油、酒各适量。

[制用法] 将狗肉切成大块，纳入罐中，加酱油、酒等密封好，将罐置于灰火掺半的火堆中，2 日即可。食之。

[功　效] 养血理虚。用治疟疾，对半年以上不愈的三日疟尤效。

12. 羊肉甲鱼汤治久疟

[用　料] 羊肉、甲鱼、糖、盐各适量。

[制用法] 羊肉切作小块，甲鱼去头爪及内脏，加糖、盐共炖熟。每日饮汤 1 碗并吃肉。

[功　效] 暖中祛寒。用治虚寒疟疾及久疟不愈。

13. 疟疾外治效方

[用　料] 车前子、樟脑粉等分。

[制用法] 先将车前子炒焦，研成细末，和入等量樟脑粉，和匀即成。在疟疾发作 2 个小时前，用药棉包粉末如蚕豆般大，塞入鼻内，男左女右。

[功　效] 除寒热，疗诸疟。用治以间歇性寒战、高热、出汗为特征

的疟疾。轻者 1 次即可，重者 2 或 3 次可愈。

注 本品无毒无副作用，使用方便，疗效理想。

14. 辣椒根治疟疾

[用　料] 辣椒根 15 克，盐少许。

[制用法] 将辣椒根洗净，加盐共捣如泥糊。发作前 2 个小时敷于寸口脉（手腕桡动脉）处，1 小时可见效。

[功　效] 除寒湿。用治疟疾。

注 据《福建中医药》介绍，取辣椒叶加水、酒各半，浸 2 小时取出晒干，研末，贮瓶，用时以温酒调匀，敷脐部（神阙穴）及寸口脉上（男左女右），最多 1 小时见效。用此法治疗疟疾患者十余人均获效。

15. 鸡苦胆治疟疾

[用　料] 鸡苦胆（新鲜者）1 枚。

[制用法] 取刚宰杀的鸡的苦胆。吞服，每次 1 枚，隔 2 天服 1 次，连服 3～4 枚可愈。

[功　效] 用治疟疾。据《中医验方汇编》介绍，此方经治多人有效。

16. 炒花生仁治三阴疟

[用　料] 花生仁。

[制用法] 炒熟。每日吃 50～100 克。

[功　效] 治三阴疟。

注 据《本草纲目拾遗》载：安定臣昔曾患三阴疟（即四日两头疟），诸方莫能疗，有人教服炒熟花生，不半月而愈。

17. 独头蒜止疟

[用　料] 独头大蒜（紫皮）40 克，食盐适量。

[制用法] 蒜去皮，捣烂，加少量食盐拌匀。在发疟前 3 小时敷在两臂内关穴上，可防止发作。

[功　效] 用治疟疾。

注 内关——腕横纹上 2 寸（同身寸），掌长肌腱与桡侧腕屈肌腱之间。

18. 赤小豆方治久疟不愈

[用　料] 赤小豆 100 克，红鲤鱼 1 条，枣 10 个，陈皮 5 克，生姜 50 克，盐适量。

[制用法] 小豆洗净，鱼去内杂，加盐，与陈皮、生姜、枣共煮烂熟。顿服。

[功　效] 除湿散寒，清热解毒。用治间日疟、三日疟或久治不愈的疟疾。

四十一、 汗证 （盗汗、 自汗）

1. 糯稻根泥鳅汤养阴止汗

[用　料] 糯稻根30克，泥鳅90克，食用油适量。

[制用法] 先把泥鳅宰杀洗净，用食用油煎至金黄。用清水两碗（约1千克）煮糯稻根，煮至一碗汤时，放进泥鳅煮汤。吃时调味，吃鱼饮汤。

[功　效] 养阴，益阳，止汗。主治病后盗汗、肺结核自汗。

2. 碧桃干红枣汤治盗汗

[用　料] 碧桃干15枚（以未熟果风干，色绿者佳），红枣10枚。

[制用法] 煎汤。每晚1剂，连服3剂。

[功　效] 止汗。用治盗汗。

注　据《中华内科杂志》介绍，碧桃干对肺脓肿、败血症等不同疾病所致的盗汗，都有一定效果，经临床应用无任何副作用。

3. 麦枣汤补气血敛汗

[用　料] 浮小麦50克，大枣50克。

[制用法] 水煎。日服1剂。

[功　效] 养心神，敛虚汗。用治盗汗。

4. 浮小麦糯稻根须治盗汗

[用　料] 浮小麦、糯稻根须各30克。

[制用法] 用水两大碗煎成一碗。分2次服。

[功　效] 除虚热，敛汗。用治盗汗、自汗。

5. 黑豆枣芪汤补气止汗

[用　料] 黑豆100克，红枣20枚，黄芪50克。

[制用法] 水煎。分 2 次服，每日 1 剂。

[功　效] 补气，敛汗。用治气虚自汗。

6. 黄芪羊肉汤滋养敛汗

[用　料] 黄芪 15 克，羊肉 90 克，桂圆肉 10 克，怀山药 15 克。

[制用法] 将羊肉用沸水先煮片刻，捞出后用冷水浸泡以除膻味。用砂锅将水煮开，放入羊肉和三味中药同煮汤，食时调好味。饮汤吃肉。如小儿无咀嚼能力，可煮成浓汤饮用。

[功　效] 健脾补虚，滋养敛汗。主治病后体虚盗汗。

注　阴虚太重的小儿忌用。

7. 猪心黄芪汤治自汗盗汗

[用　料] 猪心 1 个，黄芪 12 克，党参 12 克，五味子 4 克。

[制用法] 将黄芪等三味纳入猪心内，加水炖熟。吃肉饮汤。

[功　效] 补气血，安心神。用治体虚所致的自汗、盗汗。

8. 百合双参汤补气止汗

[用　料] 百合 25 克，太子参 25 克，北沙参 20 克，饴糖 50 克。

[制用法] 水煎，调入饴糖。饮用。

[功　效] 用于气阴两虚不足所致的自汗、体虚、气短、口渴。

9. 泥鳅参芪汤补虚敛汗

[用　料] 泥鳅 5 条，生姜 5 片，黄芪、党参各 25 克，怀山药 50 克，红枣 5 枚，油适量。

[制用法] 泥鳅放清水中养 3 日后令其排出污物，然后放油锅中煎黄，加水三碗，同各味共煎浓。饮服。

[功　效] 用治营养不良、自汗等。

10. 酿羊肚主治体弱盗汗

[用　料] 羊肚 1 个，糯米 60 克，红枣 5 枚。

[制用法] 将羊肚洗净去污，糯米淘洗干净，同红枣放入羊肚内，用粗线缝口，放锅内隔水炖熟。食时切开羊肚，调好味，佐餐。

[功　效] 强壮脾胃，补中益气，复元敛汗。主治体虚盗汗、自汗。

11. 煮羊肚补气虚敛自汗

[用　料] 羊肚 1 具，黄芪 50 克，黑豆 50 克，盐少许。

[制用法] 加水共煮。食肚饮汤，分次服用。

[功　效] 用治体虚汗多。

12. 韭菜根治自汗盗汗

[用　料] 韭菜根 100 克。

[制用法] 水煎汤。顿服。

[功　效] 敛汗。用治自汗、盗汗等。

13. 淮小麦圆肉枣汤敛虚汗

[用　料] 淮小麦 50 克，桂圆肉 5 个，红枣 6 个，甘草 10 克。

[制用法] 水煎。喝汤，吃桂圆肉和枣，每日 1 剂。

[功　效] 养心神，敛虚汗。用治自汗。

14. 燕麦米糠治虚汗不止

[用　料] 燕麦 50 克，米糠 25 克，饴糖 15 克。

[制用法] 将前二味水煎，去渣。分 2 次服，服时加饴糖调味。

[功　效] 补虚敛汗。用治自汗、盗汗、虚汗不止。

15. 肉麸汤圆有止汗功效

[用　料] 小麦麸 100 克，猪肉末 250 克，水磨糯米粉 250 克，葱末、姜末、盐、酱油各少许。

[制用法] 将小麦麸与肉末、葱末、姜末等调料调成肉馅，水磨糯米粉加水适量，拌成软料，再与肉馅包成汤圆。煮熟后可随量食用。

[功　效] 用治虚汗、自汗、盗汗等。

16. 枇杷叶糕敛虚汗

[用　料] 鲜枇杷叶、糯米各适量。

[制用法] 枇杷叶拭去毛，洗净，包裹洗净的糯米，捆扎蒸熟。临睡前吃数个，连吃 3 天。

[功　效] 用治盗汗、自汗。

四十二、 暑病

1. 鲜荷叶包鸡解暑补益强身

[用　料] 净鸡肉 500 克，蘑菇 50 克，火腿 30 克，鲜荷叶 4 张，盐、白糖、香油、料酒、鸡油、胡椒面、玉米粉、姜、葱各适量。

[制用法] ①把鸡肉、蘑菇切成 2 毫米的薄片，火腿共切成 20 片。姜、葱切成薄片。荷叶洗净，用开水烫一下，去掉荷蒂荷梗。荷叶撕成 20 片。②蘑菇用开水余后捞出，用冷凉水冲。③把鸡肉、蘑菇一起放入盆内，加盐、白糖、香油、料酒、鸡油、胡椒面、玉米粉、姜片、葱片，调匀搅拌，然后把鸡肉、蘑菇分放在 20 片荷叶上，每包里再加 1 片火腿，包成长方形的包，码在盘内，上笼蒸熟即成。食用。

[功　效] 补脾强身，清心除烦。适用于夏季心烦口渴、饮食无味的虚弱患者食用。健康人食用也有补益作用。

2. 绿晶肘清热解暑

[用　料] 猪肘（去骨）1000 克，绿豆 500 克，葱、姜、盐、白矾各少许。

[制用法] ①猪肘子刮洗干净，加水放入锅内，下绿豆和少量的白矾，用微火煮至用筷子一扎肘子即透时取出晾凉。②将煮透的猪肘子皮朝下放在大碗内，上面放葱、姜和盐，再倒入原汤（不要绿豆），用旺火上锅蒸烂，取出再晾凉。③将连汤的肘子放进冰箱或冰上，待凝结成冻时取出切片，摆在盘内即可食。

[功　效] 清热、生津。适用于口渴心烦者及酷暑时食用。

3. 西瓜盅清暑祛热

[用　料] 西瓜 1 个，鸡肉、火腿、莲子、龙眼、胡桃、松子、杏仁各适量。

[制用法] 把鸡肉和火腿切成丁。将西瓜上端切下（小为盖，大块为盅），挖去瓜瓢。将上述用料一并填入瓜内，盖上盖，隔水蒸熟即成。食之。

[功　效] 清暑祛热。消烦止渴，利小便。

注　此方见于《御香缥缈录》，是慈禧很欣赏的食品。加入鸡肉、火腿、莲子等都是为了滋益补养。山东孔府菜有"西瓜鸡"，其制法相同，是将调好味的雏鸡，配以干贝、香菇、盐笋、口蘑、南荠，也是蒸制，都是宫廷颐养的食品。

4. 西瓜番茄汁治暑热病

[用　料] 西瓜 1 个，番茄 1 千克。

[制用法] 西瓜切开取瓤，番茄去皮，用洁净纱布挤压，取瓜汁和番茄汁液，尽量饮用。每日 2 次，连用 2 天即愈。

[功　效] 清热解暑，利水开胃。用治暑热及温病发热、口渴、心烦、食欲不振、消化不良及小便热赤涩痛。

5. 海带冬瓜豆瓣汤消暑利尿

[用　料] 浸发海带 100 克，冬瓜 500 克，去皮蚕豆瓣 100 克，香油及盐适量。

[制用法] 先将浸软泡发洗净切成条块状的海带和蚕豆瓣一起下锅，用香油煸炒一下，然后添加 500 克清水，加盖烧煮，待蚕豆将熟时，再把切成长方块的冬瓜和盐一并放入，继续烧至冬瓜九成熟，即可停火出锅。食之。

[功　效] 消暑利尿。治中暑头晕、头痛、烦渴。

6. 红糖绿豆沙解暑祛热毒

[用　料] 绿豆 100 克，红糖 25 克。

[制用法] 将绿豆煮烂，用勺在锅中碾碎如泥，再以文火煮至无汤，加红糖调味即成。食之。

[功　效] 清暑解毒。治小儿暑热生疮疖。夏季炎热时小儿常食有解暑清热、除烦解渴之功用。

7. 绿豆丝瓜花解暑

[用　料] 绿豆 60 克，鲜丝瓜花 8 朵。

[制用法] 用清水一大碗，先煮绿豆至熟，然后捞出豆，再加入丝瓜花煮沸。温服汤汁。

[功　效] 清热，解暑。治夏季气温酷热引起的中暑。

8. 双汁饮祛暑热

[用　料] 西瓜、甘蔗各适量。

［**制用法**］去皮，切碎，用纱布绞汁。可随意饮用。

［**功　效**］清热，生津，解暑。用于夏季暑热伤阴之发热、口渴、中暑等。

9. 苦瓜茶解暑利小水

［**用　料**］苦瓜 1 个，绿茶适量。

［**制用法**］将苦瓜上端切开，挖去瓤，装入绿茶，把瓜挂于通风处阴干。取下洗净，连同茶叶切碎，混匀，每取 10 克放入杯中，以沸水冲浸焖半小时。可频频饮用。

［**功　效**］清热，解暑，除烦。治中暑发热、口渴烦躁、小便不利等。

10. 猪肉冬瓜汤治暑热

［**用　料**］瘦猪肉 50 克，冬瓜 100 克，盐、姜适量。

［**制用法**］将肉切碎与冬瓜共煮汤，待将熟时下姜片及盐。日服 2 次。

［**功　效**］清热解暑。用于暑热之口渴、尿黄等。

11. 内服外用黍子汤治中暑

［**用　料**］黍子 50 克。

［**制用法**］将黍子炒黄，加水两杯，煎取一杯，一次温服。再煎二渣，加四碗水，熏洗全身。

［**功　效**］解暑热，止吐泻。用治中暑身热、头痛、乏力、呕吐、腹胀、腹泻、不思饮食等。

12. 冬瓜汁解暑热止烦渴

［**用　料**］鲜冬瓜 1 个。

［**制用法**］将瓜洗净，切成碎块，捣烂绞取汁。尽量饮服。

［**功　效**］消暑，清热，除烦。治中暑后烦躁不安、口渴、尿黄，有清热利尿之作用。

13. 枇杷叶解暑清凉生津

［**用　料**］鲜枇杷叶、鲜竹叶、鲜芦根各 20 克。

［**制用法**］煎汤作冷茶饮用。

［**功　效**］清热，生津，降逆。治中暑后口渴、呃逆。

14. 山楂荷叶饮祛暑清热

[用　料] 山楂 40 克，荷叶 12 克。

[制用法] 共煎。当茶饮用。

[功　效] 解暑热，清头目。夏天饮用对高血压、肝火头痛、口干口渴、呕吐反胃等有较好疗效。

15. 姜韭蒜汁治中暑昏厥

[用　料] 鲜姜、大蒜、韭菜各适量。

[制用法] 洗净，姜蒜去皮，共捣烂取汁。灌服。

[功　效] 解表，温中。治中暑昏厥，不省人事。

16. 砂糖乌梅汤解暑防病

[用　料] 乌梅、白砂糖各适量。

[制用法] 加水煮乌梅。用糖调服，尽量饮用。

[功　效] 生津止渴，养阴敛汗。炎暑盛夏可代茶饮，有滋益身体之功。

注　痰盛、脘腹胀满或呕吐者忌用。

17. 白鸭冬瓜汤清暑热祛病

[用　料] 白鸭 1 只，冬瓜 2000 克，瘦猪肉 100 克，海参、芡实、薏米各 50 克，莲叶 1 片，葱、姜、盐、味精各少许。

[制用法] 将鸭去毛及内脏，洗净。瘦猪肉切片。冬瓜不去皮，切开去瓤，洗净，切成方块。锅内加水，放入鸭、冬瓜、肉片、海参、芡实、薏米、莲叶及葱、姜、盐共煮至鸭肉烂熟为度，加入味精即成。吃鸭肉饮汤。

[功　效] 健脾，补益，清暑。是夏季养身最佳药膳食品。

18. 扁荷粥用于解暑

[用　料] 白扁豆 50 克，冰糖 30 克，鲜荷叶 1 小张，大米 50 克。

[制用法] 先用清水把白米洗净，浸泡。锅内加水三碗煮白扁豆，水沸后，下白米小火煎煮，待扁豆黏软，放入冰糖及洗净的鲜荷叶，再煮 20 分钟即成。食之。

[功　效] 消暑解热，和胃厚肠，止泄泻。

注　据《药性辨疑》云："扁豆专清暑，故和中而止霍乱。"《本草再新》云："荷叶清凉解暑，止渴生津，治泄痢，解火热。"白扁豆与荷叶都具清热解暑之力，故盛暑季节常食不仅有益健康，而且可防治暑热不适，如四肢乏力、咽干口渴、头昏脑涨、食欲不振等。

19. 扁赤豆汤预防中暑

［用　料］扁豆15克，怀山药20克，木棉花25克，赤小豆20克，薏米25克，荷叶半张，灯心2扎。

［制用法］水煎，以豆熟为度。食之。

［功　效］清暑祛湿。为夏季较好的解暑饮料。

20. 饮杨梅酒预防中暑

［用　料］鲜杨梅500克，白糖80克。

［制用法］将杨梅洗净，加白糖共装入瓷罐中捣烂，加盖（不密封，稍留空隙），7～10天自然发酵成酒。再用纱布绞汁，即成约12度的杨梅露酒，然后倒入锅内煮沸，待冷装瓶，密闭保存，时间愈久愈佳。夏季饮用最宜。

［功　效］预防中暑。

暑病

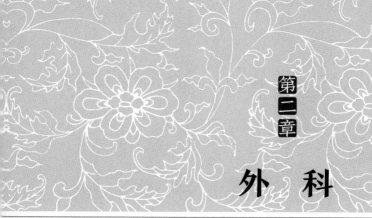

外 科

一、 流行性腮腺炎、 扁桃体炎

1. 陈醋大蒜糊治流行性腮腺炎（痄腮）

[用　料] 陈醋、大蒜（去皮）等分。

[制用法] 将醋与蒜共捣成糊。敷于患处，每日 1～3 次，现捣现敷，直至炎症消退为止。

[功　效] 消积解毒。用治流行性腮腺炎（痄腮）及一般痈肿。

2. 蚝豉豆腐汤治腮肿热痛

[用　料] 蚝豉 100 克，豆腐 3 块，咸橄榄 3 个，鲜姜 3 片。

[制用法] 加水共煮，饮汤。

[功　效] 清热解毒，散血化瘀。用治痄腮之两腮红肿热痛。

3. 赤小豆蛋清治痄腮

[用　料] 赤小豆 70 粒，鸡蛋清 1 个。

[制用法] 将赤小豆捣碎为末，用鸡蛋清调和成糊状。敷于患处。

[功　效] 清热，解毒。用治痄腮之肿痛。

注　据《朱氏集验方》介绍：宋仁宗在东宫时，患痄腮，命道士赞宁治之，取小豆七十粒为末敷之而愈，中贵人任承亮后患恶疮近死，尚书郎傅永授以药（即此方），立愈。

4. 青鱼胆治流行性腮腺炎

[用　料] 青鱼胆。

[**制用法**]将鱼胆加热焙干，研碎过筛成为极细粉末。用笔管将粉吹入咽喉部。

[**功 效**]消肿，散结。用治流行性腮腺炎（痄腮）。

5. 鲫鱼枸杞菜汤治痄腮

[**用 料**]活鲫鱼1条（约200克），枸杞菜（连梗）500克，陈皮5克，鲜姜2片。

[**制用法**]鱼、菜等收拾干净，加水共煮，饮汤。

[**功 效**]消肿，散瘀，定痛。用治痄腮。

6. 绿豆菜心粥治小儿痄腮

[**用 料**]绿豆100克，白菜心3个。

[**制用法**]先将绿豆洗净，加水适量煮至稀烂，然后将白菜心放入再煮20分钟即成。日分两次食用，连吃4~5天。

[**功 效**]清热解毒。用治小儿痄腮。

7. 白菜根疙瘩治小儿痄腮

[**用 料**]白菜根疙瘩2个。

[**制用法**]1个煎水内服，1个捣烂外敷，每日更换1次。

[**功 效**]清热，化瘀。用治小儿痄腮。

8. 绿豆黄豆汤治痄腮之红肿

[**用 料**]绿豆160克，黄豆80克，红糖120克。

[**制用法**]三味入水共煮至烂熟。常食量不限。

[**功 效**]清热解毒，消肿。用治小儿痄腮之红肿。

9. 鸡蛋木耳治痄腮之红肿

[**用 料**]鸡蛋1个，木耳15克。

[**制用法**]木耳晒干研末，加入生鸡蛋共调拌匀。每日分3~4次内服。

[**功 效**]养血化瘀。用治小儿痄腮之红肿。

10. 红黄白膏治痄腮

[**用 料**]赤小豆100克，大黄100克，白矾20克，芒硝100克，凡士林300克。

[**制用法**] 共研末，过细筛，将凡士林熔化与药粉调为膏。外敷，每日数次。

[**功　效**] 泻热解毒，活血化瘀。用治痄腮。

注　据《四川中医》介绍典型病例：李某，6岁。寒热1周，继之左耳下酸痛、肿胀，吞咽咀嚼不利。诊断为"流行性腮腺炎"。查左耳垂下方弥漫性红肿如手掌大，质硬微热，有压痛。用此膏外敷3次而愈。随访268例痄腮患者，采用红黄白膏外敷患部，均在3～5天治愈。

11. 胡椒粉治流行性腮腺炎之红肿

[**用　料**] 胡椒粉1克，面粉8克。

[**制用法**] 以温水共调成糊状，涂纱布上。敷患处，每日更换1次，连用数日可愈。

[**功　效**] 消积，解毒。用治流行性腮腺炎之红肿。

12. 白头蚯蚓清热镇痛

[**用　料**] 新鲜白头蚯蚓6条，白糖适量。

[**制用法**] 将蚯蚓擦去泥土（切勿用水冲洗），放于碗中，加白糖搅拌，约半小时即成糊状。用纱布蘸其浸液贴敷患处。3～4小时换药1次，换药前用盐水洗净患处。

[**功　效**] 清热解毒，退热止痛。用治小儿痄腮之高热、肿势较重。

13. 黄瓜霜治扁桃体炎

[**用　料**] 成熟大黄瓜1条，明矾适量。

[**制用法**] 将黄瓜切开顶端，剜去瓜瓤、种子，填满明矾，仍以原瓜盖盖牢，挂于阴凉通风处。数天后，瓜皮上不断冒出白霜，用鹅毛扫下，装瓶待用。用时以细塑料管蘸药吹于患处，每日2～3次。

[**功　效**] 清热解毒，通阳利水。用治咽喉肿痛、扁桃体炎。

二、　甲状腺肿大　（瘿瘤）

1. 紫菜淡菜治甲状腺肿初起

[**用　料**] 紫菜15克，淡菜（贻贝）60克。

[**制用法**] 紫菜清水洗净，淡菜清水浸透，入瓦锅内加水同煨至熟。吃肉饮汤。

[**功　效**] 软坚散结。用治甲状腺肿初起。

2. 紫菜汤治甲状腺肿大

[**用　料**] 紫菜 20 克。

[**制用法**] 加调料冲汤。每日 2 次，连续用 1 个月。

[**功　效**] 散结软坚。用治甲状腺肿大、淋巴结结核及各种坚硬肿块。

3. 紫白汤消肿散瘀

[**用　料**] 紫菜 15 克，白萝卜 250 克，陈皮 5 克。

[**制用法**] 将上述 3 味切碎，加水共煎煮半小时，临出锅前加盐少许调味。可吃可饮，每日 2 次。

[**功　效**] 理气调中，破积解滞。用治甲状腺肿大及淋巴结肿。

4. 红糖腌海带治甲状腺肿大

[**用　料**] 海带、红糖各适量。

[**制用法**] 海带洗净去砂，用锅加水煮烂后切成细丝，盛入碗中以红糖腌拌 2 日。常吃有效。

[**功　效**] 软坚散结，清热利水。用治甲状腺肿大。

5. 山药蓖麻子消硬化坚

[**用　料**] 鲜山药 1 块，蓖麻子仁 3 粒。

[**制用法**] 洗净后，同捣烂和匀。贴敷于患部，每日更换 2 次。

[**功　效**] 消瘿化瘰。用治甲状腺肿大及瘰疬赤肿硬痛。

6. 海藻植物治甲状腺肿

[**用　料**] 海藻、海带、紫菜、昆布、龙须菜各 20 克。

[**制用法**] 煎汤。代茶饮用。

[**功　效**] 消坚散结。用治甲状腺肿胀、淋巴结肿大。

7. 紫菜黄独酒消坚散结

[**用　料**] 紫菜 100 克，黄独（即黄药子，中药店有售）50 克，高粱酒（60 度以上）适量。

［制用法］前两味用酒共浸泡 10 天。每日适量饮用。

［功　效］软坚消瘀。用治甲状腺肿大。

8. 荸荠猪屠肉治甲状腺肿

［用　料］荸荠 500 克，猪屠肉（猪咽喉旁的屠肉）1 副。

［制用法］共煮烂熟。分 2 次食。

［功　效］软坚散结。用治甲状腺肿大。

9. 蚝豉海带汤软坚

［用　料］蚝豉 100 克，海带 50 克。

［制用法］加水共煮。日分 2 次服食。

［功　效］软坚散结。用治甲状腺肿大。

10. 青柿汁蜜膏治甲状腺肿

［用　料］青柿子（未成熟者）1000 克，蜂蜜适量。

［制用法］将柿子洗净，去柄，切碎，捣烂，以纱布挤压取汁。将柿汁放在锅中煮沸，改用文火煎熬成浓稠膏状，加入等量的蜂蜜，搅匀，再煎如蜜，停火待冷装瓶备用。每次 1 汤匙，以沸水冲溶饮用，每日 2 次。

［功　效］清热，消肿。用治地方性甲状腺肿和甲状腺功能亢进症（简称"甲亢"）。

11. 绿豆海带粥除瘿瘤

［用　料］绿豆 60 克，海带 30 克，大米 30 克，陈皮 6 克，红糖 60 克。

［制用法］将海带泡软洗净切丝。锅内加清水，入大米、绿豆、海带、陈皮，煮至绿豆开花为度，放入红糖溶匀。服食。

［功　效］清凉解毒，消肿软坚。用治瘿瘤，并治青春期甲亢。

注　瘿瘤发病与水土因素有关，或忧思郁怒，肝郁不舒，脾失健运而致气滞痰凝于颈部而成。

12. 海藻蚝豉汤软坚消瘿

［用　料］海藻、海带各 15 克，蚝豉（牡蛎肉）60 克。

［制用法］海藻、海带洗净去砂，蚝豉清水浸透，入瓦锅加清水煮汤。熟时调味，饮汤吃肉。

［功　效］消肿散结，软坚消瘿，滋阴养荣。用治青春期甲亢或缺碘性甲亢。

三、 淋巴结结核、 慢性淋巴结炎

1. 荔枝疗法治淋巴结结核

[用　料] 鲜荔枝 10 枚。

[制用法] 将荔枝洗净, 捣烂如泥。外敷患处, 每日更换 1 次。

[功　效] 生津益血, 理气止痛。用治淋巴结结核、赤肿疗毒及小儿疹疮。

2. 蛤粉治淋巴结结核

[用　料] 蛤粉 20 克, 海蒿子 25 克, 牡蛎 25 克, 夏枯草 30 克。

[制用法] 共煎汤。每日早晚分服。

[功　效] 软坚散肿。用治淋巴结结核、甲状腺肿大。

3. 蜗牛炖猪肉治淋巴结结核

[用　料] 鲜蜗牛肉 100 克（干品减半）, 瘦猪肉 150 克, 盐、酱油少许。

[制用法] 蜗牛洗净, 用沸水烫死, 以针挑出蜗牛肉, 再洗, 然后同猪肉共炖。饮汤食肉。

[功　效] 养阴清热, 消肿解毒。用治淋巴结结核、慢性淋巴结炎。

4. 蜈蚣鸡蛋治淋巴结结核

[用　料] 大蜈蚣 1 条, 鸡蛋 1 个。

[制用法] 将蜈蚣在瓦上焙干, 研为细末。鸡蛋打一小孔, 装入蜈蚣粉末, 封闭小孔, 放入有盖茶杯内蒸熟。每晚食用 1 个。

[功　效] 清热解毒, 定惊止痛。用治颈淋巴结结核。

5. 蝗虫焙干治淋巴结结核

[用　料] 蝗虫（蚱蜢）。

[制用法] 蝗虫去翅、足, 焙干研粉。以温开水送下, 每服 5 克, 每日 2 或 3 次。

[功　效] 清热, 散结。用治小儿颈淋巴结结核。

6. 海带海蒿子治颈淋巴结肿

[用　料] 海带 30 克，海蒿子 15 克，夏枯草 30 克，白芥子 15 克。

[制用法] 加水共煎煮。每日饮用 2 次。

[功　效] 软坚散结，清热利水。用治颈淋巴结肿。

7. 糯米二丑壁钱治淋巴结结核

[用　料] 糯米 500 克，二丑（黑丑、白丑）30~60 克，壁钱若干个。

[制用法] 糯米炒黄，壁钱、二丑在米烫时放入，待米凉后，一同加工成粉。每次用粉 13 克煮糊糊吃，每日 2 次，服完上药为一疗程。轻者一疗程即愈，重者可继续用一疗程。

[功　效] 清热，利水，散结。治淋巴结结核。

8. 糯米槐花散治瘰疬

[用　料] 糯米 50 克，槐花（选未开放者）100 克。

[制用法] 共炒黄，研末。每早空腹服用 15 克。

[功　效] 清热，凉血。用治瘰疬。

注　瘰疬又名鼠疮。小的为瘰，大的为疬。结于颈项、腋、胯之间。初起结块如豆，数目不等，无痛热，后渐增大，串生。久则微痛或结块互相粘连，推之不移。若破即久不收口，或形成瘘管。

9. 海带汤治瘰疬瘿瘤

[用　料] 海带 1000 克。

[制用法] 水煮。饮汤，尽量服用。

[功　效] 消痰软坚。用治瘰疬、瘿瘤。

注　据《医学衷中参西录》介绍：一妇人起一瘰疬，大如小橘。其人亦甚强壮无他病，俾煮海带汤，日日饮之，半月之间，用海带两斤（1000 克）而愈。本品对甲状腺囊肿、高血压均有较好疗效。

10. 油炸鱼鳔治鼠疮

[用　料] 鱼鳔 50 克，香油适量。

[制用法] 将鱼鳔切成丝，用香油炸焦趁热吃。连吃 10~20 天显效。

[功　效] 消肿毒，化瘀积。用治鼠疮（淋巴结结核）。

11. 芋艿丸治瘰疬瘿瘤

[用　料] 生芋艿（芋头）1000 克，海蜇 100 克，荸荠 100 克。

［**制用法**］芋艿晒干，研细。海蜇、荸荠洗净，加水煮烂去渣，和入芋艿粉制成丸，如绿豆大。以温水送服，每服 5～10 克，每日 2 或 3 次。

［**功　效**］清热，消肿。治淋巴结结核、瘿瘤。

12. 麒麟菜海带治瘰疬瘿瘤

［**用　料**］麒麟菜、海带各 50 克，泽泻 25 克，夏枯草 20 克。

［**制用法**］水煎。每日早晚各服 1 次。

［**功　效**］清热，散结，消肿。用治瘰疬、瘿瘤。

13. 猪胆膏治瘰疬

［**用　料**］猪胆汁 10 个，陈醋 500 克。

［**制用法**］胆汁与醋共熬为膏状备用。用时先用花椒熬水洗患处，然后将药膏摊于布上。每日敷换 1 次。

［**功　效**］泻热，润燥，活血。用治瘰疬。

注　据《中医验方汇编》介绍：此方治瘰疬已溃，久不愈合者，疗效显著。

14. 首乌酒治瘰疬

［**用　料**］生何首乌或夜交藤、白酒各适量。

［**制用法**］将何首乌切细，以 60 度的白酒浸泡于瓷瓶中，密封，隔水炖 3～5 小时。随时适量饮用。

［**功　效**］清热，凉血。用治瘰疬。

15. 芝麻连翘治小儿瘰疬

［**用　料**］芝麻、连翘等分。

［**制用法**］捣碎，研末。频频食用。

［**功　效**］清热，解毒。用治小儿瘰疬。

16. 桑椹醪治疗瘰疬

［**用　料**］鲜桑椹 1000 克，糯米 500 克，酒曲适量。

［**制用法**］将桑椹洗净，捣烂以纱布绞挤取汁，将汁与糯米按常法煮焖成干饭，待凉，加入酒曲，拌匀，发酵成为酒酿。每日随量佐餐食用。

［**功　效**］清热散结。用治瘰疬、关节不利、便秘等。

17. 甘草蜂蜜消淋巴结结核

［**用　料**］甘草、蜂蜜各适量。

［制用法］每次取适量甘草粉碎，加蜂蜜调成糊状。涂在淋巴结结核疙瘩上，并用纱布包好，每 2 天更换 1 次，几周后疙瘩自消。

［功　效］和中缓急，清热解毒。用治淋巴结结核有奇效。

注　淋巴结结核已破溃的不适宜此方。

四、 结石症

1. 鸡内金治尿路结石

［用　料］鸡内金 1 个。

［制用法］将鸡内金晒干，捣碎，研末，白水送服。每日早晚 1 次，可连续服用。

［功　效］化石通淋。用治尿路结石、胆结石，对小便淋沥、尿道刺痛亦有疗效。

2. 鲜葫芦汁利尿排石

［用　料］鲜葫芦、蜂蜜各适量。

［制用法］将葫芦捣烂绞取汁，调以蜂蜜。每服半杯或 1 杯，每日 2 次。

［功　效］利尿排石。用治尿路结石。

3. 黄鱼耳石汤治结石症

［用　料］黄鱼耳石（即黄花鱼的鱼脑石）、甘草各适量。

［制用法］将鱼耳石研碎成末。每服 5 克，日 3 次，甘草煎汤送服。

［功　效］下石淋，利小水。用治肾结石、膀胱结石、胆结石。

4. 玉米须汤治疗胆结石

［用　料］玉米须 50 克。

［制用法］加水煎汤。可随时不拘量饮用。

［功　效］利水，通淋，止血。促进胆汁分泌，对胆囊炎、胆结石有一定的疗效。

注　玉米须 50 克，另加蒲公英、茵陈蒿各 25 克，水煎服，疗效更佳。

5. 核桃冰糖香油治结石症

[用　料] 核桃仁 120 克，冰糖 120 克，香油 120 克。

[制用法] 将核桃仁用香油炸酥，捞出，然后和冰糖共研细，再以香油调为糊状，此为 1 剂。成人早晚分 2 次服完，儿童分 3 天，每天 3 次。

[功　效] 溶解结石。用治泌尿道结石，对其他结石也有疗效。

6. 阳桃蜂蜜汤治膀胱结石

[用　料] 鲜阳桃 5 个，蜂蜜适量。

[制用法] 阳桃切成块，加清水三碗煎至一碗，冲入蜂蜜适量。饮用。

[功　效] 清热，解毒，利尿。用治膀胱结石及膀胱炎。

7. 睡前饮牛奶可防胆结石

[用　料] 全脂鲜牛奶 1 杯。

[制用法] 牛奶加热，睡前顿服。

[功　效] 可有效地防止胆结石的形成。

注　据国外医学界报道：牛奶可起到刺激胆囊排空的作用。睡前饮 1 杯牛奶，经过一夜，胆汁不会在胆囊内浓缩，从而避免了在胆囊内形成小晶体，也就不会产生胆结石。但是，假如你第二天不吃早点，那头一天晚上所喝的牛奶就无效，这就是说，至少要在第二天早晨喝杯酸奶，吃一块面包来促进新胆汁的形成。

8. 葵花根治尿路结石

[用　料] 取埋在地下的葵花根。

[制用法] 从地下挖出来的葵花根，用水洗净晒干，使用时将根砸碎，连同根须一小把（100 ~ 150 克）放在药锅内，加水 250 ~ 300 克，然后以文火煮 30 分钟。饭前空腹喝下，每日 3 次，连续服 30 天，结石即被溶解掉。

[功　效] 利尿，通淋，止痛。用治尿路结石，效果满意。

五、 阴囊、 阴茎肿痛

1. 姜片治急性睾丸炎

[用　料] 老生姜（选肥大者）适量。

［**制用法**］将姜洗净切片。每次用 8~10 片外敷于患侧阴囊，以纱布将阴囊兜起，每日更换 1 次。

［**功　效**］解毒消炎。用治急性睾丸炎。

注　阴囊局部有创面或睾丸有溃脓者禁用。

2. 黑胡椒糊治睾丸炎

［**用　料**］黑胡椒 7 粒，面粉 1 撮。

［**制用法**］将胡椒捣烂，用白面调成糊状，摊抹在布上。贴在会阴处，以胶布固定，一帖即愈。

［**功　效**］温中下气，除寒湿。用治急性睾丸炎。

注　据《河北省中医中药集锦》介绍，一急性睾丸炎患者，睾丸肿胀，疼痛难忍，用此方 1 剂而愈。

3. 橘核大枣治睾丸异样

［**用　料**］橘核、大枣（去核）适量。

［**制用法**］每一枣内包 6 个橘核，放在炉边焙干为末。每次服 9 克，早晚空腹黄酒送下。

［**功　效**］消坚破滞。用治睾丸大小不同，睾丸肿痛、偏坠等。

注　橘核炒香研末，小茴香炒后研末，等分混合，每次 5~10 克，于临睡前以热黄酒送下，有同等功效。

4. 三核小茴香治阴囊肿痛

［**用　料**］橄榄核（即青果核）、荔枝核、山楂核各等分，小茴香 20 克。

［**制用法**］将 3 种核烧灰存性，研成细末。小茴香加水煮汤，用汤送服核末。每日早晨空腹服 10 克，连服 5 天。

［**功　效**］顺气，消肿，止痛。用治阴囊肿胀疼痛。

5. 荔枝方治睾丸鞘膜积液

［**用　料**］干荔枝（带核）30 克，小茴香 20 克。

［**制用法**］上 2 味以文火略炒，共研细末。分 3 次，每晚临睡前用热黄酒调服 1 次。

［**功　效**］消结化滞。用治睾丸鞘膜积液。

6. 韭子茴香丸治睾丸痛

［**用　料**］韭菜子、小茴香各 30 克。

[制用法] 共研细末，以蜂蜜少许调为丸。每丸9克，早晚各服1丸。

[功　效] 温补肾气，驱散寒邪。用治睾丸冷痛症，效果极佳。

7. 茄根叶汤治阴囊痒

[用　料] 茄子1个，茄根、叶适量。

[制用法] 共煎水。熏洗，每日2或3次。

[功　效] 清热除湿。用治阴囊奇痒不止。

8. 葱白液治阴茎肿大

[用　料] 葱白液（即葱叶内带黏性的汁液）。

[制用法] 选用新葱叶剖开，将内有黏液的一面包扎阴茎2小时，4小时后即愈。

[功　效] 润燥，消肿。用治阴茎肿大。

9. 蒜酒剂治阴囊肿

[用　料] 大蒜每岁1瓣，黄酒120克，白酒60克。

[制用法] 大蒜去皮洗净，与黄白酒同放在碗内蒸熟。日分3次服完。

[功　效] 驱寒活络、消肿解毒。用治阴囊肿大。

注　蒜的用量每岁1瓣，如20岁即为20瓣；黄白酒的用量不随年龄更变，但年龄较小可酌减用量。

据《中医实用效方》介绍，保定市张某，20岁，患阴囊肿，腿部亦肿，久治不愈，后服此方而愈。

10. 搽鸡蛋油止阴囊湿痒

[用　料] 鸡蛋。

[制用法] 将鸡蛋煮熟，去皮及蛋白，留蛋黄放在铝勺内，以文火煎至出油。每日以此油涂搽患处2次，7日可愈。

[功　效] 清热解毒。用治阴囊湿痒及烧灼伤。

六、 尿涩闭

1. 向日葵根治小便不通

[用　料] 向日葵根9～15克。

[**制用法**] 以水两碗煎至一碗。温服。

[**功　效**] 利尿通淋，止痛。用治小便不通、刺痛。

2. 大蒜治排尿困难

[**用　料**] 新蒜 1 瓣。

[**制用法**] 将蒜瓣去皮，切片。用手挤汁滴入尿道口内（蒜液刺激局部稍有不适感），待 10～20 分钟，尿即排出。如不见效，可再行 1 次。

[**功　效**] 宣窍通闭。用治手术后排尿困难。

注　据《中级医刊》12 月号文摘介绍，北京中医院用此法治疗 22 例肛门手术后排尿困难，疗效达 95%，最多 2 次尿即排出，且无不良反应。

3. 水牛肉冬瓜羹治小便涩闭

[**用　料**] 水牛肉 500 克，冬瓜 250 克，葱白 100 克，豆豉 50 克，细盐、醋适量。

[**制用法**] 牛肉、冬瓜切碎，葱白切段，加水和豆豉煮熟。蘸盐和醋，早晚空腹食用。

[**功　效**] 补脾胃，利小水。用治小便涩少、无尿。

4. 田螺治小便不通

[**用　料**] 田螺 10 个，盐少许。

[**制用法**] 将田螺洗净，捣烂如泥，加盐拌匀。敷于肚脐部或脐下三指处。

[**功　效**] 清热利尿。用治小便不通、噤口痢等。

5. 三子花椒水治小便不通

[**用　料**] 老白菜帮子 7 或 8 片，蒜瓣子半挂，葱须 1 握，花椒 30 克，食盐 1 撮。

[**制用法**] 将上物加水熬煎，水沸半小时后倒入盆内，盆上放木板两块，患者坐木板中间，用棉被围住，用其热气蒸熏前阴及周围，使之出汗，待水温稍凉亦可坐于水中浸烫，小便自通。

[**功　效**] 清热利尿，宣窍通闭。用治小腹胀痛，小便不通。

6. 敷葱姜疗婴儿无尿

[**用　料**] 大葱（取葱白及须根）60 克，生姜 15 克。

[**制用法**] 洗净，共捣烂捏成饼状，放锅内加热，洒上酒、水少许，

翻炒至甚热取出，放手巾上包好，趁热敷于关元穴处，使其辛热透散。

[功　效] 通阳，化气，利尿。用治新生儿无尿。

注　关元穴位于脐下正中 3 寸（同身寸）处。《增订铜人腧穴针灸图经》云，"治脐下疗痛，小便赤涩，……不得尿"。

据《新中医》1980 年第 6 期介绍，宋某，生后近 4 日无尿，曾多方治疗无效，小腹微胀，时欲啼哭状。即予此法施治，用后 1 小时身出微汗，大量尿液排出而愈。

7. 猪膀胱治尿路不通

[用　料] 猪膀胱 1 个，砂糖适量。

[制用法] 将猪膀胱洗净，切碎，加水煮熟。食用，为解其味可适量加糖。

[功　效] 常见用治尿闭、尿淋漓不畅症。

注　据《本草纲目·兽部》第五十卷载："蕲有一妓病转脬（pāo，膀胱），小便不通，腹胀如鼓，数月垂死。一医用猪脬吹胀，以翎管安上，插入阴孔，捻脬气吹入，即大尿而愈。"

8. 外用葱麝饼通调小便

[用　料] 大葱（叶梗须俱全者）3 根，麝香 0.15 克。

[制用法] 将全葱洗净，捣烂如泥，放入麝香搅拌，再捣。然后放置文火上炒热取出，用纱布包裹两三层，压成饼状，贴于脐下 1.5 寸（同身寸）处（即气海穴），包扎固定，勿使药物移离穴位。

[功　效] 通阳利水。用治小便不通甚验。

注　据《新中医》1981 年第 6 期介绍，此方贴 10～20 分钟后，即能排尿。典型病例：教姓，女，出生后第三天发病，第五天入院治疗。症见高热昏迷，啼哭不乳，呼吸喘急，满腹膨胀，近 3 天未解小便。后用此方敷于脐下，约 10 分钟后即开始排尿，一夜连续排尿 5 次。次日神志清醒，余症均已消失。

9. 前列腺肥大贴脐法

方一

[用　料] 胡椒 5 粒，葱适量。

[制用法] 上两味共捣为泥，取药泥陷入脐眼内，然后用医用胶布封贴，外加固定。每日 1 次，一般 2 次即愈。

[功　效] 除寒湿，通阳气。用治前列腺肥大、小便不利、排尿困难、疝气等。

方二

[用　料] 蟋蟀 2 只，丁香 3 克，肉桂 6 克。

[制用法] 将上三味共捣碎，研细，用白酒少许调和均匀，敷贴于肚脐部，外用消毒纱布覆盖，胶布固定。每2天换药1次，每天用热水袋热敷15～30分钟，一般一两次即愈。

[功　效] 利尿消肿，清热化滞。用治前列腺肥大之尿闭。

10. 前列腺肥大熨腹法

[用　料] 食盐500克，生葱250克。

[制用法] 将生葱切碎后，与盐一起入锅炒热。趁热包裹，待适温时熨烫小腹部，温度变冷后复炒再包复熨，连熨数次，约2～4小时见效。

[功　效] 清热行瘀，通阳利气。用治前列腺肥大之小便不利。

11. 糯米饼治前列腺肥大

[用　料] 糯米粉、黄酒各适量。

[制用法] 将糯米粉和成面团，按常法烙饼。临睡之前吃，用黄酒送服。连服数日，症状大减。

[功　效] 补中益气。用治前列腺肥大、尿频。

七、 疝气

1. 向日葵秆汤治肠疝

[用　料] 向日葵秆（陈年者更佳）1棵，红糖适量。

[制用法] 将向日葵秆去皮，取内白心，切碎，加水煎熬。每次饮1碗，红糖冲服。

[功　效] 利尿通淋。用治小肠疝之睾丸偏坠。

2. 红皮蒜治疗疝气疼痛

[用　料] 红皮蒜2头，柑核50克，金橘2个，白糖50克。

[制用法] 蒜去皮，同其他三味用水两碗，煮成一碗。顿服。

[功　效] 消肿，止痛。用治疝气疼痛异常。

3. 猪肉茴香丸子散寒定痛

[用　料] 瘦猪肉200克，小茴香15克。

[制用法] 将肉剁如泥，小茴香研为末，撒在肉上，抓匀，制成肉丸子，加水煮熟。黄酒送服。

[功　效] 顺气，消肿。用治小儿疝气致阴囊肿大。

4. 荔枝核疗法治疝气痛

方一

[用　料] 荔枝核、大茴香等分，黄酒适量。

[制用法] 将荔枝核炒黑，大茴香炒焦，捣碎，研末。每服5克，以温酒送下。

[功　效] 解郁止痛。用治小肠疝气致阴囊肿胀、偏坠、疼痛。

方二

[用　料] 荔枝核、橘核、龙眼核、小茴香、川楝子各15克。

[制用法] 水煎。日服1剂。

[功　效] 消坚破滞。用治小肠疝致睾丸肿痛、偏坠。

5. 荞麦面川乌胡椒治疝气

[用　料] 荞麦面100克，生川乌15克，白胡椒9克，白酒适量。

[制用法] 将生川乌、白胡椒研成细末，同荞麦面用白酒拌成泥状，包扎在脚心处。连用1周，每日换药1次。体虚者禁用。

[功　效] 祛风湿，散寒，止痛。用治疝气。

6. 山楂红糖治小肠疝气

[用　料] 山楂30克，红糖适量。

[制用法] 将山楂洗净，加水煮烂后放糖。每日分2次服完。

[功　效] 活血化瘀，温中散寒。用治小肠疝气、肠炎下痢。

7. 姜汁治疝气

[用　料] 鲜生姜适量。

[制用法] 鲜姜洗净，捣烂绞取其汁，去渣，将汁贮于碗中。阴囊浸入姜汁内片刻即成。

[功　效] 解肌散寒。用治疝气。

注　据《中国医学大辞典》介绍：某君患疝气多年，病发时卧床数日，经用此方浸泡阴囊，囊际微觉若针刺，即渐收缩，小如常人，黄汁悉从毛孔吸入无余，数年旧患，由此永告脱离矣。

8. 丝瓜瓤治睾丸肿痛

［用　料］丝瓜瓤（即丝瓜老熟后去皮所留之网状纤维）15～30克，黄酒90～180克。

［制用法］先将丝瓜瓤放锅内置火上焙枯干，研为细末。再用长流水（即河水）120～240克，对入黄酒煎开，将丝瓜瓤末1次冲服。然后盖被子发汗，同时配合外治法：黄芥子6～15克，研为细末，用新冷水调成糊状，涂于小口径的茶杯里面，将茶杯扣在大腿根内边2～3小时即可。左病扣右，右病扣左。

［功　效］清热利湿、散瘀消肿。用治睾丸肿大、牵痛难忍、偏坠、小肠气痛等。

　注　据《中医验方汇编》介绍典型病例：①某人曾患睾丸肿胀，阴囊胀大，小腹牵痛，用本方1次即愈；②聂某，男，41岁，农民，1940年5月下旬，阴囊发肿，睾丸结硬，小腹牵痛，用本方2次愈；③武某，男，33岁，工人，1955年4月中旬患偏坠，用此方2次愈。

9. 丝瓜陈皮汤治疝气

［用　料］干老丝瓜1个，陈皮10克。

［制用法］丝瓜焙干，研细。陈皮研细。两味混合，开水送服，每服10克，日服2次。

［功　效］理疝消肿。用治小肠疝气致睾丸肿痛。

10. 死毛鸡治寒疝

［用　料］死毛鸡（孵化未出壳的死小鸡）1个，小茴香3克，黄酒适量。

［制用法］将死毛鸡放在瓦上焙干，与小茴香共研成细末，黄酒冲服，盖被取汗。

［功　效］用治以寒性腹痛为主症的疝气痛，症见绕脐腹痛、恶寒肢冷、筋脉拘急，遇寒即发，多由感受寒湿，寒凝气滞所致。

11. 玉米茎心饮治疝气

［用　料］玉米茎心（玉米茎内之白色柔软绵状物质）10条。

［制用法］加水煮汤。代茶饮用。

［功　效］清热利尿。用治疝气、尿道刺痛、溺白等。

12. 三核末解郁结消肿痛

[用　料] 橄榄核、荔枝核、山楂核各等分。

[制用法] 烧炭存性，研成细末。每服 10 克，空腹小茴香煮汤送服。

[功　效] 用治小肠疝气致阴囊肿痛。

13. 大枣橘核治阴囊肿大

[用　料] 大枣 200 克，橘核适量。

[制用法] 将大枣去核不用，用枣肉每个包橘核 6 粒，放于火炉边焙干，研成细末。每服 15 克，早晚空腹黄酒送下。

[功　效] 补气，破滞。用治阴囊肿大。

14. 葱衣汤治小肠疝气

[用　料] 葱衣（系葱白的外衣）90 克。

[制用法] 稍加水煮。一次吃完，连服 7 次。

[功　效] 祛风发汗，解毒消肿。用治疝气。

注　据《中国新医药》介绍，有一老人，患疝气已二十余年，每 3 天发作 1 次，经服此方 7 次痊愈。

15. 焙鲫鱼鳔治疝气痛

[用　料] 鲫鱼鳔 7 枚，黄酒适量。

[制用法] 将鱼鳔焙干，不可枯焦，研末。每晚临睡前黄酒送下。

[功　效] 暖下，止痛。用治疝气痛。

16. 清炖当归羊肉治寒疝

[用　料] 当归 15 克，羊肉 100 克，生姜 15 克。

[制用法] 同煮熟。吃肉饮汤，日 1 次。

[功　效] 补血活血，行气止痛，温暖下元。用治寒疝。

17. 陈醋煮鸡蛋治小肠疝气

[用　料] 鸡蛋 2 个，米醋 500 克。

[制用法] 先将鸡蛋用醋浸泡 1 日，次日将醋与鸡蛋倒入锅内煮，至醋一半。趁热吃蛋饮汤。

[功　效] 养血散瘀。用治小肠疝气。

注　服用此方后，应避风寒，吃完如有汗出则疗效更佳。

18. 小茴香炒鸡蛋消疝气

[用　料] 小茴香 25 克，鸡蛋 2 个，食盐、黄酒各适量。

[制用法] 小茴香加食盐炒至焦黄色，研末，然后以鸡蛋拌和煎炒。每晚睡前与温黄酒同食，每日 1 剂，连吃 4 剂为一疗程，数日后再服用。

[功　效] 顺气，消肿。用治小肠疝气。

19. 茄蒂汁治小儿疝气

[用　料] 青茄蒂适量。

[制用法] 将茄蒂煎成浓汁。2 岁每次用茄蒂 4 个，3 岁用 5 个，8 岁用 7 个，服后再饮白糖水 1~2 杯。见效后继续服用 2 次，可痊愈。

[功　效] 理气，止痛。用治疝气。

20. 炒食盐疗小儿疝气

[用　料] 食盐、醋各适量。

[制用法] 食盐一撮，炒热。醋调涂脐中，上以艾绒搓成黄豆大，燃火灸之。

[功　效] 散寒，止痛。用治小儿疝气。

21. 葱衣熏治疝气

[用　料] 葱衣（葱白的外皮）。

[制用法] 葱衣用水煎沸，立即倒入小盆中。坐熏阴囊，待水温后再洗，每日 2 或 3 次。

[功　效] 驱寒渗湿。用治阴囊坠痛。

八、　肛肠疾患

1. 马齿苋猪大肠治内痔

[用　料] 马齿苋 100 克，猪大肠 1 截（15 厘米长）。

[制用法] 先将两物洗净，然后将马齿苋切碎装入大肠内，两头扎好，放锅内蒸熟。每日晚饭前一次吃完，连续服用。

[功　效] 清热解毒，润肠止血。可作为痔疮患者的辅助治疗药。

注　无马齿苋，可用花椒 120 克代替。

2. 南瓜子煎熏治内痔

[用　料] 南瓜子 1000 克。

[制用法] 加水煎煮。趁热熏肛门，每日最少 2 次，连熏数天即愈。熏药期间禁食鱼类等发物。

[功　效] 用治内痔。

3. 茄子末治内痔

[用　料] 茄子。

[制用法] 茄子切片，烧成炭，研成细末。每日服 3 次，每次 10 克，连服 10 天。

[功　效] 清热止血。用治内痔。

4. 鲫鱼治内外痔疮

[用　料] 鲫鱼 1 条（重 200 克），韭菜适量，酱油、盐各少许。

[制用法] 将鱼开膛去杂物留鳞，鱼腹内洗净，纳满韭菜，放入盖碗内，加酱油、盐，盖上盖，蒸半小时即成。食鱼肉饮汤，每日 1 次。

[功　效] 用治痔漏、内外痔疮。

5. 外用鳗鲡油疗痔漏

[用　料] 鳗鲡（又名白鳝）数条。

[制用法] 将鱼用清水漂洗，先于锅中煮沸清水，再将活鱼投入，加盖煮 2 ~ 3 小时，鱼油浮于水面，取油备用。用时先洗净患处，以鳗鲡鱼油涂拭或注入瘘管，每日 2 或 3 次。

[功　效] 治痔疮、漏疮、瘰疬、阴疽（相当于结核性瘘管）久不收口。

6. 蝎蚕蛋治痔疮

[用　料] 全蝎 6 克，僵蚕 6 克，鸡蛋适量。

[制用法] 全蝎、僵蚕（中药店有售）研成细末，共分为 15 份。每日早晨取新鲜鸡蛋 1 枚，在蛋壳上打一小孔，将 1 份全蝎僵蚕粉从小孔内装入鸡蛋，搅匀后用面粉将鸡蛋上的小孔糊上，放入锅内蒸熟。服用时将鸡蛋去皮整个吃下，每日 1 个，连吃 15 天为一疗程。如一疗程未能痊愈，可

再吃一两疗程，以巩固疗效。

　　[功　效] 理气血，除热毒。用治痔疮。

7. 猪肠绿豆清热润肠

　　[用　料] 绿豆 200 克，猪大肠 1 截，醋少许。

　　[制用法] 先将猪大肠翻开用醋洗净（连续洗 3 次），把绿豆填入猪肠内，再用线绳将肠两端扎紧，放入锅中煮约 1.5 小时即成。食时切成段，一次吃完，每日 1 次。

　　[功　效] 清热解毒，润肠通便。用治内外痔便血。

8. 牛肺治痔疮有效

　　[用　料] 生牛肺 150 克，白糖 25 克。

　　[制用法] 牛肺洗净，切块，白水煮烂。用牛肺蘸糖吃。每日早晚饭前各 1 次。注意禁用盐、酱油及辣物。

　　[功　效] 用治痔疮。

　　注　据 1995 年 12 月 3 日《老年报》介绍，此方连续食用几日，可见功效。

9. 黑木耳羹治内外痔

　　[用　料] 黑木耳 30 克。

　　[制用法] 将木耳摘去污物，洗净，加水少许，文火煮成羹。服食。

　　[功　效] 益气，凉血，止血。用治内外痔疮。

　　注　据《本草纲目》介绍，一人患痔，诸药不效，用木耳煮羹食之而愈，极验。

10. 炒田螺除湿解毒治痔疮

　　[用　料] 田螺 700 克，食用油 15 克，葡萄酒（或黄酒）40 克，盐、酱油、胡椒粉、葱、姜各适量。

　　[制用法] 用剪刀把洗净的田螺尖部剪去一点。炒锅上火，倒油烧热，下田螺翻炒，炒至田螺口上的盖子脱落时，加入酒、葱、姜同炒几下，加盐、酱油，再加适量水焖 10 分钟，加胡椒粉翻匀出锅即成。

　　[功　效] 除湿解毒，清热利水。用治痔疮、脱肛、子宫脱垂、胃酸过多等。

11. 猪肉槐花汤治痔疮

　　[用　料] 瘦猪肉 100 克，槐花 50 克。

　　[制用法] 加水共煎汤。日食 1 次。

［功　效］凉血，止血。用治痔疮、大肠热盛引起的便血。

12. 红糖金针菜汤消痔

［用　料］红糖 120 克，金针菜 120 克。

［制用法］将金针菜用水 2 碗煎至 1 碗，加入红糖。温服，每日 1 次。

［功　效］活血消肿。对痔疮初起可以消散，对较重症有减轻痛苦之功。

13. 无花果叶消外痔肿痛

［用　料］干无花果叶 40 ~ 60 克。

［制用法］煎汤半盆。趁热熏洗痔疮痛处 0.5 ~ 1 小时，每夜熏洗 1 次，一般外痔 2 ~ 3 天可愈。

［功　效］消炎，散肿，止痛。用治外痔肿痛。

14. 麒麟菜治外痔肿痛

［用　料］麒麟菜 30 克，白糖 30 克。

［制用法］共煎水。饮服，每日 2 次。

［功　效］泻实热，消肿痛。用治外痔肿痛、痔疮初起疼痛。

15. 米醋煮羊血止内痔出血

［用　料］羊血 250 克，米醋 300 克，盐少许。

［制用法］羊血凝固后用开水烫一下，将血污水倒出，切成小方块，用米醋煮熟，加适量细盐调味。只吃羊血，不饮醋汤。

［功　效］用治内痔出血，疗效较为理想。

注　据《随息居饮食谱》载，羊血"熟食但止血，患肠风痔血者宜之"。米醋功能散瘀、止血、解毒、杀虫，治大便下血。

16. 山地鸡治痔疮下血不止

［用　料］山地鸡 1 只，白面、花椒、盐、葱白、醋各适量。

［制用法］将鸡收拾干净，取其肉剁碎，加入调料搅拌成鸡茸馅，用白面作成馅饼。蘸醋食之。

［功　效］补虚温中，收敛止血。用治痔下血不止、神疲无力。

17. 黄酒煮猪皮治痔血

［用　料］猪皮 150 克，黄酒半碗，红糖 50 克。

[制用法] 黄酒加等量水煮猪皮，用文火煮至稀烂，加红糖调和。吃猪皮饮汤，日分 2 次用完，可连用数天。

[功 效] 养阴清热。用治内痔下血。

18. 醋煮赤豆治痔疮下血

[用 料] 赤小豆 500 克，醋、酒各适量。

[制用法] 将赤小豆洗净，用醋煮熟晒干，再用白酒浸至酒尽为止，晾干，研为末。以白酒送服，每次 5 克，日服 3 次。

[功 效] 排脓止血。用治内痔出血。

19. 香蕉炖服止痔出血

[用 料] 带皮香蕉 2 枚。

[制用法] 加水炖。连皮食并饮汤。

[功 效] 清热，润肠。用治大便干结、痔疮出血。

20. 韭菜根汤熏治痔疮脱肛

[用 料] 韭菜根。

[制用法] 洗净煎水。倒入便盆内趁热坐熏，每日 2 次，待逐渐收缩治愈而止。

[功 效] 用治痔疮、脱肛、子宫脱垂。

21. 涂鳖血治脱肛

[用 料] 鳖（又名团鱼、甲鱼）1 只。

[制用法] 将筷子插入鳖口内，当鳖咬住不松口时，用刀切断头颈，滴血入碗。趁热涂血于肛门处。

[功 效] 用治大便脱肛，对托而不收者有效。

22. 河蚌水治痔肿

[用 料] 活河蚌 1 只，黄连粉 0.5 克，冰片少许。

[制用法] 将河蚌撬开，填入黄连粉及冰片，放入碗内待其流出蚌水，用鸡毛扫涂患处。每日数次。

[功 效] 清热，消肿，防腐。用治痔脱肛之肿痛。

23. 黄花木耳治脱肛

[用 料] 黄花菜 100 克，木耳 25 克，白糖 5 克。

[**制用法**] 将黄花菜、木耳洗净去杂质，加水煮 1 小时。原汤加白糖调服。

[**功　效**] 清热，除湿，消肿。用治脱肛、大便时肛门痛或便后滴血。

24. 石榴皮汤治脱肛

[**用　料**] 石榴皮 60 克，明矾 15 克。

[**制用法**] 加水将上述两味煎汤。趁热熏洗患处，早晚各 1 次。

[**功　效**] 清热，收敛。用治脱肛。

25. 陈醋煮大枣治脱肛

[**用　料**] 陈醋 250 克，大枣 120 克。

[**制用法**] 将大枣洗净，用陈醋煮枣，待煮至醋干即成。分 2 或 3 次将枣吃完。

[**功　效**] 益气，散瘀，解毒。用治久治不愈的脱肛。

26. 烤鳗鲡片治痔瘘

[**用　料**] 鳗鲡 1 条，花椒、盐、酱油各少许。

[**制用法**] 将鱼去头及肠杂物，剔骨，肉切片，放于炭火上炙烤至熟，然后把炒焦的花椒及盐研成细末，同鱼片拌匀。蘸酱油食之，每日 1 次，经常食用有效。

[**功　效**] 用治痔瘘。

27. 螺矾汁消痔止痛

[**用　料**] 活大田螺 1 个，白矾末少许。

[**制用法**] 把田螺用清水漂养 2 天，使其吐尽泥沙，然后以针刺破，加入白矾末，过一夜后，除去螺壳。用鸭毛或棉花每小时蘸汁涂患处 1 次，一般 5～8 次可愈。

[**功　效**] 主治痔疮。

注　据《江西中医》载，某男患内外混合痔达 8 年之久，便后滴血，内痔脱肛呈暗紫色不能自回，患者常因痔疮疼痛呻吟。西医诊断为"内外混合痔三期"，经用螺矾汁涂之即感舒适，痛苦减轻，用棉球蘸汁轻轻托回内痔。连用 5 次，疼痛消失。

28. 公鸡治肠结核奇效

[**用　料**] 隔年公鸡 1 只，好醋 500 克。

[**制用法**] 将鸡宰杀去毛及内脏，用砂锅炖熟后，将肉捣成烂泥，骨

头拣出煅酥，捣碎，研成细粉。然后将肉泥、鸡骨粉、鸡汤混在一起，再加入好醋调匀即成。共服 7 天，每日 3 次，此为 1 剂。3 剂为一疗程。

[功　效] 补虚调中，抗痨消胀。用治肠结核。

注　服药期间忌食五辛腥发之味。

据《老年报》介绍，此方系山东乳山县中医院兰茂璞提供的临床奇效方。

29. 乌僵丸治肠内息肉

[用　料] 乌梅（去核后净重）250 克，僵蚕 250 克。

[制用法] 捣碎后共研细末，再配蜂蜜适量，炼蜜为丸。每丸 9 克，每次 1 丸，日服 2 次，温开水送服。

[功　效] 用治结肠、直肠息肉。

注　结肠、直肠多发性息肉是一种家族性遗传性疾病。它是黏膜下腺体的一种肿瘤，有恶变趋势。故一旦确诊，应及时治疗，以防恶变。

据《老年报》介绍，此验方系河南延津县人民医院自拟乌梅僵蚕丸配方。据统计此方治疗结肠、直肠多发性息肉 210 例，其中治愈 204 例，好转 3 例，无效 3 例。随访 2 年，有 3 例 1 年后复发。

九、　阑尾炎

1. 大田螺治阑尾炎

[用　料] 大田螺、荞麦面各适量。

[制用法] 大田螺捣碎，去壳，将其肉捣成烂泥，用荞麦面拌成糊，再捣和。摊于布上贴在腹上阑尾部，每日换药 2 次。

[功　效] 清热解毒。用治阑尾炎。

2. 苦菜汤治化脓性阑尾炎

[用　料] 苦菜（即败酱草）100 克。

[制用法] 水煎。日分 2 次服。

[功　效] 消炎解毒。用治化脓性阑尾炎、妇女乳痈、无名肿毒等。

3. 鲜姜芋头泥治阑尾炎

[用　料] 鲜姜、鲜芋头、面粉各适量。

[**制用法**] 先将姜和芋头去粗皮，洗净，捣烂为泥，再加适量面粉调匀。外敷患处，每日换药 1 次，每次敷 3 小时。

[**功　效**] 散瘀定痛。用治急性阑尾炎及痈。

4. 葫芦子治阑尾炎

[**用　料**] 葫芦子 50 克，大血藤 50 克，繁缕 50 克。

[**制用法**] 水煎。分早晚 2 次服。

[**功　效**] 润肠消炎。用治阑尾炎。

十、 脉管炎

1. 蜗牛泥治脉管炎

[**用　料**] 活蜗牛。

[**制用法**] 将活蜗牛洗净，连同壳捣烂如泥状。敷于溃烂面上，以湿纱布盖之，每日换药 1 次。

[**功　效**] 通经活络，祛腐生肌。用治血栓闭塞性脉管炎。

注　据《陕西中医药》载：某男患此症，见患肢踝关节以下红肿发紫，足背前 2/3 呈紫黑色，四趾脱落，疮口紫暗，中趾肉腐，烂筋见骨，溃疡面 5 厘米×6 厘米，奇臭。小腿亦肿，无肿处肌肉明显萎缩。足背动脉、胫后动脉、腘动脉均未触及搏动，全身消瘦，面色苍白。医院曾建议截肢，后用此法，敷后半日，疼痛逐渐减轻，只觉局部有收引牵拉样轻痛及痒感。隔日换药 1 次，共敷 6 次，疼痛消失，腐肉全部脱落。肉芽新生，嫩皮渐长，未溃处肿消，肤色逐渐正常。半月后溃疡愈合，行走不需拐杖。3 个月后双下肢粗细相等，动脉恢复搏动，行走无跛行，体质恢复。至今已 4 年未发。

此方对臁疮也有奇效。

2. 鹿角胶治疗脉管炎

[**用　料**] 鹿角胶（鹿角煎熬浓缩而成的胶物）15 克，熟地 50 克，肉桂 5 克，麻黄 2 克，白芥子 10 克，姜炭 2 克，生甘草 5 克。

[**制用法**] 水煎服。每日 1 剂。

[**功　效**] 补肾虚，强骨髓。用治血栓闭塞性脉管炎、阴疽。

3. 猪蹄毛冬青汤治脉管炎

[**用　料**] 猪蹄 1 只，毛冬青根 150 克，鸡血藤 50 克，丹参 50 克。

［制用法］加水共煮至蹄烂，去药渣。吃肉饮汤。

［功　效］活血通脉。用治血栓闭塞性脉管炎。

十一、 丹毒

1. 油菜治成人丹毒

［用　料］油菜适量。

［制用法］外敷法：将油菜洗净，捣烂为泥敷于患处，每日更换 2 或 3
次。同时以内服法调治：把油菜洗净捣烂，用纱布挤取汁，稍温热。每次
饮 30 毫升，每日 3 次。

［功　效］散血，消肿。用治成年人丹毒。

注　丹毒是皮肤忽然变赤，色如丹涂脂染的一种皮肤浅层的急性细菌感染。其特
点是，突然起病，恶寒发热，局部皮肤红肿，并迅速扩大。生于头部的名抱头火丹，
生于肋下腰胯的名内发丹毒，生于腿胫部的名流火，游走全身的名赤游丹。

2. 赤豆汤治下肢丹毒

［用　料］赤小豆 25 克，牛膝、川柏各 15 克。

［制用法］水煎服。

［功　效］消炎解毒。用治下肢丹毒（流火）。

3. 苦瓜茎叶汁治丹毒

［用　料］苦瓜茎叶 1 握。

［制用法］洗净，捣烂，绞取其汁。涂于患处，每日 2 或 3 次。

［功　效］清热，解毒，明目。用治丹毒、热疮。

4. 鲫鱼肉赤豆粉治丹毒

［用　料］鲫鱼肉、赤小豆粉各适量。

［制用法］将鲜鱼肉捣烂，同赤豆粉调匀，加水和之。敷于患处，每
日 2 或 3 次。

［功　效］清热，解毒，祛湿。用治小儿丹毒。

5. 青鱼胆干粉治丹毒

[用　料] 青鱼胆、青黛等分，香油少许。

[制用法] 将青鱼胆晒干，同青黛共研细，以香油调匀。涂于患处，每日 2 或 3 次。

[功　效] 清热解毒。治丹毒、腮腺炎。

6. 泥鳅治丹毒及疔疮

[用　料] 活泥鳅。

[制用法] 将泥鳅捣烂如泥。敷于患处，每日换药 2 次。

[功　效] 消炎解毒。用治丹毒及疔疮等红肿炎症。

7. 鲜山药治丹毒痈疽

[用　料] 鲜山药适量，蓖麻子仁 5 粒。

[制用法] 洗净后，共捣烂。敷于患处，干即更换，数次即消。

[功　效] 清热，解毒，消肿。用治丹毒、痈疽等肿毒初起。

8. 红糖蚯蚓水治疗丹毒

[用　料] 红蚯蚓 20 条，红糖适量，金银花 20 克。

[制用法] 活红蚯蚓用水洗净，放入小盆里，再将红糖放入搅拌，待化成水后即成。金银花加水煎。用时先以金银花水洗净患部，再用棉球蘸上红糖蚯蚓水涂擦患部，每日数次。

[功　效] 散寒驱风，活血消肿。用治丹毒。

9. 鲜白菜帮豆芽菜清丹毒热

[用　料] 鲜白菜帮、绿豆芽菜、马齿苋各等分。

[制用法] 将菜帮等洗净，共捣如泥状。外敷患处，每日换药 1 或 2 次。

[功　效] 清热，解毒。用治丹毒等。

10. 油菜叶治风游丹肿

[用　料] 油菜叶（芸苔叶）。

[制用法] 取叶捣烂。敷患处，每日换药 2 或 3 次。

[功　效] 行瘀散血，消肿解毒。用治风游丹毒。

注　据《本草纲目》介绍，"思邈曰：贞观七年三月，予在内江县饮多，至夜觉四肢骨肉疼痛。至晓头痛，额角起丹如弹丸，肿痛。至午通肿，目不能开，经日几毙。

予思本草芸苔治风游丹肿，遂取叶捣敷，随手即消……"又据《罗氏会约医镜》介绍，此方亦治乳痈丹毒，其效如神。

11. 绿豆大黄治小儿丹毒

[用　料] 绿豆 25 克，大黄 10 克，生薄荷汁、蜂蜜少许。

[制用法] 将绿豆与大黄研成末，用生薄荷汁加蜂蜜调匀。涂于患处，每日更换 2 或 3 次。

[功　效] 解毒，泻热。用治小儿丹毒。

12. 豆豉治疗丹毒作痒

[用　料] 豆豉、香油各适量。

[制用法] 豆豉炒焦研成细末，以香油调和匀。涂擦患处，每日 2 次。

[功　效] 解表，清热。用治丹毒作痒难忍。

13. 醋调荞麦粉治小儿丹毒

[用　料] 醋、荞麦面各适量。

[制用法] 两味共调。敷于患处，早晚各换药 1 次。

[功　效] 清热解毒。用治小儿丹毒、疖肿。

14. 鲜青苔治流火

[用　料] 鲜青苔、陈醋各适量。

[制用法] 将上味共搅拌，捣烂如泥。敷于患处。

[功　效] 清热解毒，凉血散瘀。用治流火。

十二、　痈、　疽、　疔、　疖

1. 丝瓜汁治痈疽久不收口

[用　料] 鲜丝瓜 1 个。

[制用法] 将丝瓜切碎，捣烂绞汁。频频涂于患处。

[功　效] 散瘀、止血、消肿。用治痈疽疮口太深不敛。

2. 葱炖猪蹄治四肢肿痛

[用　料]葱 100 克，猪蹄 4 只，盐适量。

[制用法]将猪蹄洗净，用刀划口下锅。葱切段加盐适量与猪蹄同炖，烧沸后改文火，至肉烂可食。分顿食肉饮汤，每日 2 次。

[功　效]补虚消肿。用治血虚之四肢疼痛、浮肿，疮疡肿痛等。

3. 大米饭腊肉治项疽

[用　料]大米、腊肉各适量。

[制用法]将大米蒸成饭，晾凉，腊肉切碎与米饭共捣如泥。敷于患处。

[功　效]清热消肿。用治项疽肿硬而痛。

4. 烟叶樟脑治项痛搭背

[用　料]烟叶 5 克，樟脑 3 克，蜂蜜适量。

[制用法]烟叶切丝，焙干研细末，和樟脑调匀，以蜂蜜拌如糊状。贴于患处。

[功　效]解毒，活血，镇痛。用治项痛（蜂窝疮）、搭背（背痈）。

5. 猪油蛋黄膏敛疮生肌

[用　料]猪油、蛋黄 2∶1 量。

[制用法]煮熟的鸡蛋黄及熬化无渣的猪油按比例配制，用量视需而定。将两味放入瓷盅搅拌，放火上熏烤，并不断搅拌熔化均匀，待鼓起大量油泡完全呈稀糊状即可。同时创面以 0.1% 新洁尔灭液洗净，敷上猪油蛋黄膏，盖上无菌纱布包扎即可。

[功　效]祛瘀生新。用治慢性溃疡久不收口。对缺血性坏死和物理损伤之创面，对感染性溃疡、创面清洁久不收口的虚证患者或愈合缓慢者，能迅速收效。一般换药 1 或 2 次可见新鲜肉芽组织增生。此膏有生肌长肉、营养肌肤的功效。

6. 葵花叶解毒疗痈

[用　料]鲜葵花叶、蜂蜜各适量。

[制用法]将葵花叶洗净，捣烂如泥，加蜂蜜调匀备用。取适量摊在纱布上，敷患处包扎固定，每日换药 1 次。

[功　效]凉血解毒，达邪外出。主治疔疮疖肿。初起敷后可消散，

脓肿者可消炎排脓，溃破者可去瘀敛疮。

7. 豆蛋糊疗痈疽

[用　料] 绿豆、鸡蛋清各适量。

[制用法] 绿豆反复碾碎，过罗取极细粉末，与鸡蛋清调和均匀。敷贴于患处，每日 2 次。

[功　效] 清热解毒，祛瘀通络，消肿止痛。用于治疗各种痈疽之红肿疼痛。

注　据《新中医》1977 年第 1 期介绍：某患者，男，七十余岁。患背痛，注射青霉素、链霉素，外敷四环素药膏，治疗十余天无效，红肿高大益甚，经敷用此方，当晚疼痛锐减，次日继敷用 2 次，红肿大部分消失，只有微痛，……后痂落而愈。

8. 柳叶膏疗诸肿毒

[用　料] 鲜柳树叶或嫩芽。

[制用法] 将采集的鲜柳树叶或嫩芽用水洗净，加水适量浸煮，2～4 小时后过滤，如此浸煮 2 次，合并 2 次滤液，浓缩成膏状，即可装入瓶中密封备用。使用时将患处用医用酒精消毒，涂敷柳叶膏，然后用纱布包扎固定，每天换药 1 次。

[功　效] 退热，杀菌，消肿，止痛，提脓，生肌。外敷疗疔疮疖肿及外伤感染诸疾。

注　据《赤脚医生杂志》介绍，用此法观察治疗 30 例，疗效较好。轻者 1 次，重者 2～5 次即愈。典型病例：某男，20 岁。颈部患疖肿，反复发作缠绵不愈，曾服长效磺胺，肌注青霉素，皆无明显效果，经敷此方 3 次即愈。

9. 醋和鲤鱼灰治诸肿毒

[用　料] 鲤鱼、醋各适量。

[制用法] 将鲤鱼烧成灰，以醋调和。敷于患处，每日更换 1 次，至愈为止。

[功　效] 止痛消肿。用治一切红肿毒疮。

10. 紫甘蔗皮治对口背疽

[用　料] 紫甘蔗皮、香油各适量。

[制用法] 甘蔗皮烧存性，研细末，以香油调匀。涂于患处，每日更换 1 次。

[功　效] 清热，消肿，生肌。用治对口疽、背疽、疔疮、坐板疮等，

有生肌收口之效。

11. 豆腐渣治疮口久不愈合

[用　料] 豆腐渣。

[制用法] 豆腐渣是做豆腐剩下的渣滓。外敷患处。

[功　效] 清凉，消炎，止血。用治疮口久不愈合。

注　据《江苏中医》1986 年第 4 期介绍，一妇女，48 岁，乳痈如碗口大，医治 5 个月不收口，经用本品 20 天而愈。

12. 大虾黄芪汤托毒生肌

[用　料] 大活虾 10 个，生黄芪 15 克。

[制用法] 同煮汤。食虾肉饮汤。

[功　效] 益气，生肌。用治寒性脓疡久不收口。

13. 生蟹捣烂治漆疮满身

[用　料] 生蟹 1 只。

[制用法] 生蟹捣烂涂于患处。

[功　效] 破血，通经，消积。用治漆疮遍身、疥疮湿癣久不愈。

注　据《本经逢源》说，蟹"性能败漆，今人生捣治漆疮、涂火伤，皆取散血之意"。《肘后方》亦有以此法治漆疮之记载。

14. 清水菠菜汤用于皮肤红肿

[用　料] 菠菜 100 克。

[制用法] 将水煮沸，放入洗净切段的菠菜，煎煮 20 分钟即可。饮用，日 2 次。

[功　效] 凉血清热，利尿消炎。用治皮肤红肿、瘙痒、化脓，反复不愈者。

15. 牛肉红枣汤促伤口愈合

[用　料] 牛肉 250 克，红枣 10 枚。

[制用法] 将牛肉切成小块与红枣文火炖。饮汤，日 2 次。

[功　效] 补中益气，助肌生长。促进伤口愈合，最适于手术后的患者饮用。

16. 蜂房猪胆汁膏治痈疮肿毒

[用　料] 露蜂房 1 个，猪胆液 30 毫升，凡士林 30 克。

[**制用法**] 先将露蜂房炒至黄黑色存性，研成细末。猪胆汁加水 1 倍煮沸，凉后待用。取 20 克露蜂房细末，加猪胆汁，调匀，再加凡士林配成软膏。此为一次用量。将药膏抹在纱布上，敷于患处并固定即可。每日换药 1 次。

[**功　效**] 消瘀，攻毒。用治各种痈疮肿毒。

17. 荞麦面治疮疖无名肿毒

[**用　料**] 荞麦面、米醋适量。

[**制用法**] 将荞麦面炒黄，用米醋调为糊状。涂于患处。早晚更换。

[**功　效**] 消炎，消肿。用治疮疖毒、丹毒、无名肿毒。

18. 米醋治外科炎症

[**用　料**] 米醋 250 毫升，乳香末、没药末各 6 克，淀粉 60 克，厚牛皮纸适量。

[**制用法**] 将米醋放于砂锅内煮沸，再将二味中药放入搅匀，随搅随下淀粉，待成糊状后便倒在牛皮纸上涂抹。糊的厚度约 1.5 厘米，面积要大于患部。俟药糊稍凉时趁温热敷于病变部位，用纱布包扎固定。

[**功　效**] 消瘀解毒。用治疖、痈、蜂窝织炎、丹毒、痄腮、乳腺炎等急性外科炎症。

注 据《山东医刊》介绍，用此方治疗 50 例，除 5 例（系寒性脓肿、喉头结核及骨髓炎）无效外，一般敷药后 2 小时疼痛减轻，6 小时后开始消肿，3～10 天均获治愈。

19. 辣椒粉治多种炎症

[**用　料**] 老红尖辣椒。

[**制用法**] 将老红尖辣椒放于锅内焙焦，研成极细粉末。将粉末撒于疮面，每日 1 次。或用食用油调粉末成糊状，敷于患处，每日 2 次。

[**功　效**] 用治腮腺炎、蜂窝织炎、下肢溃疡、多发性疖肿等。

20. 生番薯治疮毒发炎

[**用　料**] 生番薯。

[**制用法**] 洗净，捣烂。敷患处，每日更换 2 次。

[**功　效**] 消炎，去毒。用治疮毒肿痛、乳痈。

21. 番薯叶治疗手指疔

[用　料] 鲜番薯叶、白糖各适量。

[制用法] 共捣烂。贴敷患处，每日更换 1 次。

[功　效] 解毒，消炎。用治手指疔（瘭疽）。

22. 生芋艿治指头疔

[用　料] 生芋艿（芋头），食盐少许。

[制用法] 将芋艿洗净，加食盐捣烂。敷于患部，每日更换 2 次。

[功　效] 消炎，消肿，镇痛。用治无名肿毒、指头疔（瘭疽），对小儿头部毛囊炎也有较好疗效。

23. 蒲公英糊剂治蛇头疔

[用　料] 干蒲公英适量，甘油、75% 酒精（比例为 1∶3）适量。

[制用法] 干蒲公英研为细末与甘油、75% 酒精调成糊状，装瓶密封备用。使用时将药糊摊于纱布上，敷于患处固定。每日换药 1 次。

[功　效] 清热解毒，消肿散结。主治蛇头疔。

注　对已溃破的创面，将糊剂敷于四周，留下中间，以利脓液引流。

据《河北中医》1984 年第 4 期载，赵某某，女，20 岁，右侧食指化脓性指头炎（俗称蛇头疔），局部青紫发热剧痛，给予蒲公英糊剂外敷，当日肿痛减轻，2 日后肿消痛止，4 日后创面干燥而愈。

24. 乌梅散疗臂疽

[用　料] 乌梅肉。

[制用法] 乌梅肉烧存性，研为细末。敷于患处，固定之。

[功　效] 收敛，止血，生肌。

注　《简便方》云：“臂起一疽，脓痛百日方愈，中有恶肉突起，如蚕豆大，月余不消，医治不效，因阅本草得此方，试之，一日夜去其大半，再上一日而平。”可见乌梅治臂疽确有疗效。

25. 黄豆泥治下肢溃疡

[用　料] 黄豆适量。

[制用法] 将黄豆洗净，煮至豆粒饱胀半熟，捞出搅拌，令其皮脱除掉，然后将豆捣如泥即成。敷于患部，并用纱布包扎固定，每日换药 1 次。

[功　效] 活血解毒。用治下肢溃疡。

26. 绿豆陈醋膏治臁疮

[用　料] 绿豆 60 克，老陈醋适量。

[制用法] 绿豆用文火略炒，研末，用陈醋调成糊状。敷于患处，3 天换药 1 次。药膏现用现配，不能久存，以免影响效力。一般敷药 10 周可愈。

[功　效] 清热解毒，收敛愈合，用治臁疮（即小腿溃疡）。

注　臁疮是生在胫部内臁或外臁的溃疡。疮口深陷，肉色暗红或紫黑，边缘高起，四周皮肤乌黑，僵硬不洁，或脱屑。疮口中常分泌出有臭味的稀薄脓水或血水，有时足及小腿浮肿。

27. 蚯蚓液治臁疮

[用　料] 大活蚯蚓 50 条，白糖 16 克。

[制用法] 将蚯蚓洗净放入杯内任其吐出泥土，3 小时之后再洗净放入洁净的杯内，撒上白糖，置于冷暗处 12 ~ 15 小时，遂渗出一种淡黄黏液。拣去蚯蚓，将溶液过滤煮沸或高压蒸气消毒即成。用时以盐水拭净患处，以纱布浸蘸蚯蚓液敷于疮面，同时再敷纱布数层固定。每日换药 1 次。

[功　效] 清热解毒。用治臁疮。

28. 蚕豆叶治臁疮

[用　料] 蚕豆叶 1 把。

[制用法] 将蚕豆叶洗净，捣烂敷患处。

[功　效] 止血，消炎。用治多年不愈、久不收口的臁疮。

29. 鲜无花果治下肢溃疡

[用　料] 鲜无花果适量。

[制用法] 将果实洗净，捣烂。敷于患处，包扎固定，每日换药 1 次。

[功　效] 消炎，止痛。用治下肢溃疡，疮面恶臭、久不收口。

30. 鲫鱼肉治恶疮乳癌

[用　料] 大活鲫鱼。

[制用法] 将鱼宰杀后，去刺，只取鲜鱼肉加盐少许，捣成烂泥。敷于患处，每 3 ~ 4 小时更换 1 次。

[功　效] 解毒生肌。用治一切恶疮、乳癌及臁疮等。

注　小鲫鱼 200 克，香油 500 克，黄醋适量。先将香油放于锅内烧沸，然后放入小鲫鱼，熬至鱼枯后，去渣过滤，加入黄醋，待溶化后离火，冷凝即成软膏。将鲫鱼膏涂在布上敷贴患处，每日更换1次。功效同上。

31. 鳖血治臁疮溃烂

[用　料] 活鳖1只。

[制用法] 将鳖头砍下，取其血滴于毛边纸（或宣纸）上。将纸贴于患处。

[功　效] 补气益阴。用治臁疮溃烂、经久不愈。

32. 鳝鱼肉疗虚损治臁疮

[用　料] 黄鳝数条。

[制用法] 黄鳝去骨，剁成肉泥。敷于患处，2~3小时更换1次。

[功　效] 补虚损，通血脉。用治臁疮经久不愈。

33. 外用头发灰治黄水疮

[用　料] 头发灰9克，枯矾6克，冰片1.5克。

[制用法] 头发烧灰存性。将三味共研细末，装瓶备用。用前先将疮面用温盐水洗净，再用少许香油将药调成糊状，涂于疮面上，不必包扎。每日涂2或3次。

[功　效] 清热解毒，散瘀生肌。用治黄水疮。

注　据《赤脚医生》1975年第5期介绍，用此药治疗黄水疮三十余例，一般2~6日即愈，效果良好。例如：马某，男，农民。耳部瘙痒难忍，流水，用消炎药物无效，已蔓延整个耳廓，经用此方2日好转，5日痊愈。

34. 蚕豆壳加黄丹治黄水疮

[用　料] 蚕豆壳、黄丹、香油各适量。

[制用法] 将蚕豆壳在瓦上焙干，研末，加黄丹少许，以香油调和。敷患处，干则再敷，3日即愈。

[功　效] 清热，祛腐，解毒。用治黄水疮。

35. 芋艿梗茎叶治黄水疮

[用　料] 芋艿（芋头）之梗茎叶，香油适量。

[制用法] 将梗茎叶烧存性，以香油调和。涂于患部，每日更换1次。

[功　效] 解毒消肿。用治黄水疮。

36. 竹笋壳治头疮黄水疮

[用　料] 竹笋壳、香油适量。

[制用法] 将笋壳烧存性，研细，以香油调和。涂患处，涂前先用浓茶水洗净患处。

[功　效] 凉血，祛湿。用治小儿头疮、黄水疮。

37. 菱角壳治黄水疮

[用　料] 老菱角壳、香油适量。

[制用法] 菱角壳烧存性，研末，以香油调和。涂敷患处。

[功　效] 燥湿，解毒。用治头面黄水疮。

38. 麦秆灰治黄水疮

[用　料] 陈小麦秆 1 握，白矾 30 克，松香 30 克，食用油少许。

[制用法] 先将白矾、松香放热锅内化开，晾凉研成细末，再将陈小麦秆烧成灰后与白矾、松香末调和，倒入少许食用油拌匀。涂于患处，数次可愈。

[功　效] 燥湿解毒，去腐疗疮。治疗黄水疮有较好疗效。

39. 马勃疗褥疮有效

[用　料] 马勃数枚。

[制用法] 马勃去外皮，切成薄片，经高压灭菌。置于疮面上，再用纱布覆盖，胶布固定，每日换药 1 次。

[功　效] 清热解毒，消炎止血。用治压疮、臁疮等。

注　据《四川中医》1986 年第 6 期介绍，某女，59 岁，因患蛛网膜下腔出血卧床不起达月余，左侧臀部发生 3 厘米×4 厘米压疮一块，经用此方治疗，2 天疮面即干燥结痂，1 周疮面完全愈合。

40. 泥鳅涎治外科急性炎症

[用　料] 泥鳅若干条，红糖适量。

[制用法] 将活泥鳅养于清水中，漂去泥土，置碗中，加入红糖，用筷子不断搅动，俟泥鳅涎液溶于糖中，去泥鳅。用此厚涂患处，干则换之。

[功　效] 祛湿，消炎。用治急性关节炎红肿疼痛、疔疮、丹毒等。

41. 酱油蜂蜜治指（趾）肿痛

[用　料] 酱油、蜂蜜等量。

[制用法] 两味调匀，加温后装入塑料袋内。将指（趾）浸入。

[功　效] 消肿解毒。用治指（趾）红肿疼痛。

42. 葡萄叶治乳腺炎

[用　料] 新鲜葡萄叶。

[制用法] 将葡萄叶洗净，捣烂为泥。敷于乳房周围，用纱布包好。每 4 小时换药 1 次，数次可愈。

[功　效] 通络，散瘀，消肿。用治初起之乳腺炎。

43. 橘香散治急性乳腺炎

[用　料] 橘皮（即陈皮）、麝香各适量。

[制用法] 将橘皮用水浸泡去白，晒干炒至微黄，研末。每服 10 克，加少许麝香调酒服下。

[功　效] 活络，消肿，定痛。用治急性乳腺炎。

44. 焙蜂房治急性乳腺炎等

[用　料] 蜂房、黄酒各适量。

[制用法] 将蜂房撕碎，用砂锅焙干呈半黑状，研成粉末。每 6 小时 1 次，每次 1～2 克，以温黄酒 30 毫升送服。

[功　效] 祛风，攻毒，消炎。用治急性乳腺炎、急性化脓性扁桃体炎。

45. 榧子糊治乳房发炎

[用　料] 榧子仁、米醋、韭菜叶各适量。

[制用法] 将榧子仁捣碎，研细，以米醋调成稀糊状。韭菜叶捣烂如泥，掺入稀糊内，调匀即成。敷于患处，用纱布包好固定，每日换 1 次。

[功　效] 活血，解毒，消炎。用治乳房发炎肿痛。

46. 仙人掌治乳腺炎

[用　料] 新鲜仙人掌或仙人球适量。

[制用法] 鲜仙人掌（球）除去表面的刺和绒毛，洗净，捣烂如泥。将捣烂的仙人掌敷于乳房红肿部位，上盖纱布，每天更换数次，使敷料保持

湿润，至红肿消退为止。

[功 效] 清热解毒、行气活血。用治急性乳腺炎之乳房红肿胀痛。

注 据《上海中医药》1966 年 5 月号介绍：王某，女，26 岁。乳房左上方结块，红肿疼痛，乳汁不畅，兼有寒热、头痛、骨节酸楚，脉弦数。即用仙人掌捣烂外敷，日更换 5 次。次日肿块已消，疼痛及余症亦减。

47. 外用杨柳膏消肿止痛

[用 料] 杨树皮、柳树皮各 2500 克，黄蜡 30 克。

[制用法] 将树皮洗净切碎，入锅内加水 15 千克，煎煮 2 小时，去渣，再用纱布过滤。将滤下的药汁放入锅内加热，浓缩至糖浆状，加入黄蜡，溶化搅匀，取出冷却成膏，装瓶内备用。将药膏涂在敷料上，盖患处，用胶布固定，每日换药 1 次。

[功 效] 解毒，消肿，止痛。主治初起之乳腺炎、疖、痈，急性淋巴结炎等。

48. 大葱熏法治乳腺炎

[用 料] 大葱。

[制用法] 大葱洗净，切成 3 厘米长五六截，放入瓷杯中煮沸，乘热置于近乳房处熏 15～20 分钟（产妇取坐位，瓷杯靠近乳房，乳房周围用毛巾围起，以防热气外散）。一般熏 1 或 2 次胀痛减轻或消失，最多 5～8 次即愈。

[功 效] 清热解毒，行瘀消肿。用治乳腺炎、乳胀痛。

注 据《中医妇科杂志》1959 年第 6 期介绍，西安第二职工医院用此法治疗乳房胀结，效果良好。观察 20 例，最多熏 8 次即愈。如有硬结，加服鹿角霜，每次 9 克，黄酒冲服，每日 1 或 2 次，效果满意。又，上海榆林区产院用上法治 20 例产后两乳红肿发硬，乳汁不出，熏 1 次成功者 14 例，2 次成功者 2 例，1 次好转者 3 例，3 次好转者 1 例。如有硬块，熏后以葱汁洗擦硬块，数次即消。

49. 茄子末治乳腺炎

[用 料] 茄子、凡士林各适量。

[制用法] 将茄子晒干，研成细末。在纱布上抹上凡士林，再撒上茄子细末。敷于患处。

[功 效] 散血瘀，消肿痛。用治乳腺炎、疔疮痈疽。

50. 南瓜蒂治妇女乳疮

[用 料] 南瓜蒂（即倭瓜把）1 个，香油少许。

　　[**制用法**]将瓜蒂烧炭研为细末，用香油调匀。敷于患处。

　　[**功　效**]消瘀化结。用治乳房经络阻滞致乳头红肿疼痛、生疮及阴囊湿疹等。

51. 葱须枯矾丸治乳疮

　　[**用　料**]葱须不限量，枯矾少许。

　　[**制用法**]将葱须洗净，切碎，放入枯矾同捣为泥，捏成小丸如黄豆大。每服 4 丸。每日 2 或 3 次，服后微发汗。

　　[**功　效**]散瘀消肿，行气行血。用治乳疮。

52. 葱汁治妇女乳疮

　　[**用　料**]鲜大葱 250 克。

　　[**制用法**]将葱洗净，切碎，捣烂取汁一杯，加热。日服 1 次，可连续服用。

　　[**功　效**]散热，消肿，解毒。用治妇女乳生痈疮，红肿热痛。

53. 甜橙黄酒汁治乳腺炎

　　[**用　料**]甜橙 1 个，黄酒 30 克。

　　[**制用法**]橙子去皮、核，以纱布绞汁，另加黄酒 15 克（约 1 汤匙），再加一半温开水。顿服，日分 2 次服完，连用 3 天。

　　[**功　效**]凉血，解毒，消肿。用治乳腺红肿硬坚、疼痛等。

54. 枸杞叶白糖治大疮

　　[**用　料**]鲜枸杞叶 500 克，白糖适量。

　　[**制用法**]鲜枸杞叶洗净，捣烂取其汁液，加入白糖。用滚开水冲饮，日服 2 次。

　　[**功　效**]清血热，消肿，解毒。用治未化脓的疮疖红肿，有消散化瘀之功效。

55. 芜菁鲜根治疮疖红肿

　　[**用　料**]芜菁（又名大头菜、蔓青）鲜根，食盐。

　　[**制用法**]将鲜根洗净，切碎，同食盐共捣烂。涂于患部，每日 3 次。

　　[**功　效**]清热，解毒，消肿。用治热毒疮肿、乳痈。

56. 豆麦粥疗疮疡肿毒

[用　料] 绿豆 30 克，糯米 30 克，小麦 30 克。

[制用法] 先将上三味炒熟，捣碎，研末，拌匀。用时取 30 克，以沸水冲沏成粥，食之。

[功　效] 清热、解毒。用治疮疡肿毒，并能解酒食诸毒。

57. 双豆治脓疱疮

[用　料] 马料豆、赤小豆各 10 克。

[制用法] 水煎汤。代茶饮用。

[功　效] 清热解毒。用治小儿疮疖、脓疱疮。

58. 酒浸黑芝麻治小儿热疖

[用　料] 黄酒、黑芝麻各适量。

[制用法] 酒浸芝麻 2 日后，蒸熟，捣烂，涂于布上。敷贴患处，每日换 1 次。

[功　效] 清热，消肿。用治小儿头面热疖、疱疮。

59. 鳜鱼尾治小儿软疖

[用　料] 鲜鳜鱼尾。

[制用法] 宰鳜鱼时将鱼尾切下。贴于患处，可望不药而愈。

[功　效] 据《本草求真》介绍，鳜鱼"尾贴小儿软疖佳"。

60. 仙鹤糯米粥疗脓肿疮疡

[用　料] 鲜仙鹤草根 250 克，糯米适量。

[制用法] 将仙鹤草根洗净，加水同糯米共煮成粥。粥熟，拣去草根，加少许糖。每日服 1 次，连服 3 ~ 5 天。

[功　效] 行血、消肿。用治肿毒，对小儿头部肿疖疗效更佳。

61. 芜菁叶猪油治小儿头疮

[用　料] 芜菁叶、猪油各适量。

[制用法] 将芜菁叶晾干，烧灰存性，用猪油调和。患处用浓茶水洗净后涂之，每日换 1 次。

[功　效] 凉血，解毒。用治小儿头疮、头癣。

62. 烧酒冲枸杞汁消除脓毒

[用　料]枸杞（鲜嫩）、白酒各适量。

[制用法]将鲜枸杞浸泡，洗净，捣烂，用纱布包好挤汁液。把白酒烧热冲入枸杞汁中。乘热饮用，每日2次。

[功　效]散热，排脓，生肌。对已化脓的疮疖，有清除脓毒，使疮口愈合更快的作用。

63. 糯米粽子治腋下疖

[用　料]糯米粽子。

[制用法]将粽子去包皮，捣烂如膏。敷于患处。

[功　效]行血散肿。用治痈毒、腋下疖等疮疖发炎红肿疼痛。

64. 蜜糖银花露治小儿疖疮

[用　料]蜜糖50克，金银花50克。

[制用法]用砂锅加水三碗煎金银花，煎至只剩两碗汁，放凉去渣。饮用前分次加入适量蜂蜜，搅匀。

[功　效]清热解毒。用治小儿夏天长暑疖、脓疱疮及痱子合并感染。

65. 芝麻油治毛囊炎

[用　料]芝麻油、大葱白（根部以上）各适量。

[制用法]将麻油加热，待起泡冒烟后倒出晾凉，用葱白蘸芝麻油涂患处。每次涂20~30分钟，连涂3日，有奇效。

[功　效]解毒凉肌，消炎散肿。用治毛囊炎。

66. 绿豆油治溃疡性皮肤病

[用　料]绿豆500克。

[制用法]将绿豆装入瓷瓶中，用谷糠烧，流出油。将油抹于患处，每日数次。

[功　效]清热解毒。用治溃疡性皮肤病。用后可使脓性分泌物减少，溃疡早期愈合。

67. 绿豆血余炭治乳痈

[用　料]绿豆30克，血余炭（即人的头发煅成的炭）30克。

［制用法］绿豆碾碎，研成细粉末，血余炭烧成灰，二味用水调成糊状。敷患处，每日换 1 次。

［功　效］清热解毒。用治乳痈初起。

68. 蜂房三黄末治疔毒

［用　料］野蜂房 1 个，黄连、黄芩、黄柏（末）各 5 克，茶油适量。

［制用法］将野蜂房烧存性，研末，与三味中药末搅匀，用茶油调和。敷患处，覆盖纱布包扎。2 天后出脓、结痂。

［功　效］祛热，攻毒。用治疔毒。

69. 番薯叶蜘蛛治面部生疔

［用　料］生番薯嫩叶适量，蜘蛛 1 或 2 只，红糖 15 克。

［制用法］共捣烂。敷于患处。

［功　效］解毒，医疮。用治面疔。

70. 陈小麦粉治疗疮痈疽

［用　料］陈小麦 1 千克，醋适量。

［制用法］将陈小麦加水浸泡（夏季 2 天，冬季 7 天），捣烂，过滤，去渣。静置沉淀后，去上清液，将沉淀物晒干（成小粉浆），放锅内小火炒。炒时会翻泡，要不断搅动，待至焦黄成块状时取出，隔纸放地上，冷却，研成细末，过筛，装瓶备用。用时取干粉加醋，调成软膏（每 500 克约需食醋 240 毫升）。外敷患处。

软膏在夏季易发霉变质，最好当日调用，也免日久醋酸挥发，影响疗效。敷药范围需大于病灶面。未破，敷肿痛处；有脓肿未出头或已出头者，应在中间留一孔，以便排脓。

［功　效］清热解毒，消肿排脓。用治疖肿、痈、蜂窝织炎、流行性腮腺炎、带状疱疹、急性乳腺炎、丹毒、外伤感染等具红肿热痛的外科疾病。

71. 螃蟹壳清热破瘀疗肿毒

［用　料］螃蟹壳 5 克，王不留行 10 克，皂角刺 7 枚，黄酒适量。

［制用法］上述三味焙干，研末，黄酒冲服。

［功　效］消肿解毒。用治各种无名肿毒。

72. 首乌酒治诸痈疽肿毒

[用　料] 生何首乌或夜交藤、白酒各适量。

[制用法] 将首乌切细，以60度的白酒浸泡于瓶中，密封，隔水炖3～5小时。随时适量饮用。

[功　效] 用治各种痈疽肿毒。

73. 羊肉片治婴儿肛后溃疡

[用　料] 鲜羊肉1块。

[制用法] 将羊肉洗净，切成薄片（比溃疡面积要大些）。用温水洗净患处，把肉片贴上，用橡皮膏粘住，或用纱布包扎。每日更换1次，五六天即愈。

[功　效] 用治初生婴儿肛门后溃疡。

注　据《浙江中医杂志》介绍，治疗4例，均获痊愈。

74. 葱白末治阴疮不收口

[用　料] 大葱白、黄酒、香油各适量。

[制用法] 将葱白晒干，炒黄，炒时用黄酒喷，炒干为细末，用香油调匀。敷于疮口。

[功　效] 用治阴疮久不收口。

75. 橄榄核治下疳

[用　料] 干橄榄核3个。

[制用法] 烧存性，研极细。湿润者干撒，干者香油调搽患部。

[功　效] 解毒，收敛。用治下疳。

十三、 蛇、 虫、 兽咬伤

1. 梨树叶汤治蛇咬伤

[用　料] 梨树叶2把。

[制用法] 将梨树叶洗净（干鲜不拘），加水煎汤。饮服1大碗，出汗，并以梨树叶水洗伤口。

[功　效] 清热解毒。用治蛇咬伤。

2. 旱烟油治毒蛇咬伤

[用　料] 旱烟油（膏）半粒。

[制用法] 将旱烟筒内的烟油取出约黄豆般大半粒，温水送服。

[功　效] 解虫蛇毒。用治毒蛇咬伤。

3. 宝塔菜治蛇咬伤

[用　料] 宝塔菜（又名甘露、地葫芦）、生半夏等分。

[制用法] 宝塔菜取地下鲜根部分，同生半夏共捣烂如泥，敷于伤口。

[功　效] 解毒，止痛。用治蛇咬伤。

4. 白矾液治蛇咬伤

[用　料] 白矾适量。

[制用法] 将白矾放于热锅中熔化。趁热将白矾液滴于伤处。

[功　效] 清热解毒，消炎定痛。用治蛇咬伤。

注　据《肘后备急方》介绍：有二僧到邓州，为蛇咬伤，势甚危，教以烧刀头令赤，以白矾置刀上，成汁，热滴咬处立愈，后以此治愈者数十人。本方据此化裁。

5. 蕹菜汁治毒蛇伤

[用　料] 鲜蕹菜（又名瓮菜、空心菜）150 克，黄酒 30 毫升。

[制用法] 将蕹菜洗净，捣烂取汁，同黄酒调和。一次服下，日用 2 次。

[功　效] 清热，凉血，解毒。用治毒蛇咬伤。

6. 芋艿梗治蛇咬蜂蜇

[用　料] 芋艿梗（芋头梗）。

[制用法] 将芋艿梗洗净，捣烂，敷贴患处。如为大黄蜂蜇，速嚼食生芋艿，直至感到芋味有生腥气及舌麻为度。

[功　效] 消炎，消肿，镇痛。用治蛇虫咬伤、蜂蜇伤。

7. 蜂蜜葱泥治蛇咬蝎蜂蜇

[用　料] 蜂蜜 30 克，大葱 2 根。

[制用法] 将大葱洗净，捣成烂泥，调以蜂蜜搅匀。敷于患处，每日换药 1 次，约 3 日可愈。

[功　效] 清热，解毒，止痛。用治蛇咬伤，蝎、蜂蜇伤。

8. 番薯苗抗五毒

[用　料] 番薯嫩苗1握，红糖少许。

[制用法] 共捣烂。敷于伤口。

[功　效] 清热，解毒。用治毒蛇、毒虫、蜈蚣、蜂、蝎咬、蜇伤。

9. 羊奶治蜘蛛咬伤

[用　料] 鲜羊奶适量。

[制用法] 煮沸。尽量饮用。

[功　效] 解毒，利尿，消肿。用治蜘蛛咬伤。

注　据《医心方》记载，一人被蜘蛛咬伤，腹大如妊，遍体生丝，有人教饮羊乳，遂愈。

10. 烂山药治蝎子蜇伤

[用　料] 生烂山药（烂而有水者佳）适量。

[制用法] 将生烂山药捣烂，挤汁。擦涂于患处。

[功　效] 解毒，消肿，止痛。用治蝎蜇。

11. 茄子治蜂蜇毒虫咬

[用　料] 茄子。

[制用法] 将鲜茄子切开，涂擦患处。或加白糖适量，一并捣烂涂敷。

[功　效] 解毒、止痛。用治野蜂蜇伤、蜈蚣咬伤。

12. 红薯叶治蜈蚣咬伤

[用　料] 红薯叶。

[制用法] 将红薯叶洗净，以滚开水烫软叶片。敷盖伤处，数次可愈。

[功　效] 解毒，利尿，医疮。用治蜈蚣咬伤。

注　据《中医杂志》1966年5月介绍：蜈蚣咬伤后，以小刀将伤口刺破，挤出含毒素的血，再以米粒大的艾炷置伤口上，灸一壮，用以消毒。然后再按上述制法，将薯叶贴敷于伤口。黄某，20岁，被蜈蚣咬伤，红肿疼痛，西药治疗无效，改用此方数次而愈。

13. 辣椒粉治狗咬伤

[用　料] 成熟辣椒。

[制用法] 将辣椒晒干，研成细粉。撒于患处并包扎固定，每日换1次。

[功 效] 杀菌，消肿，止痛。用治狗咬伤。

注 据《黑龙江中医药》介绍，侯姓农民，男，45岁，被狗咬伤外踝上15厘米处，流血、疼痛，先用红汞药水消毒后，撒辣椒粉于敷料上，贴于伤口包扎，每日换药1次，5日伤口愈合。

14. 蕹菜治蜈蚣咬伤

[用 料] 蕹菜适量，盐少许。

[制用法] 将鲜蕹菜洗净，加盐捣烂。敷患处，每日换药1次。

[功 效] 凉血，解毒。用治蜈蚣咬伤。

15. 守宫方疗蝎蜂蜇

[用 料] 守宫（又名蝎虎、壁虎）1条，鸡蛋1个。

[制用法] 鸡蛋打一小孔，将全守宫塞入蛋内，然后将小孔封固，埋于阴凉土内（暑热天埋20厘米深），20天后取出备用。敷于患处，包扎固定。

[功 效] 消肿止痛。用治蝎、蜂蜇伤。

注 据《本草纲目》载，守宫"疗蝎螫"，鸡蛋亦能解毒。临床治疗二十余例，均一次治愈。

16. 盐水治蝎蜇伤

[用 料] 食盐适量。

[制用法] 将食盐用少许热水溶化。用消毒棉签蘸盐水涂搽伤处数次，稍许疼痛可止。

[功 效] 清热解毒，消炎止痛。用治蝎蜇伤。

17. 杏仁雄黄治狗咬已溃

[用 料] 杏仁、雄黄等分。

[制用法] 将鲜杏仁捣烂如泥，调入雄黄和匀。将伤口洗净，敷上药泥，包扎固定。

[功 效] 解毒，生肌。用治狗咬伤。

注 据《常见药用食物》介绍，某女左下肢被狗咬伤，多次治疗无效，伤口已溃，用此方换药2次，未及1周即愈。

18. 番薯叶番木鳖治犬咬伤

[用 料] 番薯叶、番木鳖（即马钱子）各适量。

[制用法] 同捣烂。敷于伤处。

[功 效] 解毒。用治狂犬咬伤。

19. 鲜桃树叶疗犬咬伤

[用 料] 鲜桃树叶。

[制用法] 洗净，嚼烂成饼状。伤口未化脓者将药饼敷于伤口，1贴可愈。伤口化脓者切不可将药敷于伤口上，只宜敷在伤口周围，每日换药，直至痊愈。用药量视伤面大小而定。用药前应用盐水洗净伤口。

[功 效] 解毒，敛疮。用治狗咬伤。

注 此方为一老中医秘授，言只能鲜用，且必用口嚼。然秋冬无鲜叶可寻，加之桃树叶味极苦，口嚼刺激性极强。笔者夏季采鲜叶，焙干研末，装瓶密封，用时以米水调之，治疗3例，疗效亦佳。

十四、 水火烫伤

1. 蟹治水火伤

[用 料] 蟹（河蟹、海蟹不限）1只。

[制用法] 将蟹捣烂。涂敷患处。

[功 效] 清凉，消炎，止痛。用治水烫伤、灼伤、漆疮、疥癣等。

2. 鲜牛奶治灼伤

[用 料] 鲜牛奶适量。

[制用法] 将消毒过的纱布浸于牛奶中。将纱布敷于伤口。

[功 效] 生津润燥。用治火灼致伤。

3. 白矾花椒末治烫伤

[用 料] 白矾、花椒各适量，香油少许。

[制用法] 将白矾及花椒用砂锅炒至花椒呈金黄色，然后共轧成粉末，用芝麻香油调成膏。涂于患处，包扎好。

[功 效] 止伤口痛，促进渗出物吸收，促嫩肉生长。

4. 马铃薯汁治皮肤烧伤

[用　料] 马铃薯（又名土豆）适量。

[制用法] 将马铃薯去皮，洗净，切碎，捣烂如泥，用纱布挤汁。以汁涂于患处。

[功　效] 清热，防腐。用治轻度烧伤及皮肤破损。

5. 冰片西瓜皮治烧烫伤

[用　料] 西瓜皮、冰片、香油适量。

[制用法] 日久晒干的西瓜皮烧灰，加冰片少许研成粉末，用香油调匀。敷于患处。

[功　效] 清热，解毒，防腐。用治烧伤、烫伤及口腔炎等。

6. 陈年小麦粉治烫伤

[用　料] 陈年小麦粉。

[制用法] 将陈年小麦粉炒至黑色，以筛过细。如皮已烂，干敷于患处；如尚未破，用陈菜油拌匀调涂。

[功　效] 清热凉血，止痛。用治火、油烫伤。

7. 蛋清白酒治烫灼伤

[用　料] 鸡蛋1个，白酒15克。

[制用法] 取蛋清与酒同调匀。敷患处，每日3或4次。

[功　效] 消炎止痛。用治烫、灼伤，有收敛、营养和促进创面愈合的作用。

8. 猪蹄甲治烧烫伤

[用　料] 猪蹄甲。

[制用法] 将猪蹄甲烧制成炭，研极细面，以香油混合成膏。将伤面用凉水洗净，局部涂敷。

[功　效] 解毒，收湿，敛疮。用治烧烫伤。

注　据《黑龙江中医药》1966年第6期介绍：王某，女，3岁，被炉盖烫伤手掌及五指并两侧膝盖部位，红肿疼痛，起水疱，当即消毒后刺破，涂布此膏，1周而愈。

9. 石灰生肌定痛疗烫伤

[用　料] 石灰，花生油。

[制用法] 取石灰适量泡水，俟澄清，将石灰水倒出，加入花生油，搅成乳状液。涂于患处。

[功　效] 生肌长肉，止血定痛。用治烫伤。

注　据《新中医》1951年第7期介绍典型病例：一妇人被沸汤烫伤，自下腹部至下腿，均烫红肿，自用小便灌淋，无效。经用此方治疗，翌日来人告曰：并未溃烂，且痛楚已失。5日后患者已痊愈，惟患处皮肤微有皱纹。

10. 枯矾糊治水火烫伤

[用　料] 枯矾适量。

[制用法] 将枯矾放入锅内熬至熔化不再冒气泡即成，待凝固再研为细末，装瓶盖封备用。用时根据伤面大小取适量枯矾末，加菜油少许，充分混匀调成糊状，涂敷患处，然后用消毒纱布覆盖包扎。2~3天换药1次。

[功　效] 清热解毒，燥湿收敛。用治水火烫伤，皮肤感染糜烂、溃疡。

注　据《四川中医》介绍，一般烧烫伤（有水疱者先刺破放液后敷药）及溃疡用药后2~3天即可结痂，1周左右可脱痂痊愈。典型病例：奚某，男，58岁。右手中指掌指关节腹侧、拇指第1节腹侧、食指第二节腹侧、鱼际及掌心等处患鸡眼年余，握物作痛，经削剖后敷药治疗，5天后鸡眼脱落，但局部感染，红肿疼痛加剧伴脓性分泌物，乃转西医治疗。用生理盐水及乳酸依沙吖啶等处理后，急性炎症有所控制，红肿疼痛减轻，但创面有大量黄水样分泌物，潮湿，糜烂扩延，肉芽隆凸呈暗红色，边缘腐败坏死。后改用枯矾糊敷治，仅敷1次，次日创面已干燥，第三天创面结痂，1周即脱痂痊愈，且未遗留瘢痕。

11. 海螺灰治水火烫伤

[用　料] 海螺壳。

[制用法] 海螺壳烧灰研成细末，放在瓷瓶中密封，存于井内水中，隔3日后即可使用。用前先将患部用硼酸水洗净，再将海螺灰撒布伤面，然后以纱布绷带包扎，每日上药2次。

[功　效] 清热收湿，消肿止痛。治水火烫伤。

注　伤面水疱切勿挑刺弄破，以防感染。

12. 蒲公英外用治烫伤

[用　料] 鲜蒲公英根。

[制用法] 将蒲公英根洗净，捣烂取其汁液，置于瓷器皿内，2小时后药汁自然凝结成浆糊状备用。用时将药汁涂在患处（涂厚些，用量根据烫伤面积决定）。伤面涂药汁后立即有凉感，疼痛逐渐消失。每日换药2次，

每次换药时先用冷水洗去前药。一般治疗 2 天即可好转。

[功　效] 清热解毒，消炎止痛，生肌敛疮。收效快，无毒副作用。主治烫伤，适用于开水烫伤的红肿期或水疱期，以红肿期疗效显著。

13. 涂猪毛膏治烧烫伤

[用　料] 猪毛 120 克，香油 500 克，石蜡 120 克。

[制用法] 将香油熬开后，加入猪毛，不断搅拌，待猪毛全溶后，加石蜡搅匀，继续加热，至一定程度时，取 1 滴，滴于水面上，如油滴在水面上立刻形成一薄层油蜡膜且边缘整齐，即可取下，用纱布过滤，贮于容器中，冷却成膏状。用时先将创面消毒，而后涂药膏。每日或隔日换药 1 次。

[功　效] 清热，解毒，生肌。用治水火烧烫致伤。

注　据山东《潍坊医药》1972 年报道，此方曾治疗 31 例不同程度的烧烫伤，均在 1～2 周痊愈。

14. 外用蘑菇粉治烧烫伤

[用　料] 蘑菇适量。

[制用法] 蘑菇在砂锅内煅黑存性，研为细粉，以少许香油调拌均匀。用时将蘑菇粉敷于患处，每日 2 或 3 次。敷药后约 30 分钟痛止。

[功　效] 温经，止痛。用治烫伤、烧伤。

注　据《中医验方汇编》介绍：魏某，男，20 岁，农民。被火烧伤胸、腹、足等处，伤口黄油样，有脓液，疼痛。用此方，唯有胸闷、心烦欲吐之症状，此火毒传里之候。用四顺清凉饮方加减，连服 4 剂而安。17 日痊愈。

四顺清凉饮方：防风、栀子、连翘、当归、赤芍、羌活、葛根、木通、甘草各 6 克。便秘加大黄 12 克。

15. 泡桐叶治轻度烧伤

[用　料] 泡桐叶、芝麻香油各适量。

[制用法] 将泡桐叶洗净晒干，研末，过筛备用。用时取香油少许与泡桐叶粉调成糊状，清洁创面后将药敷于创面，每日换药 3 次。

[功　效] 清热，止痛，消肿。主治新鲜 Ⅰ、Ⅱ 度烧伤及小面积 Ⅲ 度烧伤。

注　据《中药贴敷疗法》介绍，用此方治疗 12 例均痊愈，轻者 3 天，重者 5～7 天即结痂。

16. 鸭蛋清杉木炭治火烫伤

[用　料] 鸭蛋清数枚，陈旧杉木炭、磺胺各适量。

[制用法] 陈旧杉木炭研为细末，加入数枚鸭蛋清及少量磺胺，调成糊状，直接涂抹于伤面。若伤面已有感染，清洗后先敷一层消毒凡士林纱布，再厚厚地涂以本剂，不盖其他敷料。如有水疱则应先挑破再用此药敷上。

[功　效] 养阴清热，消炎生肌。用治火烫伤。

注　据《全国烧伤会议资料》1960 年第 11 期报道：本文作者曾用此药治愈大面积烧伤，患者均有体温增高、烦躁、便秘、尿少、食欲不振，部分组织有坏死现象。用抗生素无效，使用本方迅速治愈。

17. 蛋黄油治烫灼伤

[用　料] 鸡蛋黄数个。

[制用法] 将蛋黄放入小铁勺内，煎熟，再以小火熬出油。用此油涂抹患处，每日 2 或 3 次。

[功　效] 清热，生肌。用治烫、灼伤，有促进愈合之效。

18. 狗骨粉治烧、烫伤

[用　料] 狗骨、香油各适量。

[制用法] 将狗骨烧成炭状，取出碾成细粉，过罗，用香油调匀。敷涂患处。

[功　效] 收敛，生肌，解热毒。用治火烧伤、水烫伤、肌肉糜烂。

19. 焙兔皮毛治烧烫伤

方一

[用　料] 兔子皮，香油。

[制用法] 将兔皮焙成炭存性，研为细末，香油调匀。涂于患处。

[功　效] 解热毒，生肌，收敛。用治火烧伤、水烫伤。

方二

[用　料] 兔毛若干，香油适量。

[制用法] 将兔毛烧制成灰，用香油调成油膏。擦于患处，1～2 日换药 1 次，有水泡者刺破泡。

[功　效] 化腐生肌，消炎止痛。适用于Ⅰ、Ⅱ度烧伤。亦治冻疮。

20. 蚯蚓液治烧伤

[用　料] 活蚯蚓 30 条，白糖 50 克。

[制用法] 将活蚯蚓腹内污泥挤净后置于消毒过的茶杯中，加入白糖，用消毒夹子搅拌约 30 分钟，倾倒出浸出的如蜂蜜样的液体，盛于消毒瓶内备用。Ⅰ度烧伤可用药棉蘸液涂擦创面；Ⅱ度烧伤在涂药之前，创面用双氧水或冷盐水洗净，若有水泡，可用剪刀剪破放出浊液，剪去皮后再涂药液。不须包扎，每天涂 4～6 次。用药 1～2 天后可结一层痂皮，不要将其去掉，消毒后继续涂药。

[功　效] 清热利湿。用治烧伤。

注　在制作及贮存时，要尽量做到无菌操作。涂药前患处一定要清洗、消毒，涂药后不需包扎。伴有高热者，还应进行抗感染治疗。

21. 胡萝卜泥治火伤

[用　料] 胡萝卜。

[制用法] 洗净，捣烂如泥。敷于患处。

[功　效] 解火毒，生肌。用治火伤。

22. 老白菜叶治烫灼伤

[用　料] 大老白菜叶 5 片，香油适量。

[制用法] 将白菜叶焙干研成细末，用香油调匀。涂于患处。

[功　效] 消肿解毒。用治烫伤、灼伤。

23. 烂橘子抗菌治烫灼伤

[用　料] 烂橘子。

[制用法] 鲜橘子放于湿潮处日久自烂。亦可把烂橘子放在有色玻璃器皿里，密封贮存。越陈越好，烂橘子中含橘霉素，有强力抗菌作用。用烂橘子涂擦患处，不需包扎。

[功　效] 杀菌，解火毒。用治烫伤、灼伤。

24. 蒲公英白糖治烫灼伤

[用　料] 蒲公英适量，白糖、冰片各 5 克。

[制用法] 蒲公英绞汁，调入白糖及冰片各 5 克。敷或涂于患处。

[功　效] 清热，凉血，解毒。用治烫伤、烧伤。

25. 南瓜露治烫灼伤

[用　料] 老南瓜1个。

[制用法] 将瓜切片装入罐内密封，埋于地下，候其自然腐烂化水（越久越好），然后过滤，即为南瓜露。每日2或3次涂于患处，连涂数天即愈。

[功　效] 清实热，解火毒。用治水烫伤、火灼伤。

注　鲜南瓜瓢捣烂为泥，涂敷患处，亦有功效。

26. 黄瓜榨汁治烫、灼、蜂蜇

[用　料] 黄瓜。

[制用法] 将老黄瓜切开去瓢，用纱布挤压取汁，过滤，将汁装入瓶内备用。蘸汁涂于患处。

[功　效] 清热，止痛。用治水烫伤、火灼伤、蜂蜇伤。

27. 西瓜水治烫灼伤

[用　料] 大西瓜1个（选熟透者）。

[制用法] 将西瓜切开，去瓜子，取瓜瓢和汁装入玻璃瓶内密封，存放3~4个月，即产生似酸梅汤的气味，过滤后便可使用。用时先洗净伤口，以消毒棉球蘸西瓜液（浸透）敷于患处。每日更换2次，轻者1周可愈，较重者2周即愈。

[功　效] 清热，生肌，用治烫伤、灼伤。

注　据《河北省中医中药医药集锦》介绍，此方治疗烫伤40例，无不痊愈。

28. 蜂房治外伤感染

[用　料] 蜂房30克，清水1000毫升。

[制用法] 用水煮蜂房，沸15分钟，过滤去渣。用于冲洗或浸泡创面，洗净创面脓液、污物，然后将患处用消毒纱布包扎。每日1次。

[功　效] 祛腐，生肌，消炎，止痛。用治外伤性感染、手术后伤口感染、疖、痈、烫伤、蜂窝织炎、新生儿皮下坏疽等，均有一定疗效。对伴有发热及中毒症状者无效。

十五、 破伤风

1. 老葱白治疗破伤风

[用　料] 老葱白（连须，去叶不去皮）500 克，黑扁豆 45 克，棉子 90 克，高粱原酒 75 克。

[制用法] ①棉子炒焦至酱紫色，碾碎，过筛去壳。②葱白加水四五碗，煎成汤。③酒温热。④黑扁豆放大铁勺内炒，先冒白烟，后冒青烟至 90% 炒焦时离火。⑤把温酒倒入铁勺，过滤，留酱紫色酒液。把棉子粉与酱紫色酒液混合，加适量葱汤搅如稀饭样，灌服，服后盖被发汗。连服 2 天。

[功　效] 发表，通阳，解毒。用治破伤风。

注　服药期间忌食腥冷食物。

据《食物疗法精萃》转载《全国中草药新医疗法展览会技术资料选编》介绍，用本方共治 62 例，有效 56 例，多数服 1 剂见效。

2. 大河蟹治破伤风

[用　料] 大河蟹 1 个，黄酒适量。

[制用法] 大河蟹去壳，捣烂。用黄酒冲服，出微汗。

[功　效] 清热、散风。用治破伤风。

注　服药期间忌吃柿子。

3. 治破伤风一秘方

[用　料] 果实饱满的棉子 150 克，马料豆（即黑豆）75 克，老葱白（连须，弃叶不去皮）500 克，高粱原酒 150 克（量可根据患者酒量而定，若患者酒量大，可多增加些，不会饮酒者 125 克）。

[制用法] 将棉子炒焦至酱紫色，研碎过罗成细面。葱加水四五碗，熬成三碗。将酒温热。把马料豆放入铁锅用火炒，先是冒白烟，后冒青烟，至大冒青烟时（黑豆约 90% 已炒煳）离火。然后把温酒倒入铁锅内，待豆子不发出响声时过滤，留酱紫色液体。把棉子粉和马料豆液放在一起，加入适量葱汤，如同稀粥一样。服下，连服 1~2 天。热天服后盖一个被单，冬天服后盖上棉被，使汗出透。

[功　效] 清热解毒，活血消肿，通阳利尿。用治破伤风。

注 治疗期间应忌腥冷食物，患者需静卧休息。

据《老年报》介绍，此方系安徽利辛县焦家伦同志提供的秘方，经用此方治疗 63 名破伤风患者，96.8% 治愈，一般患者服用 1 剂可愈，重者需连用 2 剂。

4. 蟾蝎丸治破伤风

[用　料] 蟾酥（即癞蛤蟆的耳后腺及皮肤腺的白色分泌物，干燥后即成药物，中药店有售）6 克，干全蝎 15 克，天麻 15 克。

[制用法] 蟾酥化为糊。干蝎炒，天麻炒，研末，与蟾酥糊调为丸如绿豆大。每服 1 ~ 2 丸，粮食酒送下。

[功　效] 解毒，消肿，强心，止痛。用治破伤风。

注 此方据《太平圣惠方》化裁。

5. 鸡矢白治破伤风

[用　料] 鸡矢白（白鸡屎）3 ~ 9 克。

[制用法] 以烧酒冲服。

[功　效] 治破伤风。

注 据《中医杂志》1962 年第 10 期及《食物疗法精萃》介绍：某患者因伐木被树枝刺破手背，2 ~ 3 日后伤口愈合，但出现发热、口噤、牙关紧闭、全身痉挛、面呈苦笑状，急予本品 9 克，烧酒冲服汗出而愈。另 2 例均因碰伤指头，出现破伤风症状，用本品 3 克，酒送服取汗而愈。

6. 鱼鳔散治破伤风

[用　料] 鱼鳔胶 10 ~ 15 克，黄酒 120 克。

[制用法] 将鱼鳔胶用线捆扎数周，用草燃烧，烧焦后，放土地上晾干，研末。用黄酒煎开冲服，见汗即愈。

[功　效] 祛风邪，消肿毒。用治破伤风。

注 据《中医食用效方》介绍治验病例：赵某，男，40 岁。因足碰伤致痉挛抽搐，不能行动，手足不遂，曾去两家医院均不收治，后用上方 4 剂痊愈。

十六、 脑震荡

1. 乌龟头黄瓜子治脑震荡

[用　料] 乌龟头 1 个，黄瓜子 9 克，黄酒适量。

［**制用法**］将乌龟头用干燥箱干燥，黄瓜子晒干，同研为细末。分3次服，黄酒送下。5个乌龟头为1剂，轻症服2剂后，症状消失；重症服4剂后，病情减轻，连服五六剂可愈。

［**功　效**］安神定志。用治脑震荡后遗症，症见头昏、头痛、健忘、失眠、注意力涣散等。

2. 鲜花生叶治脑震荡后遗症

［**用　料**］鲜花生叶50克。

［**制用法**］加水煎汤。服下。

［**功　效**］镇静安神。用治脑震荡后遗症。

3. 猪脑天麻枸杞治脑震荡后遗症

［**用　料**］猪脑1具，天麻15克（切片），枸杞子25克。

［**制用法**］猪脑去筋膜，洗净，同天麻、枸杞子共放入碗内，加水少许蒸熟。吃脑饮汤。

［**功　效**］养血，祛风，安神。用治脑震荡后遗症。

骨 伤 科

一、 骨结核、 骨髓炎

1. 白萝卜双花膏治骨结核

〔用　料〕大白萝卜5千克，藏红花60克，丁香花30克。

〔制用法〕将大萝卜洗净，切碎，纳入无锈的锅内煮沸，去渣，续加温熬至黑色膏药样即可。另以藏红花、丁香花加水1500毫升，熬至500毫升。与上膏放在一起再煎至稠厚如膏药。埋于地下1米，6个月后即可使用。用时，将膏药摊布上，敷于患处，或填充空洞处。每日或隔日换药1次。

〔功　效〕活血散瘀，燥湿温中。用治骨结核、淋巴结结核、寒性脓肿等。

注　据《中医验方及实例》及《食物疗法精萃》介绍：此方治颜姓患者淋巴结结核，4周而愈；李姓女患者，患腰椎结核（寒性脓疡，局部瘘孔2个）2年，用本方2个月愈；王姓女患者，患足关节结核（溃疡脓肿）4年，用本方2个月亦愈。

2. 龟炭大枣丸治骨结核

〔用　料〕龟炭粉250克，大枣（去核）250克。

〔制用法〕龟炭的制法是，将活龟用绳绑紧，黄泥封固，放在火上煅焦后，去泥，捣碎，研成细末。两味共捣和为丸。早晚各服12克。

〔功　效〕养阴血。用治骨关节结核、脊椎结核破溃。

3. 烟丝槟榔治骨结核

〔用　料〕烟丝100克，槟榔100克，牡蛎（先煅末）50克，白芷50

克，姜汁、面粉各少许。

[制用法] 共研和，以姜汁加面粉调如糊。敷于患处，每日更换 1 次。

[功　效] 杀菌，镇痛。用治骨结核、化脓性膝关节炎等。

4. 热姜水治骨结核

[用　料] 鲜姜（或干姜）多量。

[制用法] 将姜洗净，捣烂，加水煮沸 1 小时。趁热把毛巾浸入其中，稍拧半干，敷于患处，如此反复至局部发红为度。每日早晚各 1 次。

[功　效] 温暖，散瘀，止痛。用治骨结核未溃。

5. 虾肉黄芪汤托里解毒

[用　料] 活虾 10 只，生黄芪 15 克。

[制用法] 同煮汤。每日早晚各服 1 次。

[功　效] 治骨结核及寒性脓疡流脓流水、久不收口，恶核。

6. 鲜烟叶治骨髓炎

[用　料] 鲜烟叶 100 克，鲜鱼腥草 100 克，盐少许。

[制用法] 三味共捣烂。涂于患部，每日换药 1 次。

[功　效] 消炎，镇痛。用治骨髓炎。

7. 芜菁菜子治骨结核

[用　料] 芜菁菜子（即大头菜子）适量。

[制用法] 将菜子捣碎，研成细末，以纱布包裹。敷于患处，日换 1 次。

[功　效] 用治骨结核、骨坏死、骨髓炎等。

8. 猫头骨灰治髋骨结核

[用　料] 猫头 1 个，冰片适量。

[制用法] 猫头去皮，留取骨和肉，放入泥罐中封固，置炭火中煨成炭，取出研末。每次用 3 克，加冰片 0.09 克，以麻油调匀涂抹患处。

[功　效] 回阳散结，收敛医疮。用治骨结核。

注　据《实用经效单方》介绍，一女，二十余岁，患髋骨结核，脓水稀薄，涓涓不绝，用此方涂治而愈。

9. 食猫羹治骨痨

[用　料] 家猫。

[制用法] 将猫杀后，去皮及内脏，洗净煮烂成羹，加盐、酒、酱油等。食用。

[功　效] 开阴邪、散郁结。用治骨痨。

注　骨痨，中医学病名，亦称"流痰"。相当于骨与关节结核，常伴发"寒性脓肿"。病变部位以脊柱为多见。多由肾虚寒邪痰浊凝聚所致。症见腰部酸痛，活动受限，初期肿胀不明显，不红不热，一般在半年以上才酝酿成脓，而感肿胀。破溃后流脓稀薄，夹有豆腐渣样物质，继而形成瘘管，收口缓慢。亦可兼有潮热、盗汗等。

据《浙江中医》1957年第11期介绍治验病例：陈姓患者，28岁。右股外肌肿胀疼痛，继之左锁骨下亦肿痛，两三个月后破溃流脓水，延至四五个月，胸背、腿部连发7处，自行破溃流脓。经中西医治疗3年无效，后食家猫3只而愈。又，王姓患儿，10岁，胸、腰、腿、臀连续发生脓肿，体温介于38～39℃，中西医治疗无效，试食家猫肉2只而愈。

二、　跌打损伤

1. 鸡蛋皮治骨折迟缓愈合

[用　料] 鸡蛋皮。

[制用法] 将鸡蛋皮洗净，烘干后碾成粉。每服15克，日服2次。

[功　效] 制酸，止血，外用敛疮。用治骨折迟缓愈合。

2. 绿豆粉治骨折

[用　料] 绿豆粉，杉木皮。

[制用法] 将绿豆粉用新锅炒成紫色，井水调，厚敷纸贴，杉木皮缚定。

[功　效] 清热，消肿。用治骨折。

注　此方载于《本草从新》。

3. 鲜杨梅树皮疗骨折

[用　料] 鲜杨梅树皮、熟糯米饭各适量。

[制用法] 两味共捣烂。敷于患部，日换1次。

［功　效］消肿止痛。用治骨折。

4. 生螃蟹促骨折愈合

［用　料］生螃蟹 250 克，黄酒适量。

［制用法］将生螃蟹洗净，捣烂。用热黄酒冲服 150 克，所余 100 克蟹渣敷于患处。

［功　效］散瘀血，通经络，续筋接骨。用治骨折筋断。

5. 焙全蟹治骨折筋断

［用　料］大蟹 2 只，白酒适量。

［制用法］用瓦将蟹焙干研末。每服 20 克，以酒送服。

［功　效］散瘀血，通经络，续筋接骨。用治跌打损伤。

注　本方见《泉州本草》"合骨散"法，效果甚佳。

6. 降荔散治不完全断指

［用　料］降香、荔枝核等分。

［制用法］将上药焙干，研细，过 100 目筛制成粉，调匀备用。伤口清洗整复缝合后，用 75% 酒精将上药调成糊状，直接敷在伤口上，包扎固定。7 天左右拆线，一般不需他法处理。

［功　效］止血定痛，消肿生肌。

注　据《中医贴敷疗法》介绍，此方共治不完全断指 6 例，均获痊愈。例如：肖某，男，1 岁半，食指第一关节不慎被柴油机砸碎，急送医院，缝合后用此方。第 7 天来院拆线，患指能运动，伤口愈合。

7. 鲜韭菜根治断指接骨

［用　料］鲜韭菜根。

［制用法］去泥土洗净，捣如泥状，敷于断指复位处即可。

［功　效］消炎止血，镇痛接骨。用于断骨接骨复位。

注　吉林市《科技简报》1970 年第 3 期介绍验例：冯某之子，17 岁。被斧子砍断左手示指，仅连一点皮，用剪刀剪断后接正，用上药敷患处，立即止痛。不久即长好。又据《食物疗法精萃》介绍，韭菜根辛温涩，温运止血，疗骨折。

8. 栗子治跌打损伤

［用　料］生栗子适量。

［制用法］栗子去皮，捣烂。敷于伤处，每 12 小时换 1 次。包扎固定

不宜过紧。

[功　效] 凉血，消肿，止痛。用治跌打损伤之肿痛，有止痛、止血之功效。

9. 宝塔菜干根治扭挫伤

[用　料] 宝塔菜（又名甘露、地葫芦）干根 10 克，杜衡根末 3 克，黄酒适量。

[制用法] 共研碎。以黄酒送服，每日 1 次。

[功　效] 活血，散瘀，止痛。用治跌打损伤。

10. 焙丝瓜末治跌打损伤

[用　料] 新摘老丝瓜 1 个，白酒适量。

[制用法] 将老丝瓜切片晒干，置铁锅内用小火焙炒成棕黄色，研粉，入瓶备用。凡胸腹部跌打损伤者，用白酒冲服，每服 3 克，日服 2 次，连用 3 天；四肢跌打损伤者，用丝瓜粉末加白酒调匀，敷于患处，日换 1 次。

[功　效] 散瘀，消肿。用治跌打损伤。

11. 红辣椒膏治跌打瘀肿

[用　料] 红尖辣椒 1 份，凡士林 5 份。

[制用法] 红辣椒研极细粉末，将凡士林放锅中熔解，放入辣椒面拌匀，能嗅到辣椒味即止，迅速冷却成膏。用时以纱布涂上本膏，敷于患处。每日或隔日换药 1 次。

[功　效] 消肿，散瘀。用治跌打青肿。

12. 敷三七叶治挫伤

[用　料] 白背三七鲜叶适量。

[制用法] 将叶洗净，捣烂。将捣烂叶泥敷于创面，再用大片三七鲜叶盖在上面，用绷带包扎固定。每日换药 1 次。

[功　效] 化瘀，消肿，止痛。用治急性扭挫伤。

注　三七为多年生草本植物，产于我国云南、广东、四川、西藏、湖南、湖北等地，叶如掌状，有行瘀止血，消肿止痛之功效。

据《赤脚医生》1974 年第 3 期介绍，一般敷药 3～7 天即可痊愈。典型病例：易某，男，成年人。因手抱重物下楼时，左脚踏空呈内翻姿势着地扭伤。外踝肿胀，皮下瘀血，压痛明显，踝关节活动功能受限。敷上药 3 次而愈。

13. 榕蓖叶治扭挫伤

[用　料] 榕树叶、蓖麻叶各适量，生姜 3 片，75% 酒精少许。

[制用法] 树叶洗净，捣烂，加生姜再捣，然后加入少许酒精调拌。按患部面积大小，酌情增减药量。外敷患处，每日 1 次，3 ~ 5 次即愈。

[功　效] 活血散瘀，消肿止痛。用治急性关节扭伤和肢体软组织挫伤。

14. 葱涕用治跌打损伤

[用　料] 葱涕（即葱叶内带黏性的汁液）。

[制用法] 将葱叶撕下，叶内灌糖，放入灶灰内余火煨热，乘热剥开，取葱汁黏液滴抹并用热葱皮覆盖伤处，可立止疼痛。

[功　效] 活血理伤，去瘀消肿。用治跌打损伤。

注　唐慎微《重修政和经史证类备急本草》云："李相拇指并指甲为球杖打裂，痛不可忍，取此法葱罨伤处，痛遂止。"

15. 韭菜根童便治跌打损伤

[用　料] 韭菜连根 80 克，童便 1 杯。

[制用法] 将韭菜连根洗净，捣成泥状，倒入童便。分 2 次服下。

[功　效] 消炎镇痛。用治跌打损伤。

16. 酒酿鲜生地治急性扭挫伤

[用　料] 酒酿（即未榨出酒之米酵）、鲜生地各适量。

[制用法] 共捣烂，炖热。敷于患处，每日换药 1 次。

[功　效] 散血，消肿。用治急性扭挫伤。

17. 全蟹焙干治跌打损伤

[用　料] 蟹、黄酒适量。

[制用法] 全蟹焙干研末。每服 10 克，温黄酒送下。

[功　效] 清热，破瘀，止痛。用治跌打损伤。

18. 芥末醋疗瘀血肿痛

[用　料] 芥末 50 克，醋适量。

[制用法] 芥末用水润湿，加醋调成糊状，抹在纱布上敷于患处。敷 3 小时后取下，隔 2 ~ 3 天再换敷 1 次。

[功　效] 活血散瘀。用治跌打损伤的瘀血肿痛。

19. 螃蟹壳黄瓜子治跌打损伤

[用　料] 螃蟹壳 1 个，黄瓜子 15 克，黄酒适量。

[制用法] 将前两味晒干，研末。黄酒冲服。

[功　效] 破瘀，散血，止痛。用治跌打损伤等。

20. 鳖血石灰粉治创伤出血

[用　料] 活鳖，干石灰粉。

[制用法] 宰鳖取血，滴入干石灰粉内，搅和捏成团，穿线其中，悬于通风处阴干，研末。用时将鳖血石灰粉撒布于伤口，并包扎固定。

[功　效] 凉血，消肿。用治跌打损伤。

21. 糯稻秆灰治关节扭伤

[用　料] 干糯稻秆、酒精适量。

[制用法] 将全株干糯稻秆烧灰，用 75% 酒精调和成泥状。敷于患处，数日即愈。

[功　效] 活血化瘀。用治关节扭伤后疼痛肿胀。

22. 狗骨汤治跌打损伤

[用　料] 狗骨（以四肢骨最佳），盐少许。

[制用法] 将狗骨砸碎，加水煮熬，服时下盐。

[功　效] 健骨活络，活血生肌。用治跌打损伤、腰膝无力。

23. 海棠治跌打肿痛

[用　料] 海棠 250 克。

[制用法] 将海棠捣烂。敷于患处，每 12 小时换 1 次。

[功　效] 凉血，消肿。用治跌打肿痛及痈肿烂疱。

24. 萝卜泥治跌打损伤

[用　料] 萝卜适量。

[制用法] 将萝卜洗净，切碎，捣为烂泥。敷于患处。

[功　效] 行气，活血，消肿。用治跌打损伤之瘀血红肿、肩背疼痛等。

25. 茄子焙干治跌打肿痛

[用　料] 茄子 1 个，黄酒适量。

[制用法] 茄子焙干，研成细末。用酒送服，每日 2 次，每次 10 克。

[功　效] 止血消肿。用治跌打损伤之青肿。

26. 贴敷半边莲止血

[用　料] 半边莲 1 握。

[制用法] 采新鲜半边莲洗净，捣成烂泥。贴敷伤口流血处。

[功　效] 解毒消炎，止血生肌。用治外伤性出血。

注　半边莲为多年生草本植物。

据《新中医药》介绍，一小学生不慎将斧落于脚背，伤口长 6 厘米、深 1.5 厘米，血流不止，用上法贴敷而愈。

27. 墨斗鱼骨治创伤出血

[用　料] 墨斗鱼骨适量。

[制用法] 墨斗鱼骨洗净，晾晒数日极干，研磨成细粉，经高压锅消毒后装入瓶中密封备用。用时取适量撒于创面。

[功　效] 收敛止血。常用于皮肤创伤出血。

28. 杏仁蝉蜕散消肿止痛

[用　料] 杏仁 5 克，蝉蜕、栀子、红花各 1 克。

[制用法] 将上四味研成极细末。将细末敷于伤处，厚 2 ~ 4 毫米，用纱布或绷带固定。隔日换药 1 次，一般 2 次可愈。

[功　效] 活血化瘀，消肿止痛。用治跌打之肿痛。

注　方中之用料剂量，应视伤部面积大小而增减。

据《四川中医》1984 年第 3 期介绍典型病例，黄某，男，6 岁，被机器压砸伤右下肢外侧，下肢膝至踝关节皆瘀肿疼痛，拒按，不能动弹，细察骨与皮肤无损伤。遂予杏仁 120 克、蝉蜕 24 克、栀子 120 克、红花 24 克，研细后敷于患处，绷带包扎，敷药 2 次后痊愈。

29. 大葱化瘀止痛

[用　料] 大葱适量。

[制用法] 将葱捣烂，炒热。敷于患处，冷再更换，数次痛止。

[功　效] 行瘀止血，消肿解毒。用治跌打损伤。

30. 酒煎玫瑰花根散瘀止痛

[用　料] 玫瑰花根 25 克，黄酒适量。

[制用法] 将花根洗净，用黄酒煎煮。每日分早晚 2 次服用。

[功　效] 用治跌打损伤、吐血。

31. 豆油治摔伤吐血

[用　料] 豆油（黄豆油为佳）9 克。

[制用法] 温暖季节生服，严冬季节加热温服，每次 9 克，早晚各 1 次。

[功　效] 凉血，止血。用治摔伤吐血。

注　据《中医验方汇编》介绍，某青年，用力过猛，摔伤吐血，服用此方 3 日而愈。

32. 葱椒冰片活血消肿

[用　料] 鲜葱白 60 克，花椒 12 克，冰片 0.6 克。

[制用法] 葱白洗净，捣成泥状，花椒、冰片研成细粉，将三味拌匀。患部洗净敷药，包扎固定，每 24 小时换药 1 次。

[功　效] 活血消肿，行气止痛。

注　据《中药贴敷疗法》介绍：某患者，男，33 岁。踝关节扭伤，局部红肿疼痛，活动受限。经敷此药 2 次，症状消失，第 3 天痊愈。

33. 烟丝酒糟治扭挫伤

[用　料] 烟丝、酒糟等量。

[制用法] 将两味共捣烂。外敷患处，用量视患处面积大小而定。只敷 1 次，无需换药。

[功　效] 散瘀，消肿，定痛。用治跌打、扭挫伤肿痛。据介绍，敷药后疼痛立即减轻，一般 2～3 天即愈。

34. 赤豆冰片治软组织损伤

[用　料] 赤小豆 100 克，冰片粉 1.5 克。

[制用法] 赤小豆研成极细粉末，加入冰片粉，调匀并密封。用时加清水少许调成糊状，涂于纱布上，厚约 0.5 厘米。每 12～24 小时换药 1 次。如出现张力性水疱，应妥善保护，防止继发感染。

[功　效] 活血化瘀，消肿止痛。用治闭合性软组织损伤。

注　据《陕西中医》杂志介绍，此方治愈 52 例，1～3 天消肿 37 例，4～6 天消肿 12 例，7~9 天消肿 3 例。

35. 猪蹄汤治关节脱臼

[用　料] 猪蹄 1 对。

[制用法] 白水煮烂。食肉饮汤。

[功　效] 用治关节脱臼。

注　据《江苏中医》1962 年第 11 期介绍：某女身体娇弱，肩关节经常脱臼，已成习惯，每月须整复几次。后听一村妪介绍上方，吃了十几次，十余年未再复发，极验。

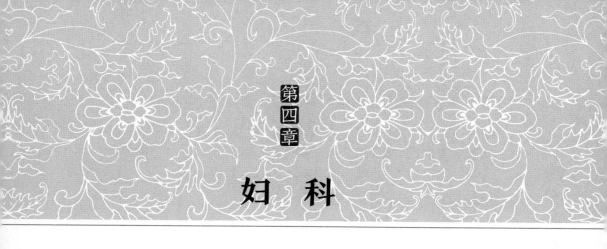

第四章

妇 科

一、 妊娠诸疾

1. 糯米汤治妊娠呕吐

［用 料］糯米 30 克（1 次量）。

［制用法］按常法熬汤。每日饮 4 次，禁食硬、冷食物。

［功 效］益气，和中。用治怀孕 2 个月后发生的呕吐，服药不见效者。

2. 姜汁甘蔗露治怀孕呕吐

［用 料］甘蔗汁 1 杯，鲜姜汁 1 汤匙。

［制用法］共调匀，加热温服。

［功 效］健胃，下气，止呕。用治孕妇呕吐、饮食难下。

3. 鲜芹菜根治妊娠反胃

［用 料］鲜芹菜根 10 克，甘草 15 克，鸡蛋 1 个。

［制用法］菜根、甘草先煎汤，水沸后打入鸡蛋冲服。

［功 效］清热，降逆。用治怀孕后反胃呕吐。

4. 韭菜姜汁治怀孕呕吐

［用 料］韭菜 200 克，鲜姜 200 克，白糖适量。

［制用法］将韭菜、生姜切碎，捣烂取汁，用白糖调匀。饮汁。

［功 效］温中止呕，行气和中。用治怀孕后恶心呕吐、不思饮食。

5. 萝卜子姜柚汤治妊娠呕吐

[用　料] 萝卜子 15 克，鲜姜 15 克，柚皮 15 克。

[制用法] 上三味加水一碗，煮成半碗后服。

[功　效] 温中，止呕。用治妊娠呕吐。

6. 橄榄汤治怀孕呕吐

[用　料] 橄榄（又名青果）不拘量。

[制用法] 洗净，捣烂，水煎。日服 2 或 3 次。

[功　效] 理气解郁，生津消积。用治妇女怀孕后反胃呕吐。

7. 鲤鱼小豆汤治孕妇水肿

[用　料] 鲤鱼（或鲫鱼）400 克，赤小豆 200 克，陈皮 10 克，大蒜 1 头。

[制用法] 鱼开膛去杂物，洗净，大蒜剥皮，四味加水共煮烂。吃鱼饮汤，日 3 次食饮完。

[功　效] 利水消肿。用治妇女怀孕后腿、脚肿胀，小便短少。

8. 冬瓜汁治妊娠小便不利

[用　料] 冬瓜汁 1 杯，蜂蜜 1 杯。

[制用法] 调拌匀。频频服用。

[功　效] 清热解毒，利尿消肿。用治孕妇小便不利。

9. 玉米嫩衣治妊娠小便不利

[用　料] 玉米嫩衣（即紧贴玉米粒之嫩皮）25 克。

[制用法] 加水一碗，煮成半碗。饮用。

[功　效] 清热，利尿，固胎。用治妊娠小便不利。

10. 猪肉冬瓜子汤治孕妇小便不通

[用　料] 瘦猪肉 150 克，冬瓜子仁 25 克。

[制用法] 先将肉切片与冬瓜子仁同煮。食肉饮汤，日用 2 次。

[功　效] 滋阴，润燥。用治妊娠期间小便不通，或淋漓频数。

11. 黄豆芽治怀孕高血压

[用　料] 黄豆芽适量。

[制用法] 水煮 3～4 小时。每日温服数次。

[功　效] 利湿清热。用治孕妇高血压。

12. 苎麻鸡蛋汤治胎动不安

[用　料] 苎麻 50 克，鸡蛋 4 个。

[制用法] 苎麻用凉水洗净，再用热水烫去胶质，然后放入锅内加水煮，同时把鸡蛋打破，下锅，约半小时。饮汤食蛋。

[功　效] 止血安胎。用治妊娠胎动腹痛。腰痛。

13. 赤小豆芽治胎动下血

[用　料] 赤小豆芽 1 把，黄酒 30 克。

[制用法] 赤小豆芽用水两碗煎取一碗，对入黄酒。温服，数次即愈。

[功　效] 止血安胎。用治胎动不安、阴道下血。

注　据《民间验方》介绍，北京市王某之妻怀孕后，因房事不慎，阴道下血，胎动不安，经服此方 3 次而愈。

14. 黑豆黄酒治胎动腰痛

[用　料] 黑豆 100 克，黄酒 100 克。

[制用法] 水煎黑豆至熟。用黄酒送服。

[功　效] 理中，安胎。用治妊娠胎动腰痛。

15. 黄酒煮蛋黄治胎动下血

[用　料] 黄酒（以陈酿为佳）500 毫升，鸡蛋黄 14 个。

[制用法] 用黄酒以文火炖煮蛋黄，至稠黏为度，待冷后贮存备用。口服，用量不限。

[功　效] 滋阴润燥，养血安胎。用治妊娠胎动不安、胎漏出血。

16. 黄酒砂仁治胎动腹痛

[用　料] 砂仁（去皮）、黄酒各适量。

[制用法] 将砂仁炒干研细末，以热黄酒送下。每服 5～10 克，觉腹中温暖胎即安。

[功　效] 温中，安胎。用治孕妇偶因跌倒致胎动不安而腹痛。

17. 鲈鱼治胎动不安

[用　料] 鲈鱼 1 条，葱、姜各少许。

[**制用法**] 鲈鱼开膛，洗净，水煮沸下鱼、葱、姜，1 小时即成。饮汤吃鱼肉，每日 3 次。

[**功　效**] 安胎，利水。用治妊娠水肿、胎动不安，常食有效。

18. 白扁豆治误服药之胎动

[**用　料**] 白扁豆、大米各适量。

[**制用法**] 白扁豆捣碎，研成细末，用大米熬成的浓汤调服。

[**功　效**] 清热，利尿。用治妊娠误服药之胎动不安。

19. 莲蒂瓜蒂粥治妊娠胎动

[**用　料**] 莲叶蒂 2 个，南瓜蒂 2 个，糯米 50 克。

[**制用法**] 莲叶蒂、南瓜蒂烧成灰，拌入糯米制成的粥内。一次吃完。

[**功　效**] 养血安胎，温肾暖脾。用治妊娠胎动腹痛、腰痛。

20. 炒酱豆治胎动下血

[**用　料**] 豆酱 250 克，黄酒适量。

[**制用法**] 豆酱去汁，只取其豆，炒焦研末，用酒送服。

[**功　效**] 除热，养血。用治妊娠胎动下血或下黄水。

21. 莲蓬治胎动下血

[**用　料**] 莲蓬（莲的果壳）、黄酒各适量。

[**制用法**] 莲蓬洗净，晾干，烧成炭后研成细末。用黄酒送服，每次服 10 克。

[**功　效**] 和血止气。用治妊娠胎动下血、下黄水。

22. 母鸡黄芪汤治胎漏

[**用　料**] 母鸡（未产卵者）1 只，生黄芪 90 克。

[**制用法**] 将鸡宰杀去肠杂，净重 500 克，加生黄芪文火煮极烂，先饮汤，鸡肉可加调料任意食用。

[**功　效**] 益气养血，安胎定志。用治胎漏。

注　胎漏，中医学病名，亦称"胞漏"、"漏胎"。指怀孕后，阴道常有少量血液漏下，淋漓不断或时下时止的病证。多由肝肾不足或外伤扑击，使冲任经脉损伤，不能摄血所致。治宜补益肝肾、固摄冲任、养血安胎等法。

据《哈尔滨中医》1965 年第 8 卷第 6 期报道，用上方曾治愈一刘姓妇女，由胎漏转为习惯性流产，曾服泰山磐石散等药无效，后用此方治愈，并顺产 1 胎。

23. 鲤鱼阿胶粥治胎动胎漏

[用　料] 鲤鱼（约 500 克）1 尾，阿胶（炒）50 克，糯米 500 克，水 1000 克，葱、姜、橘皮、盐各少许。

[制用法] 将鲤鱼去鳞及内脏，洗净，加其他味，按常法共煮为粥。每日早晚服食。

[功　效] 凉血安胎。用治胎动不安及伤胎下血。

24. 鲤鱼赤豆汤治胎动

[用　料] 鲤鱼 1 条，赤小豆 100 克，姜、醋、盐各少许。

[制用法] 鲤鱼去肠杂，不去鳞，加入赤小豆及姜片等调料，清炖或煮汤。吃鱼喝汤。

[功　效] 凉血安胎，清热利水。用治妊娠胎动不安及水肿。

25. 黍穰烧灰治妊娠尿血

[用　料] 黍穰、黄酒各适量。

[制用法] 将黍穰烧灰存性。每次用黄酒送服 1.5 克，日 3 次。

[功　效] 凉血止血。用治妇女怀孕后尿中带血。

26. 地黄豆瓣酱治妊娠便赤

[用　料] 豆瓣酱 300 克，干地黄粉 100 克。

[制用法] 两味共调匀，存放 7 天发酵，再上笼蒸熟即成。可佐餐或调粥食用。

[功　效] 滋阴，清热，凉血。用治妇女妊娠小便赤涩或尿血。

27. 红糖甜杏仁治孕妇便秘

[用　料] 红糖 30 克，甜杏仁 30 克，核桃肉 50 克，黑芝麻 50 克。

[制用法] 先将甜杏仁、核桃肉浸泡，去皮，同黑芝麻一起捣烂，稍加水文火煮熟。以红糖调服。

[功　效] 滋阴通便。用治妊娠期间大便干燥、秘结。

注　每日吃 5 个香蕉，也有润肠通便的疗效。

28. 山药粥治妊娠痫风

[用　料] 山药 150 克，大米 100 克。

[制用法] 将山药洗净，与大米共煮成粥。连续服用。

[功　效] 滋阴养血、疏风定痫。用治妊娠痫风。

注　据《医学衷中参西录》介绍，一妊妇日发痫风，其脉微似弦而兼数。知为阴分亏损、血液缺少。连服此方后即愈，又数服，永不再发。

29. 柿饼方治妊娠咳嗽

[用　料] 柿饼3个，川贝12克，苎麻根30克。

[制用法] 川贝研末，柿饼切开夹进川贝末，置饭上蒸熟，吃柿饼。另以苎麻根煎汤送服。

[功　效] 清热润肺、化痰止咳。用治孕妇久咳。

30. 敷花椒治妊娠腹痛

[用　料] 花椒15克，食盐15克，葱白3根。

[制用法] 上三味炒热，共捣烂，贴脐窝内，至小便利后取出。

[功　效] 调中下气，行瘀定痛。用治妊娠腹痛、腹胀。

31. 砂仁猪肘调中安胎

[用　料] 猪肘子500克，葱、姜、盐、花椒、砂仁、料酒、香油各适量。

[制用法] ①将肘子刮洗干净，沥干，葱切段，姜切片，砂仁研成细粉。花椒、盐炒至微黄色，在肘上揉搓，放在瓷盆内腌12小时，翻过来再腌12小时。②把腌好的肘子再刮洗一次，沥干水分，在肘子上涂抹砂仁粉，用净布包好卷成筒形，再用绳勒紧，放入瓷盆内，撒放葱、姜、料酒，置旺火上蒸半小时。取出晾稍凉，解去绳布，再重新卷紧捆好，上笼屉蒸1小时。取出晾凉，解去绳布，抹上香油以防干燥。食用时切片，色红味美，引人胃开。

[功　效] 温脾止泻，调中安胎。适于孕妇食用，亦适宜脾虚胃弱、食欲不振、病后体虚者食用。

32. 红茶治临产羊水过多

[用　料] 红茶适量。

[制用法] 开水冲泡红茶（较浓），在临产前数周早晚各饮用1次。

[功　效] 强心利尿。用治已确定羊水过多的孕妇。

注　据内蒙古卫生厅《医药卫生技术资料》1960年151号介绍，用此法治疗12例羊水在3000毫升以上的产妇，疗程7~20天，用茶150克，均安全度过孕期。

二、流产

1. 玉米嫩衣治习惯性流产

[用　料] 玉米嫩衣（即紧贴玉米粒之嫩皮）。

[制用法] 怀孕后每天以1个玉米嫩衣煎汤。代茶饮，饮到上次流产期则用量加倍，一直服至分娩为止。

[功　效] 固摄安胎。用治习惯性流产。

2. 南瓜蒂方养血安胎

[用　料] 南瓜蒂适量。

[制用法] 将南瓜蒂（把）放瓦上炙灰存性，研为细末。自受孕2月起，每月吃1个，拌入炒米粉内同食。或以南瓜蒂1个，莲蓬蒂2个，烧存性，研末，开水送服。

[功　效] 用治妇女习惯性流产、胎动不安。

3. 山药杜仲粥治流产

[用　料] 鲜山药90克，杜仲（或续断）6克，苎麻根15克，糯米80克。

[制用法] 杜仲和苎麻根用纱布包好，糯米洗净，共煮成粥。服用。

[功　效] 补益肝肾，养血安胎。用治习惯性流产或先兆流产。

4. 母鸡黄米粥治习惯性流产

[用　料] 老母鸡（4年以上）1只，红壳小黄米250克。

[制用法] 将鸡宰杀去毛及内脏，煮汤，用鸡汤煮粥。可连续服用。

[功　效] 益气养血，安胎定志。用治习惯性流产。

注　据《续名医类案》介绍："龚子才治一妇，每怀孕至3个月必坠，不肯服药，以此方数服胎固，至足月而生男。"

5. 母鸡糯米粥补虚固胎

[用　料] 母鸡1只，墨斗鱼（乌贼）干1大条，糯米150克，盐少许。

[制用法] 将母鸡宰杀去毛，内脏洗净备用。锅内加水，将母鸡及其

内脏同墨斗鱼共炖烂，取浓汤，放入洗净的糯米煮粥。熟时加盐调味。鸡肉、墨斗鱼佐粥。习惯性流产者提前 2~3 个月煮食，或自受孕后每月吃一两次，连服更佳。

[功　效] 用治习惯性流产或胎动不安。

6. 鸡蛋艾叶治习惯性流产

[用　料] 鸡蛋 1 个，艾叶 1 把。

[制用法] 鸡蛋与艾叶同水煮（禁用铁锅），蛋熟后剥去皮，再煮 10 分钟。吃蛋不饮汤。妊娠后即开始食用，每日 1 次，连续吃 10 天。以后每月定期吃 1 次，每次改食 2 个鸡蛋，至妊娠足月为止。

[功　效] 理气、止血、安胎。用治习惯性流产。

7. 香油蜜膏治先兆流产

[用　料] 香油 100 克，蜂蜜 200 克。

[制用法] 分别将上述两味用小火煎煮至沸，晾温，混合调匀。每次饮 1 汤匙，每日 2 次。

[功　效] 补中，润燥，安胎。用治先兆流产。

8. 龟肉配中药补中益气

[用　料] 龟肉 90 克，党参、杜仲各 30 克。

[制用法] 龟肉洗净切块，同两味中药加水共煮熟。1 剂分早晚 2 次服用。

[功　效] 用治气血虚弱所致先兆流产。

三、 催生引产

1. 糯米稻草汤临产催生

[用　料] 糯米 100 克，禾秆（稻草）300 克。

[制用法] 将糯米淘洗，禾秆洗净，切段，用水五碗，煮成一碗后服。如放鸡煮效果更好。

[功　效] 补中、益气。用治妇女临产用力过早，无力努下，3~4 日

生不出者。

2. 龟甲末治难产催生

[用　料]乌龟甲壳1个，黄酒5克。

[制用法]将龟甲烧成末。以温酒送服。

[功　效]滋阴潜阳。用治难产，有催生之功。

3. 兔脑丸临产催生

[用　料]兔脑1副，乳香适量，黄酒少许。

[制用法]兔脑捣烂，同乳香研和做成丸子，每丸约重5克，放于阴凉干燥处保存。临产时胎儿不下，即研1丸，热黄酒送下。如胎仍不下，可再服1或2丸。

[功　效]催生。用治由于宫缩无力而难产。

4. 猪肉汤催生保胎

[用　料]鲜猪肉1千克。

[制用法]将肉切大块，急火煎汤，去浮油。令产妇尽量饮用。

[功　效]补肾益气，催生保胎。用治胎涩不下。

注　据《潜斋医案》载：一妇分娩，胞水早破，胎涩不下，遂用此方即生产，母子皆安。

5. 螃蟹脚爪催产下胎

[用　料]螃蟹脚爪50～100克，黄酒适量。

[制用法]上述两味加水煎煮。一次服下。

[功　效]用治妇女临产宫缩微弱、胞水破而不降生者，或胎死腹中及胎盘不下。

6. 大麻子催产引产

[用　料]大麻子30克。

[制用法]将大麻子剥去皮，捣如泥状。敷于白布上，贴在产妇脚心处。

[功　效]泻下通滞，出有形之滞物。用于催产引产。一般敷贴后10～30分钟可引起规律的宫缩，3小时后效力减弱。

7. 醋熏治产妇血晕

[用　料] 好陈醋 100 克。

[制用法] 好醋放碗内，净石一块烧红，放在醋碗内。以所淬的热气熏产妇鼻孔 2~3 分钟，即愈。

[功　效] 解毒，散瘀。用治产妇血晕痉挛。

注　据《河北省中医中药集锦》介绍，阎某之妻，30 岁，产后血晕，不省人事，口凉气冷，抽搐，用本法治愈。

8. 醋煮黑豆治死胎不下

[用　料] 黑豆（乌豆）1000 克，醋适量。

[制用法] 上两味煮成浓汁（不加水）。一次服。

[功　效] 用治胎死于腹中不下。

9. 燕麦全草汤治胎死不下

[用　料] 燕麦全草 200 克。

[制用法] 洗净后水煎。温服。

[功　效] 用治胎死腹中，胞衣不下。

四、 产后疾患

1. 芋头粥散结宽肠下气

[用　料] 芋头 250 克，大米 50 克，盐少许。

[制用法] 将芋头洗净去皮，大米洗净，两味共煮成粥。食时加盐调味。

[功　效] 用治大便干燥、妇女产后恶露不出等。

2. 荔枝汤促子宫收缩

[用　料] 干荔枝 10 个。

[制用法] 煎汤饮。

[功　效] 用于产后促子宫收缩。

3. 米醋鹌鹑蛋治胎衣不下

［用　料］米醋 10 克，鹌鹑蛋 10 个。

［制用法］先将蛋打破搅匀，米醋煮沸冲沏蛋花服下。

［功　效］补气血，散瘀滞。用治胎衣不下。

4. 炒油菜子治恶露不下

［用　料］油菜子、肉桂等分，醋适量。

［制用法］将油菜子炒香与肉桂共研细末，用醋煮成糊状并捏为丸，如龙眼核大。每服 1～2 丸，温黄酒送下，日服 3 次。

［功　效］补虚，润燥。用治产后恶露不下、血气刺痛。

5. 桃仁莲藕汤治恶露不净

［用　料］桃仁 10 克，莲藕 250 克，盐少许。

［制用法］桃仁、莲藕洗净切碎，加水煮，以盐调味。饮汤食藕。

［功　效］活血，破瘀。用治妇女产后恶露排出不畅及闭经等。

6. 胎衣不下验方

［用　料］活鸡雏 1 只。

［制用法］将活鸡雏宰杀，去内脏，立敷产妇脐上固定；鸡毛熬水沸，令产妇坐上熏之即下。

［功　效］用治产后胎衣不下。

7. 胎盘鳖肉治恶露不净

［用　料］胎盘 1 个，鳖肉 120 克。

［制用法］上两物洗净，切块，先用旺火油炒片刻，加水装入钵内，用旺火蒸 30 分钟。食之。

［功　效］补气血，破瘀滞。用治产后恶露排出不畅、不净。

8. 黑豆棉子治产后风等症

［用　料］黑豆 60 克，棉子 120 克，槐子（炒）15 克。

［制用法］水煎。顿服。

［功　效］用治产后风，症见角弓反张、牙关紧闭、手足抽搐等。

9. 鸡蛋蝎子治产后风

[用　料] 鸡蛋1个，全蝎1只。

[制用法] 鸡蛋开一小孔，把整只蝎子塞入，挂房檐下经过夏天，焙熟后研成粉服用。每次1个，连服数个。

[功　效] 补气养血、散风镇痉。用治产后风。

10. 海鳗头艾叶汤活血祛风

[用　料] 海鳗头2个，艾叶（干品）100克。

[制用法] 洗净后加水共煎煮。食肉饮汤。每剂分2次早晚服用，连用3天。

[功　效] 理气、散寒、祛风。用治产后痉。

注　痉，中医学病名。症见项背强直、口噤、角弓反张、四肢抽搐等。治宜清热解毒，息风镇痉等。

11. 蚕豆壳治产后风

[用　料] 蚕豆壳、黄酒各适量。

[制用法] 蚕豆壳炒熟，研细。每次10克，黄酒送服。

[功　效] 驱逐风邪。用治产后诸风。

12. 大麻仁粥润肠通淋活血

[用　料] 大麻仁10克，粳米50克。

[制用法] 将麻仁捣烂水煎，过滤取其汁，下粳米煮作粥。每日早晚各1次服食。

[功　效] 用治产后血虚便秘、小便不通利、关节凝涩、经闭等。

13. 梨汁人乳治产后小便不通

[用　料] 梨汁、人乳各1杯。

[制用法] 将梨切碎榨取汁同人乳共饮。早晚各1次。

[功　效] 清热降火，解毒利尿。用治产后小便不通。

注　据《洄溪医案》记载："一妇产后小便不通，诸药不应，此冲任血虚气燥，膀胱不能施化，而水也竭也，令以梨汁、人乳各一杯早晚服之，而尿渐通。"

14. 谷子汤治产后感冒发烧

[用　料] 谷子（未去皮的小米）1握（约50克）。

[制用法] 将谷子炒黄，加水 1 碗煎至剩半碗。趁热一次服下，盖上被子出汗即愈。

[功　效] 祛风解表。用治产后感受风寒、发热恶寒。对一般感冒也有良效。

15. 产后风外治方

[用　料] 花椒 500 克，醋 500 克。

[制用法] 上两味同炒热装袋内。坐臀下熨之出汗。

[功　效] 调中，驱风。用治产妇高热，因受风无汗之产后风。

16. 黑木耳治产后鸡爪风

[用　料] 黑木耳 30 克，红糖 15 克。

[制用法] 黑木耳先泡后洗干净，加红糖蒸。多吃数日，不限量。

[功　效] 黑木耳为滋养强壮品；红糖具有驱风散寒，舒筋活血之功效。两味合用对治疗产后血虚出现的鸡爪风有很好的疗效。

注　鸡爪风症状多为手足紧缩为团，僵硬如木，双手鸡爪状。

17. 山药汤治产后大喘大汗

[用　料] 山药 180 克。

[制用法] 洗净煎汤。连服 3 日，每日 2 次。

[功　效] 健脾，益阴，止渴，敛汗。用治产后因虚热引起的大喘大汗，身热劳嗽。

注　据《医学衷中参西录》介绍："一妇产后大喘大汗，身热劳嗽，诸医用黄芪、熟地等，汗出愈多，脉弱而数，急煎生山药 180 克，连服 3 日，诸病悉愈。"

18. 枇杷叶包粽子止汗

[用　料] 枇杷叶、糯米各适量。

[制用法] 糯米用清水浸泡一夜，新鲜枇杷叶去毛洗净，水浸软，以叶包糯米为粽，蒸熟。日食 1 次，适量，连食 3 日。

[功　效] 补中益气、清肺、降气、止汗。用治产后气血双亏、多汗。

19. 霜茄治产后乳汁黄

[用　料] 经霜茄子 7 个，黄酒适量。

[制用法] 茄子晒干，用瓦焙焦，研细。以黄酒冲服，出汗。

[功　效] 清热除湿。用治产后乳汁发黄。

20. 鲫鱼治产后臂痛抽搐

[用　料] 活鲫鱼1条（以250克者为佳），黄酒200克。

[制用法] 将鲫鱼切成6厘米见方之块，不去鳞、肠，不用盐，用香油炸焦。将炸鱼干吃后，再喝热黄酒，取微汗。

[功　效] 调胃，下气。用治产后臂痛或抽搐。

注　据《中医实用效方》介绍验例，保定市李某之妻，产后臂痛时现抽搐，久治不愈，经用本方治愈。

21. 核桃木耳枣治产后抽搐

[用　料] 黑木耳250克，核桃仁10枚，红枣10个，生酒60克，白酒500克，蜂蜜、生姜适量。

[制用法] 先将红枣（去核）、核桃仁、生姜捣如泥，与木耳末、酒、蜂蜜拌和一起，存半日许，酒渗完后，入盘上笼蒸1小时即成。每次吃15克，日3或4次不限。

[功　效] 滋阴，养血，息风。用治产后血虚受惊，或产后营养不良、手足抽搐、心慌气短等。

22. 鲫鱼茶治产后烦渴多饮

[用　料] 活鲫鱼1条（约250克），绿茶10克。

[制用法] 将鱼洗净，不去鳞，去内脏，绿茶塞入鱼腹，上锅清蒸，不加盐。每日1次，连用10天。

[功　效] 用治产后口干烦渴或糖尿病。

23. 红糖黄酒治产后腹泻

[用　料] 红糖60克，黄酒120克。

[制用法] 上两味混合煎。隔4小时服1次。

[功　效] 暖胃，驱风，散寒。用治产后单纯性腹泻。

五、 产后诸虚证的补养

1. 鸡蛋枣汤治产后体虚

[用　料] 鸡蛋 2 个，红枣 10 个，红糖适量。

[制用法] 锅内水沸打入鸡蛋卧煮，水再沸下红枣及红糖，文火煮 20 分钟即成。食之。

[功　效] 补中益气、养血。作为贫血及病后、产后气血不足的辅助疗法，功效较好。

2. 荔枝大枣汤补产后体虚

[用　料] 干荔枝、大枣各 7 枚。

[制用法] 水煎。日服 1 剂。

[功　效] 补血生津。用治妇女贫血、产后体虚及脾虚泄泻。

3. 豆浆大米粥用于产后调养

[用　料] 豆浆 2 碗，大米 50 克，白糖适量。

[制用法] 大米淘洗净，以豆浆煮米作粥，熟后加糖。每早空腹食用。

[功　效] 调和脾胃、清热润燥。用于产后体虚调养。

注　豆浆 1 碗煮沸，打入鸡蛋，加白糖适量，空腹服用，补益气血，亦用于产后体虚调养。

4. 母鸡参芪治产后体虚

[用　料] 老母鸡 1 只，党参 50 克，黄芪 100 克，怀山药 50 克，大枣 50 克，黄酒适量。

[制用法] 将宰杀去毛及肠肚的母鸡，加黄酒淹没，其他四味放在鸡的周围，隔水蒸熟。分数次服食。

[功　效] 益气补血。用治产后体虚。

5. 当归羊肉汤补妇女血虚

[用　料] 羊肉 500 克，当归 60 克，生姜片 30 克，盐少许。

[制用法] 羊肉洗净切成小块入水，当归及姜片用纱布包好，先用大火煮沸后改用小火至煮烂。加盐服食，日用 2 次。

[功　效] 补气益血，强身壮体。对病后、产后血虚头晕、产后诸虚证的补养及虚寒腹痛、面色苍白、贫血、低热、多汗、腰痛、手足发凉、血枯经闭有理想的疗效。

6. 乳鸽枸杞汤治产后体虚

[用　料] 乳鸽1只，枸杞30克，盐少许。

[制用法] 将乳鸽去毛及肚内杂物，洗净，放入锅内加水与枸杞共炖，熟时下盐少许。吃肉饮汤，每日2次。

[功　效] 益气，补血，理虚。用治产后体虚及病后气虚之体倦乏力、自汗。

7. 毛鸡蛋当归治产后虚弱

[用　料] 毛鸡蛋（即孵化未出的、已长毛的鸡胚胎）3个，当归12克，川芎6克，盐、味精各适量。

[制用法] 将毛鸡蛋洗净，放入锅内加清水一碗，下当归、川芎，先用中火烧开，改用文火煨炖，1小时后加盐及味精。食蛋饮汤。

[功　效] 补血益精，活血理虚。用治产妇出血过多、头晕、眼花或病后体虚。

8. 大枣鸡汤补产后体虚

[用　料] 红枣15枚，枸杞子10克，生姜3片，老母鸡1只。

[制用法] 将鸡开膛去肠及杂物，红枣、枸杞、生姜纳入鸡腹，加水煮烂。可食可饮。

[功　效] 补血祛风，理虚扶羸。用治产后血虚动风、素体虚寒。

注　如平素质阴虚有热或急病初愈，不可加姜，须配玉竹10克，以润心肺、理脾胃、生津止渴。伤风感冒、发热、疟疾、痢疾、消化不良、黄疸、头痛、目赤等忌用。

9. 猪油酒蜜膏治产后虚症

[用　料] 猪油100克，鲜姜汁100克，黄酒50毫升。

[制用法] 将上述三味放入锅中煮沸，待冷，装入瓶内备用。日服2次，每次1汤匙，以沸水冲沏饮用。

[功　效] 滋阴，清热，理虚。用治产后体虚、出虚汗、寒热往来。

10. 糖醋猪脚产后调养

[用　料] 甜醋 10 份，猪蹄 3 份，生姜 3 份，鸡蛋 2 份，红糖适量。

[制用法] ①生姜刮去外皮，切六七毫米厚的片，置于匾上晾至外表干。将铁锅内放入油、盐，然后加入生姜，用文火炒至五成干。另将鸡蛋连壳煮熟后去壳备用。猪蹄去净毛煮熟，切成块备用。②将甜醋置于砂锅内煮沸，加入生姜片、鸡蛋，煮 15 分钟，加红糖至酸甜适口为度，然后浸渍 15 ~ 30 天。将醋煮沸，放入猪蹄块煮 15 分钟左右，再浸渍五六天后即可食用。猪蹄不宜过早加入，否则醋会将皮肉溶化。

[功　效] 补虚活血，祛风散寒。用于产后血虚诸症、素体虚弱、月经不调、动风抽搐。

注　据《补药和补品》介绍，广东地区产妇在产褥期（产后 6 周左右）身体虚弱或月经不调，常食用甜醋猪脚姜（即此方），因它有祛风散寒、活血补虚的功效，并不亚于药物，而且具有地方风味。

11. 妇女产后保健食疗 5 方

方一　豆豉酱猪心补心安神

[用　料] 猪心 1 个，豆豉 50 克，黄酒、酱油、姜、葱适量。

[制用法] 将猪心洗净，放入锅内，豆豉等下锅，加水后以小火煨炖，熟烂后收汁。待冷，用刀切成薄片即成。

[功　效] 养血，安神，定志。产褥期经常食用可辅助治疗因心血亏虚所致的心悸、烦躁不安、失眠等症状。

方二　糖饯红枣治产后贫血

[用　料] 干红枣 50 克，花生米 100 克，红糖 50 克。

[制用法] 干枣洗净后用温水浸泡，花生米略煮，去皮备用。枣与花生米皮同入锅内，加入煮过花生米的水，再加水适量，以文火煮 30 分钟，捞出花生米皮，加红糖，待糖溶化收汁即成。

[功　效] 养血，理虚。产褥期常服，可辅助治疗产后贫血或血象偏低等。

方三　蜜饯姜枣桂圆治产妇浮肿

[用　料] 枣 250 克，桂圆肉 250 克，鲜姜汁 1 汤匙，蜂蜜 250 克。

[制用法] 将枣与桂圆加水煮至七成熟时，加入姜汁、蜂蜜，煮沸，调匀即可。

[功　效] 补气生血。产后服用，可辅助治疗因气血亏损引起的浮肿。

方四 酒蒸地黄凉血化瘀

[用　料] 黄酒 250 毫升，生地黄 6 克，益母草 10 克。

[制用法] 将酒放在瓷杯中，加地黄、益母草，隔水炖蒸半小时。

[功　效] 清热，凉血，化瘀，止痛。产后每日饮 2 次，每次温饮 20～50 毫升，可辅助治疗产后腹痛，恶露不净、血色紫暗有块等瘀血症状。

方五 山药奶肉羹治产后形寒肢冷

[用　料] 羊肉 500 克，生山药 100 克，生姜 15 克，牛奶半碗，盐少许。

[制用法] 将羊肉洗净，与生姜同放锅内，加水以文火清炖半日。取炖好的羊肉汤一碗，加去皮洗净的生山药片，放入锅内煮烂后，再加牛奶、盐，待煮沸后即可食用。亦可将羊肉放入一起吃。

[功　效] 补虚益气，温中暖下。用治产后肢凉、出冷汗等。

六、 子宫脱垂、 肌瘤、 炎症

1. 老丝瓜壳烧灰治子宫脱垂

[用　料] 老丝瓜壳 30 克，白酒 15 克。

[制用法] 将老丝瓜剥开用其壳，烧灰存性。白酒送服，每次 10 克，日服 3 次。

[功　效] 用治妇女产后子宫脱出。

2. 首乌鸡汤疗子宫脱垂

[用　料] 首乌 20 克，老母鸡 1 只，盐少许。

[制用法] 老母鸡宰杀去毛及内脏，洗净，将首乌装入鸡腹内，加水适量煮至肉烂。饮汤吃肉。

[功　效] 补中益气。用治妇女子宫脱垂、痔疮和脱肛。

3. 青山羊血治子宫脱垂

[用　料] 青山羊血 10 余滴。

[制用法] 青山羊之耳尖消毒后取血，对入少许温开水。一次服，每日 1 次。

［功　效］补中益气。用治子宫脱垂。

注　据《食物疗法精萃》介绍：山西省某女，患本病两年余，有时一日脱出十余次，不能参加劳动，经服用此方2日痊愈，随访6个月未见复发。

4. 黄鳝汤补气养血

［用　料］黄鳝1条，酱油、盐、味精各少许。

［制用法］将黄鳝去内脏，切段，水沸后同调料共煮，待鱼熟后放入味精调味。每日服1次。

［功　效］用治气虚所致的子宫脱垂、脱肛。

5. 鳖头灰治子宫脱垂

［用　料］鳖头、黄酒各适量。

［制用法］将鳖头置火上烧炭存性，研末。每次6克，每日3次，黄酒送服。

［功　效］益气补虚。用治子宫脱垂、脱肛。

6. 鲫鱼芪枳汤补虚托宫

［用　料］鲫鱼200克，黄芪20克，炒枳壳8克。

［制用法］鲫鱼开膛去杂，洗净，先以水煎黄芪、枳壳，30分钟后放入鲫鱼再煎煮至鱼熟。饮汤吃鱼。

［功　效］补气宽中。用治子宫脱垂。

7. 外用茄根粉治子宫脱垂

［用　料］茄根适量。

［制用法］茄根烧存性为末。油调茄根末在纸上，卷筒安入内，每日1次。

［功　效］治子宫脱垂（阴挺）。

注　阴挺，中医学病证名，也指子宫脱垂，即子宫脱出于阴道口外。常见于多产妇女。此方见《本草纲目》。

8. 醋熏法治子宫脱垂

［用　料］醋250毫升。

［制用法］将醋倒入清洁的痰盂内，把小铁块（或其他小铁器）烧红后放入醋内，醋即沸腾。令患者坐痰盂上熏15分钟，每天1次。

［功　效］用治子宫脱垂。

注　注意休息，加强营养，避免性生活。

9. 桃树根炖猪肉治子宫肌瘤

[用　料] 桃树根 150 克，瘦猪肉 150 克。

[制用法] 桃树根洗净切段，猪肉洗净切块，加水以砂锅共炖，待肉烂即成。每晚睡前服用。

[功　效] 行气，破瘀，消癥瘕。用治妇女子宫肌瘤。

注　孕妇禁忌。

10. 鸡蛋清治宫颈糜烂

[用　料] 鸡蛋 1 个。

[制用法] 将鸡蛋用消毒水洗净，打破，取蛋清。阴道用高锰酸钾冲洗后，将带线纱布棉球蘸上鸡蛋清后填入子宫颈口，过 5 小时后取出，每日换 1 或 2 次。

[功　效] 清热，解毒，消肿。用治宫颈糜烂。

11. 猪胆汁白矾治宫颈炎

[用　料] 鲜猪胆汁 1 个，白矾 9 克。

[制用法] 将白矾放入猪胆汁内，阴干或烘干，研末，过罗极细，备用。一般轻者上药 5 次即愈，重者上药 10 次。

[功　效] 清热，解毒，防腐。用治慢性宫颈炎。

12. 无花果叶治宫颈炎

[用　料] 无花果叶 1 握（鲜品加倍）。

[制用法] 以一盆水煎叶至半盆。乘热坐浴，每日 1 次。

[功　效] 清热，解毒。用治慢性宫颈炎。

13. 猪苦胆石榴皮治宫颈糜烂

[用　料] 猪苦胆 5～10 个（风干后约 30 克），石榴皮 60 克。

[制用法] 共研成细粉，用适量花生油调成糊状，装瓶备用。用前先以温开水清洗患部，搽干宫颈分泌物，再将有线的棉球蘸药塞入宫颈糜烂处。每日 1 次，连用多次。

[功　效] 解毒，杀虫，生肌。有较强的抗菌作用。主治月经不调、宫颈糜烂。

注　据《新中医》1976 年第 2 期载：吴某，女，38 岁。下腹部经常疼痛，有下坠感，脓性分泌物多，有腥臭味，已有10年病史。在某医院检查为重度宫颈糜烂，经反复治疗未愈。经用此方12次即痊愈，至今未见复发。

七、 月经不调

1. 牡丹甜糕治月经不调

［用　料］牡丹花2朵，鸡蛋5个，牛奶250克，面粉200克，白糖150克，小苏打少许。

［制用法］牡丹花洗净，将花瓣摘下切成丝。鸡蛋去壳打散，同牛奶、面粉、白糖、小苏打混拌在一起，搅匀。倒一半在开了锅的湿屉布上，摊平，上面撒匀牡丹花丝，然后再倒入余下的一半混合料，摊平，盖好盖蒸20分钟，取出，扣在案板上，上面再撒牡丹花丝即成。食之。

［功　效］益气养血，清三焦虚火，调经活血止痛。用治各种虚弱、月经不调、行经腹痛。

注　血虚有寒者、孕妇及月经过多者忌食。

2. 鸡蛋益母汤调经养血

［用　料］鸡蛋2个，益母草30克。

［制用法］鸡蛋洗干净，同益母草加水共炖，蛋熟后去壳再煮20分钟。吃蛋饮汤。

［功　效］活血调经。用治产后恶露不止、气血瘀滞导致的痛经及月经不调等。

3. 大枣益母汤调经养血

［用　料］大枣20枚，益母草10克，红糖10克。

［制用法］加水共炖。饮汤。每日早晚各1次。

［功　效］温经养血，祛瘀止痛。用治经期受寒或贫血等造成的月经不调、疼痛、腰酸，有一定的疗效。

4. 红高粱花治倒经

［用　料］红高粱花、红糖各适量。

［制用法］将红高粱花洗净，加水、加红糖煎煮1小时。日饮汤2次。

[**功　效**] 泄热凉血。用治倒经。

5. 黑豆苏木汤养阴调经

[**用　料**] 黑豆 50 克，苏木 20 克，红糖少许。

[**制用法**] 黑豆炒熟研末，与苏木加水共煎。加红糖调服。

[**功　效**] 行血祛瘀，利水消肿。用治月经不调。

6. 鸡蛋川芎汤治月经病

[**用　料**] 鸡蛋 2 个，川芎 10 克。

[**制用法**] 鸡蛋洗干净，同川芎加水共煮，待鸡蛋熟后，去壳，再煮 20 分钟。吃蛋饮汤。

[**功　效**] 行血调经，祛风止痛。用治月经不调、痛经及经期头晕目眩。

7. 豆腐羊肉汤治月经不调

[**用　料**] 豆腐 2 块，羊肉 50 克，生姜 25 克，盐少许。

[**制用法**] 煮熟加盐。饮汤食肉及豆腐。

[**功　效**] 益气血，补脾胃。用治体虚及妇女月经不调、脾胃虚寒。

8. 米醋豆腐治月经不调

[**用　料**] 米醋 200 克，豆腐 250 克。

[**制用法**] 将豆腐切成小块用醋煮，以文火煨炖为好，煮熟。饭前吃，一次吃完。

[**功　效**] 活血调经。用治身体尚壮妇女的月经不调如经期过短、血色深红量多。

9. 炖龙眼鸡蛋补虚养血

[**用　料**] 龙眼肉 50 克，鸡蛋 1 个。

[**制用法**] 加水先煮龙眼肉，半小时后将鸡蛋打入龙眼汤内共炖至熟。在月经干净后服用，连用 10 天，每天早晚各 1 次。

[**功　效**] 补益心脾，滋阴养血。用治月经不调。

10. 毛鸡蛋治月经赶前错后

[**用　料**] 毛鸡蛋（未孵化出的鸡胚胎）2 个，姜 25 克，黄酒 200 克，白糖 50 克。

[制用法] 将毛鸡蛋去壳，酒和姜入锅与毛鸡蛋共煮，熟后加白糖调服。

[功　效] 滋阴养血，益脾调经。用治经期错后，经血色淡、量少。

11. 山楂红糖水治经期错后

[用　料] 生山楂肉 50 克，红糖 40 克。

[制用法] 山楂水煎去渣，冲入红糖，热饮。非妊娠者多服几次，经血亦可自下。

[功　效] 活血调经。用治月经错后。

12. 鸡蛋红糖治月经不调

[用　料] 鸡蛋 2 个，红糖 100 克。

[制用法] 红糖加水少许，水开后打入鸡蛋至半熟即成。应在月经干净后服用，连用 2 或 3 次，每天 1 次。

[功　效] 滋阴养血，调经止痛。用治妇女月经不调、血虚。

13. 雄鸡冠煮食调经养血

[用　料] 雄鸡（未经阉割）冠 2 个，食盐少许。

[制用法] 将鸡冠煮熟（不宜过烂），蘸盐吃。每月吃 3~5 次。

[功　效] 养血调经。用治月经不调。

14. 北芪鸡汤治月经不调

[用　料] 北芪 20 克，老母鸡 1 只，盐适量。

[制用法] 将鸡破肚去杂物，洗净沥干，把北芪纳入鸡腹内，煮沸后改文火炖，待熟时加盐少许。食肉饮汤，每日 2 次。

[功　效] 补血，调经，祛风，利湿。用治月经不调、白带过多、行经疼痛、血虚头晕等妇科疾患。

15. 鸭蛋姜汤治经期不适

[用　料] 青皮鸭蛋 3 个，姜 25 克，黄酒 250 克，白糖 30 克。

[制用法] 将黄酒倒入锅内，鸭蛋破壳打入酒内，下姜片共煮。以白糖调服。

[功　效] 温中散寒，调经止痛。用治经期胃痛、下腹痛、腰酸、不思饮食。

16. 荔枝核泡酒治经期腰腹痛

[用　料] 荔枝核 200 克，小茴香 10 克，苏木 100 克，白酒 1 瓶。

[制用法] 将荔枝核砸碎，连同核壳与小茴香、苏木泡入酒中，20 天后可用。每次饮 1 盅。

[功　效] 散寒理气、行血祛瘀、调经止痛。用治经期腰痛、下腹胀痛。

注　在月经来潮前 5 天和后 5 天用，经期可停服。

17. 山楂向日葵子治痛经

[用　料] 山楂 40 克，向日葵子 20 克，红糖 30 克。

[制用法] 山楂与向日葵子（去皮）同炒熟，捣烂，加水煎成浓汁，饮时加红糖。在月经来前连服 2 或 3 次。

[功　效] 活血、止痛。用治痛经。

18. 小茴香汤治行经腹痛

[用　料] 小茴香 20 克，当归 20 克，枳壳 25 克，小茴香末 10 克。

[制用法] 将小茴香炒焦研细，同当归、枳壳水煎，去渣。分 2 次服，服时另冲入小茴香末。每次月经来潮前连服 4 或 5 剂。

[功　效] 调经养血，温经定痛。用治痛经。

19. 荔枝核香附治经前腹痛

[用　料] 荔枝核、香附等分。

[制用法] 将两味捣碎，研末。黄酒调服，每次 6 克，每日早晚各 1 次。

[功　效] 散寒祛湿，理气散结，调经止痛。用治行经前小腹疼痛。

20. 干芹菜大戟汤治经前腹痛

[用　料] 干芹菜 30 克，大戟 15 克。

[制用法] 用水两碗共煎至一碗。温服。月经来前四五日服，约五次可愈。

[功　效] 祛风利湿，消肿散结。用治经前腹痛。

21. 丹参酒通血脉止痛经

[用　料] 丹参 100 克，烧酒 500 克。

［**制用法**］将丹参浸泡于酒内，20 天后即可服用。在月经来潮前适量饮服。

［**功　效**］活血祛瘀。用治行经腹痛。

22. 艾叶姜糖水治痛经

［**用　料**］艾叶 9 克，生姜 2 片，红糖 100 克。

［**制用法**］共水煎。早晚分服。每于月经前 3～4 日开始服，来经停服。连用 3～4 个月经周期。

［**功　效**］补中益气，温经散寒。用治经前腹痛。

23. 鲤鱼黄酒治经多不净

［**用　料**］鲤鱼 500 克，黄酒 250 克。

［**制用法**］将鲤鱼开膛去杂物，洗净，用刀将鱼肉片下，放入锅内，倒入黄酒煮吃。鱼骨焙干研成细末，早晨用黄酒冲服。

［**功　效**］温中理气。用治经血过多且 10 天以上不净。

24. 陈年高粱根治月经过多

［**用　料**］陈高粱根（隔年的）2 个。

［**制用法**］将陈高粱根洗净。煎水饮用。

［**功　效**］养血调经。用治经血过多且拖 10 天以上方净。

25. 猪肉益母草治经血不调

［**用　料**］瘦猪肉 50 克，益母草 10 克。

［**制用法**］水煎煲汤。日饮 2 次。

［**功　效**］活血调经，利尿消肿。用治月经不调如经血过多、经期不准。

26. 艾叶母鸡治月经不净

［**用　料**］艾叶 25 克，老母鸡 1 只，白酒 125 克。

［**制用法**］先将鸡开膛去肠及杂物，切块，锅内加水 1 大碗，下鸡、艾叶和酒共炖，烧开后改用文火煨熟。食肉饮汤，日用 2 次。

［**功　效**］补中益气，温经散寒，止痛止血。用治月经来时点滴不断，日久身体虚弱。

27. 汆蛎黄治月经过多

［**用　料**］鲜蛎黄（牡蛎肉）250 克，鸡汤、瘦猪肉汤各适量，食盐、

味精各少许。

[制用法] 鲜蛎黄放入锅内，加鸡汤、肉汤适量，煮沸，调以盐及味精即成。吃肉饮汤。

[功　效] 滋阴养血，用治经血过多、崩漏等。

28. 葵花盘止崩漏

[用　料] 葵花盘1个（去子），黄酒适量。

[制用法] 将葵花盘晒干，用砂锅焙成炭，研为细面，过罗备用。每次3克，黄酒送服，日3次。

[功　效] 清热解毒，达邪外出。用治崩漏。

注　服药期间忌辛辣食物及房事，崩漏初起者忌用。

据《中医实用效方》介绍，此方曾治愈数十名患者，确有特效。典型病例：胡某，女，24岁，1955年3月间患崩漏，形体消瘦色黄，经服上方2剂痊愈。

29. 乌梅汤治崩漏

[用　料] 乌梅1500克，香蕉精10滴，白糖适量。

[制用法] 乌梅加水2倍，煎熬至水蒸发大半，再加水至原量，煎至极浓，过滤即成。服时加数滴香蕉精和适量白糖。每日3次，每次服5毫升。

[功　效] 凉血止血。用治崩漏。

30. 淡菜猪肉治崩漏

[用　料] 淡菜50~100克，猪肉150克。

[制用法] 共煮烂。于月经来潮前服食。

[功　效] 益精血，消瘿瘤。用治虚劳羸瘦、眩晕、腰痛、吐血、崩漏、带下、瘿瘤、疝瘕。

31. 高粱霉治血崩

[用　料] 高粱霉（俗称乌霉、火烟包、灰包。选用变黑的老霉）5个。

[制用法] 将高粱霉用水冲洗干净，加适量水煮30~40分钟，去渣。1次服下。

[功　效] 燥湿，收敛，止血。用治血崩。

注　此法是山西北部民间流传已久的偏方，据传效果明显。

32. 红糖木耳治血崩

[用　料] 黑木耳120克，红糖60克。

[**制用法**] 将木耳洗净，用水煮熟，加红糖拌食。一次吃完，血渐止，再以木耳、红糖各 60 克拌食即愈。

[**功 效**] 益气，凉血，止血。用治崩中漏下、血崩不止。

33. 活鲫鱼治血崩

[**用 料**] 活鲫鱼 1 尾（约 200 克），当归 15 克，血竭、乳香各 5 克，黄酒适量。

[**制用法**] 鲫鱼去肠留鳞，腹内纳入当归、血竭及乳香，泥封烧存性，研成细末。温黄酒送服，每服 5 克，每日 2 次。

[**功 效**] 补脾，益气，行瘀，止痛，止血。用治血崩。

34. 母鸡胶艾汤治崩漏

[**用 料**] 母鸡（去头爪）半只，艾叶 15 克，阿胶 15 克。

[**制用法**] 母鸡去内脏，洗净，加水煮熟。取鸡汤一碗另煎煮艾叶，5 分钟后下阿胶，待阿胶溶化后立即饮服，每日 1 次。

[**功 效**] 补血止血，滋阴安神。用治月经淋漓不断、下腹痛，崩漏。

注 凡呕逆、食欲不振、消化不良及腹泻者忌用。

35. 狗头骨烧灰治血崩

[**用 料**] 狗头骨 1 个，煅龙骨 18 克，棉花子 18 克（炒），百草霜 18 克。

[**制用法**] 将狗头骨烧灰存性，其余三味共为细末，混合即成。每次服 24 克，用黄酒送下，服后避风寒，微见汗。

[**功 效**] 补虚，固涩，温中，止血。用治崩漏、产后出血或老年血崩。

注 据《河北省中医中药医药集锦》介绍，本方已祖传八代，治愈率达 100%，极验。

36. 煮猪皮治贫血和下血

[**用 料**] 猪皮 100 克，黄酒、红糖各少许。

[**制用法**] 将猪皮加水及少许黄酒，用文火煮至皮肉极烂。红糖调服，每日 1 次。

[**功 效**] 温胃，止血。用治失血性贫血、痔疮下血、崩漏下血、便血。

37. 辣椒根方治功血

[**用 料**] 辣椒根 15 克（鲜品加倍，以辛辣的较好），鸡爪 2～4 只。

[**制用法**] 洗净，共煎。每日服 1 剂，煎服 2 次血止后须继续服 5～10 剂，以巩固疗效。

[**功　效**] 治功能失调性子宫出血。

注　据《食物疗法精萃》引广西医学院《全国新医疗法技术资料选编》介绍：林某，29 岁，不规则阴道出血 12 年。诊断为功能性子宫出血。每次均须刮宫治疗，此次阴道出血 18 天，在门诊用黄体酮、麦角新碱、丙酸睾丸酮等治疗无效，乃收住院。开始仍用雌激素等治疗无效。第四天用辣椒根治疗，3 天后阴道出血停止。再服 2 剂，观察 5 天痊愈出院。第二个月来月经 1 次后即受孕。通过 31 例的治疗追访观察，一般服用 2～3 剂能止血，治愈病例大都能恢复月经周期，其中 2 例已怀孕，仅 2 例复发。

38. 丝瓜络炭棕榈炭治功血

[**用　料**] 丝瓜络炭 15 克，棕榈炭 15 克。

[**制用法**] 煎汤。空腹服，每日 2 次。

[**功　效**] 用治功能失调性子宫出血、直肠出血、内痔出血。

注　丝瓜络炭、棕榈炭是丝瓜络、棕榈火化后存留的炭状物。

据《中医效方精选》介绍：某妇患月经不调，1 个月来潮 3 次，时常淋漓下血，服此方 3 次而愈。

39. 糖醋煮豆腐治功血

[**用　料**] 豆腐 250 克，陈醋 120 克，红糖适量。

[**制用法**] 糖用陈醋溶化后煮豆腐（切碎），文火煮 30 分钟即成。每日 2 次饭前吃，忌辛辣刺激性食物。

[**功　效**] 活血止血。用治功能失调性子宫出血。

40. 麦麸百草霜治功血

[**用　料**] 麦麸 1000 克，百草霜 50 克，红糖 250 克。

[**制用法**] 以上三味加开水和在一起，分做成 100 克重的饼蒸熟。每日早晚空腹白水送服 1 个。

[**功　效**] 止血。用治功能失调性子宫出血。

41. 柿饼焙干治功血

[**用　料**] 柿饼 60 克，黄酒适量。

[**制用法**] 柿饼用砂锅焙干（不要焙焦），研末。黄酒为引冲服。

[**功　效**] 清热止血。用治功能失调性子宫出血、血淋、痔疮出血。

42. 乌贼墨囊治多种出血

[用　料] 乌贼墨囊。

[制用法] 烘干研细粉。每服 1 克，每日 2 次。

[功　效] 凉血，止血。用治功能失调性子宫出血。亦可用于其他出血。

八、　闭经

1. 木耳苏木治闭经

[用　料] 木耳 50 克，苏木 50 克，黄酒 250 克。

[制用法] 将木耳、苏木用酒加水半碗煮，煮成剩半碗多即成。每次可酌量饮用，日 2 或 3 次。

[功　效] 行血祛瘀，消肿止痛。用治月经刚来即回，过后腰痛而胀、腹胀、身倦。

2. 益母草乌豆水治闭经

[用　料] 益母草 30 克，乌豆 60 克，红糖适量。

[制用法] 益母草与乌豆加水三碗，煎至一碗。加糖调服，并加黄酒两汤匙冲饮。每天 1 次，连服 7 天。

[功　效] 活血，祛瘀，调经。用治闭经。

3. 桑椹汤治闭经

[用　料] 桑椹 25 克，红花 5 克，鸡血藤 20 克，黄酒适量。

[制用法] 加黄酒水煎。每日 2 次温服。

[功　效] 补血行血，通滞化瘀。用治闭经。

4. 桃仁墨斗鱼汤治妇女血滞

[用　料] 桃仁 10 克，墨斗鱼 200 克，油、盐各适量。

[制用法] 墨斗鱼洗净切片，加水与桃仁共煮，以油、盐调味。食鱼饮汤。

[功　效] 滋阴养血，活血祛瘀。用治血滞经闭。

5. 红糖姜枣治闭经

[用　料] 红糖 100 克，红枣 100 克，生姜 25 克。

[制用法] 水煎。代茶饮，连续服用至见月经来潮为止。

[功　效] 补血活血，散寒调经。用治闭经。

6. 白鸽疗法治闭经

[用　料] 白鸽 1 只，大枣 50 克，牛膝 20 克，柏子仁 25 克，炙鳖甲、炙龟甲各 30 克。

[制用法] 加水先煎鳖甲和龟甲，半小时后放入牛膝和柏子仁，共煎 15 分钟后去药渣，取药汁，然后放入收拾干净的白鸽、大枣共炖至熟。吃肉饮汤，每日 2 次。

[功　效] 补肝益肾，行血调经。用治肝肾虚所致的闭经、月经量少。

7. 团鱼治干血痨

[用　料] 团鱼（鳖）1 只，黄酒适量。

[制用法] 将鲜活肥大的团鱼头砍下，取其血滴入碗内，对入同等量的黄酒搅匀，再用同等量的开水冲服。

[功　效] 滋阴养血。用治妇女干血痨。

注　团鱼取血后，洗净同瘦猪肉炖食，连服数只亦有同等功效。

8. 猪肉当归汤治血枯经闭

[用　料] 瘦猪肉 200 克，当归、生姜各 25 克。

[制用法] 同煮。吃肉饮汤，每日 1 次。

[功　效] 补中益气，温中暖下，补血活血，调经止痛。用治产后血虚、干血痨。

9. 绿茶白糖饮治停经

[用　料] 绿茶 25 克，白糖 100 克。

[制用法] 用开水将上两味冲泡一夜，次日一次饮下。

[功　效] 清热，调经。用治月经骤停，伴有腰痛、腹胀。

10. 木槿花鸡蛋汤治燥热经闭

[用　料] 木槿花 30 克，鸡蛋 2 个。

[制用法] 以花煮汤，汤沸打入鸡蛋。吃蛋饮汤。

[功　效] 活血润燥。用治血瘀经闭、大便秘结。

11. 芥菜子末治月经久不来潮

[用　料] 芥菜子 60 克，黄酒适量。

[制用法] 芥菜子研为细末。每服 6 克，用热黄酒为引，每饭前服。

[功　效] 利气，温中，止痛。用治经闭不行 1 年，脐腹痛、腰腿沉重、寒热往来。

12. 猪肉当归汤治血虚经闭

[用　料] 瘦猪肉 250 克，当归 15 克，黄花菜根 15 克，盐少许。

[制用法] 先煮肉至半熟，下其他各味共煮。吃肉饮汤。

[功　效] 补血活血，调经止痛。用治血虚经闭、身体虚弱。

13. 乌鸡丝瓜汤治血虚经闭

[用　料] 乌鸡肉 150 克，丝瓜 100 克，鸡内金 15 克。

[制用法] 共煮至烂，服时加盐少许。

[功　效] 健脾消食，养阴补血。用治因体弱血虚引起的经闭、月经量少。

注　乌鸡，又叫黑脚鸡、药鸡。归肝、肾经，是滋阴清热、补益肝肾、健脾止泻的食疗佳品。

九、　诸带

1. 莲子丸治白带不净

[用　料] 莲子 200 克，荞麦粉 200 克，鸡蛋 6 个。

[制用法] 将莲子砸碎研成粉末，鸡蛋打破取蛋清，再将莲子、蛋清加水和荞麦粉，揉匀，做成绿豆大的丸。每日饭前用温开水送服，每日 2 次，每次 10 克。

[功　效] 养心益肾，健脾止带。用治白带长年不净、身体虚弱。

2. 莲荷粥治白带过多

[用　料] 莲子（去心）、芡实各 100 克，鲜荷叶 50 克，糯米 50 克，

砂糖适量。

[制用法] 按常法共煮作粥。加砂糖调食。

[功　效] 益肾固精，健脾止带。用治白带过多、体质虚弱、腰酸乏力。

3. 荞麦粉蛋清治带下病

[用　料] 荞麦粉 500 克，鸡蛋 10 个，甘草末 60 克。

[制用法] 将荞麦粉炒成金黄色，晾凉，鸡蛋清倒入碗内，放入甘草末搅拌，再加入荞麦粉和温水调为小丸，晒干备用。每日早晚各 1 次，每次 30 克，以开水送下。

[功　效] 健脾祛湿，理中止带。用治白带黄白相兼，伴小便胀满、头晕目眩、食欲不振、面色苍白、身有微热。

注　据《锦方实验录》介绍：易某，女，38 岁。自诉患带下症已 8 年，带下黄白相兼，并觉灼热疼痛，小便腹胀，头晕目眩，手指发冷，食欲不振，面色苍白，身微热。服此方 1 料即愈。

4. 墨鱼猪肉补虚止带

[用　料] 墨鱼 2 个，瘦猪肉 250 克。

[制用法] 两味加食盐煮食。每日吃 1 次，连吃 5 日。

[功　效] 补虚损，止带下。用治妇女白带过多。

注　据《浙江中医》1966 年第 4 期介绍治验病例：杨某，女，30 岁，白带过多已久，服药无效，身体日渐消瘦，服本方 5 日而愈。又，樊某，女，46 岁，漏症已愈，白带如涕，绵绵不绝，头昏闷，精神不振，面黄苔白，脉缓弱，服药不愈。用本法服 5 日白带减少，又服 2 剂而愈。

5. 鱼鳔猪蹄治带下

[用　料] 鱼鳔胶 6 克，猪前蹄 1 只。

[制用法] 以清水四碗，砂锅内文火炖烂。食肉饮汤。

[功　效] 行瘀补血。用治带下。

6. 向日葵梗心治白带多

[用　料] 向日葵梗或根 12 克，荷叶 12 克，红糖适量。

[制用法] 以向日葵梗或根与荷叶加水 3 碗煎至半碗，加红糖当引子。每日 2 次，饭前空腹服下。

[功　效] 温中止带。用治白带过多。

注　据《中医验方及实例》介绍，本方有效率达 90% 以上。

7. 白茄花治白带如崩

[用　料] 白茄花 25～30 克，土茯苓 50 克。

[制用法] 水煎。每日早晚分服。

[功　效] 祛湿止带。用治妇女白带如崩、面黄身弱。

8. 花生仁冰片治带多

[用　料] 花生仁 120 克，冰片 1 克。

[制用法] 花生仁浸泡后与冰片共捣如泥。分 2 日于早晨空腹时开水送下。

[功　效] 补脾理虚，祛湿止带。用治体虚白带过多，有较好疗效。

9. 黏粟子汤治孕妇带下

[用　料] 黏粟子（又名小米子）50 克，黄芪 50 克。

[制用法] 水煎。每日分 3 次服。

[功　效] 健脾祛湿。用治孕妇带下如黄水或豆汁。

10. 马料豆白果治妊娠白带

[用　料] 马料豆（黑豆之紧小者）50 克，白果 7 枚（去壳），黄酒适量。

[制用法] 马料豆、白果同炒，然后以黄酒和水合煎。每日 2 次分服。

[功　效] 温中祛湿，止带浊，利小便。用治孕妇白带如崩、腰膝酸痛。

11. 胡椒鸡蛋治寒性白带

[用　料] 胡椒 7 粒，鸡蛋 1 个。

[制用法] 先将胡椒炒焦，研成末。再将鸡蛋捅一小孔，把胡椒末填入蛋内，用厚纸将孔封固，置于火上煨熟。去壳吃，每日 2 次。

[功　效] 温中散寒，化湿止带。用治寒性白带色清如水、面色苍白、口淡无味。

12. 陈年高粱根治白带过多

[用　料] 陈年（3 年以上）高粱根、红糖各适量。

[制用法] 将高粱根洗净，晾干，炒研为末。用红糖水（或米汤）送服。

［功　效］温中散寒，化湿止带。用治白带过多、有臭味。

13. 白扁豆止白带

［用　料］白扁豆、红糖、怀山药各适量。

［制用法］白扁豆用米泔水浸后去皮，同另两味共煮，至豆熟为度。每日 2 次，经常服用收效。

［功　效］健脾祛湿，化带浊。用治白带过多。

14. 芹菜子汤治白带恶臭

［用　料］芹菜子 30 克，黄酒适量。

［制用法］将芹菜子水煎。黄酒为引送服，分 2 次服完。

［功　效］温中化湿。用治白带过多，并有恶臭。

15. 冬瓜子白果仁治白带污臭

［用　料］冬瓜子 50 克，白果仁 10 粒。

［制用法］用水一碗半共煮至剩半碗。可吃可饮。

［功　效］祛湿热，止带浊，利小便。用治妇女白带过多、稠黏污臭，小便黄短。

16. 小丝瓜治赤白带下

［用　料］小丝瓜（经霜打的）三指长。

［制用法］置新瓦焙焦黄，研末。每服 6 克，临睡时开水送服。

［功　效］清热凉血，止带浊。用治年久不愈的赤白带下。

17. 白果粥温肺止带缩便

［用　料］白果 10 克，粳米 100 克。

［制用法］先水煎白果去渣取汁，入米煮作粥。日食 2 次。

［功　效］温肺益气，止咳定喘，止带浊，缩小便。治久咳气喘、白带多、遗精、小便频数。

注　白果又称银杏，有毒，不可用过量。

十、 缺乳、断奶

1. 黄花菜肉饼治产妇乳少

[用　料] 黄花菜（水泡发后）250 克，猪肉末 500 克，葱、盐各少许，白面粉适量。

[制用法] 将黄花菜、肉末及作料调成肉馅，再用和好的面团做成馅饼，或烙或油煎。一顿或分数顿食用。

[功　效] 养血通乳。用治产妇奶少、停乳等。

2. 豆腐丝瓜汤增加乳汁

[用　料] 豆腐 2 块，丝瓜 150 克，香菇 20 克，猪蹄 1 只，盐、生姜、味精各适量。

[制用法] 先将猪蹄煮烂，再将豆腐切成小块，丝瓜切片与香菇、调料等与猪蹄同煮 20 分钟。可食可饮。

[功　效] 补气血，通血脉。可增进奶汁分泌，是产妇的补品。

3. 花生黄豆猪蹄汤治产后缺奶

[用　料] 花生米 60 克，黄豆 60 克，猪蹄 2 只，食盐少许。

[制用法] 先炖猪蹄半小时，捞出污沫再下花生米和黄豆，煮至蹄烂加盐。可食可饮，日用 2 次。

[功　效] 补脾养血，通脉增乳。用治产后奶水不足。

4. 猪蹄芝麻汤治奶水不足

[用　料] 猪前蹄 1 只，黑芝麻 25 克。

[制用法] 猪蹄用中火煮汤，将黑芝麻炒焦研成细末，用猪蹄汤送服。每日 3 次。

[功　效] 养血增乳。用治产后奶水不足。

5. 茭白猪蹄汤补血通乳

[用　料] 茭白 50 克，通草 15 克，猪蹄 1 只，盐少许。

[制用法] 先煮猪蹄至八成熟，后下茭白、通草、盐。食肉饮汤。

[功　效] 通络增乳。用治产后奶水不足。

6. 火腿猪蹄汤催乳

[用　料] 猪蹄（去大骨）、火腿各适量。

[制用法] 上两味入锅，用淡盐水同煨。若佐以木耳、香蕈、茶笋服食，味更佳。

[功　效] 养血增乳。用治产后奶水清淡、量少，有催乳的作用。

注　本方见于《清稗类钞·饮食》。香蕈即香菇，是食用蘑菇的一个优良品种。

7. 猪蹄鲫鱼汤治乳管不通

[用　料] 猪蹄1只，鲫鱼1条（约150克），通草15克。

[制用法] 活鲫鱼去内脏（不去鳞），猪蹄洗净，同通草共煮。吃肉饮汤，每日2次，连用3或4剂。

[功　效] 通脉下乳。用治产后乳水不通、乳少。

注　如用活鲢鱼代替活鲫鱼，亦有同等功效。

8. 猪蹄参芪汤治产后体虚缺乳

[用　料] 猪蹄1只，人参3克，黄芪10克，当归15克，麦冬12克，木通9克，桔梗6克。

[制用法] 先炖猪蹄半小时，将人参等六味用纱布包扎好下锅同炖，至蹄烂汤浓为止。食肉饮汤，每日3次。

[功　效] 补益气血，增奶通乳。用治产后身体虚弱、乳汁稀少。

9. 丝瓜配制生乳粉下乳

[用　料] 丝瓜10条，黑芝麻120克，核桃仁60克，红糖60克。

[制用法] 丝瓜焙干，与另三味共捣研碎，过筛，再研成粉。每日6克，水煎1次服用。

[功　效] 通络下乳，清热解毒。用治产后经络不畅，乳汁缺少。

10. 鹿肉佐猪蹄汤增乳

[用　料] 鹿肉、猪蹄、五香粉、盐各适量。

[制用法] 鹿肉煮熟，加五香粉及盐，佐猪蹄汤送服。食用量以能消化为度。

[功　效] 补血增乳。用治产后气血不足之乳少。

11. 通奶汤

[用 料] 猪蹄 2 只，当归、王不留行、通草各 30 克，莴苣 20 克，味精、盐各少许。

[制用法] 猪蹄洗净，用刀划口。当归等三味中药用纱布包扎好，放入锅中，加盐和水适量，小火炖至熟烂脱骨时，取出纱袋，下莴苣片，吃时加味精。食肉饮汤。

[功 效] 养血增乳，通络催奶。适于产后妇女食用。

12. 带鱼汤治产后无奶

[用 料] 带鱼 200 克。

[制用法] 将带鱼头鳃、内脏取出不用。鱼洗净，切段，放锅内加水煮至鱼烂。食肉饮汤，每日 3 次。

[功 效] 补血增乳。用治产后无乳或奶水不足。

注 鲤鱼 300 克，焙干研成粉末，饭前用白酒少许送服，每次 10 克，每日 2 次，有催乳、增乳功效。

13. 赤小豆粥治乳水不通

[用 料] 赤小豆适量。

[制用法] 按常法煮粥食。

[功 效] 下气通乳。用治产后奶水不通。

14. 鲜橘叶汤治产后乳汁不下

[用 料] 鲜橘叶、青橘皮、鹿角霜各 25 克，黄酒适量。

[制用法] 以上前三味合煎后，加入黄酒少许。热饮。

[功 效] 疏肝通乳。用治产后乳汁不下。

15. 酒酿菊花叶治产妇乳腺阻塞

[用 料] 酒酿 1 杯，菊花叶适量。

[制用法] 将酒酿炖热，菊花叶洗净、捣烂，绞取半杯汁液，加入酒酿服之。并以上两味之余渣搅和匀，敷于乳房处，每日 2 次。

[功 效] 散结通乳，用治产妇乳腺阻塞胀痛、乳水不通。

16. 红糖豆腐治产后无乳

[用 料] 红糖 120 克，鲜豆腐 120 克。

[**制用法**] 红糖与豆腐加水共煮，煮沸点水再煮数次即成。趁热吃豆腐饮汤，一次服完。

[**功 效**] 补血通乳。用治产后乳水不通。

17. 鲇鱼卧鸡蛋治产后无乳

[**用 料**] 鲇鱼 400 克，鸡蛋 2 个，葱 2 根，姜 2 片，黄酒 15 克，精盐、猪油、胡椒粉、蒜末各适量。

[**制用法**] 抹去鲇鱼体外黏液，剖腹去内脏，洗净。取锅上旺火，烧热，用油滑锅，加入猪油、葱、姜煸炒。捞起葱、姜，放入鲇鱼，煎至两面发白，烹上黄酒，加葱 1 根、姜 1 片，放入清水 750 克。旺火烧 20 分钟，煮至汤白鱼熟，放精盐调味，转用小火，打入鸡蛋，蛋黄不散，煨卧 7 分钟，盛入汤碗中，撒上蒜末、胡椒粉即成。食之。

[**功 效**] 滋阴催乳。用治妇女产后无乳，或乳水少而清淡。

18. 莴苣拌蜇皮治产后无乳

[**用 料**] 莴苣 250 克，海蜇皮 200 克，香油 25 克，精盐 15 克，葱 2 根，味精少许。

[**制用法**] 莴苣去叶削皮，切丝，放入碗中加盐腌渍 20 分钟，挤干水分。海蜇皮泡入清水中，洗去泥沙，切成细丝。葱洗净，切成葱花。将海蜇丝、莴苣丝拌在一起，加盐、味精调味。取锅，上火，加入香油、葱，煸炒香，浇在海蜇莴苣碗内，用筷子拌匀即成。食之。

[**功 效**] 通脉下乳。用治妇女产后无乳，或乳水稀少。

19. 豆浆冲花生治产后乳少

[**用 料**] 花生米（生，去衣）15 克，豆浆 1 碗。

[**制用法**] 将生花生米浸泡，去皮，捣烂，用滚开的热豆浆冲。每次 1 碗，每日 2 次。

[**功 效**] 补血增乳。用治产后乳水不下或乳汁稀薄。

20. 金针根汤下乳汁

[**用 料**] 金针根（黄花菜根部）1 把，红糖少许。

[**制用法**] 摘取根部水煎，加红糖饮服。在月子里连续服用。

[**功 效**] 破滞通脉。用治产后奶水不足。

21. 黄酒炖虾米乳下如泉

[用　料] 干虾米（大海米）150 克，黄酒、猪蹄汤适量。

[制用法] 用黄酒将虾米炖烂，然后对入猪蹄汤服食。

[功　效] 益气增乳。用治产妇乳少。

22. 炒芝麻治产后缺乳

[用　料] 芝麻 50 克，盐末少许。

[制用法] 锅热以文火共炒，至芝麻呈黄色溢香味即成。日分 2 次食用，连食数日。

[功　效] 养血通乳。用治妇女产后缺乳。

　　注　芝麻炒香，研细末，加少许盐，另将鸡蛋煮熟，剥去蛋皮蘸芝麻末食用，以能消化为度。用于产后乳汁不足，有增乳作用。

23. 荞麦花汤治乳水不足

[用　料] 荞麦花 50 克，鸡蛋 1 个。

[制用法] 荞麦花煎煮成浓汁，打入鸡蛋再煮。吃蛋饮汤，每日 1 次。

[功　效] 养血通乳。用治妇女产后乳水不足。

24. 炒麦芽回乳

[用　料] 麦芽 100 克。

[制用法] 将麦芽洗净，晾干，置锅内干炒至焦脆，研成粉末。用开水送服，每次 25 克。

[功　效] 开胃消食，下气，回乳。用治小儿断奶后母亲乳房胀痛、乳汁郁积，服后奶水即回。

25. 豆豉炒饭治断奶后乳胀

[用　料] 豆豉 60 克，油、熟米饭适量。

[制用法] 锅内放入油待热，先炒豆豉后下米饭。食用。

[功　效] 下气，解郁。用治断奶后乳房胀痛，服后奶水即回。

26. 花椒红糖水回乳断奶

[用　料] 花椒 20 克，红糖 80 克。

[制用法] 花椒加水 400 毫升，浸泡 4 小时后煎至 250 毫升，捞去花椒不用，加入红糖。于断奶当天一次服下，可连服 3 天。

[功　效] 用于断奶。

十一、乳头疾患

1. 南瓜藤须治乳头不出

[用　料] 南瓜藤须1把，食盐少许。

[制用法] 将南瓜藤须同盐捣烂，加少许水煎汤。顿服。

[功　效] 清肺，和胃，通络。用治产妇乳头不出，吮吸疼痛。

注　南瓜藤又名番瓜藤。南瓜藤茎上的卷须名南瓜须，又名南瓜蔓，开水泡服治妇女乳头内缩，剧烈疼痛。见《本草再新》。

2. 茄子花末治乳头裂口

[用　料] 茄子花（经霜打的）、香油各适量。

[制用法] 将茄子花焙干，研成细末，用香油调成糊状。涂于患处。

[功　效] 清热，润燥，生肌。用治乳头裂痛。

注　据《中医效方精选》介绍，某患者乳头干裂，小孩吃奶疼痛难忍，经用此方4次而愈。

3. 荸荠汁治妇女乳头裂痛

[用　料] 荸荠5枚，冰片0.3克。

[制用法] 将荸荠捣烂，用纱布挤汁，汁内放入冰片，调匀。涂擦患处，每日1或2次。

[功　效] 清热，止痛，防腐。用治妇女乳头裂痛、生疮肿痛。

4. 红白膏治乳头裂痛

[用　料] 红糖、白酒各适量。

[制用法] 用文火共炖至膏状，晾凉。外敷乳头。

[功　效] 通脉，和血。用治乳头裂痛。

5. 醋渍荷花瓣治乳头出血

[用　料] 荷花瓣不拘多少，醋60～90克。

[制用法] 将荷花瓣放入醋内浸渍半小时即可。用时以盐水洗净乳头，

拭干，用荷花瓣涂贴患处。每日换药 3~5 次，5~10 日痊愈。

[功　效] 清热解毒，化瘀敛疮。用治乳头破裂流血、疼痛难忍。

6. 黑白芝麻膏治乳头裂痛

[用　料] 黑、白芝麻各 20 克，香油少许。

[制用法] 将黑、白芝麻以文火炒呈黄色，研细，过筛。用时视患处大小，取芝麻粉适量与香油调成糊状，涂于患处。每日 2 次，3 日后见效，1 周痊愈。流血渗液者，先用芝麻粉干撒于创面，待脓水收敛后再涂用。

[功　效] 消炎止痛，润肤生肌。用治乳头皲裂、流血、疼痛难忍。

7. 外用公丁香末治乳头裂

[用　料] 公丁香 10~20 颗。

[制用法] 将丁香研成细末，过细罗后贮于瓶内备用。用时先以淡盐水洗净患部，拭干后用香油调涂；湿疮则撒上粉剂。每日上药 2 或 3 次。应注意在小儿哺乳后上药，哺乳时应洗去药物。

[功　效] 燥湿止痛，敛疮收口。用治乳头裂。凡哺乳期乳头红肿，破溃流水，干裂起泡、脱皮等均可用。

注　丁香之大者，称为母丁香，一般的称公丁香。选用时以取较小者为佳。治疗期间要保持患部清洁，减少哺乳次数，若乳房出现红肿热痛或伴有体温升高者，不宜用此药。

8. 核桃治产后乳孔塞

[用　料] 核桃仁 5 个，黄酒适量。

[制用法] 核桃仁捣碎，黄酒煮热冲服。

[功　效] 用治产后乳孔不通，痛胀症。

十二、 阴道、 外阴疾患

1. 橄榄治阴部溃疡

[用　料] 生橄榄（即青果）1 千克。

[制用法] 将橄榄捣烂，入清水 1 千克，慢火煎至 0.5 千克，去渣即成。每日以橄榄水浸泡局部 30 分钟，4 日可愈。女性可坐浴洗涤患部。

[功　效] 利湿解毒。用治急性女阴溃疡。

2. 大蒜熬汤治阴痒难忍

[用　料] 大蒜 2 头。

[制用法] 大蒜去皮，捣碎，加水熬汤。每日局部浸洗 2 或 3 次。

[功　效] 杀菌，消炎，止痒。用治阴痒及妇女滴虫病。

3. 杏仁麻油杀菌止痒

[用　料] 苦杏仁 100 克，麻油 450 克，桑叶 150 克。

[制用法] 将杏仁炒干研成粉末，用麻油调成稀糊状。用时先以桑叶加水煎汤冲洗外阴、阴道。冲洗后用杏仁油涂搽，每日 1 次；或用带线棉球蘸杏仁油塞入阴道，24 小时后取出。连用 7 天。

[功　效] 用治外阴瘙痒及阴道滴虫。

4. 清蒸猪肝治妇女阴痒

[用　料] 猪肝 60 克，马鞭草 30 克。

[制用法] 将猪肝及马鞭草切成小块拌匀，用盖碗盖好，放蒸锅内蒸半小时即可食用。一次服。

[功　效] 清热，祛湿，解毒。用治妇女阴痒、白带过多及经闭、经少。

5. 蛤粉膏治外阴炎症

[用　料] 蛤粉（煅）5 克，漳丹 7 克，冰片 2 克，石蜡油适量。

[制用法] 将上述前三味共研极细末，用石蜡油和成药膏。洗净患部，将药膏涂上，纱布覆盖。每日敷换 2 次。

[功　效] 清热，祛湿，防腐。用治外阴炎、外阴湿疹、外阴溃疡。

6. 萝卜方疗滴虫性阴道炎

方一

[用　料] 醋酸冲洗液，大白萝卜。

[制用法] 用醋酸冲洗液冲洗患处，再用白萝卜榨汁擦洗及填塞阴道。

[功　效] 活血，解毒。用治滴虫性阴道炎。

方二

[用　料] 青萝卜 1 个。

[制用法] 将青萝卜洗净，捣烂成泥糊，用消过毒的纱布包青萝卜泥

两汤匙，做成纱布卷，卷的一端留长线。然后用手将卷送入阴道内，线留在阴道口外，以便拉线取出。在放入前须用高锰酸钾液将阴道内外的分泌物洗净，防止污物感染。秋天放1小时取出，冬天放4~10小时取出，每日1次。

[功　效] 同"方一"。

注　据《中华妇产科杂志》1956年第3期介绍，用此方治疗68例，治愈62例。

7. 蜂蜜硼砂治阴道滴虫

[用　料] 蜂蜜10毫升，硼砂1克。

[制用法] 先将硼砂以水溶化，加入蜂蜜调匀。以棉球系线蘸药液塞入阴道，每日更换1次。

[功　效] 消炎，杀菌。用治阴道滴虫。

8. 桃树叶水治阴道炎

[用　料] 鲜桃树叶30克，灰藜25克。

[制用法] 用水1000毫升，将上述二味煮沸20分钟。待稍温，用此液冲洗阴道。每日1或2次，连续1周为一疗程。

[功　效] 杀滴虫，止阴痒。用治滴虫性阴道炎。

9. 灭滴栓解毒杀虫

[用　料] 雄黄1克，生烟叶2克，明矾少许，鲜猪肝60克。

[制用法] 先将雄黄、烟叶、明矾共研细末，再将猪肝切成三角形，肝上用粗针扎些小孔，把所研细末撒在小孔内。晚上塞入阴道，次晨取出，再用高锰酸钾溶液（1∶5000）冲洗阴道。

[功　效] 解毒，燥湿，杀虫。用治滴虫性阴道炎，有较好的疗效。

10. 蚯蚓葱末治妇阴生虫

[用　料] 蚯蚓3或4条，葱数条，蜂蜜1碗，鸡肝1个。

[制用法] 将蚯蚓炙干为末，葱数条炙干为末，用蜂蜜煮成膏，将鸡肝捣于其中，纳入阴道，虫尽死矣，自然随溺而下。

[功　效] 清热、杀虫。用治妇女阴内生虫。

注　《石室秘录》云："妇女阴内生虫，乃湿热也。用鸡肝入药末引之亦妙，终不若传予之方更神也。"故此方为"妙方也"。

11. 蛇床子椒矾治阴门生疮

[用　料] 蛇床子 50 克，花椒 15 克，白矾 15 克，水 10 碗。

[制用法] 共水煎作五碗，分作 5 日用。并趁热熏之，温则洗之，每日 1 次。

[功　效] 清热解毒。用治阴门边生疮，作痒作痛不止。

注　《石室秘录》云：用此方"一次止痒，二次即止痛，三次即痊愈，神效之极"。

十三、 妇科杂病

1. 大枣甘草汤治妇女癔病

[用　料] 大枣 10 枚，甘草 4 克，浮小麦 30 克。

[制用法] 加水三大碗，煮至一碗。去渣顿服。

[功　效] 养阴，润燥，生津。用治妇女癔病。

2. 黑木耳豆腐治癫狂

[用　料] 木耳 30 克，豆腐 3 块，核桃（去壳）7 个。

[制用法] 三味用水共炖。连汤服之。

[功　效] 清热，润燥，活血祛风。用治妇女癫狂。

注　癫狂，指精神错乱类的疾病。

3. 桃花治疗癫狂病

[用　料] 桃花。

[制用法] 洗净。生吃。

[功　效] 利水通便，祛痰，活血。用治癫狂。

注　据《本草纲目》载：范纯佑女，丧夫发狂，闭之室中，夜断窗棂，登桃树上，食桃花几尽，及旦，家人接下，自是遂愈也。

4. 猪心纳朱砂保妇女更年健康

[用　料] 猪心 1 个，朱砂 2 克。

[制用法] 将猪心洗净控干血水，把朱砂灌入猪心内，用水炖熟。吃

肉饮汤。

[功　效] 镇惊，安神，定志。用治妇女更年期出现的心悸、脾气急躁，有较好的疗效。

5. 百合枣仁宁心安神

[用　料] 鲜百合 50 克，生、熟枣仁各 15 克。

[制用法] 百合用清水浸泡一夜，取生、熟枣仁水煎去渣，用其汁将百合煮熟。连汁吃饮。

[功　效] 用治妇女更年期综合征。

十四、 不孕症

1. 姜糖蒸晒治宫冷不孕

[用　料] 鲜姜 500 克，红糖 500 克。

[制用法] 在三伏天制最佳。将鲜姜洗净切片，捣烂如泥，调入红糖，放锅内蒸 1 小时，取出放充足阳光下晒 3 天，然后再蒸再晒。按此法共蒸 9 次晒 9 次，即每伏蒸晒 3 次。应在月经来潮的头一天开始服，每次 1 汤匙，每日 3 次，连服 1 个月，不得间断。

[功　效] 散寒驱风，暖宫活血。用治子宫冷而不孕。服药期间禁忌房事。

注　据《中医效方精选》介绍，某妇婚后 15 年未生育，又一妇婚后 6 年未孕，服用此方后均怀孕。

2. 鹿鞭鸡治妇女久不受孕

[用　料] 鹿鞭（雄鹿的外生殖器）100 克，当归 25 克，枸杞 15 克，北芪 15 克，生姜 3 片，嫩母鸡 1 只（不超过 800 克重），阿胶 25 克。

[制用法] 将嫩母鸡开膛，去内脏，洗净，连同上述前五味放在砂锅中，加水适量煮沸后，改用小火炖至鸡烂，再将阿胶下入，待阿胶溶化后调味。食用，连续多次，效显。

[功　效] 补血、壮阳，益气，暖宫。用治妇女血虚体弱、子宫寒冷、久不受孕。

321

3. 米油补肾使人有子

[用　料] 新大米、盐各适量。

[制用法] 用新大米煮粥，捞取粥面上的胶质液体（如泡状物，因其形如膏油，故名"米油"）。必须是大锅粥，米多胶液多。调以食盐用之。

[功　效] 滋阴，养血，益精。用治肾虚、素体虚弱而不孕者。

注　据《本草纲目拾遗》介绍："滚粥锅内浮起之泡沫，味甘性平，能滋阴长力，肥五脏百窍，以其滋阴之功，胜于熟地也。"

十五、　避孕和绝育

1. 紫茄花避孕

[用　料] 紫茄花 14 朵（含苞未放的），黄酒适量。

[制用法] 将紫茄花置新瓦上焙干，研成细末。于产后或月经来潮之后用黄酒一次送服，每日 1 次，连服 7 天。

[功　效] 避孕。

注　此方据《食物中药与便方》介绍。

2. 带柄柿蒂避孕

[用　料] 带柄柿蒂 4～7 枚，黄酒 30 克。

[制用法] 将柿蒂在瓦片上焙干存性，压成粉。在月经干净后 2 天内用黄酒送服，服 1 次可避孕 1 年。

[功　效] 避孕。

3. 油菜子配中药避孕

[用　料] 油菜子 20 克，生地 15 克，白芍 15 克，当归 15 克，川芎 5 克。

[制用法] 以水煎之。于月经净后，每日服 1 剂，连服 3 日，可避孕 1 个月。如制成丸剂，连服 3 个月，可长期避孕。

[功　效] 避孕。

注　黑龙江绥化县双河卫生所应用 34 例，追访 14 例，其中 12 例有效。

4. 黑木耳红糖膏避孕

[用　料] 黑木耳 500 克，红糖、黄酒各适量。

[制用法] 将黑木耳煮至极烂，加红糖再煮浓缩成膏。空腹时加黄酒冲服，每日 2 次，于产后 3～7 天内服完。

[功　效] 避孕。

注　据《食物中药与便方》介绍，此方为民间验方，称有一定效果。

5. 血管鹅毛绝育

[用　料] 血管鹅毛（鹅毛拔下后，毛管带血者）、百草霜（烧野草灶的锅底灰）等分，黄酒适量。

[制用法] 血管鹅毛烧存性，同百草霜共研细末。每服 5 克，于月经后温黄酒送服。

[功　效] 据《食物中药与便方》介绍，此方有绝育之功。

6. 明矾绝育

[用　料] 明矾 2.1 克。

[制用法] 压成粉，装入一个胶囊内。产后胎盘娩出后，空腹时一次服。

[功　效] 绝育。

注　据《湖北科技》1973 年第 1 期介绍，从 1970 年 6 月起，应用本方绝育共 35 例，观察 1 年多，失败 1 例，其余均未怀孕。

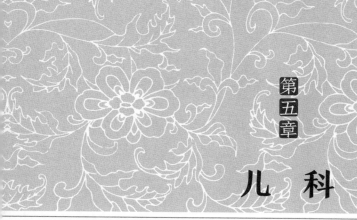

第五章

儿 科

一、 感冒发热

1. 姜糖水治风寒感冒

〔用 料〕生姜15～30克，红糖20克。

〔制用法〕将生姜洗净，切作片，捣烂，入红糖水煎。趁热饮用，每次服50～100毫升。服后盖被见微汗。

〔功 效〕散寒祛风。用治小儿风寒感冒之畏寒、头痛、鼻塞、流清涕。

2. 橄榄萝卜汤治小儿流行性感冒

〔用 料〕鲜橄榄30克，生萝卜250克。

〔制用法〕洗净，萝卜切片，与鲜橄榄共水煎，去渣。代茶饮。

〔功 效〕清热解毒。用治小儿流行性感冒。

3. 葱白熏鼻治小儿感冒

〔用 料〕葱白适量。

〔制用法〕将葱白洗净，切碎，开水冲泡。趁热熏鼻，并做深呼吸。或将葱白捣烂取汁，涂抹鼻唇之间。

〔功 效〕通窍，解表。用治小儿感冒鼻塞而不能吮乳。

4. 感冒汤疏风散寒

〔用 料〕葱须、香菜根、白菜头各适量。

[制用法] 上三味洗净，切碎，加水煎煮。代茶饮用，趁热温服，取微汗，避风寒。

[功 效] 用治风寒感冒初起，症见发热、怕冷、头痛、骨节疼痛、鼻塞、流清涕。

5. 葱豉粥治风热感冒

[用 料] 葱白2根、豆豉10克，白米40克。

[制用法] 按常法煮作粥，临熟前下葱白及豆豉调匀，稍煮片刻即成。

[功 效] 散风清热。用治小儿风热感冒之发热、头痛、咳嗽、咽痛、眼球红赤、鼻流黄涕。

6. 葱液治感冒

[用 料] 大葱、香油各适量。

[制用法] 葱叶切断，取葱管中滴出之涎液，再滴入数滴香油，搅匀。用手指蘸油摩擦患儿手足心、头面及后背等处，每日多次。注意勿着凉。

[功 效] 降温退热，解毒凉肌。用治风热感冒。

7. 番茄西瓜汁治暑湿感冒

[用 料] 番茄、西瓜各适量。

[制用法] 番茄、西瓜洗净后分别绞取汁，合并二液。随量饮用。

[功 效] 清暑解表。用治暑天感冒之高热无汗、头痛、身倦、胸闷、恶心、食欲不振，或呕吐、腹泻，或鼻塞、流涕、咳嗽。

8. 黄瓜豆腐汤治小儿发热

[用 料] 黄瓜250克，豆腐500克。

[制用法] 黄瓜、豆腐切片，加水煮汤。每饮1大杯，日用2次。

[功 效] 清热，生津，润燥。用治小儿夏季发热不退、口渴饮水多、尿多。

二、 惊痫

1. 鱼鳔黄酒同煎治小儿急惊风

[用　料] 鱼鳔 15 克，黄酒 120 克。

[制用法] 以黄酒煮鱼鳔，俟鱼鳔呈胶黏液即成。灌服。

[功　效] 镇惊息风。用治小儿急惊风。

2. 山羊角烧灰治惊痫抽搐

[用　料] 山羊角 30 克。

[制用法] 将羊角削片，水煎。日服 2 次。

[功　效] 镇惊解痉，清热。用治痉挛抽搐、小儿惊痫、肝阳头痛。

3. 青梅浸膏治高热抽搐

[用　料] 青梅 2500 克。

[制用法] 取青梅洗净，去核，捣烂绞汁，过滤后放于日光下晒稠，即为青梅浸膏。每次服 0.8 克，与白糖水调匀服之，2 ~ 3 天即愈。

[功　效] 清凉解热，止渴生津。用治小儿高热抽搐。

4. 桃仁栀子泥治小儿急惊风

[用　料] 桃仁、山栀子、白面粉各等分，鸡蛋清适量。

[制用法] 桃仁捣泥，山栀子研末，与面粉混合，加鸡蛋清调拌匀。用时贴敷两足心，包扎固定。

[功　效] 泻火息风。用治小儿急惊风、壮热。

三、 小儿咳喘

1. 藕汁蜜糖露治小儿咳嗽

[用　料] 鲜藕 5 个，蜂蜜 50 克。

[**制用法**]将5个鲜藕洗净，捣烂榨汁，加蜂蜜调匀。分5次服，连用数日。

[**功　效**]清热润燥，凉血，止咳祛痰。用治小儿肺热咳嗽、咽干咽痛、血热鼻衄。

2. 梨粥清热降火祛肺热咳嗽

[**用　料**]鸭梨3个，大米50克。

[**制用法**]大米煮粥，将鸭梨洗净，加水适量煎煮半小时，捞去梨渣不用，再加入米粥。趁热食用。

[**功　效**]润肺清心，消痰降火。用治小儿肺热咳嗽。

3. 大梨麻黄治百日咳

[**用　料**]大梨1个，麻黄0.5克。

[**制用法**]将梨洗净，挖去核，纳入麻黄，上锅蒸熟，去麻黄。食梨饮汁，分2次服完。

[**功　效**]润肺止嗽。用治小儿百日咳。

4. 大蒜汁治小儿久咳不止

[**用　料**]大蒜头20克，蜂蜜15克。

[**制用法**]将大蒜去皮捣烂，用开水一杯浸泡，晾凉后再炖1小时。取汁调蜂蜜引服。

[**功　效**]清热润燥，杀菌消炎。用治小儿久咳不止、夜不能寐。

5. 大蒜治小儿百日咳

[**用　料**]大蒜60克，白糖适量。

[**制用法**]将大蒜去皮，切碎，加冷开水300毫升，浸泡10个小时，滤取清液加白糖少许。5岁以上每次服15毫升，5岁以下减半，每2小时服用1次。

[**功　效**]止咳祛痰。用治小儿百日咳。

6. 酒煮肠葱治百日咳

[**用　料**]鲜葱（连头须）3根，猪小肠33厘米长，老白酒少许。

[**制用法**]小肠洗净，将葱纳入肠内，然后将肠切成五六段，勿切断，放锅内微火炒，加入老白酒少许，再添入适量米泔水将猪肠煮熟（两碗煎

至一碗）。以热汤喂患儿，每日1剂，连服2或3次。

[功　效] 驱风热，止咳嗽。用治百日咳。

7. 牛胆汁治百日咳

[用　料] 新鲜牛胆汁，淀粉，白糖。

[制用法] 取新鲜牛胆汁上锅蒸干，研成粉末，然后将牛胆粉240克、淀粉240克、白糖520克混合成粉剂。2岁以下患儿每日服0.5～1克，2～5岁患儿每日服1～1.5克，5岁以上患儿每日服1.5～2克，分2或3次服，同时配合对症治疗。

[功　效] 用治小儿百日咳。

注　据《中华儿科》1960年第11期介绍，用此方治疗250例，基本痊愈52例，减轻130例，有效率72.8%。

8. 杏仁冰糖治百日咳

[用　料] 杏仁5克（去皮和杏仁尖），冰糖5克。

[制用法] 共捣烂分成2份，早晚各1次，用开水冲服。7～8岁儿童每日可用10克杏仁，亦分2次服用。一般1周左右即愈。

[功　效] 温肺散寒，镇咳祛痰。用治小儿百日咳。

9. 猪胆治百日咳验方

[用　料] 猪胆汁（1个胆所含的量）。

[制用法] 将胆汁放铁锅中用文火炼4小时，取出研末。1岁以下服0.5克，1～2岁服1.5克，均加炒熟的面粉少许，分成14包，早晚各服1包，7日服完。2岁以上药量酌增。

[功　效] 猪苦胆味苦性寒，泻热润燥，清心肺火。用治小儿百日咳。

注　据《常见药用食物》介绍，用本方治疗95例百日咳患儿，效果明显。

又据大同铁路医院报道，把猪苦胆蒸干研成细末120克，与淀粉120克、葡萄糖260克混合后服用，治疗30例百日咳，均收到良好效果，快者服3日后即可收效，慢者5～6天亦可奏效。10日后可使阵发性咳嗽消失。服用量如下：1～2岁，每次0.2克，日3次。3～5岁，每次0.3克，日3次。

10. 核桃梨汁治百日咳

[用　料] 核桃仁（不去紫衣）30克，冰糖30克，梨150克。

[制用法] 梨洗净，去核，同核桃仁、冰糖共捣烂，加水煮成浓汁。每服1汤匙，日服3次。

［功　效］清热止嗽。用治百日咳。

注　核桃仁100克，炒香后调入蜂蜜尽量吃，用治小儿久咳气促、面眼微肿，伴有遗尿等。

11. 鲈鱼鳃治小儿百日咳

［用　料］鲈鱼鳃。

［制用法］将鱼鳃晒干，用瓦焙黄，研末。以开水冲服，每次1鳃，日服2次。

［功　效］止咳，润肺。用治小儿百日咳及久咳不愈。

12. 罗汉果柿饼汤清肺祛痰

［用　料］罗汉果半个，柿饼3个，冰糖少许。

［制用法］前两物加清水三碗煎至一碗半，加冰糖调服。日3次饮用。

［功　效］清肺热，泻痰火，止咳嗽。用治小儿百日咳

13. 蛋黄油治小儿百日咳

［用　料］鸡蛋黄适量。

［制用法］取熟鸡蛋黄，用铁锅以文火将蛋黄煎熬出油，饮用。5岁以下小儿用3个蛋黄油，每日2次；5岁以上者可酌加。均连服半月即愈。

［功　效］滋阴润燥，养血息风。用治百日咳，对小儿消化不良亦有显效。

14. 鸡苦胆汁治久咳不愈

［用　料］鸡苦胆1个，白糖30克。

［制用法］取鸡胆汁烘干，拌入白糖。1周岁以下3天服1个，2岁以下2天服1个，2周岁以上1天服1个，每天可分次服用。

［功　效］清热，润肺、止咳。用治百日咳及久咳不愈。

15. 豆腐冰糖葱治小儿百日咳

［用　料］豆腐、冰糖、青葱（去白）各适量。

［制用法］青葱管纳入冰糖，放在豆腐里，上锅蒸至冰糖溶解，青葱浸出液后，便可趁热吃并饮汤。2周岁以下每次用青葱3根，2周岁以上每次用青葱5~7根，每日早晚各服1次。在咳嗽痉挛期，可酌加川贝母3~6克，有效。

［功　效］止咳定喘。用治百日咳。

16. 栗子玉米须治小儿久咳

[用　料] 生栗子 50 克，玉米须 10 克，冰糖 50 克。

[制用法] 将三味入锅，加清水一碗，煮成半碗。一次服。

[功　效] 止咳祛痰。用治小儿久咳，咳时面红、脖筋突起，连续咳嗽不止，气管有痰鸣。

17. 花生糖治小儿百日咳

[用　料] 冰糖 500 克，花生米 250 克。

[制用法] 先将冰糖放在锅中，加水少许，以小火煎熬至用铲挑起即成丝状而不粘手时，停火。趁热加入炒熟的花生米，调匀。然后倒在涂有食用油的大搪瓷盘中，压平，待稍冷，用刀切成小块即可。可经常食用。

[功　效] 清肺润燥。用治小儿百日咳。

18. 鸡蛋加蜂蜜治小儿支气管哮喘

[用　料] 鸡蛋 1~2 个，蜂蜜 1~2 汤匙。

[制用法] 将鸡蛋去壳，在油锅内煎熟，趁热加蜂蜜，立即进食。

[功　效] 滋阴养血，清热润燥。用治小儿支气管哮喘。

注　此方应在春季服用，每天早晨吃 1 次，连服 2~3 个月，有较明显的疗效。据《中国食品》1984 年第 3 期介绍："一位 14 岁的女孩，从 9 岁得了支气管哮喘病，长年咳喘不止，各种药物治疗无效，胸部已有变形。12 岁那年春天应用上方，不到 3 个月，哮喘病就好了。身高、体重也增加了，发育也较前快，而且哮喘再未复发。"在同一篇文章中还有另一小儿家长的介绍："我有一男孩，从 6 岁患支气管哮喘病，一年四季卧床，入眠即咳嗽，长达 6 年之久。虽经各种方法治疗均无效。当时，他也是 12 岁，我就在那年春天试用此方，2 个月后咳喘消失了，1 年中身高增加近 20 厘米，体质也强壮了，哮喘病未再发作，连感冒也很少有。"

19. 芝麻秸治小儿盐哮

[用　料] 芝麻秸、豆腐各适量。

[制用法] 将芝麻秸切断放瓦上烧存性，研成末。以生豆腐蘸食，不得用调味品，每日 2 次。

[功　效] 清热，生津，润燥，化湿，祛痰。用治盐哮，效佳。

注　盐哮，病名。指食过多咸味饮食引起的哮喘。由于饮食酸咸太过，痰湿结聚，一遇风寒，气郁痰壅而发。治宜分辨属寒属热。于处方中加入饴糖或砂糖等甘味药，可收到疗效。

20. 蜂蜜治小儿咳喘 4 方

方一

取生蜂蜜 250 克，净锅烧热后先倒点香油，油热后再倒入蜂蜜慢火熬煮。当蜂蜜热到膨胀起来时，可用扇煽以降低液面温度，继续熬数分钟即可，盛起装瓶备用。每日服 3 或 4 次，每次 1 汤匙，温开水冲服，连续用 7 ~ 10 天即可见效。

方二

生姜汁半杯，蜂蜜 50 克，炖热，徐徐服饮。

方三

核桃仁 25 克，甜杏仁 25 克，蜂蜜 50 克，同蒸熟，加生姜汁数滴，适量服食。

方四

柿饼 3 个，煮水一碗，冲蜂蜜，频服。

21. 冰糖杏仁汤治气喘

[用　料] 冰糖 30 克，杏仁 15 克。

[制用法] 煎汤。日服 2 次，分早晚服。

[功　效] 补肺虚，止咳喘。用治小儿气喘、气促。

22. 猫胞衣治小儿咳喘

[用　料] 猫胞衣。

[制用法] 洗净，风干后放瓦上，以文火焙炙存性，研细末。以黄酒送服，每次 1 ~ 2 克，日 2 次。服后盖上棉被取汗。

[功　效] 温中降逆。用治因风寒所致小儿咳喘。

注　据《浙江中医》1966 年 2 月刊介绍：邱姓小儿，1951 年因娩出后裸体时间较长受寒，致患气喘病，每逢天气转凉，即喘咳不止、邻居授此偏方，先后用猫胞衣 2 具，喘咳见缓，共服 3 具而愈。

23. 胎猪治小儿哮喘

[用　料] 胎猪（未出生之猪胎）或刚出生尚未吸奶的仔猪 1 个。

[制用法] 将仔猪去毛及内脏，洗净，切碎，煮熟，加米粉及适量食盐，再次煮成糊状，1 ~ 2 天内分次吃完。

[功　效] 治小儿哮喘。

注　据《新医学》1973 年第 9 期介绍，本方经治 6 例小儿哮喘病，全部有效。其中 2 例观察 24 年无复发，其余 4 例均已观察 2 年未见复发。典型病例：徐某，男孩，患气喘病 5 年，发作时阵发性喘息、气促、发绀、咳白色黏液痰，猫喘鸣音明显。于 9 岁时采用此方 1 次即愈。迄今 24 年未复发。

四、 消化不良

1. 白糖栗子膏治小儿消化不良

[用　料] 栗子 10 枚，白糖 25 克。

[制用法] 栗子去皮，加水适量煮成糊膏，下白糖调味。每日 2 次。成人服用量可加倍。

[功　效] 养胃健脾。用治小儿消化不良、脾虚腹泻。

2. 山药糕增强食欲

[用　料] 山药 500 克，豆馅 150 克，金糕 150 克，面粉 60 克，白糖 150 克，青丝、红丝各少许。

[制用法] 将山药洗净蒸烂，去皮，晾凉，然后捣成泥，加入面粉搓成面团。把面粉团擀开铺平，抹匀豆馅，再摆匀金糕，撒上白糖和青丝、红丝，切成条状入笼蒸熟。食之。

[功　效] 补脾胃，助消化。尤适于幼儿服食。

3. 山楂山药饼治小儿脾虚

[用　料] 山楂（去核）、山药、白糖各适量。

[制用法] 将山楂、山药洗净蒸熟，冷后加白糖搅匀，压成薄饼。

[功　效] 健脾消食，和中止泻。用治小儿脾虚久泻、食而腹胀、不思饮食、消化不良。

4. 锅巴饼治小儿消化不良

[用　料] 锅巴 1500 克，炒神曲 120 克，炒砂仁 60 克，山楂 120 克，莲肉（去心）120 克，鸡内金 30 克，白糖、米粉各适量。

[制用法] 先将锅巴炒黄，再炒鸡内金，将莲肉用锅蒸 20 分钟，然后将前六味共捣碎，研成细末，调入白糖、米粉拌匀，按常法做蒸饼或烙食。蒸、烙火力不宜过大，时间不宜过长，以防药性挥发，影响疗效。

[功　效]健脾消食，清虚热。用治小儿消化不良、食积腹痛。

　　注　锅巴又名焦饭，以小米（谷子）锅巴为佳，焦厚而不煳者，有补气运脾之功。

5. 敷脐法治消化不良

[用　料]大葱1根，鲜姜30克，茴香粉15克。

[制用法]葱、姜洗净，切碎捣烂如泥，加入茴香粉搅拌均匀后，炒至温热（不伤皮肤为度）。以纱布包好，敷于脐部，每日1或2次，直至痊愈。

[功　效]温中健胃，扶脾散瘀。用治小儿消化不良、食少腹胀。

6. 白萝卜葱白汁健脾消食

[用　料]白萝卜、葱白各适量。

[制用法]将上述两物洗净，切小块，捣烂取汁。多量饮用。

[功　效]消食，导滞，下气。用治小儿食物停滞、消化不良。

7. 山楂汤治小儿厌食症

[用　料]山楂片20克，大枣10枚，鸡内金2个，白糖少许。

[制用法]山楂片及大枣烤焦呈黑黄色，加鸡内金、白糖煮水。频频温服，每日2或3次，连服2天。

[功　效]健脾止泻，消食化滞。用治小儿不思饮食、腹胀、手足心热、头发干枯、大便干燥或稀溏。

8. 牛肚大米粥治小儿病后伤食

[用　料]牛肚250克，大米70克，盐少许。

[制用法]用盐将牛肚搓洗净，切小丁，与大米煮作烂粥，加盐调味。食用。

[功　效]健脾养胃。用治小儿病后虚弱、食欲不振、四肢乏力。

9. 大米粥治婴儿伤乳

[用　料]大米、鲜姜各适量。

[制用法]少许大米炒成焦黄，用水1杯煎煮，临熟前滴入姜汁2或3滴。日服3次。

[功　效]调和脾胃，消乳化滞。用治婴儿吃奶减少、恶心吐乳、大便稀溏并有奶瓣等。

五、 疳积

1. 青蛙米饭治小儿疳积

[用　料] 人工养殖青蛙 5 ~ 8 只，花生油、食盐少许，大米 100 克。

[制用法] 青蛙去皮及内脏，切块，用花生油、盐拌匀。大米煮成软饭，待米锅滚沸时放入青蛙，以小火盖严锅盖焖熟后食用。

[功　效] 补虚赢，利小便，解毒热。用治小儿疳积及湿热所致的水臌。

注　青蛙 1 只，去头及内脏，大米 50 克，共煮作粥，亦可用治小儿疳积，症见腹大体弱、喜食生米等异物、皮肤干燥、头发焦枯。

2. 内金饼治小儿食积

[用　料] 鸡内金 2 个，白面粉 100 克，白糖少许。

[制用法] 将鸡内金放在瓦上用微火焙干，研成粉末，与白面粉、白糖加水搅拌，如烙饼样烙熟可食。

[功　效] 健胃，消食，化积。用于小儿消化不良，食欲不佳，可增进饮食。

3. 内金丸治小儿疳积

[用　料] 炒鸡内金、炒山楂、枳壳、白术各等分，蜂蜜适量。

[制用法] 将前四味研成细末，炼蜜为丸。每服 5 ~ 10 克，每日 2 次。

[功　效] 消食，导滞，化积。用治小儿疳积腹胀。

4. 鸭内金消食化积

[用　料] 鸭内金（即鸭肾内衣）25 克，萝卜 500 克。

[制用法] 先煮鸭内金 1 小时，再加入萝卜煮半小时。每次饮汤 1 杯，日用 2 次。

[功　效] 消食化积，下气利水。用治小儿疳积、痞积、腹大露筋、身体虚弱、食不消化、喜食异物、头发焦枯。

5. 猪肝珍珠汤治疳积痞积

[用　料] 猪肝 50 克，珍珠草 25 克。

　　[**制用法**] 共煎熟。食肝饮汤，日服 2 次。

　　[**功　效**] 补肝养血，清热消积。用治小儿疳积、痞积。

6. 丁香姜汁奶治小儿疳积

　　[**用　料**] 丁香 2 粒，姜汁 1 茶匙，牛奶 250 毫升，白糖 15 克。

　　[**制用法**] 将丁香、姜汁、牛奶同放锅内煮沸，除去丁香。加白糖调饮。

　　[**功　效**] 理虚，止呕，降逆气。用治小儿疳积瘦弱、食入即吐。

7. 石榴叶治小儿疳积

　　[**用　料**] 鲜石榴小嫩叶（以早晨露未退时采摘为佳）适量。

　　[**制用法**] 煎汤。根据年龄酌量服 0.6 ～ 3 克。

　　[**功　效**] 健胃消食。用治小儿疳积。

8. 鳗鲡油治小儿疳痨

　　[**用　料**] 活大鳗鲡数条。

　　[**制用法**] 将鱼清水漂洗后，投入沸水锅中，加盖煮 2 ～ 3 小时，将浮于水面的鱼油盛取于瓷皿中备用，用时加食盐少许。每服半匙，日 2 次，饭后服。

　　[**功　效**] 补虚赢。治小儿疳痨。

9. 鸭胆粉治小儿五疳症

　　[**用　料**] 鸭胆汁 30 克，怀山药粉 30 克，蜂蜜 15 克。

　　[**制用法**] 鸭胆汁与山药粉和匀，晒干，研末。以蜂蜜加水 1 匙，与药粉调匀蒸 10 分钟，空腹服下。1 ～ 3 岁，每次服 3 克，每日 1 次；3 ～ 6 岁，每次服 3 克，每日 2 次；6 ～ 9 岁，每次服 3 克，每日 3 次。如口渴，可另用鸡内金煎水饮。

　　[**功　效**] 清热润燥，生津止渴，消积化滞。用治小儿疹后发热、消瘦、口渴、面黄之五疳。效果良好。

10. 炒蚕蛹和脾胃消疳积

　　[**用　料**] 蚕蛹 100 克，油、盐各适量。

　　[**制用法**] 将锅置于火上，加入油待热，放入蚕蛹翻炒呈金黄色，撒上盐末即成。食之。

［功　效］健脾消积。用治小儿疳积、消瘦、脾胃虚热。

11. 银鱼汤治小儿面黄肌瘦

［用　料］银鱼 50 克，山楂 25 克，谷芽 50 克。

［制用法］煎汤。内服。

［功　效］养胃阴，和经脉，助消化。用治小儿疳积、形体消瘦、不思饮食。

12. 消疳灵治小儿疳疾

［用　料］生栀仁 30 粒，桃仁 7 粒，皮硝 9 克，葱头 7 个，飞罗面 1 匙，鸡蛋 1 个（去黄），蜂蜜适量。

［制用法］将前四味研为细末，加入飞罗面，用蜂蜜、蛋清调匀。荷叶为托，贴敷肚皮上，用纱布固定。忌食生冷、鱼腥、点心等。

［功　效］清热，活血，消积。用治小儿疳积，症见头大颈细、面露青筋、腹大、便泄。

注　据《经验奇效良方》介绍，贴敷 1 周，药呈青黑色，其病自退。

六、 小儿泄泻

1. 蜜饯黄瓜治暑热泄泻

［用　料］黄瓜 5 条，蜂蜜 100 克。

［制用法］将黄瓜洗净，去瓤，切成条，放在锅内，加少许水，煮沸后即去掉多余的水，趁热加入蜂蜜，调匀至沸即成。食之。

［功　效］清热解毒。用治小儿夏季发热、泄泻。

2. 嫩高粱霉治小儿腹泻

［用　料］嫩高粱霉 4 或 5 个。

［制用法］在高粱吐穗时，剪取其刚生长出来的嫩乌霉（未黑者）。用水洗净吃。

［功　效］固胃涩肠。用治小儿腹泻。

3. 绿豆粉蛋清治上吐下泻

[用　料] 绿豆粉 9 克，鸡蛋清 1 个。

[制用法] 共调和为饼。呕者贴于囟门，腹泻者贴于足心，有效。

[功　效] 清热解毒，消暑利水。用治夏天小儿上吐下泻不止。

4. 烤白果仁鸡蛋治停食腹泻

[用　料] 白果仁 2 个，鸡蛋 1 个。

[制用法] 将白果仁晒干，研末，将鸡蛋用钉子从上端扎个孔，再将白果粉装入蛋内，将鸡蛋竖在烤架上微火烘烤至熟。去皮可食。

[功　效] 健脾理虚，固涩。用治小儿消化不良性腹泻。

5. 苹果泥治食积泄泻

[用　料] 苹果 1 个。

[制用法] 将苹果洗净去皮，切片，放碗内加盖，放入锅中蒸熟，捣烂如泥。喂食。

[功　效] 补心益气，生津止渴，健脾和胃。用治小儿消化不良，症见腹泻、口渴、不思饮食。

6. 山药莲肉糊治小儿泄泻

[用　料] 山药 100 克，莲肉 100 克，麦芽 50 克，茯苓 50 克，大米 500 克，白糖 100 克。

[制用法] 将前五味共磨成细粉，加水煮成糊状。白糖调服，日服 3 次。

[功　效] 健脾祛湿，和胃止泻。用治小儿肠胃功能紊乱引起的泄泻。

7. 砂仁蒸猪腰治脾虚久泄

[用　料] 砂仁 3 克，猪肾 1 个，油、盐各少许。

[制用法] 将砂仁研成末，猪肾剖开去导管及网膜，洗净后切成薄片，与砂仁末拌匀，加油、盐调料，放入蒸锅内蒸熟服食。

[功　效] 益气调中，安肾补脾。用治小儿脾虚久泻、食积症。

8. 婴儿腹泻食疗 5 方

方一

[用　料] 粳米（大米）或小米 50 克。

［**制用法**］洗净加水煮粥至 100 毫升。日服 3 次，每次 30 毫升。

［**功　效**］适于半岁以内的小儿腹泻（方二、方三、方四、方五相同）。

方二

［**用　料**］干莲肉 20 克，白糖少许。

［**制用法**］干莲肉研成粉末，加米汤或开水至 200 毫升，煮成 150 毫升，加白糖少许。日服 3 次，每次 50 毫升。

方三

［**用　料**］白胡椒 1 克，白糖少许。

［**制用法**］白胡椒加米汤或开水煮成 100 毫升。日服 3 次，每次 30 毫升，服时加白糖少许。

方四

［**用　料**］山药粉 15 克。

［**制用法**］山药粉加开水 120 毫升，煮成 100 毫升。日服 3 次，每次 30 毫升。

方五

［**用　料**］藕粉 30 克。

［**制用法**］藕粉加水 120 毫升，煮成 100 毫升。日服 3 次，每次 30 毫升。

　注　以上 5 方主治因脾胃消化功能差而引起的婴儿腹泻，以健脾止泻之法治疗。如婴儿腹泻严重，或伴有其他不适症状时，应在医生指导下配合以药物治疗。

9. 胡椒粉饼温中止儿泻

［**用　料**］胡椒粉 1 克，熟大米饭 15 克。

［**制用法**］将刚蒸熟的大米饭在手中拍成小薄圆饼，把胡椒粉撒在饼的中央。待饼已不烫手时，将其正对肚脐贴上，以绷带固定，4～8 小时除去。

［**功　效**］用治婴幼儿单纯性消化不良之腹泻。

　注　如患儿严重脱水，在应用本法的同时，注意补液，以防意外。

七、 小儿痢疾

1. 绿豆胡椒治小儿痢疾

[用　料] 绿豆3粒，胡椒3粒，大红枣2个。

[制用法] 先将大红枣洗净，去核，与绿豆、胡椒共捣烂。敷于肚脐上。

[功　效] 清热解毒，祛寒湿。用治小儿红白痢疾。

2. 苦瓜汁治小儿红白痢

[用　料] 鲜小苦瓜5条。

[制用法] 将瓜洗净榨汁，过滤。每日服1或2次。

[功　效] 清热，解毒，祛湿。用治小儿红白痢疾。

注　据《锦方实验录》介绍，某患儿，每日解红白痢疾六七次，经服苦瓜汁4次而愈。

3. 绿豆巴豆枣泥止痢

[用　料] 绿豆3粒，巴豆10粒，枣2枚。

[制用法] 将绿豆、巴豆用布包好捶成细末，加枣肉共捣烂如泥。贴于肚脐眼的下部。

[功　效] 清热解毒。用治小儿痢疾。

注　本方系外用药，巴豆有大毒，切勿入口。

4. 冰糖葵子汤治小儿血痢

[用　料] 冰糖20克，葵花子50克。

[制用法] 将葵花子用开水冲烫后，煮1小时，加冰糖。服汤，每日2或3次，可连续服用。

[功　效] 清热利湿。用治小儿血痢之腹痛下坠、恶心。

5. 蒜泥马齿苋治血痢

[用　料] 独头大蒜30克，鲜马齿苋500克，葱白、芝麻、盐各适量。

[制用法] 蒜去皮捣如泥。马齿苋去掉老根，洗净，切成小长段，用沸水烫透，捞出沥干水汽。芝麻少许炒香，捣碎。葱白洗净，斜切小片。将马齿苋用盐拌匀，加入蒜泥、葱白、芝麻，即可食用。

［功　效］清热解毒。用治血痢、急性菌痢，有较好的抗菌、杀菌作用。

6. 姜茶治红白痢疾

［用　料］鲜姜10克，绿茶10克。

［制用法］加水一碗，煎成浓茶水。饮用。

［功　效］调补脾胃，清利湿热。用治红白痢疾。

7. 鳝鱼红糖散治久痢体虚

［用　料］鳝鱼1条，红糖6克（炒），黄酒9克。

［制用法］鳝鱼去肚杂，切碎，以新瓦焙干，和糖研末。温黄酒送服。

［功　效］补气血虚，清肠内热。用治痢疾便脓血、久泻体虚乏力。

8. 蜗牛膏治久痢脱肛

［用　料］蜗牛粉15克，冰片3克，医用凡士林30克。

［制用法］将活蜗牛洗去污泥，置瓦上焙干，研末，过120目筛，装瓶备用。用时将蜗牛粉与研成末的冰片，加入医用凡士林，调成软膏。用盐开水熏洗患处，再用调好的软膏涂在脱出的直肠周围，托进直肠，用纱布盖好，贴上胶布，用绷带做丁字形固定。

［功　效］清热、解毒、固肠。用治小儿久痢脱肛。

注　据《赤脚医生》1976年第10期介绍典型病例：义某，男，2岁。1974年9月，因患痢疾引起脱肛，12月就诊，诊断为重度脱肛，曾几经治疗并用补中益气汤，疗效不显。直至1975年4月，用此方治疗，敷药的第二天，轻轻将直肠托回，第三天仅大便时脱出，第四天大便脱出后能自行缩回，第六天复原痊愈。至今随访，再无脱肛。

八、 小儿遗尿

1. 鸡肠饼缩尿止遗

［用　料］公鸡肠1具，面粉250克，油、盐各少许。

［制用法］将鸡肠剪开，洗净，焙干，用面杖擀碎，与面粉混拌，加水适量和成面团，可稍加油、盐调味，如常法烙成饼。一次或分次食用。

［功　效］用治小儿遗尿。

2. 鸡蛋白胡椒治小儿遗尿

[用　料] 鸡蛋1个，白胡椒7粒。

[制用法] 将鸡蛋一端敲破一小孔，放入白胡椒，然后用纸糊堵小孔，蒸熟即可。每日吃1个。

[功　效] 暖肠胃，除寒湿。用治小儿遗尿，对妇女白带症也有疗效。

3. 韭菜子饼固摄止遗

[用　料] 韭菜子、白面粉各适量。

[制用法] 将韭菜子研成细粉，和入白面少许，加水揉作饼蒸食。

[功　效] 温肾壮阳。用治小儿肾气不充遗尿。

4. 饴糖配中药治尿床

[用　料] 饴糖2匙，桂枝15克，白芍10克，甘草10克。

[制用法] 先将后三味中药煎汤，去渣，冲入饴糖。日分2次服。

[功　效] 补脾益气。用治小儿体虚遗尿。

5. 敷葱白硫黄汁治遗尿

[用　料] 葱白7或8根，硫黄50克。

[制用法] 共捣出汁。睡前敷于肚脐上，连续敷三夜。

[功　效] 补阳，助火。用治小儿遗尿。

6. 猪尿泡槐花治梦中遗尿

[用　料] 猪尿泡（猪膀胱）1个，槐花25克，车前子25克。

[制用法] 加水共煮熟，去药服食。

[功　效] 清热，利尿。用治梦中遗尿，尿频、尿急。

7. 芡实三子汤治弱儿遗尿

[用　料] 芡实（又名鸡头米）20克，金樱子、菟丝子、车前子各15克。

[制用法] 水煎。分早晚2次服。

[功　效] 滋阴益肾。用治小儿肾气虚弱遗尿。

8. 核桃蜂蜜治久咳遗尿

[用　料] 核桃肉100克，蜂蜜15克。

[制用法] 将核桃肉放在锅内干炒发焦，取出晾干。调蜂蜜吃。

[功　效] 补肾温肺，定喘润肠。用治小儿久咳引起的遗尿气喘、面眼微肿。

9. 清蒸龟肉治小便失控

[用　料] 乌龟 1 只，葱、姜、盐、酱油适量。

[制用法] 乌龟宰杀去内脏，洗净切块（龟甲壳可整用），加盐、葱、姜及酱油，将龟肉、甲壳同放盆内盖好盖，清蒸至熟。当菜吃完为止，可隔几天吃 1 次。

[功　效] 滋阴补血，理虚止遗。用治 3 周岁以上的小儿睡熟后自己不能控制小便，经年累月不愈，见面色苍白、食欲不振、精神萎顿、怕冷。

10. 胎盘散补肾止遗

[用　料] 胎盘（即胎衣、胞衣）。

[制用法] 胎盘洗净，置于新瓦上，以文火焙干，研细。每次服 3 克，温开水送下。

[功　效] 温肾散寒。用治小儿经常尿床、小便清长、神疲乏力、面色苍白、肢冷畏寒。

注　如无胎盘，可用药店出售的胎盘粉或糖衣胎盘片，按说明服用。

九、 佝偻病

1. 骨头汤防治佝偻病

[用　料] 任选猪、牛、羊、鸡、鱼等动物骨头。

[制用法] 砸碎，加水经常煮汤服用。

[功　效] 动物骨中含有丰富的钙、磷，可治疗小儿缺钙引起的佝偻病。

2. 鸡蛋皮治小儿佝偻病

[用　料] 鸡蛋皮。

[制用法] 将鸡蛋皮洗净，烤干，研粉过罗极细。1 周岁以下每次服 0.5 克，1～2 岁每次 1 克，每日 2 次。

[功　效] 制酸补钙。用治钙质缺乏手足搐搦症、佝偻病。

3. 猪骨菠菜汤治软骨病

[用　料] 猪脊骨或腿骨、菠菜各适量。

[制用法] 将猪骨砸碎，加水熬成浓汤，加入洗净切成小段的菠菜稍煮即成。饮汤吃菜，最后将骨髓亦吃下。每日 2 次，可连续饮服。

[功　效] 养血，利骨。用治小儿软骨病。

4. 蛤壳双甲丸补钙强骨

[用　料] 蛤壳、炮山甲片、炮鳖甲片各等分，蜂蜜适量。

[制用法] 将上述前三味各研极细末，炼蜜为丸，以米汤送服。每服 10 克（小儿减半），每日 2 次。

[功　效] 治小儿佝偻病或因缺钙而痉挛抽搐。

5. 乌贼骨治小儿软骨病

[用　料] 乌贼骨 10 克，龟甲 12 克，茜草根 6 克，红糖适量。

[制用法] 前三味水煎汤后加红糖。日内分 2 或 3 次服完。

[功　效] 滋阴养血。用治小儿软骨病。

6. 煮食田螺治钙代谢失调

[用　料] 田螺、酱油、醋各适量。

[制用法] 将田螺漂洗干净，放于沸水锅中煮熟。挑取螺肉蘸调料吃，可经常煮食。

[功　效] 补钙。用治因钙代谢失调而引起的小儿软骨病及关节炎。

7. 虾皮蛋羹预防小儿佝偻病

[用　料] 虾皮 10 克，鸡蛋 1 个。

[制用法] 将鸡蛋打成花与虾皮搅拌均匀，放入蒸锅中蒸熟。佐餐。

[功　效] 经常食用可预防小儿佝偻病。

注　虾皮含钙量很高，是很多食物都无法比的。虾皮还含有较多的糖原等物质。因此，对儿童来说，虾皮是补充钙质、预防佝偻病的一种经济实惠又有疗效的食品。

8. 蜜饯黄精治小儿下肢无力

[用　料] 干黄精 100 克，蜂蜜 200 克。

[制用法] 干黄精洗净放在锅内，加水浸泡透发，再以小火煎煮至熟烂，液干，加入蜂蜜煮沸，调匀即成。待冷，装瓶备用。每次 1 汤匙。

［功　效］补益精气，强筋壮骨。用治小儿下肢萎软无力。

9. 栗子糕治小儿筋骨不健

［用　料］生板栗 500 克，白糖 250 克。

［制用法］先将板栗放锅内加水煮半小时，待凉，剥去皮，放在碗内再蒸 40 分钟，趁热用勺将板栗压拌成碎泥，加入白糖搅匀。以塑料瓶盖或其他模具，把栗泥做成饼状，摆在盘中即成色味俱佳的食品。可供患儿经常食用。

［功　效］养胃，补肾，强筋。用治小儿多病体虚、筋骨不健、软弱无力。

十、　胎毒疹痘

1. 豆豉汤治疗小儿胎毒

［用　料］豆豉 500 克。

［制用法］将豆豉装入纱布包内，加水煮成浓汤。适量服 3～5 日，其毒自下。

［功　效］解表，除烦，宣郁，调中。用治小儿胎毒，兼助脾消食。

2. 紫甘蔗皮清热解胎毒

［用　料］紫甘蔗皮适量，香油少许。

［制用法］将甘蔗皮烧存性，研细末，用香油调匀。涂于患处，每日更换 1 次。

［功　效］清热，润燥。用治小儿胎毒。

3. 南瓜秧治小儿胎毒

［用　料］南瓜秧 120 克（炒干），枯矾 30 克，香油少许。

［制用法］将炒干的瓜秧与枯矾共研为细末，以香油调和。敷患处。忌食荤发物。

［功　效］清热，祛湿，解毒。用治小儿胎毒、湿疹。

4. 芝麻秆糯米粥治荨麻疹

[用　料] 芝麻秆 12 根，糯米 200 克。

[制用法] 将芝麻秆根切碎，入砂锅内，加水 2000 毫升，煎至剩一半用纱布过滤，取其清汁煮糯米粥。分 2 次服完。

[功　效] 散风热。用治荨麻疹。

注　据《中医杂志》介绍，服用此方一般 3 次即愈。

5. 白糖紫草水治麻疹水痘

[用　料] 紫草根 5 克，白砂糖适量。

[制用法] 用清水 2 碗放入紫草根浸泡 2 小时，然后用砂锅煎至 1 碗，服饮时加白糖调味。

[功　效] 清热、凉血、透疹、解毒。用治麻疹、水痘及暑疖、痱子过多等。在冬春麻疹流行季节，小儿常饮有预防功效。

6. 活鸡敷胸解毒透疹

[用　料] 活鸡 1 只。

[制用法] 将活鸡去肚上毛，剖膛，乘热外敷儿胸。注意避风，切勿着凉。

[功　效] 解毒透疹。用治小儿麻疹热毒内陷。

注　据《湖北中医杂志》1982 年第 2 期介绍，用此法治疗 7 例，均在 5 岁以下。敷 2 小时急症缓解，6 小时疹子隐现。病例：龙某，女，4 岁。春患麻疹，发热 3 天，疹现 1 天，忽而隐没。旋即呼吸急促，烦躁不宁，口唇青紫，肢冷脉微，血压下降。用抗生素无效。用此法 7 小时后胸背隐现疹子。

7. 荸荠预防麻疹并发症

[用　料] 荸荠、绣球花叶。

[制用法] 两味共绞汁或水煎服。7 个月 ~ 1 岁，每次荸荠 3 ~ 5 粒，绣球花叶 3 ~ 5 叶；1 ~ 2 岁，用 7 粒，7 叶；2 ~ 4 岁，用 9 粒，9 叶；4 岁以上用 11 粒，11 叶。以上均为每日服 2 ~ 3 次。

[功　效] 清肺热，泻毒火。用于预防麻疹并发支气管炎、肺炎。

注　《福建中医药》1961 年第 8 卷第 5 期所举治验 2 例，均有体温增高、脸色苍白、鱼口露睛、口唇发紫、囟门凸起、痰鸣喘急、鼻翼扇动、无汗、手足厥冷等症状，经服上药而愈。

8. 荸荠蔗萝卜治疹后低热

[用　料] 荸荠 250 克，甘蔗 500 克，红萝卜 250 克。

[制用法] 将荸荠洗净，甘蔗劈开切段，萝卜洗净，切段，共入水锅中煮 1 小时，晾凉。饮汤。

[功　效] 透里清热。用治麻疹出齐后的低热不退。

9. 葵花盘治麻疹隐陷

[用　料] 向日葵盘 1 个。

[制用法] 将葵花盘冲洗干净，放锅内蒸 20 分钟，取出候温。用其揉搓患者胸背部。

[功　效] 清热解毒，达邪外出。用治麻疹隐陷，热毒攻心。

10. 羊肉芫荽汤催疹透发

[用　料] 羊肉 50 克，芫荽（又名香菜）50 克，酒适量。

[制用法] 将羊肉、芫荽放入水锅中，倒入几滴白酒，煮 1 个小时即成。每日 2 次，每次饮半杯。

[功　效] 解表透疹。用治小儿麻疹透发不快、身上麻疹分布不均匀或含而不露。

11. 鲜虾汤透发麻疹

[用　料] 鲜虾适量。

[制用法] 鲜虾洗净，带皮煮汤。趁热尽量饮。

[功　效] 温补肾阳。透发麻疹、水痘，有托毒之功。

注　患有皮肤疮疥、湿疹及皮肤瘙痒症者忌用。

12. 红枣促麻疹透发

[用　料] 大红枣 100 ~ 150 克。

[制用法] 将枣放于火盆内，以文火烧熏，使患儿闻到烧枣气味，时间愈长愈好。

[功　效] 对麻疹初期透发不畅、烦躁等有较好疗效。

13. 樱桃核水透发麻疹

[用　料] 樱桃核、芫荽子等分，黄酒少许。

[制用法] 将上述两味加黄酒和水合煎。趁温喷抹胸颈间。注意防寒

感冒。

[功 效] 用治麻疹透发不畅。

注 麻疹已透齐者禁用。

14. 蛋清荞面使麻疹透发

[用 料] 鸡蛋清1个，荞麦面50克，香油5滴。

[制用法] 将三味和成面团，搓患儿胸、背、四肢。此法使疹出既快又匀。

[功 效] 有使麻疹透发的疗效。

注 为小儿搓麻疹时，应避风寒，预防感冒。

15. 鲜蘑鲫鱼汤清热透疹

[用 料] 鲜蘑菇20克，活鲫鱼1条，盐少许。

[制用法] 将活鲫鱼宰杀去内脏（不去鳞），同蘑菇加水共炖，汤呈浓白色时加盐调味。吃鱼肉饮汤，尽量饮服。

[功 效] 治小儿麻疹透发不畅。

16. 蛋药温搓发汗透疹

[用 料] 鸡蛋1个，生葱3根，芫荽子2.5克。

[制用法] 鸡蛋连壳，三味加水共煮。蛋熟后趁热搓患儿身上，从头面至躯干，次至四肢。蛋冷再煮再搓，连搓3~5遍。盖衣被取微汗，疹即透发。

[功 效] 鸡蛋有除伏热、通经闭，大葱有解肌发汗、通达阳气，胡荽子有解表透疹作用。此为民间验方，常用治小儿麻疹，有透发之功。

注 胡荽子，即芫荽，俗称香菜。

17. 竹笋鲫鱼汤治疹痘初起

[用 料] 竹笋1个，鲫鱼1条。

[制用法] 竹笋去皮，切片，鲫鱼去内脏（不去鳞），共炖煮。令小儿饮服。

[功 效] 清热，生津，解毒。用治小儿麻疹、风疹、水痘初起，发热口渴、小便不利，并有促使透发早愈之功。

18. 胡萝卜香菜清麻疹热毒

[用 料] 胡萝卜120克，芫荽（香菜）100克，荸荠60克。

［**制用法**］三味洗净，共水煎。代茶饮。

［**功　效**］清热解毒。使麻疹从速透发，减轻患儿痛苦。

19. 南瓜蔓预防麻疹

［**用　料**］南瓜蔓（即瓜藤）、蔗糖各适量。

［**制用法**］将干南瓜蔓切成长段，洗净，加水煎煮，过滤去渣，再煎至浓汁，加少许蔗糖，配成药液。6 个月的幼儿，每次服 5 毫升；周岁以上者，每次服 10 毫升。均日服 3 次，连服 4 ~ 5 天。

［**功　效**］清热解毒。用于预防小儿麻疹。

注　据《食物疗法精萃》介绍，某地 44 名 5 个月到 3 岁儿童，服南瓜蔓煎剂，无一患麻疹。

20. 三豆散防治麻疹

［**用　料**］赤小豆、绿豆、黑豆各 25 克，甘草 15 克。

［**制用法**］将 3 种豆共煮熟，晒干，与甘草同研细末，开水冲服。1 岁每次服 3 克，2 岁每次服 6 克，3 岁每次服 9 克，每日 3 次，连服 3 天。

［**功　效**］治麻疹、水痘。在麻疹流行期，有较好的预防效果。

21. 荸荠酒酿发痘透疹

［**用　料**］荸荠 5 个，酒酿 100 克。

［**制用法**］荸荠洗净，捣烂绞汁，和入酒酿，隔水炖温服用，不宜太热。

［**功　效**］清热透疹。对麻疹、水痘初起时有透发作用。

22. 小儿吃鸽蛋预防麻疹

［**用　料**］鸽蛋 2 个。

［**制用法**］用冷水煮蛋，熟时去壳吃。

［**功　效**］解毒。在麻疹流行期间，每日吃 2 个鸽蛋，能预防麻疹传染。

23. 老丝瓜朱砂预防麻疹

［**用　料**］老丝瓜（连皮带蒂去子）、朱砂各适量。

［**制用法**］将老丝瓜切碎，放锅内炒至黄黑色（不要炒焦），研末，加少许朱砂即成。3 岁以下每次服 1 克，每日 2 次，连服 3 或 4 天；4 岁以下每次服 1.5 克，日服 2 次，连服 2 天。

［功　效］清热解毒。用于预防麻疹，有效率达 99.13%。

24. 橄榄核粉糕预防麻疹

［用　料］橄榄核（即青果核）500 克。

［制用法］将核晾干，捣碎磨成粉，掺入面粉糕中。当主食吃，不拘量。

［功　效］清热解毒。在麻疹流行季节，可预防小儿感染麻疹。

十一、 小儿汗证

1. 小麦糯米粥治小儿虚汗

［用　料］小麦仁 60 克，糯米 30 克，大枣 15 枚，白糖少许。

［制用法］三味共煮成粥，吃时加糖调味。每日 2 次，可分次吃完。

［功　效］强健脾胃，敛汗宁神。用治病后脾虚、盗汗、自汗。

2. 猪肚糯米粥治小儿盗汗

［用　料］猪肚半个，糯米适量。

［制用法］用猪肚将糯米包严，用线缝紧，放锅内煮烂，吃猪肚饮汤；糯米晒干研成细粉，空腹时用糯米汤送服。

［功　效］补虚，和胃，敛汗。用治小儿盗汗、自汗。

3. 麦枣龙眼汤补气养阴

［用　料］小麦 25 克，红枣 5 枚，龙眼肉 10 克。

［制用法］水煮。日分 2 次服用。

［功　效］补虚，敛汗。用治小儿盗汗、自汗。

4. 浮小麦黑豆汤治小儿虚汗

［用　料］浮小麦、黑豆各 20 克。

［制用法］水煎。日分 2 次服用。

［功　效］除虚热，止盗汗。用治小儿盗汗、自汗。

5. 炒胡萝卜腰花治出虚汗

[用　料] 猪肾（猪腰）1 对，胡萝卜 60 克。

[制用法] 猪肾去网膜，切成腰花，胡萝卜洗净，切片，按常法加调料炒熟吃。

[功　效] 滋阴，敛汗。用治小儿盗汗、自汗、倦怠乏力、烦热口渴、睡眠不安。

6. 泥鳅治小儿盗汗

[用　料] 泥鳅 90~120 克，油、盐适量。

[制用法] 用热水洗净泥鳅身上的黏液，开膛去内脏，用适量油煎至黄焦色，加水一碗半，煮至半碗，加盐调味。吃肉饮汤，每天 1 次，连服 3 天。

[功　效] 补中益气。用治小儿盗汗、劳倦乏力、小便不利。

注　上方对小儿缺钙、营养不良、佝偻病、植物神经功能紊乱等原因引起的盗汗效果较好，而对结核病、大脑发育不全引起的盗汗无效。

十二、 小儿杂证

1. 治小儿血小板减少方

[用　料] 水牛角 30~60 克。

[制用法] 水牛角削成薄片，加水煎 2 小时，日 2 次分服，疗程 2 周至 1 个月。

[功　效] 清营凉血。用治原发性血小板减少症。

注　据《食物中药与便方》介绍：上海儿童医院用此法治疗 20 例，患儿年龄 1 岁半至 11 岁，服药期间均未用激素，大部分病例在 1 周内控制症状，治疗后随访，在 2~7 个月内，大多数未见症状复发。

2. 敷冻牛肉治新生儿硬肿症

[用　料] 冻牛肉 250 克。

[制用法] 新鲜冻牛肉切片，温水洗过，立即往硬皮的局部敷，包好。肉片干后再换，如此反复，治愈为度。

[**功　效**] 滋养，补虚，消滞。

　　注　据《新中医药》1958 年第 3 期报道：曾以本方治愈 1 例。其症状为两足、背部皮肤及皮下组织呈弥漫性的硬固现象，小腿轻度僵硬，体温低于正常，吮乳力差，哭声低哑，皮肤发凉。

第六章

五 官 科

一、 口腔病

1. 西瓜汁治疗口疮

〔用　料〕西瓜半个。

〔制用法〕挖出西瓜瓤挤取汁液。含瓜汁于口中，约 2 分钟后咽下，再含新瓜汁，反复多次全部用完。

〔功　效〕清热解毒。用治口舌生疮，对高血压也有一定疗效。

2. 石榴治多种口腔病

〔用　料〕鲜石榴 2 个。

〔制用法〕将石榴剥开取子，捣碎，以开水浸泡，晾凉后过滤。每日含漱数次。

〔功　效〕消炎杀菌。用治口腔炎、扁桃体炎、喉痛或口舌生疮。

3. 茄子末治小儿口疮

〔用　料〕霜后茄子。

〔制用法〕将茄子切片晒干，研成细末。抹于口中。

〔功　效〕清热除湿。治小儿口疮。

4. 萝卜藕汁漱口治口腔糜烂

〔用　料〕萝卜 5 个，鲜藕 500 克。

〔制用法〕将萝卜、鲜藕洗净，切碎，捣烂取汁。以汁漱口，每日数

353

次，连用 4 天有效。

[功 效] 散瘀血，消积滞，除热毒。用治口舌生疮、满口糜烂伴有灼痛、口臭、便秘等。

5. 小麦麸冰片治口腔炎

[用 料] 小麦麸 2 份，冰片 1 份。

[制用法] 将小麦麸烧灰与冰片混合研细。搽患处，每日 2 或 3 次，一般 5 天之内即愈。

[功 效] 清热，消肿。用治口腔炎。

6. 西瓜皮冰片治口腔炎

[用 料] 西瓜皮、冰片各适量。

[制用法] 取经日晒夜露之西瓜皮，研末后加少许冰片。涂擦患处。

[功 效] 清热，消肿。用治口腔炎、风火牙痛及烧伤、烫伤。

7. 蜂房矾治口腔炎

[用 料] 露蜂房 30 克，枯矾 9 克，香油适量。

[制用法] 蜂房剪碎炒焦，同枯矾共研成细末。用香油调敷患处。

[功 效] 清火攻毒。用治口腔炎，效果良好，无刺激性，止痛快。

8. 黄瓜霜治口腔炎症

[用 料] 老黄瓜，芒硝。

[制用法] 将老黄瓜 1 条切去一小截，掏尽子后，装满芒硝，再把切掉的小截盖上。悬挂在阴凉通风处。五天左右黄瓜表面附着一层白霜，每天用干毛笔将霜扫在瓶内备用。用时将霜研成细末，先将口内溃疡面用银花甘草汤洗净，用棉签蘸药粉撒布患处，口腔内不易撒布处，可用吹布法，每日 3 或 4 次。

[功 效] 泻下、涤热、润燥、软坚。用治舌炎、牙龈炎及咽喉红肿炎症。

注 据《江苏医药》1977 年 3 月刊介绍，用黄瓜霜治疗口腔炎症 50 例，轻者 1 天后见效，重者 2 ~ 5 天见效。银花甘草汤，是两味中草药煎制的汤剂。功能清热解毒，调和药性，以期收到较好疗效。

9. 老丝瓜汤治口臭

[用 料] 鲜老丝瓜 1 根，盐少许。

［制用法］将丝瓜洗净，连皮切段，加水煎煮，半小时后放盐，再煮半小时即成。日服 2 次。

［功　效］丝瓜清热。治口臭、骨节酸痛、尿道灼热刺痛，有较好疗效。

10. 蚯糖液治小儿鹅口疮

［用　料］蚯蚓 2 条，白糖适量。

［制用法］将蚯蚓洗净，放入杯中，撒白糖适量，片刻即有渗出液。用竹筷蘸药液搽患处，每日 2 或 3 次。

［功　效］清热，解毒，润燥。用治小儿鹅口疮。

11. 芝麻油治小儿鹅口疮

［用　料］芝麻油、盐水各适量。

［制用法］芝麻油十数滴，冲化于一汤匙的盐水中。每次滴入口内 4 或 5 滴，每日十余次。

［功　效］清热润燥。用治小儿鹅口疮，症见满口白膜、哭闹不安。

12. 鸡蛋油治婴儿"虎口白"

［用　料］香油 50 克，鲜鸡蛋 1 个，鸡蛋壳 7 个，五倍子 10 克，冰片 5 克。

［制用法］把香油倒入小锅内加热，打入鸡蛋，炸黄后取出，油凉后倒入小碗里。将五倍子和鸡蛋壳放入锅内焙黄，研为末，把冰片压碎，同放在鸡蛋油里即成。用时，取一块干净白布条卷在食指上，蘸少许鸡蛋油抹在小儿口中患处。每日 2 次，当日即可见效。

［功　效］消炎杀菌。用治婴儿"虎口白"。

注　经常见到新生儿啼哭时舌头上、上腭处呈现块状白膜，这就是人们通常说的"虎口白"。新生儿口腔肌肉又嫩又薄，如果喂奶时乳头不干净，或母体内有热，吃奶后会出现这种口腔疾病。轻者不爱吃奶；重者啼哭不眠，数日不愈。对小儿健康威胁很大。

13. 芝麻秆清邪热治牙周炎

［用　料］芝麻秆适量。

［制用法］将芝麻秆切碎熬水。漱口，每日数次，以不痛为度。

［功　效］清热解毒。用治牙周炎。

14. 白矾膏治口腔溃疡

[用　料] 白矾6克，白糖4克。

[制用法] 将上述两味，放入瓷器皿内，置文火上加热，待其溶化成膏后稍冷即可使用。若遇凝固时可再加温溶化使用。用时以棉球蘸白矾膏涂于溃疡面上，每日1或2次。

[功　效] 清热解毒，生肌止痛。主治顽固性口腔溃疡。

注　据《云南中医药》1985年第3期介绍，用本方治疗顽固性口腔溃疡95例，1次治愈者达90%以上。典型病例：纪某，女，35岁。自述口腔溃疡三年余，经常发作，疼痛难忍，多次治疗无效。半年来均在月经来潮前3天发作，近日病情加重。症见舌边、尖及下唇内如瓜子大小溃疡3块，边缘红，凹陷。用白矾膏涂于患处，2次即愈。追访至今未再复发。

15. 可可粉治疗口腔溃疡

[用　料] 可可粉、蜂蜜各适量。

[制用法] 共调匀如糊。频频含咽，每日数次。

[功　效] 清热，杀菌，用治口腔炎、溃疡。

二、 牙病

1. 独头蒜煨熟治风虫牙痛

[用　料] 独头蒜2~3头。

[制用法] 将蒜去皮，放火炉上煨熟。趁热切开熨烫痛处，蒜凉再换，连续多次。

[功　效] 消炎杀菌，解毒。用治风虫牙痛。

2. 垂杨柳根炖瘦肉治牙痛

[用　料] 垂杨柳树根30克，瘦猪肉150克，调料适量。

[制用法] 柳根洗净切条，猪肉切小块，加清水适量用文火炖，待将熟时下调料少许。饮汤食肉。

[功　效] 滋阴润燥，祛风清热，清肺止痛。用治风火牙痛、虚火牙痛及牙龈炎等疾患。

3. 蕹菜根醋治龋齿痛

[用　料] 蕹菜根 200 克，醋、水各 250 克。

[制用法] 共煎汤。待水凉后频频含漱多次。

[功　效] 清热，止痛。用治龋齿牙痛。

4. 花椒浸酒治诸牙痛

[用　料] 花椒 15 克，白酒 50 克。

[制用法] 将花椒泡在酒内 10～15 天，过滤去渣。棉球蘸药酒塞蛀孔内可止痛。一般牙痛用药酒漱口亦有效。

[功　效] 消炎镇痛。用治虫蛀牙痛。

5. 酒煮黑豆治虚火牙痛

[用　料] 黑豆、黄酒各适量。

[制用法] 以黄酒煮黑豆至稍烂。取其液漱口多次。

[功　效] 消肿止痛。用治热盛引起的牙痛、牙龈肿痛。

6. 桃柳树皮清热治牙病

[用　料] 桃树皮 4 克，柳树皮 4 克，白酒适量。

[制用法] 砂锅内放入白酒，以文火煎煮桃树皮、柳树皮，趁热含酒液漱口。当酒液含在口中凉后即吐出，日漱数次。

[功　效] 清热止痛，祛风散肿。用治风火牙痛和牙周发炎。

7. 外用独头蒜清热止痛

[用　料] 独头大蒜 1 个。

[制用法] 剥去蒜皮，将蒜捣成泥。将蒜泥敷于虎口穴上，男敷左，女敷右，然后用贝壳盖上，并用布带固定。俟敷药处略有烧灼感时，揭去贝壳与药膏，随即起一水疱，用针刺破不再敷药，牙痛可止。

[功　效] 清热，止痛。常用治虫蛀牙痛、胃火牙痛、伤风牙痛等。

8. 丝瓜姜汤清热解痛

[用　料] 丝瓜 500 克，鲜姜 100 克。

[制用法] 将鲜丝瓜洗净，切段，鲜姜洗净，切片，两味加水共煎煮 3 小时。日饮汤 2 次。

［功　效］清热，消肿，止痛。用治牙龈肿痛、口干鼻涸、鼻膜出血（流鼻血）。

9. 冰糖水治虚火牙痛

［用　料］冰糖100克。

［制用法］清水一碗放入锅内，下冰糖煮溶，至只剩半碗水即成。一次饮完，每日2次。

［功　效］清热，润肺。用治虚火上升引起的牙痛。

10. 生地煮鸭蛋治风火牙痛

［用　料］生地50克，鸭蛋2个，冰糖5克。

［制用法］用砂锅加入清水两碗浸泡生地半小时，将鸭蛋洗净同生地共煮，蛋熟后剥去皮，再入生地汤内煮片刻，服用时加冰糖调味。吃蛋饮汤。

［功　效］清热，生津，养血。用治风火牙痛、阴虚手心足心发热等。

11. 白菜根疙瘩治风火牙痛

［用　料］白菜根疙瘩1个。

［制用法］将白菜根疙瘩洗净，捣烂后用纱布挤汁。左牙痛滴汁入左耳，右牙痛滴汁入右耳。

［功　效］清热，散风。用治风火牙痛。

12. 咸鸭蛋韭菜治各种牙痛

［用　料］咸鸭蛋2个，韭菜100克，盐9克。

［制用法］将上三味加水共煮。空腹服。

［功　效］清热消炎。用治风火或风寒引起的牙痛。

13. 红茶水漱服治牙质过敏

［用　料］红茶50克。

［制用法］水煎后用茶液漱口，然后饮服。每日数次，不可中断，直至痊愈。此方为每次量，再漱饮需用新茶，不宜再煎。

［功　效］清热，祛湿，解毒。用治全口及局部牙本质过敏，有一定疗效。

14. 姜矾粉止牙痛

[用　料] 老姜、枯矾等分。

[制用法] 老姜用瓦焙干，研末，枯矾研细，与姜末调匀。涂搽病牙。

[功　效] 止牙齿疼痛。

注　据《普济方》载："有人日夜呻吟（指牙痛———编者注），用之即愈。"

15. 芥菜秆治牙龈肿烂

[用　料] 芥菜秆。

[制用法] 芥菜秆烧灰存性，研为细末。涂抹患处。

[功　效] 清热，消肿，止痛。用治牙龈发炎、红肿疼痛。

16. 马齿苋清热解毒

[用　料] 鲜马齿苋1握。

[制用法] 洗净，用口嚼汁浸渍患处。或将马齿苋晒干，研细，涂搽患处。

[功　效] 消炎化肿。用治风火牙痛，牙龈红肿。

注　据《本事方》载，牙龈红肿用此方可"即日肿消"。

17. 韭菜根花椒止龋齿痛

[用　料] 韭菜根10根，花椒20粒，香油少许。

[制用法] 洗净，共捣如泥状，敷病牙侧面颊上。

[功　效] 止痛。

注　据《备急千金要方》载，敷此方"数次即愈也"。

18. 蜂房灰涂龋止痛

[用　料] 露蜂房1个，酒精少许。

[制用法] 将蜂房放入酒精中点火烧成黑灰。用灰涂龋齿。

[功　效] 收敛止痛，攻毒杀虫。用于治疗龋齿痛、风火牙痛。

注　据《传统老年医学》介绍，用此方治58例，仅4例无效。

19. 胡椒绿豆立止牙痛

[用　料] 胡椒、绿豆各10粒。

[制用法] 将胡椒、绿豆用布包扎，砸碎，以纱布包作一小球，痛牙咬定，涎水吐出。

[功　效] 清热，止痛。用治因炎症和龋齿所引起的牙痛。

注　据《韩氏医通》载，用此法可"立愈"。

20. 杏仁头发膏塞龋止痛

[用　料] 杏仁、头发各少许。

[制用法] 杏仁烧存性，头发洗净，剪极碎，共研调成膏。填塞龋齿洞。

[功　效] 止痛。

注　据《本草拾遗》介绍，此方用治龋齿疼痛极验。据《普济方》载：用针穿杏仁，于灯火上烧冒烟，趁热搭病牙上，又复烧搭7次，绝不痛。

21. 茄蒂末治走马牙疳

[用　料] 茄蒂、硼砂各适量。

[制用法] 将鲜茄蒂阴干烧灰存性，研末，每0.3克入硼砂0.6克。涂抹患处。

[功　效] 清热消肿。用治走马牙疳。

注　据《良朋汇集》介绍，用此方涂擦2或3次可愈。

三、 眼疾

1. 石榴叶水治赤眼病

[用　料] 鲜石榴叶50克。

[制用法] 将石榴叶洗净，加水一碗，煎至半碗，过滤。用叶水洗眼或滴眼，每日数次。

[功　效] 清热，明目。用治风火赤眼。

2. 鲜荸荠降火疏风

[用　料] 鲜荸荠。

[制用法] 洗净去皮，捣烂，用洁净纱布挤汁液。点眼，每日3或4次，每次2滴。

[功　效] 清热。用治风火赤眼。

3. 菊花龙井茶清热明目

[用　料] 菊花 10 克，龙井茶 3 克。

[制用法] 开水冲沏。代茶饮。

[功　效] 用治肝火盛引起的赤眼、羞明怕光。

4. 猪胆汁治暴发火眼

[用　料] 猪胆 1 个（或鸡胆 2 个），白糖 50 克。

[制用法] 将猪胆汁（或鸡胆汁）倒入碗内，上火蒸热，加入白糖饮服。

[功　效] 泻肝清热。用治上焦火盛所致的眼痛，症见红肿流泪、刺痛、怕光、眼屎多。

5. 菊杞羊肝汤治老人眼疾

[用　料] 杭菊 15 克，枸杞子 75 克，熟地 20 克，夜明砂 12 克，麦冬 15 克，羊肝 60 克。

[制用法] 先煎前五味中药取汁，用汁煮羊肝至熟。任意服食饮汤。

[功　效] 清肝热，疏风明目。对老年人眼疾、视物昏花、迎风流泪有较好的疗效。

6. 胡萝卜汤明目

[用　料] 胡萝卜（选用紫红色胡萝卜更佳）、牛腩各适量。

[制用法] 煮汤。可加调料服食。

[功　效] 胡萝卜含有大量糖分和维生素 B_1、维生素 B_2 以及挥发油、胡萝卜碱、钙、磷等，而维生素 B_1 对眼的补益更大。古代医籍《医林纂要》云：“胡萝卜，甘补辛润，温肾阳，功似蛇床子。”故与牛腩配伍，对补益眼睛、明目和防治夜盲症、视力减退或老人双目昏花，都有一定的功效。

7. 榛仁枸杞汤治眼目昏花

[用　料] 榛子仁 50 克，枸杞子 50 克。

[制用法] 水煎服。每日 1 剂。

[功　效] 补肾益精，养肝明目。用治头晕目眩、视力减退。

8. 鸡肝银耳汤明目美颜

[用　料] 鸡肝 100 克，水发银耳 15 克，枸杞 5 克，茉莉花 25 朵，料酒、姜汁、盐、味精、淀粉、鸡汤各适量。

[制用法] 将鸡肝洗净，切片，放入碗中，加淀粉、料酒、姜汁、盐拌匀备用。将银耳、枸杞、茉莉花洗净，摘去杂质，备用。将锅置火上，放入鸡汤，加入料酒、姜汁、盐和味精，随即下银耳、鸡肝、枸杞烧沸，打去浮沫。待鸡肝刚熟，撒入茉莉花，装碗即成。食之。

[功　效] 补肝益肾，清心明目。用治视物模糊、两眼昏花、面色憔悴。

9. 鸡肝大米粥补肝益目

[用　料] 鸡肝 2 具，大米 100 克，盐少许。

[制用法] 按常法煮作粥。早晚分次服之。

[功　效] 补肝，养血，明目。用治眼花、夜盲症或老人两目昏花。

10. 枸杞酒治肝虚眼疾

[用　料] 枸杞 250 克，黄酒适量。

[制用法] 将枸杞浸于黄酒坛中，密封 2 个月。饭后适量饮用，每日 2 次。

[功　效] 养肝明目，清热疏风。用治肝虚所致迎风流泪、云翳遮睛、白内障。

11. 洗眼良方疗诸眼疾

[用　料] 青皮（即橘子未成熟或将成熟的小果皮）、芒硝各 15 克。

[制用法] 以水 250～300 毫升（两三小碗）先煎青皮，水开后再煎 20 分钟，后入芒硝煎 10 分钟。待晾至 35～40 ℃，用双层纱布过滤后备用。

洗眼温度：久病体弱者宜温洗，新病炎症或旧病复发急性期及体壮实者宜冷洗（或微温）。洗时以净棉花或纱布淋洗之。

洗眼时间：晨洗脸后和睡前各洗 0.5～1 分钟。洗的时间不宜太长。洗 2 天后换新药。

[功　效] 清热祛湿，理气化瘀、软坚止痛。用于治疗急慢性结膜炎、角膜炎、角膜水肿、角膜云翳斑翳、翼状胬肉、眼肿痛痒、目赤、白睛肿起者、白内障初期（及老年性白内障）、玻璃体混浊、青光眼（眼压高、

目痛）等症。

其他眼底病可试用 1 ~ 2 天，如眼有舒适感可继续用。如洗一两次后感觉不适，就应停用。

注 方见《老年报》1992 年 4 月版，中医眼科专家沈霍夫老大夫撰《青皮芒硝治眼病》一文。据云，此两味药乃一验方，见唐《备急千金要方》、明《审视瑶函》。

12. 猪肝夜明汤治诸眼疾

［**用　料**］猪肝 100 克，夜明砂 6 克（中药店有售）。

［**制用法**］将猪肝切成条状，锅内放入一碗水，同夜明砂以文火共煮。吃肝饮汤，日服 2 次。

［**功　效**］补肝养血，消积明目。用治小儿出麻疹后角膜软化，贫血引起的夜盲、内外障翳、视力减退。

13. 猪眼防止近视加深

［**用　料**］猪眼睛 1 对（或牛、羊类的眼睛），桂圆肉、枸杞、山萸肉各 15 克。

［**制用法**］将猪眼洗净加上述三味补药同放碗内，加少许水隔水炖熟，调味。饮汤吃眼睛，多吃有效。

［**功　效**］补睛养目，润燥生津。能增强巩膜韧性、加强远视功能，还可防止近视加重。

14. 猪油炒苦瓜理虚清热

［**用　料**］苦瓜 250 克，猪油 10 克，葱、姜、盐各少许。

［**制用法**］苦瓜洗净，去子，切丝，猪油置锅内烧八成热，下苦瓜丝爆炒，下调料翻炒片刻即成。

［**功　效**］清热明目。适用于虚性、热性眼疾，脾虚、体衰者均可食用。

15. 合欢花蒸猪肝治结膜炎

［**用　料**］合欢花 10 克，猪肝 150 克，盐少许。

［**制用法**］将合欢花用水浸泡半日，再把猪肝切片，同放入碗中，加盐，盖上盖，隔水蒸熟。吃猪肝。

［**功　效**］消风明目，舒郁理气，养肝安神。用治结膜炎、失眠。

16. 蛋白治结膜炎

[用　料] 鸡蛋 1 个。

[制用法] 鸡蛋煮熟去皮，蛋黄不用。趁热将蛋白罨于洗干净的患眼眼皮上，以纱布固定，次晨打开弃除蛋白。连用 3 天。

[功　效] 清热消炎。用治结膜炎。

17. 猪胰荸荠汤治急性结膜炎

[用　料] 猪胰子 1 具，荸荠 250 克，蝉蜕 10 克，蛇蜕 6 克。

[制用法] 先将猪胰子洗净去衣膜，荸荠去皮切片，同蝉蜕、蛇蜕一同入锅，加清水煨汤。饮汤食肉，每日 1 次。

[功　效] 清热平肝，消炎退翳。用治急性结膜炎后期目赤不退甚至初起翳膜。

18. 鲜牛奶治电光性眼炎

[用　料] 新鲜牛奶 10 毫升，2% 普鲁卡因。

[制用法] 两味混合。开始每分钟点眼 1 次，连点 2 次，5 分钟后再点 1 或 2 次，每次 3 滴。

[功　效] 生津润燥，解毒止痛。用治电光性眼炎。

注　用人乳效果更佳。

19. 玄参炖猪肝治虹膜炎

[用　料] 玄参 15 克，猪肝 500 克，食用油、葱、姜、酱油、白糖、黄酒、淀粉各少许。

[制用法] 猪肝洗净，同玄参放在锅内，加水适量煮 1 小时，捞出猪肝切成小片备用。油锅烧热，葱姜炝锅，放入猪肝片炒，烹酱油、白糖、黄酒，对入原汤少许，收汁，勾入淀粉，汤汁透明即成。顿食或分顿佐餐均可。

[功　效] 补肝养血，清热明目。用治急性结膜炎、虹膜炎等，有一定的功效。

20. 食盐人乳液治眼上膜（翼状胬肉）

[用　料] 生食盐 15 克，清水 240 克，人乳适量。

[制用法] 盐及清水共放锅内熬至水干后，将剩下的盐研末。以人乳调，滴入眼内，即愈。

［功　效］清热解毒。用治眼上膜（眼球有翳如云及红肿疼痛、畏光）。

21. 黄瓜汁点眼有良效

［用　料］新鲜嫩黄瓜1条。

［制用法］黄瓜洗净，切碎挤压于杯中，取瓜汁20～25克，用消过毒的注射器将瓜汁吸入针管内数滴，令患者仰卧床上，用手指撑开眼皮，将针管内瓜汁缓缓推入2～3滴。每日3～5次，滴后闭目7～10分钟，再轻揉眼皮，使汁液均匀分布。

［功　效］清热解毒。用治眼睛干涩，火眼肿痛，并可增强视力，推迟老花等。

注　忌用老黄瓜，以及隔夜或被污染的黄瓜汁。此方冬季禁用。

22. 槟榔汤治疗青光眼

［用　料］槟榔9～18克。

［制用法］水煎服。服药后有腹痛、呕吐、恶心及轻泻等反应均属正常现象。若无轻泻应稍增加剂量。

［功　效］下气破积，清热明目。用治青光眼。

23. 羊肝粥治小儿疳眼等

［用　料］羊肝60克，大米100克，生葱3根。

［制用法］先将羊肝去膜切片，起锅同葱炒片刻。用锅盛水煮沸，加入大米煮至米开花，再放入羊肝煮熟为度。吃粥食肝，连吃几日。

［功　效］补肝明目，增加维生素A、维生素D和钙。用治小儿疳眼、角膜软化症、夜盲症及视物昏花。

24. 鳗鲡肝丸补肝明目

［用　料］生鳗鲡肝脏、草决明子各适量。

［制用法］共捣和为丸，如小豆大，晒干。每服5克，每日2次，饭后服。

［功　效］补肝养血，明目。用治小儿疳眼（角膜软化症）、夜盲。

25. 兔肝治疳眼夜盲

［用　料］鲜兔肝1～2具，酱油少许。

［制用法］将兔肝切成片，放开水中煮至半熟。蘸酱油食，每日1次。

眼疾

[功　效] 泻肝热，明目。用治小儿疳眼、夜盲。

注　水煮沸后，放入少许油盐调味，将切成片的兔肝放入，然后打入鸡蛋一个，煮熟食用，亦有同等疗效。

26. 青鱼胆粉治目赤障翳（结膜炎）

[用　料] 青鱼胆。

[制用法] 将青鱼胆阴干，研碎过筛取极细粉末。点于眼角上，早晚各1次。

[功　效] 清热除翳。用治目赤障翳。

注　《圣济总录》云："鲤鱼胆汁，滴铜镜上，阴干，竹刀刮下，每点少许，疗睛上生晕。"

27. 盐洗漱明目坚齿

[用　料] 食盐不拘量。

[制用法] 用开水将盐溶化，滤清汁再熬成白盐花。每早用白盐花刷牙漱口。盐花点水洗目，双目合闭良久，再洗面。

[功　效] 去翳明目，消炎坚齿。用治老眼昏花。此方有"目视千里清"之称。

28. 猪肝煮韭菜治雀盲

[用　料] 猪肝、韭菜各适量。

[制用法] 猪肝与韭菜共煮（不加盐）。吃肝饮汤，久服有效。

[功　效] 补肝养血，明目。用治雀盲或小儿视物模糊。

29. 猪肝萝卜汤补肝明目

[用　料] 猪肝、胡萝卜、鲜姜片、盐各适量。

[制用法] 共煮至肝熟。食饮多次。

[功　效] 补肝养血，清热明目。用治夜盲及小儿疳眼。

30. 红番薯叶羊肝治夜盲

[用　料] 红番薯叶150～200克，羊肝200克。

[制用法] 薯叶洗净，切碎，羊肝切片，加水同煮。食肝饮汤，连服3日，每日1次。

[功　效] 补肝养血，清热明目。用治夜盲。

注　红番薯叶或黄番薯叶治疗效果较好，而红皮肉黄番薯之叶更好。

31. 谷精夜明砂蒸鸡肝治夜盲

[用　料] 鸡肝 1 具（连肫同用），谷精草 15 克，夜明砂 10 克（中药店有售）。

[制用法] 鸡肝、肫去污膜洗净，同谷精草、夜明砂加少量开水隔水蒸熟。吃肝饮汁。

[功　效] 清热明目，养血润燥。用治夜盲症、眼干燥。渐至失明者，多吃有效。

32. 炒乌鸡肉补肝明目

[用　料] 乌鸡肉 150 克，胡萝卜 50 克，油、盐、酱油、葱各少许。

[制用法] 乌鸡肉、胡萝卜切丝，油锅烧热煸炒葱花出香味，下双丝炒，加调料炒熟即成。

[功　效] 补肝益血，润燥明目。用治肝虚所致的眼花、夜盲。

33. 猪肝菠菜汤治视力减退

[用　料] 猪肝 60 克，菠菜 250 克。

[制用法] 共煮汤。日服 2 次。

[功　效] 有提高视力的作用。用治夜盲、视力减退，有助于小儿麻疹后的视力恢复等。

34. 芜菁菜子治青盲眼障

[用　料] 芜菁菜子（又名大头菜子）、烧酒、蜂蜜各适量。

[制用法] 将芜菁菜子用酒浸泡一夜，取出后蒸 20 分钟，然后晒干，研末，炼蜜为丸，如小豆大。每服 10 克，用米粥汤送下，每日 2 次。

[功　效] 清热利湿，明目解毒。用治青盲眼障、夜盲、疳眼、角膜云翳。

35. 生吃黑豆治白内障

[用　料] 黑豆（俗称马料豆）30 粒。

[制用法] 温水洗净后，再用开水泡软。生吃豆喝汤，每晨 1 次，久服有效。

[功　效] 补肾明目。用于预防和治疗白内障。

36. 南瓜露治眼球外伤

[用　料] 南瓜。

[制用法] 南瓜洗净，切片（去子），装入罐内，密封罐口埋入地下，数月后，化为液体，用纱布过滤，取其汁液，即为南瓜露。用此液涂敷患处，日3或4次。

[功　效] 清实热，解火毒。用治眼部外伤及烫伤。

注　据《江苏中医》1957年第2期介绍：朱某之子因玩火枪不慎，火药射出伤及眼球。当时眼球凸出眼眶之外，如鸡蛋大，鲜血淋漓，情势危急。后用南瓜露罨（yǎn，覆盖）敷，3日后，眼球回入眼眶，1周后，恢复正常。3周后充血消失，3个月后视力恢复。

37. 针眼（睑板腺阻塞）速愈法

[用　料] 大蒜1片或姜片均可。

[制用法] 蒜或姜片洗净擦干。闭眼，用其抹眼睑。

[功　效] 用于泪囊管阻塞所致的针眼。由于眼部末梢神经受到辛辣刺激，泪水外溢，针眼痛苦症状立即大减，次日即愈。

四、　鼻病

1. 蕹菜白糖止鼻血

[用　料] 蕹菜250克，白糖适量。

[制用法] 将蕹菜洗净，和糖捣烂。冲入沸水饮用。

[功　效] 清热凉血。治鼻出血，有凉血止血之功。

2. 敷大蒜泥治鼻衄

[用　料] 大蒜1头。

[制用法] 蒜去皮，捣烂如泥。左侧鼻腔流血者，将蒜泥敷于右足底心（即涌泉穴位）；右侧流血，敷于左足底心。敷1小时即止。

[功　效] 止血。

注　据《中药贴敷疗法》介绍，2例鼻中隔左右克氏区出血，使用此方1小时血止，1个月内未复发。

3. 柏叶猪鼻汤治鼻渊

[用　料] 猪鼻肉 60 克，生柏叶 30 克，金钗石斛 6 克，柴胡 10 克，蜂蜜 60 克，黄酒 30 克。

[制用法] 猪鼻肉刮洗干净，将生柏叶、金钗石斛、柴胡同放砂锅内，加清水四碗与猪鼻共煮至剩一碗汤，滤除药渣，冲入蜂蜜及黄酒，和匀服饮。2～4 剂为一疗程，连服 3 或 4 个疗程。

[功　效] 清热通窍，养阴益肺。用治鼻渊（脑漏，即鼻流浊涕或黄水不止）。

4. 茶叶黄柏末治鼻渊

[用　料] 上等龙井茶 30 克，川黄柏 6 克。

[制用法] 共研细末。嗅入鼻内两侧少许，每日多次。

[功　效] 清热泻火，解毒排脓。用治鼻渊、鼻塞或鼻有脓性腥臭分泌物。

5. 蜂蜜外治鼻臭

[用　料] 生蜂蜜。

[制用法] 先用温开水将鼻腔结痂洗净，再以棉签蘸生蜂蜜涂鼻腔患处，每日 1 次，至鼻腔无痛痒，无分泌物结痂，嗅觉恢复为止。

[功　效] 清热解毒。用治鼻臭（萎缩性鼻炎）。

注　据《中医杂志》介绍，用此法试治 5 例，最长者为 29 日，全部获愈。

6. 青苔塞鼻治鼻窦炎

[用　料] 新鲜青苔适量。

[制用法] 将青苔涮洗干净，用纱布包好，备用。使用时将青苔塞入鼻腔，十余小时更换新鲜青苔。若双侧鼻窦炎者应两侧交替使用。

[功　效] 消炎排脓。用治鼻窦炎。

注　据《浙江中医》介绍，用青苔塞鼻治疗鼻窦炎 169 例，154 例痊愈，9 例好转（头痛、脓性鼻涕消失，但仍有清水样鼻涕），6 例未愈。

7. 外用蒜液治鼻炎

[用　料] 大蒜（选紫皮蒜最佳）。

[制用法] 蒜洗净，捣烂如泥，过滤取其汁，与生理盐水配成 40% 大蒜液，或与甘油配成 50% 大蒜油。用时以棉卷蘸液涂布鼻腔内，每日

鼻病

3 次。

[功　效] 治萎缩性鼻炎。症见头痛、鼻塞、嗅觉减退或消失、鼻腔内有黄绿色痂皮附着、鼻干、流清涕或黄绿色臭涕、出血等。

注　据《中华耳鼻咽喉科杂志》1957 年第 2 期介绍，试治 20 例萎缩性鼻炎，痊愈者 10 例，改善者 9 例，无效者 1 例。

8. 双豆汤治过敏性鼻炎

[用　料] 绿豆 15 克，淡豆豉 20 克，防风 15 克，生甘草 10 克，石菖蒲 15 克，辛夷 10 克，细辛 3 克。

[制用法] 水煎。日服 1 剂。

[功　效] 散寒除浊，开达肺窍。用治过敏性鼻炎。

9. 丝瓜藤炖猪肉治鼻炎

[用　料] 丝瓜藤（取近根部位的）2 ~ 3 米，瘦猪肉 60 克，盐少许。

[制用法] 将丝瓜藤洗净，切成数段，猪肉切块，同放锅内加水煮汤，吃时加盐调味。饮汤吃肉，5 次为一疗程，用 1 ~ 3 个疗程。

[功　效] 清热消炎，解毒通窍。用治慢性鼻炎急性发作、萎缩性鼻炎之鼻流脓涕、脑重头痛。

10. 川芎炖猪脑治慢性鼻炎

[用　料] 猪脑（或牛、羊脑）2 副，川芎、白芷各 10 克，辛夷花 15 克。

[制用法] 将猪脑剔去红筋，洗净，备用。将川芎等三味加清水两碗，煎至一碗。再将药汁倾炖盅内，加入猪脑，隔水炖熟。饮汤吃脑，常用有效。

[功　效] 通窍，补脑，祛风，止痛。用治慢性鼻炎之体质虚弱。

11. 芝麻油治鼻炎

[用　料] 芝麻油适量。

[制用法] 以芝麻油滴入每侧鼻腔 3 滴，每日 3 次。

[功　效] 清热润燥，消肿。用治各种鼻炎。

12. 辛夷花煮鸡蛋治慢性鼻窦炎

[用　料] 辛夷花 15 克，鸡蛋 2 个。

[制用法] 将辛夷花放入砂锅内，加清水两碗，煎煮至一碗。鸡蛋煮

熟去壳，刺小孔十余个。将砂锅复置于火上，倒入药汁煮沸，放入鸡蛋同煮片刻。饮汤吃蛋，常服有效。

[功　效] 通窍，净脓涕，驱风痛。用治慢性鼻窦炎之流脓涕、体弱不任寒凉。

13. 羊睾粉治慢性鼻窦炎

[用　料] 羊睾丸 1 对，黄酒适量。

[制用法] 将羊睾丸洗净，放瓦片或砂锅内焙黄（不可炒焦炒黑），研为细末，用温开水或黄酒送下。分 2 次服，连续用 2～3 天可见效。

[功　效] 通阳，益肺。用治慢性鼻窦炎。

14. 花生米烟熏治鼻窦炎

[用　料] 小花生米 7 粒。

[制用法] 将小花生米放干净的白铁罐内，上糊纸封严，纸上开一小孔。将罐放火炉上，俟冒烟以烟熏鼻孔，烟尽为止。每日 1 次，1 个月可愈。

[功　效] 消炎抑菌。用治鼻窦炎。

15. 猪胆汁调藿香治鼻窦炎

[用　料] 藿香 40 克，苍耳子 15 克，猪胆汁适量。

[制用法] 将藿香研为细末，用猪胆汁调拌成糊。每饭后服 25 克，日 2 次，用苍耳子煎汤送下。

[功　效] 散风湿，通鼻窍，清热止痛。用治鼻渊、鼻塞、慢性鼻窦炎。

16. 蜂房治鼻窦炎等

[用　料] 蜂房（蜂巢）不限量。

[制用法] 将蜂房冲洗干净，撕成块状，放于口中嚼烂，吐渣咽液。每日嚼 3 次，每次嚼 36 立方厘米以上。

[功　效] 祛风，攻毒，杀虫。用治鼻窦炎、鼻塞、牙痛、气管炎。

注　据《新医学》杂志介绍：一鼻窦炎患者，共服蜜蜂巢 3 个，治愈了 9 年的不愈之症。嚼 5 天后，鼻子开始通气，连嚼 1 个月，头痛及脓鼻涕均消失而愈。

本方亦可作为口腔癌和鼻咽癌的解毒抗癌剂。

17. 枯矾粉治鼻息肉

[用　料] 枯矾适量。

[制用法] 枯矾研成极细粉末。用前先将患处用硼酸水或温盐水洗净，然后用适量的枯矾粉，撒布于消毒棉花上塞入鼻腔内。每天如法换药 1 次。

[功　效] 祛腐生肌。用治鼻息肉。按上法用药两三天后，息肉即萎缩消失或脱落。

18. 鲜藕节化瘀治鼻息肉

[用　料] 鲜藕节（带藕节须）。

[制用法] 将藕节洗净，焙干，研成细末。用细管将药吹入鼻内，每日 2 或 3 次。

[功　效] 去瘀生新。用治鼻息肉。

注　据《中医效方精选》介绍，保定市区医院马怀义大夫，用此方治疗鼻息肉，7 日而愈。

五、　咽喉诸疾

1. 芦根萝卜汤治白喉

[用　料] 鲜芦根50克（干品减半），萝卜200克，葱白7根，青橄榄7个。

[制用法] 煎汤。代茶饮，常饮有效。

[功　效] 解毒消炎。用治白喉。

2. 服猪胆汁预防白喉

[用　料] 新鲜猪胆汁，砂糖。

[制用法] 两味等量混合，上锅蒸 30 ~ 60 分钟即成。托儿所小儿每次服 1 ~ 2 毫升，幼儿园小孩每次服 2 ~ 3 毫升，每日 2 次，连服 4 天。咽拭子培养阳性者隔 1 个月再服 4 天。

[功　效] 猪胆汁味苦性寒，泻热润燥利二便，清心肺火，通血脉。用于预防白喉。

注　据《广东中医》1961 年第 6 期介绍，曾先后在流行区的托儿所、幼儿园用上

3. 生嚼金针根治蛾喉初起

[用　料] 金针根（黄花菜根）10 条。

[制用法] 先生嚼 5 条，吞其根汁，徐徐下咽，再用 5 条煎水饮服。

[功　效] 清热破滞。用治蛾喉初起、喉炎。

4. 西瓜白霜治咽喉炎

[用　料] 大西瓜 1 个，朴硝适量。

[制用法] 在西瓜蒂上切一小孔，挖去瓤子，装满朴硝，仍以蒂部盖上，用绳缚定，悬挂于通风处，待析出白霜，以鹅毛扫下，研细，贮于瓶中备用。用时以吸管将白霜吹于喉部。

[功　效] 清热，消肿。用治咽喉炎。

注　据《食物中药与便方》介绍，此方有卓效。

5. 黄瓜霜清热解毒止咽痛

[用　料] 成熟大老黄瓜 1 条，明矾（或芒硝）适量。

[制用法] 将老黄瓜切开顶端，挖去瓜瓤及瓜子不用，填满明矾（或芒硝），仍以原盖盖上，用竹签插牢，用绳拴住瓜体，挂在阴凉通风处，数天后，瓜上出现一层白霜，用洁净的鹅毛轻轻扫下，装入瓶中备用。需要时用吸管将黄瓜霜吹入咽部，每日数次，唾液可以吞咽。

[功　效] 清热，消肿。用治扁桃体炎、咽峡发炎肿痛。

6. 酸梅青果清热解毒

[用　料] 酸梅 10 克，橄榄 50 克，白糖适量。

[制用法] 将酸梅及橄榄放入砂锅内浸泡 1 天，然后煎煮。服用时加白糖调味。

[功　效] 清热消肿，止咳化痰。用治急性扁桃体炎、咽炎、咳嗽痰盛，并用于解酒毒等。

7. 生丝瓜汁治咽喉肿痛

[用　料] 生丝瓜（以新摘的为佳）3 条。

[制用法] 将鲜嫩丝瓜切片，放入大碗中捣烂，取汁一杯。一次饮。

[功　效] 清热解毒，消肿止痛。用治咽炎、扁桃体炎或咽喉疼痛。

偏方大全

咽喉诸疾

373

8. 黑木耳治扁桃体炎

[用　料] 黑木耳 10 克。

[制用法] 将木耳焙干，研成细面。用小细管向喉内吹木耳末，数次即愈。

[功　效] 凉血止血，润燥生肌。用治扁桃体炎。

9. 萝卜青果汤治扁桃体炎

[用　料] 鲜白萝卜 1 个，青果 10 个，冰糖少许。

[制用法] 上三味煎水。代茶饮，日服 2 次。

[功　效] 清热，消肿。用治扁桃体红肿发炎、咽炎。

10. 橄榄明矾治咽喉疾病

[用　料] 橄榄 12 枚，明矾 15 克。

[制用法] 将橄榄洗净，用小刀将橄榄割数条纵纹，明矾研末揉入割纹内。含口中咀嚼，食果肉，并随之咽下唾液，每天吃 5~6 个。

[功　效] 清热，利湿，解毒。用治咽喉肿痛、扁桃体炎、甲状腺肿大。

11. 糖渍海带治慢性咽炎

[用　料] 水发海带 500 克，白糖 250 克。

[制用法] 将海带漂洗干净，切丝，放锅内加水适量煮熟，捞出，放在小盆里，拌入白糖腌渍 1 天后即可。食用，每日 2 次，每次 50 克。

[功　效] 软坚散结。用治慢性咽炎。

12. 敷蜘蛛蒜泥治喉痛

[用　料] 活蜘蛛 1 个，大蒜去皮 1 瓣，冰片 0.3 克。

[制用法] 共捣烂，如泥状。敷于一侧手上的合谷穴（在手背部，拇指和食指掌骨间隙，敷后约一小时，敷处麻辣作痛，即清除敷药。若喉痛未愈，可再敷另一只手的合谷穴。如起泡，不要弄破，如已溃破，则需用消毒敷料敷之，免受感染。

[功　效] 清热解毒。用治热毒所致咽喉疼痛。

13. 猪胆治咽喉诸疾

[用　料] 猪胆 1 个，冰片 5 克，白矾末适量。

[制用法] 猪胆装满白矾末，置于背阴通风处，阴干，研成极细末，加入冰片，备用。用时以塑料细管将细末吹入喉内，日 2 或 3 次。

[功　效] 泻热润燥。用治咽喉诸疾。

注　据《常见药用食物》介绍：刘某，男，成人，患咽喉肿痛，溃烂。给硼酸水漱口，用此方三四天后痊愈。

14. 外用蒜泥拔毒火

[用　料] 老独头大蒜 1 个。

[制用法] 去皮洗净，捣如泥。用时捏成豌豆大，敷于经渠穴（位于腕横纹上 1 寸偏外侧处），五六小时起一小水疱，用消毒银针挑破，挤去毒水即愈。

[功　效] 解毒散热。用治急性咽炎或咽峡炎。

注　方见《新中医药》1955 年 7 月刊，蒜泥贴于足心（涌泉穴），每日 1 次，功效相同。

15. 鸡蛋去喉中之风

[用　料] 鸡蛋。

[制用法] ①将蛋顶端刺一孔，每日吸吮 1 个。②用棉子油煎鸡蛋，煎至外熟里嫩即成，日食 2 个。

[功　效] 除伏热，理气血。用治喉风。

注　喉风，中医学病名。症见咽喉部突然肿痛、喑哑、喉鸣，吞咽、呼吸均感困难。多由胃肺积热，复感风邪，风热相搏所致。

据《医学衷中参西录》载，赵晴初曰：鸡蛋能去喉中之风，余治一幼童喉风症，与清轻甘凉法，稍加辛药，时发时止。后有人教服鸡蛋，顶上针一孔，每日生吞一枚，不及十枚，病愈不复发。又友人齐自芸曰：平阳何汉卿患喉痛，医者治以苦寒之药，愈治愈甚，渐至舌硬，后有人教用棉子油煎生鸡蛋，煎至外熟，里仍微生，日服两枚，未十日遂大愈。

16. 罗汉果泡水保护发声器官

[用　料] 罗汉果 1 个。

[制用法] 切碎。泡水，代茶饮。

[功　效] 清肺，润喉，止咳，并有养护声带的功能。

17. 苋菜汁解毒清热消炎止痛

[用　料] 苋菜 150 克，白糖 50 克。

［制用法］将苋菜洗净，捣烂取汁，加白糖调匀。日服 2 次。

［功　效］用治咽喉痛、扁桃体炎。

六、 误吞（刺）硬物

1. 荸荠核桃仁治误吞铜物

［用　料］荸荠 250 克，核桃仁 120 克。

［制用法］上两味生嚼食之。

［功　效］用治误吞铜钱、铜物。

注　据《河北省中医中药集锦》介绍，郭忠弼大夫用此方治 25 例患者，全部获愈。又据《家庭食疗手册》介绍，"荸荠配胡桃肉吃 1～2 斤"见效。

2. 羊胫骨治误吞铜及金

［用　料］羊胫骨适量。

［制用法］烧黑，捣碎研末。每次服 15 克，米汤送下。

［功　效］用治误吞铜、铁、金等金属物。

注　《本草纲目·兽部》第五十卷载："汉上张某，女，七八岁，误吞金环子一双，胸膈痛不可忍，忧惶无措。一银匠炒末药三钱，米饮服之，次早随大便下。叩求其方，乃羊胫灰一物耳。"本方据此化裁。

3. 蚕豆韭菜治误吞针入腹

［用　料］蚕豆、韭菜各适量。

［制用法］煮蚕豆同韭菜食之，针自大便出。

［功　效］治误吞针入腹。

注　据《本草纲目·谷部》第二十四卷载："一女子误吞针入腹，诸医不能治，一人教此法，针自大便出。此亦可验其性之利脏腑也。"

4. 韭菜治误吞金属物

［用　料］韭菜 250 克。

［制用法］将韭菜裹成小团，用开水烫片刻，然后生吞下，金属器物随大便排出。小儿可将韭菜炒熟大口吃下，再服熟植物油 1 汤匙即可。

［功　效］用治误吞金属器物。

5. 韭芹制剂治误吞金属

[用　料] 鲜韭叶 30 克（去白不切），鲜芹茎 30 克（去叶不切），藕粉（干）30 克，莲房炭 50 克。

[制用法] 以上四味，加水四碗以煮熟为度，将莲房取去。日 3 或 4 次菜与汤圆囫吞服。

[功　效] 行瘀破滞。用治小儿误吞金属异物。

注　据《广东医学》1964 年第 3 期介绍：用此法治疗误吞军官领章小星徽 1 例，误吞大别针 1 例，军官棉衣大扣 1 例，马口铁片 1 例，壹分硬币 1 例，5 例分别在服药后 24～72 小时内排出金属异物，疗效满意。

6. 橄榄核散解骨鲠

[用　料] 橄榄核。

[制用法] 捣碎研成细粉末。饮服。

[主　治] 用治鸡骨、鱼骨卡喉。

注　据《本草纲目》载：一富人食鳜鱼被鲠在胸中，不上不下，痛声动邻里，半月余几死。忽遇渔人张九，令取橄榄与食，时无此果，以核研末，急流水调服，骨遂下而愈。

7. 大蒜塞鼻治鱼骨卡喉

[用　料] 大蒜 1 瓣，白糖适量。

[制用法] 大蒜去皮，由横捏断，塞入双鼻孔勿漏气，干咽白糖 1 匙勿饮水，如不见效再咽 1 匙可愈。

[主　治] 用治鱼刺卡在咽喉部，疼痛难忍。

8. 鳜鱼胆治鱼骨卡喉

[用　料] 鳜鱼胆 1 个，黄酒少许。

[制用法] 将鱼胆晒干，研碎末。需要时取如黄豆大一块碎末，以温黄酒煎化服。

[主　治] 鱼骨卡喉。

注　据《胜金方》载："腊月中取鳜鱼胆，悬于檐下晒干，辗成碎末，每有鱼鲠，即取一皂子许，以酒煎化温呷，骨即随顽痰出。"《本草求真》说鳜鱼胆治"骨鲠竹木刺入咽喉，不拘大人小儿，或入腹刺痛，服之皆出。"

9. 丝瓜烧焦治鱼骨卡喉

[用　料] 陈年丝瓜（连子）1 节。

［**制用法**］将陈丝瓜烧焦，研碎，冲开水半碗，微温。顿服。服后自觉清爽将愈。

［**主　治**］治鱼骨卡喉，刺痛不已。

10. 醋治细骨卡喉

［**用　料**］醋 120 克。

［**制用法**］将醋稍温，趁热徐徐喝下，然后大口嚼食馒头，咽下。

［**功　效**］用治细骨刺卡于喉中不下。

七、 失音

1. 冰糖梨水养护声带

［**用　料**］冰糖 50 克，梨（鸭梨、秋梨或雪梨）2 个。

［**制用法**］将梨洗净切块，同冰糖共放入锅中加水煮烂。日分 2 次服。

［**功　效**］清肺润喉，消痰降火。用治音哑，对嗓子有保护作用，对肺热久咳患者亦有较好疗效。

2. 甜蛋花汤治音哑

［**用　料**］生鸡蛋 1 个，砂糖 10 克。

［**制用法**］将蛋打破置于碗中，放入砂糖，调匀，用少量开水冲沏，每晚睡前服。

［**功　效**］滋阴润燥。用治声音嘶哑。

注　鸡蛋内膜衣性平、味甘，每晚睡前嚼碎咽下 2 个，亦有同等功效。

3. 腌雪里蕻治失音

［**用　料**］腌雪里蕻（老腌菜最佳）茎 30 克。

［**制用法**］将菜洗净，切碎，用开水冲汤。待水温后含漱多次，余汤可内服。

［**功　效**］宣肺利咽。用治声音嘶哑及风寒痰盛咳嗽。

注　本品辛散，凡患眼疾、痔疮者不宜食用。

4. 橄竹梅茶汤治失音

［**用　料**］咸橄榄 5 个，竹叶 5 克，乌梅 2 个，绿茶 5 克，白糖 10 克。

[制用法] 用水共煮。饮汤，日服 2 次，每次 1 杯。

[功　效] 清咽润喉。用治久咳及劳累过度或烟酒过量所引起的失音。

5. 双叶汤治外感音哑

[用　料] 茶叶 3 克，苏叶 3 克，盐 6 克。

[制用法] 先用砂锅炒茶叶至焦，再将盐炒呈红色，同苏叶加水共煎汤。日服 2 次。

[功　效] 清热，宣肺，利咽。用治外感引起的声音嘶哑症。

6. 花生米汤治失音

[用　料] 花生米（连内皮）60 克。

[制用法] 用一碗水煮花生米，开锅后改用文火煨熟。可吃可饮，一次用完，每日 1 次。

[功　效] 润肺利咽。用治外感引起的失音。

7. 胖大海糖水治干咳失音

[用　料] 胖大海 5 枚，冰糖适量。

[制用法] 胖大海洗净，同冰糖放入碗内，冲入开水，浸泡半小时。当茶饮用，隔半日再冲水泡一次，每日 2 次。2～3 天见效。

[功　效] 清热、解毒、润肺。治干咳声音、咽干嘶痛、扁桃体炎、牙龈肿痛及内痔出血等。

8. 金针汤治声嘶音哑

[用　料] 金针菜（即黄花菜）50 克，蜂蜜适量。

[制用法] 将金针菜加水一碗煮熟，调入蜂蜜。含在口里浸漱咽喉片刻，然后徐徐咽下，日分 3 次服。

[功　效] 清积热，通经络。用治因声带劳累而引起的声音嘶哑。

9. 猪皮汤养阴清热解哑

[用　料] 猪皮 500 克，盐少许。

[制用法] 将猪皮洗净，加水、盐炖至极烂。分 3 次食，连用 20 天。

[功　效] 用治邪热所致的声嘶音哑、咽喉肿痛。

注　据《伤寒论今释》引《张氏医通》云："徐君育，素禀阴虚多火，有便血症。患冬温发热咽痛，诸药不应，制猪肤汤一碗，隔汤炖热，不时挑服，三日声清，终剂痛如失。"

失音

10. 白青萝卜汤解声嘶

[用　料] 白萝卜、青萝卜各250克。

[制用法] 洗净，切片，加水煎煮1小时。日服3次。

[功　效] 清肺、利咽。用治嗓子干痒、声嘶。

11. 马勃养咽疗失音

[用　料] 马勃不限量。

[制用法] 洗净去皮，捣烂取汁。饮用，饮量不限。

[功　效] 清肺利咽。常用于治疗咽痛、失音。

注　声音沙哑，或称嘶哑，是人的咽喉部发声器官声带出了毛病。一般是因为声带过于疲劳导致充血、水肿、疼痛，有的是因上呼吸道感染，炎症累及声带。声带息肉、甲状腺疾病、咽结核、声带麻痹、某些心血管疾病、鼻咽癌晚期，会压迫喉返神经出现声嘶音哑的症状。所以，如果声音沙哑，伴有咳嗽、疼痛感，经过一段时期治疗，未见痊愈，甚至嘶哑加重，咽部有干燥感，应去医院就诊。

八、　耳病

1. 猪胆白矾末治中耳炎

[用　料] 猪胆1个，白矾9克。

[制用法] 将白矾捣碎放入猪胆内，阴干或烘干，研成细末，过罗。用时，先用3%的双氧水洗净耳，拭干脓液，然后用吸管吹入猪胆粉剂。每2～3天用药1次。

[功　效] 清热解毒，消肿止痛。用治化脓性中耳炎。

注　据《医学》杂志介绍，此方配合西药内服和注射，治愈率达90%。

2. 鲤鱼胆汁治中耳炎

[用　料] 鲤鱼胆汁。

[制用法] 将鱼腹内的苦胆轻轻取出，把胆汁挤入小碗内。用双氧水将耳内脓水擦洗干净，滴入鲜鱼胆汁，然后以棉花球堵塞耳孔。每日滴1次，3次可愈。

[功　效] 清热解毒，消炎祛肿。用于治疗急性和慢性中耳炎。

3. 青鱼胆治慢性中耳炎

〔用　料〕青鱼胆（烘干）10克，枯矾10克，黄连粉5克，冰片0.3克。

〔制用法〕将上述各味共研细末，备用。用时将耳内脓液洗净，拭干，用吸管将药粉吹入耳中。切勿吹入过多，以免堵塞耳道，影响疗效。

〔功　效〕清热解毒。用治慢性中耳炎。

4. 泥鳅疗法治急性中耳炎

〔用　料〕泥鳅2条。

〔制用法〕将泥鳅捣烂，贴敷于耳周围。每天换1次，数日可愈。

〔功　效〕消炎散肿。用治急性中耳炎。

5. 胡桃油冰片治中耳炎

〔用　料〕胡桃仁3个，冰片3克。

〔制用法〕将胡桃仁用布包好，加压挤油贮于碗内，放入冰片浸泡使其溶解。用时洗净耳内外，以棉球拭干，将此油滴于耳内。每日1或2次，5～10天可愈。

〔功　效〕清热，消肿。用治化脓性中耳炎。

6. 煅黄鱼耳石治化脓性中耳炎

〔用　料〕黄花鱼耳石25克，冰片2克，香油适量。

〔制用法〕黄花鱼耳石（即鱼头内的两块白石）取出，放在火内煅烧，然后砸碎与冰片共研细末，加纯芝麻香油调匀。滴入耳中，每日2次。

〔功　效〕清热祛湿，消炎止痛。用治化脓性中耳炎。

7. 炒蛤粉清热化脓消炎

〔用　料〕文蛤粉（炒）5克，冰片0.5克，枯矾1克。

〔制用法〕共研极细粉。吹入耳内。

〔功　效〕燥湿，止血，收敛，防腐。用治中耳炎。

8. 高粱霉治化脓性中耳炎

〔用　料〕高粱霉适量。

〔制用法〕在高粱吐穗时剪取其霉，放阳光下晒干后，轻轻将霉粉弹落，过细罗，贮存备用。用3%双氧水洗净耳道并拭干，吹入粉霉，用量不宜过多。每日吹 1 次。

　　[功　效] 燥湿，收敛，止血。用治化脓性中耳炎。

9. 蝎子散治化脓性耳炎

　　[用　料] 全蝎（带尾）6 克，白矾 60 克，冰片 3 克。

　　[制用法] 先将白矾用铝勺煅制，研为细末。全蝎焙干，同冰片、白矾混合，研极细末备用。用前先以双氧水将耳内洗净，后用吸管或麦秆将药末吹敷耳内。每日 2 次。

　　[功　效] 全蝎解毒散结，白矾消炎燥湿，冰片清热止痛，3 味成药有止痛、消肿、排脓之功效。用治化脓性中耳炎。

　　注　据《四川中医》1985 年第 6 期报道，用此方治疗 30 例，一般 3～5 天痊愈。例如：李某，13 岁，初病头痛发热，热退后耳内疼痛，流黄色脓汁，诊为"化脓性中耳炎"，用蝎子散治疗 3 日即愈。随访未见复发。

10. 韭菜汁治慢性耳底子（中耳炎）

　　[用　料] 韭菜适量。

　　[制用法] 将韭菜洗净，捣烂取汁，吸入滴管内。每日滴耳 3 次。

　　[功　效] 杀菌，排脓。用治慢性耳底流脓。

　　注　据《中医效方精选》介绍，某小儿患耳底子两年余，用此方滴耳 5 天即愈。

11. 石榴花治耳内脓水不干

　　[用　料] 石榴花，冰片。

　　[制用法] 将石榴花在新瓦上焙干，研成细末，加冰片少许研和。用吸管吹入耳内，3 或 4 次即愈。

　　[功　效] 清热、止血、消炎。用治中耳炎之耳流脓水不止。

12. 蛋黄油治耳内流脓

　　[用　料] 鸡蛋黄 2 个，冰片粉 1.2 克。

　　[制用法] 将熟蛋黄放入铁锅内，以文火煎熬令蛋黄出油，将油与冰片粉和匀。拭干耳内脓水，滴入油，日 3 或 4 次。3～4 天可愈。

　　[功　效] 清热，消肿。用治耳内流脓。黄水疮患者涂于患处亦有疗效。

13. 油菜子油治诸虫入耳

　　[用　料] 油菜子油。

　　[制用法] 将油菜子油点入耳 1 或 2 滴，虫自爬出。

［功　效］用治各种小虫爬入耳内。

14. 芥菜子油治蜈蚣入耳

［用　料］芥菜子油半匙。

［制用法］将芥菜子油过滤。徐徐滴入耳内，少顷倾出，虫即随油出，无恙。

［功　效］用治蜈蚣等小虫入耳。

注　据《中医杂志》1955年第4期介绍，某童8岁，纳凉睡熟，蜈蚣入耳大痛，遂用此方而愈。

15. 芝麻油治蚰蜒入耳

［用　料］芝麻及芝麻油。

［制用法］以芝麻及其油作饼，枕卧。

［功　效］治蚰蜒入耳。

注　唐朝刘禹锡所撰《传信适用方》云，用胡麻油作煎饼，枕卧，须臾蚰蜒自出。李元淳尚书在河阳日，蚰蜒入耳，无计可为，脑闷有声，至以头击门柱。奏状危困，因发御药疗之，不验。忽有人献此方，乃愈。（见《本草纲目·谷部》）

16. 胡桃仁破瘀消坚

［用　料］胡桃仁少许。

［制用法］胡桃去壳取其仁，用文火煨熟。塞于耳内。

［功　效］用治耳盯聍栓塞，凝结难取。

注　据《疡医大全》介绍，此方有"食顷即通"之功。

耳病

第七章

皮 肤 科

一、 癣疥

1. 大蒜油膏治各种头癣

[用　料] 大蒜。

[制用法] 大蒜去皮捣烂如泥，调芝麻油或凡士林软膏。将患者头发剃去，敷药。每日或隔日换药 1 次，敷后有灼热感。

[功　效] 杀菌驱虫。用治头癣。

2. 猪胆汁雄黄粉治头癣

[用　料] 猪苦胆 1 个，雄黄粉 15 克。

[制用法] 苦胆取汁，放入雄黄调匀。涂抹患处，每日 1 次。

[功　效] 清热，解毒，杀虫。用治头癣、钱癣。

3. 烟叶治头癣

[用　料] 烟叶 150 克。

[制用法] 水煎。涂拭患处，每日 2 或 3 次。

[功　效] 解毒，消肿，杀虫。用治头癣。

注　取旱烟袋中的烟油涂患处，每日 1 次，亦有同等功效。

4. 芝麻油治梅花秃癣

[用　料] 芝麻油一碗，猪苦胆 1 个。

[制用法] 芝麻油一碗，用小竹子烧火煎沸，再将猪胆汁沥入和匀。剃头后擦之，勿令日晒，数次可愈。

385

[功　效] 清热解毒，润燥生肌。用治梅花秃癣有效。

5. 花斑癣不难治愈

[用　料] 枯矾、硫黄各15克，鲜姜（大块）1片。

[制用法] 枯矾、硫黄研成细末。用姜片蘸药末涂搽患处，3~5次可愈。

[功　效] 用治花斑癣（俗称"汗斑"）。

6. 明矾松香治头癣

[用　料] 明矾750克，嫩松香90克，鲜板油（猪油）250克。

[制用法] 明矾经火煅成枯矾研末。松香研末装入板油内，用松明柴点燃板油，溶化滴下冷却后加入枯矾末调匀。涂患处，连续使用三四次即愈。

[功　效] 清热、解毒、燥湿。用治头癣，效果明显。

注　治疗期间禁食鱼、虾、蟹、羊肉、酒等。

7. 甘蔗皮治头癣

[用　料] 甘蔗皮、芝麻油各适量。

[制用法] 甘蔗皮烧存性，研细末，以芝麻油调匀。涂于患处，每日2次。

[功　效] 清热，润燥。用治头癣。

8. 土豆泥治黄癣

[用　料] 土豆。

[制用法] 将土豆去皮，捣如泥。敷在患部，上盖油纸并用绷带包扎，每日换药5次。

[功　效] 消炎解毒。用治癞痢（秃疮），亦适用于湿疹、皮肤慢性溃疡。

9. 米醋浸洗治落发癣

[用　料] 米醋30克。

[制用法] 将醋放入铁勺内，置火上烧开。用药棉球浸醋洗癣处，每日多洗不限。

[功　效] 散瘀，解毒，止血，杀虫。用治头皮生癣随之脱发，俗称落发癣。

10. 荸荠陈醋治牛皮癣

[用　料] 鲜荸荠 10 枚，陈醋 75 克。

[制用法] 荸荠去皮，切片浸醋中，放锅内文火煎十余分钟，待醋干后，将荸荠捣成糊备用。将糊少许涂患处，用纱布摩擦，当局部发红时，再敷药糊，用纱布包扎好。每天 1 次，至愈为止。

[功　效] 清热，散瘀，解毒，杀虫。用治牛皮癣。

11. 小米糠油拌鼓皮灰治牛皮癣

[用　料] 旧鼓皮 1 块，小米糠油适量。

[制用法] 将旧鼓皮炙烧成炭，研末，与小米糠油调和。敷患处，每日 3 次。

[功　效] 祛风，杀虫，止痒。用治牛皮癣。

注　糠馏油的制法：取碗 1 只，上糊白麻纸，纸上以针扎数小孔，将糠（大米或小米糠均可）堆满纸上。在糠堆顶端埋已烧着的柴棍或小木炭，使糠逐渐向下燃烧，烧至白纸时（不要将纸烧破），立即将剩余的糠去掉，碗内即有糠油，将油取出贮瓶备用。

12. 醋浸鸡蛋治牛皮癣

[用　料] 鲜鸡蛋 10 个，陈醋适量。

[制用法] 将鸡蛋用醋浸泡 7～10 天，取出，去蛋壳，将蛋黄、蛋清调匀贮于瓶内。用时以棉花球蘸涂患处，每日涂抹数次，每次 2 分钟。

[功　效] 散瘀，解毒，生肌。用治牛皮癣、神经性皮炎。

13. 韭菜大蒜治牛皮癣

[用　料] 韭菜、大蒜各 50 克。

[制用法] 将韭菜与去皮的大蒜共捣如泥状，放火上烘热。用力涂擦患处，每日 1 或 2 次，连续数日。

[功　效] 散血，解毒。用治牛皮癣，对过敏性皮炎也有疗效。

14. 牛蹄甲末治牛皮癣

[用　料] 牛蹄甲 30 克，芝麻油少许。

[制用法] 将牛蹄甲烧存性，研为细末，用芝麻油调匀。涂抹患处，每日 1 次，半月余可愈。

[功　效] 散瘀，解毒，活血，杀虫。用治各部位的牛皮癣。

癣
疥

15. 杏仁治癣

[用　料] 杏仁 15 克，陈醋 250 克。

[制用法] 将杏仁捣碎倒入醋内，然后加热煮沸。趁热用棉花球擦洗患处，每天擦洗 1 次，连用 3 天，隔 1~2 天，再连用 3 天。

[功　效] 散瘀，解毒。用治各种癣。

注　用药期间及用药后半月，不可饮酒。

16. 未熟核桃治诸癣

[用　料] 绿核桃（未成熟者，在白露节前摘取）。

[制用法] 将绿核桃用小刀刮去外面的薄皮，趁湿用力涂擦癣疮，每日 3~5 次。一般用 10 枚，约半个月可见效。或将绿核桃皮剥下晒干，煎水擦洗患部，亦有同等疗效。

[功　效] 祛腐生肌。用治各种癣。

注　本品有毒，切勿入口。

17. 石榴皮治牛皮癣

[用　料] 鲜石榴皮、明矾末各适量。

[制用法] 用手将石榴皮液挤出，蘸明矾末涂擦患处。每日数次。

[功　效] 散瘀，抑菌。用治牛皮癣及皮肤癣。

18. 荔枝核米醋治癣

[用　料] 荔枝核 30 克，米醋 60 克。

[制用法] 将荔枝核晾干，捣碎，研细与米醋调匀。涂擦患部，每日涂擦 1 次。

[功　效] 散瘀，解毒，止痒。用治癣。

19. 三皮液治鱼鳞癣

[用　料] 黑豆皮、扁豆皮、蚕豆皮各等分。

[制用法] 三皮加水煮沸后，煎煮 30 分钟。待温，用软毛巾浸液敷患处。日用 2 次，可连续使用。

[功　效] 清热，润燥，祛湿。用治鱼鳞癣，疗效好。

20. 豆腐治癣有疗效

[用　料] 豆腐、香油各适量。

[制用法] 将豆腐蒸熟，晾凉，放在锅内文火煨干，研成细末，香油与豆腐末调匀。敷于患处，连换数次即愈。

[功 效] 清热，解毒，润燥。用治圈癣。

注 据《中医效方精选》介绍，崔姓患者半身圈癣，涂 2 次而愈。

21. 乳鸽绿豆治干湿疥癣

[用 料] 白乳鸽 1 只，绿豆 150 克，白酒 15 克。

[制用法] 将乳鸽除毛去内脏，洗净，将绿豆纳入鸽腹内，加酒、加水炖煨至熟。可食可饮，每日 1 次。

[功 效] 清热，解毒，润燥，止痒。用治疥癣发痒难忍。

22. 黑鱼苍耳叶治疥癞

[用 料] 黑鱼 1 条，苍耳叶适量。

[制用法] 将黑鱼去内脏等，以苍耳叶填满鱼腹，并以苍耳叶铺于锅底，把鱼放在上面，加少量水，以文火煨熟。吃鱼肉饮汤。切忌用盐等调料，淡食疗效极佳。

[功 效] 凉血，散风。用治疥癞。

23. 全蟹膏治疥癣

[用 料] 螃蟹 1 只，猪油适量。

[制用法] 将整只蟹焙干，研末，用猪油调成膏状。涂患处。

[功 效] 清热，润燥，生肌。用治疥疮、癣。

24. 红枣煮猪油治疥疮

[用 料] 红枣、猪油各适量，白糖少许。

[制用法] 先将猪油烧热下红枣，再加少量水煮熟，后加白糖调食。

[功 效] 养血，润燥。用治疥疮刺痒、脓疱遍身。

二、 皮炎

1. 醋蒜治神经性皮炎

[用 料] 蒜瓣、米醋各适量。

[制用法] 将较鲜蒜瓣洗净捣烂，用纱布包扎浸于米醋内，2~3 小时取出。以包擦洗患处，每日 2 次，每次 10~20 分钟。

[功　效] 散瘀，解毒，杀虫。用治神经性皮炎。

2. 醋蛋方清热消炎

[用　料] 米醋，鸡蛋。

[制用法] 将数枚鸡蛋浸于醋罐内密封，半月后取出，将鸡蛋打破，把蛋清蛋黄搅匀贮于瓶内备用。每日多次涂擦患部，稍干再涂。

[功　效] 清热，解毒，散瘀。用治神经性皮炎。

注　如涂药期间出现皮肤刺激现象，可减少涂药次数。

3. 丝瓜叶治神经性皮炎

[用　料] 鲜丝瓜叶。

[制用法] 将丝瓜叶搓碎，在患部摩擦，发红为止。每 7 天 1 次，2 次为一疗程，两疗程可见初效。

[功　效] 清热，解毒，止血。用治神经性皮炎。

4. 甘蔗皮治钩虫性皮炎

[用　料] 甘蔗皮适量。

[制用法] 煎水。洗患处，每日 2 次，连用 2~3 天。

[功　效] 清热，杀虫。用治钩虫性皮炎。

5. 米糠馏油治皮炎

[用　料] 米糠馏油。

[制用法] 用糠馏油涂局部后以电吹风吹之（也可以火烘），每日 1 次，每次 10 分钟。

[功　效] 杀虫，止痒。用治神经性皮炎、鹅掌风。

6. 苦参制剂疗皮炎

[用　料] 陈醋 500 毫升，苦参 200 克。

[制用法] 先将苦参用水洗净，放入陈醋中浸泡 5 天。用前先将患处洗净，用棉签蘸药液涂搽患处，每日早晚各 1 次。

[功　效] 止痒去屑。用治神经性皮炎。

注　据《湖北中医》介绍，用此方治疗 52 例，其中痊愈 45 例，显著缓解 7 例。例如：李某，男，35 岁。见右大腿内侧有大如手掌的神经性皮炎皮损一块，刺痒 5 年，久治无效。用本方连搽 8 天痊愈。1 年后随访未复发。

7. 蜂房解毒燥湿疗皮炎

[用　料] 新鲜露蜂房 1 个（9～15 克），明矾 30 克，樟脑 15 克，米酒 250 克（75% 酒精亦可）。

[制用法] 将蜂房火烤存性，加入明矾共研成粉。将樟脑放入米酒中浸泡 1 周后，再将这些药物混合，微火煮成米糊状即成蜂房膏。用前先将患处洗净，刮去皮屑，涂蜂房膏，每日涂搽 1 次，直至痊愈。

[功　效] 解毒，燥湿，通脉，生肌。主治神经性皮炎。

8. 猪胆汁治脂溢性皮炎

[用　料] 猪苦胆 1 个。

[制用法] 将苦胆汁倒入盆中，加入温水搅匀，洗头或患处，清除油脂状鳞屑后再用清水冲洗 1 次。每天洗 1 次。

[功　效] 泻内热、通血脉。用治脂溢性脱发及小儿脂溢性皮炎。

注　治疗期间，禁食肥肉、动物油脂等油腻食品。油腻食品久食可加重皮脂溢出。

9. 脂溢性皮炎验方

[用　料] 硼砂、苏打各适量。

[制用法] 将上两味放置盆内，用热水溶化开。洗患处。每晚 1 次，日久即愈。

[功　效] 用治脂溢性皮炎。

10. 豆腐皮治皮炎瘙痒

[用　料] 豆腐皮、芝麻油各适量。

[制用法] 豆腐皮烧存性，研成细末，以芝麻油调和匀。涂患处，每日 2 次。

[功　效] 清热，润燥，止痒。用治过敏性皮炎之湿痒难忍。

11. 茶叶明矾防治稻田皮炎

[用　料] 茶叶 60 克，明矾 60 克。

[制用法] 先用 500 毫升水将上述两味浸泡半小时，然后煎煮半小时。下水田前用此水将手脚浸泡 10 分钟，不用布擦，令其自然干。

[功　效] 清热，化湿，收敛。预防和治疗下水田引起的皮炎。

12. 生橄榄液治皮炎

[用　料] 生橄榄 1 千克。

[制用法] 橄榄洗净，去核捣烂，放入 1 千克清水煮，慢火煎至草青色溶液，静置半小时后去渣即成。可湿敷或湿浸患面，每日数次。

[功　效] 收敛，解毒，生肌。用治神经性皮炎或阴囊表浅溃疡、急性女阴溃疡、湿疹、擦烂红斑等。

注　溃疡早期以冷湿敷较好，皮炎可以热敷。阴囊底部溃疡或阴茎糜烂可直接将患部浸入于药液中，女阴溃疡用纱布湿敷。

三、　湿　疹

1. 绿豆粉蜂蜜冰片膏治湿疹

[用　料] 绿豆粉 30 克，蜂蜜 9 克，冰片 3 克，醋 30 克。

[制用法] 将绿豆粉用锅炒成灰黑色，同蜂蜜、冰片、醋共调和为胶状，摊油纸上，当中留孔。敷于患处。

[功　效] 清热，解毒，防腐。用治湿疹、疮疖、痈疽。

2. 绿豆粉香油治湿疹流水

[用　料] 绿豆粉、香油各适量。

[制用法] 将绿豆粉炒呈黄色，晾凉，用香油调匀。敷患处。

[功　效] 清热，祛湿。用治湿疹流黄水。

3. 紫甘蔗皮治瘙痒湿烂

[用　料] 紫甘蔗皮、香油适量。

[制用法] 紫甘蔗皮烧存性，研细末，香油调匀。涂患处。

[功　效] 清热，解毒，止痒。用治皮肤瘙痒湿烂。

4. 蕹菜水治皮肤湿痒

[用　料] 蕹菜。

[制用法] 将蕹菜洗净，加水煮数沸。趁热烫洗患处。

[功　效] 清热，祛湿，止痒。用治皮肤湿痒。

注　在治疗皮肤瘙痒期间，辛辣刺激性食物如葱、姜、辣椒、胡椒等不宜长期或大量食用。

5. 焦炒胡桃仁治皮炎湿疹

[用　料] 胡桃仁适量。

[制用法] 将胡桃仁捣碎，炒至焦黑出油为度，研成糊状。敷患处，连用可痊愈。

[功　效] 滋阴润燥，解毒，祛湿。用治各种湿疹。

6. 芹菜治皮肤湿毒

[用　料] 芹菜 250 克。

[制用法] 每天当菜吃，吃法不限，要连续用。

[功　效] 清热，化湿，解毒。用治皮肤湿毒，红肿起疱流水。久服能使皮肤干燥、不痒而愈。

7. 青鱼胆汁治皮肤湿疹

[用　料] 青鱼胆、黄柏等分。

[制用法] 将青鱼胆剪破，取胆汁，与黄柏粉末调匀，晒干研细。用纱布包裹敷于患处。

[功　效] 清热解毒。用治皮肤湿疹久治不愈者。

注　皮肤湿疹久治不愈，与平日饮食也有关系。例如，常吃煎、熏、烤食品，会使内火加重，易发皮疹或加重病情。

8. 蚕豆皮粉治湿疹

[用　料] 蚕豆皮，香油。

[制用法] 将蚕豆浸泡软后，剥其皮晒干。用火将蚕豆皮烘烤极焦，研成细末过筛，香油调拌均匀。敷于患处，每日 1 次。

[功　效] 利湿化滞，收敛医疮。用治湿疹，对头、耳、颜面之急性湿疹效果最著。

9. 黑豆油膏治湿疹

[用　料] 黑豆适量。

[制用法] 将黑豆装入砂壶内，密闭壶盖，壶嘴向下，壶周围以木柴燃烧，约半小时，有黑色油汁自壶嘴滴出，继续燃烧，直至不再滴出为度。用黑豆油 10 克、氧化锌 90 克配成 10% 的黑豆油氧化锌膏。用时直接

涂患部，每日或隔日涂 1 次，直至痊愈。

[功　效] 清热去湿、祛风解毒，收敛疗疮。用治湿疹，疗效理想。

10. 菜泥菜汤治婴儿湿疹

[用　料] 新鲜白菜、卷心菜、胡萝卜各适量，蜂蜜、盐少许。

[制用法] ①将上述菜洗净切碎倒入煮开的水中，15 分钟即熟，取出捣成泥加盐。②将菜洗净切碎，按两碗菜一碗水的比例，先煮开水后加菜，煮 5 分钟即可食用。饮汤时可加适量蜂蜜。

[功　效] 祛湿，止痒。用治婴儿湿疹。

11. 蛋黄油治阴囊湿痒

[用　料] 鸡蛋若干。

[制用法] 将鸡蛋煮熟，剥去皮，取蛋黄放在铁勺内炒出油。每日以蛋黄油涂搽患处 2 次，连续搽 1 周。

[功　效] 清热，散风，祛湿。用治阴囊瘙痒难忍。

注　阴囊湿痒或皮肤瘙痒的患者，在服药治疗期间，应少喝浓茶、咖啡、白酒和忌食海鲜及辛辣食品，以保障皮脂腺的正常分泌，有益于症状的改善。

12. 白糖水治阴囊湿疹

[用　料] 白糖 120 克。

[制用法] 锅内放 2 千克水，下白糖，煮沸后倒入盆内。趁热熏患处，候水温适度，再洗患处。每日 2 次，连用 2 天可愈。

[功　效] 清热燥湿。用治阴囊湿疹。

13. 番薯叶治疗阴囊湿疹

[用　料] 鲜嫩番薯叶、食盐适量，滑石粉少许。

[制用法] 嫩叶洗净切碎，加入食盐共捣烂，水煎。乘温洗涤患处，洗后用滑石粉撒布。

[功　效] 清热解毒。用治阴囊湿疹。

14. 三叶汤治阴囊湿疹

[用　料] 核桃树叶 100 克，麻柳树叶 80 克，艾叶 50 克。

[制用法] 将上三叶用水冲洗干净后，剪碎，放入砂锅内，加水 500 毫升，煎沸 30 分钟，滤出药液（每剂药可煎 3 次）。趁热用干净纱布反复蘸洗患部皮肤，每日早晚各 1 次。一般治疗 2 天见效，最多 5 天可愈。

[**功　效**] 散寒逐湿，解毒润燥。用治老年性阴囊湿疹。

注　在治疗期间应保持患部清洁，忌用冷水洗病变部位。忌食易动风及油腻的食物。

15. 猪油蛋黄治皮肤慢性溃疡

[**用　料**] 猪油、蛋黄2∶1用量。

[**制用法**] 蛋煮熟取其黄，猪油炼化去渣，按比例配制。装入瓷皿内搅拌均匀，放在火上烤化，待油中起泡呈稀糊状即可。用时患处冲洗后再涂敷此膏，数次见效。

[**功　效**] 祛瘀生新，敛疮生肌。用治皮肤溃疡久不收口。

16. 蜈蚣治顽固性湿疹

[**用　料**] 蜈蚣3条，猪胆汁少许。

[**制用法**] 将蜈蚣焙干，研末，用猪胆汁调匀。敷患处。

[**功　效**] 通经络，除湿痒。用治顽固性湿疹。

17. 大蒜治手掌脱皮

[**用　料**] 大蒜1头。

[**制用法**] 蒜去皮，捣碎成浆，装在小碗里备用。用时取蒜浆三分之一放在脱皮手掌上，双手合掌相搓，约半分钟，手掌出现灼热感即可。依照此法3~4小时1次，数天可愈。

[**功　效**] 清热，消炎，生肌。用治手掌脱皮。

四、荨麻疹

1. 蟾蜍汤治荨麻疹

[**用　料**] 活蟾蜍3~4只。

[**制用法**] 去内脏洗净后放入砂锅内煮极烂，用纱布过滤去渣，留汤备用。搽洗患处，日3或4次。

[**功　效**] 解毒，消肿，止痛。用治丘疹性荨麻疹。

注　本药有毒，不可内服。

2. 芋头茎炖猪排治荨麻疹

[用　料] 芋头茎（干茎）30~60克，猪排骨适量。

[制用法] 将芋头茎洗净，加适量猪排骨同炖熟食。

[功　效] 除热散风。用治荨麻疹。

3. 芝麻根治荨麻疹

[用　料] 芝麻根1握。

[制用法] 洗净后加水煎。趁热烫洗。

[功　效] 清热，散风，止痒。用治荨麻疹。

4. 韭菜治荨麻疹

[用　料] 韭菜1把。

[制用法] 将韭菜放火上烤热。涂擦患部，每日数次。

[功　效] 清热，散风。用治荨麻疹。

5. 菜子油治肿毒风疹

[用　料] 生菜子油。

[制用法] 外搽患处，每日数次。治疗期间禁用水洗患处。

[功　效] 解毒，消肿，祛湿。用治无名肿毒、风疹、湿疹及老年皮肤瘙痒。

6. 醋糖姜汤治风疹

[用　料] 醋半碗，红糖100克，姜50克。

[制用法] 醋、红糖与切成细丝的姜同放入砂锅内煮沸2次，去渣。每服1小杯，加温水服，每日2或3次。

[功　效] 散瘀，解毒。用治因食鱼蟹等过敏引起的周身风疹，瘙痒难忍。

7. 白僵蚕芥穗蝉蜕治荨麻疹

[用　料] 白僵蚕10克，荆芥穗10克，蝉蜕5克。

[制用法] 水煎。日分2次服。

[功　效] 清热止痒。用治荨麻疹、皮肤瘙痒。

五、 带状疱疹

1. 蕹菜焙末治带状疱疹

[用　料] 蕹菜，菜子油。

[制用法] 蕹菜去叶取茎，在新瓦上焙焦后，研末，用菜子油调成膏状。患处用浓茶水洗净，然后涂抹此油膏，每日3次。

[功　效] 清热，凉血，解毒。用治带状疱疹。

2. 番薯叶冰片治缠腰龙

[用　料] 鲜番薯叶适量，冰片少许。

[制用法] 薯叶洗净，切碎，同研细的冰片共捣烂。敷于患处。

[功　效] 解毒消炎。用治缠腰龙（带状疱疹）。

3. 老茶树叶治带状疱疹

[用　料] 老茶树叶适量。

[制用法] 将茶树叶晒干，研细，以浓茶汁调和。涂患处，每日2或3次。

[功　效] 清热，利尿。用治带状疱疹。

4. 蛇蜕祛风清热毒

[用　料] 蛇蜕（蛇蜕的全皮），香油少许。

[制用法] 蛇蜕用文火炒存性，研末，加香油调成糊状。涂抹患处，每日2或3次，3~4天结痂即愈。

[功　效] 祛风解毒。用治带状疱疹。

5. 马齿苋清热毒治疱疹

[用　料] 鲜马齿苋。

[制用法] 将马齿苋洗净，切碎，捣如泥。每日2次，敷于患处。

[功　效] 清热解毒，散血消肿。用治带状疱疹。

6. 龙韭液清热凉血

[用　料] 活地龙（即蚯蚓）20克，鲜韭菜根30克，香油少许。

[**制用法**] 将上两味洗净，捣烂，加少量香油调拌均匀，置瓶内放阴凉处备用。使用时取其液涂患处，每日 2 次，外用纱布固定。

[**功　效**] 清热凉血、解毒止痛。主治带状疱疹。

注　据《河南中医》介绍，用此方治疗带状疱疹 26 例，均在发病 2 ~ 3 天用药，2 ~ 5 天内痊愈。治愈后局部不留瘢痕，无毒性及不良反应。

7. 仙人掌治缠身龙

[**用　料**] 新鲜仙人掌、粳米粉、米泔水各适量。

[**制用法**] 仙人掌去针及绒毛，切片，捣烂，再加入粳米粉和米泔水适量。捣和均匀使成黏稠胶状以备用。用时将已制好的胶状物敷于患处，外盖油纸，绷带包扎固定。每隔 3 ~ 4 小时换药 1 次。

[**功　效**] 除痒止痛。用治缠身龙（带状疱疹）。

注　据《浙江中医》介绍，仙人掌清热解毒，经用此方治疗 30 例，分别观察，一般 1 ~ 4 天即结痂痊愈。

8. 杉木炭方治缠身龙

[**用　料**] 杉木炭（或松毛灰）若干，冰片少许，芝麻油适量。

[**制用法**] 将杉木炭研细，加冰片，用芝麻油调成糊状。以棉签蘸敷患处。每隔 2 ~ 3 小时局部干燥即搽敷 1 次。

[**功　效**] 除痒止痛。用治缠身龙（带状疱疹）。

注　治疗 30 例，分别于 1 ~ 4 天结痂痊愈，无毒副作用。

9. 蜂胶制剂治带状疱疹

[**用　料**] 蜂胶 15 克，95% 酒精 100 毫升。

[**制用法**] 将蜂胶加入 95% 酒精内，浸泡 7 天，不时振摇，用定性滤纸过滤后即得蜂胶酊。使用时用棉签蘸蜂胶酊涂患处，每日 1 次。涂药期间注意保持局部皮肤干燥。

[**功　效**] 解毒，燥湿，止痛。主治带状疱疹。

注　据《河北中医》1984 年第 3 期介绍，经用此方治愈 46 例，用药最短时间为 3 天，最长 7 天即痊愈。其中典型病例：潘某，女，50 岁。开始左胸背部有蚁爬感，继而剧痛且出现有水疱。检查：沿右侧第四肋至胸背部有八簇水疱，呈带状分布，水疱透明，有红晕。同侧腋窝淋巴结如花生米大小，有触痛。诊断为带状疱疹。

给予蜂胶酊局部涂搽，每日 1 次，3 天后疼痛明显减轻，疱疹缩小，第四日疼痛消失，5 日疱疹干涸痊愈。随访 1 年无复发。

10. 外用蜈蚣粉治火丹

[用　料] 蜈蚣适量，香油少许。

[制用法] 将蜈蚣置于瓦片上，以文火焙干，研为细粉，加少许香油调成糊状，备用。用时涂搽患处，一般每日 3～5 次。

[功　效] 解毒，镇痛。用治缠腰火丹。

注　缠腰火丹又名蛇丹。症为皮肤潮红，疱疹簇集，形为索带，蛇行排列。多发于身体一侧，常见于腰部，故又称缠腰蛇丹；其次为胸肋部、面部。患部先有刺痛，继而出现水疱，大小如黄豆或绿豆，累累如串珠，排列成索带状，基底发红，水疱群之间皮肤正常。水疱液初透明，以后转为浑浊。本病由心肝二经火邪湿毒凝结而成，相当于带状疱疹，宜清热利湿，泻肝火以治其本。

据《四川中医》1986 年第 6 期介绍：患者刘某，男，18 岁。因到河塘游泳，2 日后左肋处起不规则的红斑，继则出现成群的粟粒至绿豆大的丘疹，迅即变成水疱，透明澄清，疱壁发亮，周围红晕，患部胀痛，有灼热感，难以忍受。在医院皮肤科诊断为"带状疱疹"。给以炉甘石洗剂外搽，肌注维生素 B_6 无效。后用蜈蚣粉外搽患处，1 日痛减，3 日水疱消失，5 日结痂痊愈。

六、　皮肤过敏

1. 海螃蟹治漆过敏

[用　料] 海螃蟹。

[制用法] 用海蟹煎汤洗患处，或将海蟹捣烂涂敷患处。

[功　效] 清热解毒。用治接触性皮炎。

2. 虾壳治虾过敏

[用　料] 虾壳。

[制用法] 加水煮虾壳饮服，并洗擦。

[功　效] 解毒，止痒。用治食虾过敏引起的皮肤刺痒、红疹。

3. 鹌鹑蛋防止过敏反应

[用　料] 鹌鹑蛋 1 个。

[制用法] 打破生饮。

[功　效] 理虚固表。可在几周内不发生过敏反应。可防止如食鱼虾后皮肤过敏或呕吐，以及注射药物引起的过敏等。

七、鹅掌风、鸡爪风

1. 海带白肉汤治鹅掌风

[用　料] 海带丝 120 克，白肥猪肉 100 克。

[制用法] 白水煮熟，不放任何调料。连汤及海带、白肉同食。

[功　效] 消痰软坚。用治鹅掌风。

2. 烧大麦芒治鹅掌风

[用　料] 大麦芒。

[制用法] 点燃大麦芒，用其烟熏手掌。7 天内手不沾水即愈。

[功　效] 消炎，杀菌。用治鹅掌风。

3. 醋治鹅掌风

[用　料] 醋。

[制用法] 用塑料袋装醋，将手泡在醋中一夜。数次可愈。

[功　效] 散瘀，解毒，杀虫。用治鹅掌风、灰指甲。

4. 豆腐泔水治鹅掌风

[用　料] 豆腐泔水 2 碗，透骨草 6 克。

[制用法] 用豆腐泔水煎透骨草，数沸后稍温。用此水洗手并浸泡，每日 1 次，数日即愈。

[功　效] 清热破滞。用治鹅掌风，症见手掌发痒、脱皮且痛。

5. 黑木耳苎麻根治鸡爪风

[用　料] 黑木耳 120 克，苎麻根 120 克，血余炭 30 克（中药店有售），糯米 500 克，黄酒适量。

[制用法] 将苎麻根炒焦，其余三味晒干，共研为细末，用水和匀，上笼蒸熟。每日早晚各 1 次，每次 9 克，黄酒送服。

[功　效] 和血养荣。用治鸡爪风。

注　据河北《中医验方汇选》介绍，某女患鸡爪风，疼痛难忍，服药甚多，终无效验，后用本方1料痊愈，2年后复发，又服本方治愈，多年不犯。

八、　脚癣

1. 蒸热盐治脚癣

[用　料] 盐3千克。

[制用法] 蒸热倒在布上。将足裹紧，以足踏盐，令脚心热，以踏至盐不热为度。每晚1次。

[功　效] 凉血解毒。用治脚癣。

2. 米醋治脚气

[用　料] 米醋1000克。

[制用法] 将醋倒入盆内，加水500克。浸泡或浸洗，每日2次，每次1小时。

[功　效] 消炎杀菌。治足癣、湿疹等。

3. 黄豆水治脚癣

[用　料] 黄豆150克。

[制用法] 将黄豆砸成碎粒，加水煎煮。常用此法洗脚，效果良好。

[功　效] 除水湿，祛风热。用治脚癣、湿疹。

4. 外用陈高粱末治脚癣

[用　料] 陈高粱（5年以上者）。

[制用法] 将陈高粱焙黄为细末。干涂患处。

[功　效] 温中，燥湿。用治脚癣。

5. 白萝卜水治脚出汗

[用　料] 大白萝卜适量。

[制用法] 将大白萝卜洗净，切片加水煮。以水洗烫脚，每日2次。

[功　效] 用治脚出汗过多。

6. 香榧树叶洗脚止湿痒

[用　料] 香榧树叶 1 握。

[制用法] 水煎。趁热烫洗，每日 1 次，数次即愈。或用干香榧树叶烧烟熏患处。

[功　效] 用治脚趾间湿痒难忍。

7. 蜗尿藤黄浆治脚丫糜烂

[用　料] 青蜗牛，藤黄适量。

[制用法] 用竹筷轻击蜗尾，蜗便排尿，把蜗尿倒在粗碗内，将嫩藤黄枝磨成浆后亦倒入碗内，浓度适当，不宜过淡。用时患处先以 75% 酒精消毒，再用棉签蘸药涂搽，每日 3 或 4 次。

[功　效] 解毒杀虫，燥湿止痒。

注　据《四川中医》介绍，已试用于 100 例，效果良好。典型病例：马某，女，38 岁，演员。1980 年春就诊。患者上小学时脚常发痒起水疱，抓破流水糜烂，脚掌发痒起皮屑。就诊时已 17 年。用本法治疗 1 个月而愈。

8. 椰壳油治脚癣趾烂

[用　料] 椰子壳。

[制用法] 取椰子壳半边，与小锡碗对扣在一起，接缝处以黄泥封固，椰壳置火炭燃烧十余分钟，使椰壳被烧一小穴，然后将椰壳及黄泥去掉，锡碗内即有椰油。用时足洗净，拭干，以棉签蘸油涂患处，干了再涂，隔日再涂 2 次。当椰油涂到烂趾时，有疼痛感，患部呈黄色，后脱一层皮即愈。

[功　效] 清热利湿。用治脚癣之脚部溃烂。

九、 痱子

1. 枸杞梗叶消除痱子

[用　料] 枸杞梗带叶适量。

[制用法] 将枸杞梗及叶洗净，放入盆内加水煮 1 小时，晾晒。冲洗身上的痱子，每日 2 次。

[功　效] 清血热，止痛痒。用治夏日皮肤长痱子、疮疖。

2. 绿豆滑石粉治小儿痱子

[用　料] 绿豆粉、滑石粉等分。

[制用法] 将两粉和匀。用时洗净患处，扑撒于痱子上。

[功　效] 清热解毒。用治炎夏长痱子成疮。

3. 黄黏土冰片治痱子

[用　料] 黄黏土1小块，冰片10克。

[制用法] 取地下较深处的黄黏土块，晒干，辗碎，过筛留粉末。冰片研细，与黄土粉调匀。涂撒在痱子上，每日1或2次。

[功　效] 清热，止痛。用治痱子、小疮疖红痒。

4. 丝瓜叶汁凉血解毒

[用　料] 鲜嫩之丝瓜叶。

[制用法] 洗净，切碎，捣如泥状，用干净纱布绞挤汁液。以汁涂搽患处，每日1或2次。

[功　效] 用治痱子、疖肿、癣等。

5. 黄瓜方治小儿痱子

[用　料] 黄瓜1条。

[制用法] 洗净，切片。涂擦患处，每日洗澡后及临睡前各1次。

[功　效] 清热解毒。用治痱子。

十、 冻疮

1. 涂擦萝卜治冻疮

[用　料] 白萝卜（或胡萝卜）1根。

[制用法] 将萝卜洗净，切大厚片，烘烤热。临睡前涂擦患处，至皮肤发红为止，连续至愈。

[功　效] 化滞散瘀，活血消肿。用治冻疮（皮肤红肿未溃者）。

2. 热醋散瘀消肿

［用　料］醋。

［制用法］将醋煮热。趁温用毛巾或纱布浸醋湿敷，每日 3 次，连用 1 周即消。

［功　效］用治冻疮初起未溃、红肿刺痒。

3. 茄子方治冻疮

方一

［用　料］茄梗、蒜梗各适量。

［制用法］切碎，煎水。洗烫，每晚 1 次。

［功　效］清热，消肿。用治冻疮红肿、发痒。

方二

［用　料］茄子秧 1 千克，辣椒 500 克。

［制用法］上药放铁锅内加水熬 5 小时，取 3 次滤液合并浓缩成膏。涂患处，或将膏溶于水中熏洗，每日 1 次。

［功　效］清热消肿，散寒燥湿。用治冻疮。

4. 辣椒酒防治冻伤

［用　料］尖辣椒 10～15 克，白酒适量。

［制用法］将辣椒切作细丝，以白酒浸泡 10 天，去渣过滤即成。涂于局部红肿发痒处，每日 3～5 次。要轻轻涂擦，防止将皮肤搓破。

［功　效］活血散瘀。治冻疮初期局部红肿发痒。

注　冻疮红肿有溃烂化脓时禁用。

5. 老丝瓜末治冻疮

［用　料］老丝瓜，猪油。

［制用法］将老丝瓜烧灰存性，和猪油调和。涂患处。

［功　效］通络，消肿。用治手足冻疮。

6. 辣椒油膏预防冻伤

［用　料］尖辣椒、凡士林（用量为 2∶8）。

［制用法］将尖辣椒焙干，研细粉，同凡士林搅匀即成。擦于耳轮、手背、足跟等处。

［功　效］活血，消肿。预防冻伤。

7. 谷糠治冻疮

[用　料] 谷糠。

[制用法] 将谷糠放盆内点烧，烘烤患处。每日烤 1 次，数日即可生肌。

[功　效] 活血，消肿。用治冻疮。

8. 鲜山药治冻疮

[用　料] 鲜山药适量，蓖麻子仁 3～5 粒。

[制用法] 洗净，共捣烂。敷于患部，干即更换，数次即消。

[功　效] 润肤，消肿。用治冻疮。

9. 花生皮治冻伤

[用　料] 花生皮、醋、樟脑、酒精各适量。

[制用法] 先将花生皮炒黄，研碎，过筛成粉末，每 50 克加醋 100 毫升调成糊状，放入樟脑粉 1 克、酒精少许调匀。将厚厚一层药敷于患处，用纱布包好固定，一般轻症 2～3 天可愈。

[功　效] 活血，消肿。用治冻伤初起局部红肿发痒未溃烂者。

10. 螃蟹壳灰治冻疮

[用　料] 螃蟹壳（或河蚌壳）、香油各适量。

[制用法] 蟹壳焙焦煅灰，香油调匀。外敷患处，每日 3 次。

[功　效] 消结散血。治未烂之冻疮。

11. 蛋黄油治冻疮溃烂

[用　料] 鸡蛋。

[制用法] 将鸡蛋煮熟，取出蛋黄放在铁勺中，以文火烤熬。取析出的蛋黄油敷患处，并用纱布包扎，几天后，溃烂处即会愈合结痂。

[功　效] 解热毒，补阴血。用治冻疮溃烂。

12. 活蟹治疗冻疮溃烂

[用　料] 活蟹 1 只，蜂蜜适量。

[制用法] 活蟹烧存性，研成细末，以蜂蜜调匀。涂于患处，每日涂搽 2 次。

13. 独头大蒜解毒消肿

[用　料] 紫皮独头蒜适量。

[制用法] 蒜去皮，捣烂，加温。敷贴患处。

[功　效] 用治一般冻伤及冻疮，尤适于冻疮已溃者。

14. 螳螂卵收敛解毒

[用　料] 螳螂卵。

[制用法] 取树枝上新鲜的螳螂卵（卵产于褐色的卵鞘内），用刀横切成两片，用力挤出卵中的黄液。直接涂于患处，每日 1 次，直至结痂为止。

[功　效] 止痒止痛。用治冻疮。

肿 瘤 科

一、 消化道肿瘤

1. 韭菜汁治食管癌

　　[用　料] 鲜韭菜叶。

　　[制用法] 将韭菜叶（去根）用清水浸泡半日，捣烂绞取汁。每日 3 次，每次饮汁 100 毫升。常服见效。

　　[功　效] 用治食管癌。

2. 猕猴桃树根浸酒治食管癌

　　[用　料] 猕猴桃树根 250 克，白酒适量。

　　[制用法] 将猕猴桃树根切成小段，洗净后浸于酒内，1 周后可饮用。每日服 3 次，每次 15～30 毫升，常服见效。

　　[功　效] 用治食管癌等消化道癌。

　　注　猕猴桃有防止致癌物亚硝胺在人体内生成之功效。可洗净吃，亦可榨汁饮用，常食可防癌。

3. 大梨巴豆治食管癌

　　[用　料] 大梨 1 个，巴豆 40 粒，红糖 30 克。

　　[制用法] 将梨挖去核心，纳入巴豆，封好，连同剩余的巴豆同放碗中，蒸约 1 小时，去净巴豆不用。吃梨喝汤。

　　[功　效] 破积，逐水。用治食管癌。

　　注　巴豆有大毒，切忌入口。

4. 油炸黄鱼鳔治胃及食管癌

[用　料] 黄鱼鳔、香油各适量。

[制用法] 黄鱼鳔用香油炸酥，压碎为末。每服 5 克，每日 3 次，温开水送服。

[功　效] 用治胃癌、食管癌。

5. 鲜鹅血治食管癌

[用　料] 鲜鹅 3 只。

[制用法] 用注射器刺入鹅的血管内抽血。每次抽取 5～15 毫升，趁热服下，连续服用。

[功　效] 用治食管癌。

注　鹅血为解毒药，古时多用以治噎膈。

6. 韭菜牛乳汁治食管癌

[用　料] 韭菜汁 60 克，牛乳 20 克，生姜汁 15 克，竹沥 30 克，童便 60 克。

[制用法] 韭菜洗净，捣烂取汁。竹沥浸泡后取汁。5 种汁液混合在一起，为 1 日用量，连续饮用 6～10 日。

[功　效] 用治食管癌。

7. 食猪大肠治噎膈

[用　料] 猪大肠 1 挂，作料若干。

[制用法] 将大肠用盐水反复洗净，用线扎住肠口勿令泄气。煮熟切断，加香油、黄酱、葱姜丝（切不可加醋），熘炒。须食软大米，以此佐餐，勿吃太饱，连吃 3～5 挂。忌生气，勿饮酒，忌吃干硬食品。

[功　效] 甘寒养阴，润燥通肠。用治大肠风热，噎膈反胃、呃逆、呕哕、饮食难进等症。

注　噎膈，中医学病名。"噎"为咽下梗塞，水饮可下，食物难入；"膈"为食管窄隘，食下抵拒作痛或抵拒难下。二者合称噎膈。由于气血大损、津液枯涸、气机郁结、痰瘀凝阻而致。本病见于食管癌、胃癌等疾患。

8. 红糖姜蒜法治噎膈

[用　料] 红糖 500 克，生姜 500 克，红皮大蒜 3 头（煨熟去皮）。

[制用法] 合捣如泥，装瓷罐内，严封口，埋背阴处 1 米深，7 天后取

出备用。每日早、午、晚饭前空腹服用 30 克，连续服用，服后身有微热，不必顾虑。

[功　效] 驱风散寒，活血化瘀。用治因寒所致的噎膈，患者口中呼出冷气为其特征。对其他噎膈无效。

9. 核桃树枝煮鸡蛋治胃癌

[用　料] 核桃树枝 30 厘米长（约食指粗），鸡蛋 2 个。

[制用法] 将核桃树枝截为八九段，水煎好，去渣，用此水再煎煮鸡蛋 2 个。分 2 次将鸡蛋吃下，连续服用，直至病愈。吃鸡蛋后如不吐，当是胃癌，继续服用就会有效。如吐则无效，应停服。

[功　效] 用治胃癌。

10. 向日葵梗心治胃癌

[用　料] 向日葵梗心（向日葵秆剥去外皮之白心）5～6 克。

[制用法] 加水煎汤。日饮 1 次，应连续服用。

[功　效] 用治胃癌。

11. 铁树叶红枣汤治胃癌

[用　料] 铁树叶 150～200 克，红枣 10 个。

[制用法] 共煮汤服，疗程 1 个月。

[功　效] 收敛止血，固益正气。用治胃癌、卵巢肿瘤。

12. 鸡肫皮生酒曲治胃痞

[用　料] 鸡肫皮（鸡内金）30 克，生酒曲 15 克。

[制用法] 两味共煎。每日早晚各饮 1 次，连服数剂可愈。

[功　效] 除烦解热，消积化滞。治胃痞。

注　据《医学衷中参西录》载，某患者胃有硬物堵塞，已数年矣，饮食减少，不能下行，脉沉而微弦，服本方数剂硬物全消。

13. 高粱地上根治胃癌、肝癌

[用　料] 高粱地上根（即茎下靠地面处生出的根）、红糖各适量。

[制用法] 将高粱根洗净，加水煎汤。服用时加红糖饮，每日早晚各 1 次。

[功　效] 温中、利水。治胃癌、肝癌等。

14. 活鲫鱼治疗胃肠道癌

[用　料] 大活鲫鱼 1 尾，蒜适量。

[制用法] 鲫鱼去肠留鳞，大蒜切成片，填满鱼腹。鱼用纸包泥封，烧存性，研成细末（或为丸）。每服 5 克，以米汤送下，每日 2 或 3 次。

[功　效] 调胃，实肠，下气。用治早期胃癌或食管癌之胃肠道出血、呕吐反胃等。

15. 凉拌海带丝预防大肠癌

[用　料] 浸发海带 250 克，豆腐丝 100 克，酱油、盐、白糖、味精、香油、姜末各少许。

[制用法] 将浸泡的海带洗净，用开水烫一下，取出切成细丝，放在盘内。把豆腐丝及全部作料倒入盘中，拌食。

[功　效] 因海带中含较多的粗纤维，故能润肠通便，增加大便量，加快粪便排出，能使粪便中的致癌物质在大便里停留时间减少，从而对于预防大肠癌的发生有一定的作用。

16. 蟾蜍治肝癌

[用　料] 大蟾蜍 1 只。

[制用法] 将蟾蜍剥去皮，刺破皮棘，反贴肝区，20 天后取下。如皮肤起疱，可涂龙胆紫，同时服蟾皮粉，每次 1 克。

[功　效] 解毒，消肿，强心，止痛。用治肝癌。

注 据《食物中药与便方》载，蟾蜍"治恶疮、杀虫、消疳"，主治恶性肿瘤。

又据《行箧检秘》介绍，活蟾蜍一只生剥皮，皮外面向患处包好，次日其毒一齐拔出。内如又起，再贴。切记不可用其皮里面包肉，否则即咬定难揭。凡痘疹后回毒、发背、对口等症，亦可用此法治。

17. 外用肝癌止痛膏

[用　料] 活癞蛤蟆 1 只，雄黄 30 克。

[制用法] 癞蛤蟆去除内脏，将雄黄放入腹内，加温水少许调成糊状。将癞蛤蟆腹部贴至肝区疼痛明显处，然后用纱布包扎紧，固定之。冬天 24 小时换药 1 次，夏天 6 ~ 8 小时换药 1 次。

[功　效] 化瘀破结，解毒止痛。用于肝癌止痛、退热。一般敷 15 ~ 20 分钟后可产生镇痛作用，并可持续 12 ~ 24 小时。

注 癞蛤蟆即大蟾蜍，体长可达 10 厘米以上。背面多呈黑绿色，有大小不等的療疣；腹面乳黄色，有棕色或黑色斑纹及小疣。上下颌均无齿。有一对很大的耳后腺。趾间有蹼。在泥穴、石下、草丛间皆可捕捉到。

据《新中医》1980年第3期介绍，此方用治3例，有一定效果。典型病例：陈某，男，49岁。症见肝区剧痛、体瘦、恶心呕吐、纳呆，入院时肝上界第五肋间，下界肋下剑突平脐，质如石硬有结节，边缘不整齐，压痛明显，且入院后进行性肝脏肿大，伴有腹水，下肢浮肿，间有发热，体温38~40℃之间。经超声波、肝扫描、胎甲球蛋白等检查，确诊为原发性肝癌。采用癞蛤蟆加雄黄外敷，药敷15分钟后疼痛明显缓解，且持续12小时以上，可自己下床活动。

二、 妇科肿瘤

1. 南瓜蒂治乳腺癌

〔用　料〕南瓜蒂（即瓜把）。

〔制用法〕将已熟透的南瓜长时期阴干（时间愈长愈佳，一般2年即可用），然后将蒂采下，用时入炭火中煅烧至红，立即取出，急速以瓷碗盖其上（为使其存性），15分钟晾凉，研为细末即成。每次服2个蒂，清晨空腹以烧酒冲服（不能饮酒者可酌饮，若用水服则无效），共服2或3次。

〔功　效〕消瘀化结，泻热解毒。用治乳腺癌。

2. 紫花茄治乳腺癌创面溃烂

〔用　料〕紫花茄鲜叶。

〔制用法〕将茄叶晒干或烘干，研成细末，过筛装瓶高压消毒备用。用时将药末撒在癌的溃疡面上，覆盖两层消毒纱布。每天用药1或2次。换药时用淡茶水或生理盐水洗去创面污物，再上药。上药时须将药末撒于腐肉最多的创面，不可撒在新鲜肉芽或正常皮肤黏膜上，以免引起湿疹及皮炎。当恶臭已除，渗液停止，创口腐肉脱落或清除干净即停止上药，否则易使创面扩大，发生疼痛及充血水肿。

〔功　效〕清热解毒，消炎生肌。用治乳腺癌创面溃烂。

注　据福州医学科学研究所《紫花茄治疗乳癌溃疡恶臭》介绍：临床用于不同类型乳腺癌溃烂50例，病史最长3年，最短1个月，溃烂范围最大10厘米×15厘米，最小2厘米×2厘米，全部有恶臭流脓血水，半数以上有疼痛、发热及恶液质。上药后均见效果，最快15分钟，最慢1天。一般先恶臭逐渐消除，脓血性渗出液减少，随后疼痛减轻，绿色腐肉逐渐清除脱落，创面充血水肿改善，创口相对缩小，病人全身症状随之好转。

3. 青橘核汤治乳腺癌

　　[用　料] 青橘核 20 克。

　　[制用法] 用水一碗半，煎至一碗。每日 1 次，或以温酒送下。

　　[功　效] 削坚破滞。用治乳腺癌初起。

4. 青橘叶皮核汤治乳腺癌

　　[用　料] 青橘叶、青橘皮、橘核各 25 克，黄酒适量。

　　[制用法] 以黄酒与水各半合煎。每日 2 次温服。

　　[功　效] 消坚破滞。用治乳腺癌初起。

5. 黄鱼脊翅治乳腺癌初起

　　[用　料] 黄鱼脊翅 10～20 条，陈酒适量。

　　[制用法] 将黄鱼脊翅贴在石灰壁上，勿令沾水，愈久愈好。用时火炙为末。每服 5～10 克，每日 2 或 3 次，陈酒送服，可连续服用 1 个月。

　　[功　效] 用治早期乳腺癌。

6. 螃蟹治乳腺癌

　　[用　料] 螃蟹 2 只，枸杞、柑橘、李子各 4 个。

　　[制用法] 螃蟹煮熟佐餐，每日分食。其他三味加水煎汤代茶饮。可连续服食，治愈为止。

　　[功　效] 清热解毒，消结散瘀。用治乳腺癌。

7. 鲫鱼肉治疗乳腺癌

　　[用　料] 大活鲫鱼、食盐各适量。

　　[制用法] 鲫鱼去头尾及内脏杂物，只取鱼肉，加食盐少许，捣烂。敷于患处，每日更换 3 或 4 次。

　　[功　效] 消炎解毒。用治乳腺癌。

8. 红苋菜汤治疗子宫癌

　　[用　料] 红苋菜 200 克。

　　[制用法] 用四碗水煎至一碗。温服，每日 2 或 3 次。

　　[功　效] 解毒，清热。用治子宫癌。

9. 槐蕈汤抗宫颈癌

[用　料] 槐蕈（槐树上生长的香蕈）6 克。

[制用法] 水煎服，可连续用。

[功　效] 本品含有抗癌物质，对宫颈癌有辅助治疗作用。各种癌症手术后转移者亦可持续服用。

10. 鲫鲤鳞治子宫癌及乳腺癌

[用　料] 鲫鱼鳞、鲤鱼鳞、黄酒各适量。

[制用法] 将两种鱼鳞用文火稍加水熬成鱼鳞胶。每服 30 克，温酒对水化服。

[功　效] 用治子宫癌、乳腺癌、血友病。

11. 宫颈癌局部组织坏死方

[用　料] 大田螺数枚，冰片末少许。

[制用法] 取食用大田螺洗净，除去螺盖，倒伏于清洁容器内一夜，即可得浅绿色水液。加冰片细末，调成糊状备用。用前冲洗阴道，拭去宫颈局部坏死组织后即将田螺冰片糊剂敷于坏死面，再用带线棉球塞于阴道内。每日 1 次，10 次为一疗程。一般需三疗程以上。

[功　效] 清热，利湿，解毒。用治宫颈癌放疗后局部组织坏死。

注　据江苏省肿瘤防治协作组《肿瘤防治参考资料》1972 年 77 号介绍，用此法治疗 14 例，基本痊愈 4 例，好转 8 例，无效 2 例。

12. 黑木耳六味汤治阴道癌

[用　料] 黑木耳 10 克，六味汤（当归、白芍、黄芪、甘草、陈皮、桂圆肉各 3 克）。

[制用法] 黑木耳水煎，日饮 2 次。六味汤早晚空腹各饮 1 次。

[功　效] 补气血，凉血止血，润燥利肠。用治阴道癌及宫颈癌。

三、 其他肿瘤

1. 苡米汤饮治喉癌

[用　料] 苡米适量。

[制用法] 煎汤。饮服，每日2次，2个月见效，连服6个月痊愈。

[功　效] 健脾利湿。用治喉癌之声音嘶哑。

注　据《食物中药与便方》介绍，苡米具有抑制癌细胞生长之功效。

2. 蒲葵子红枣汤抑制白血病

[用　料] 蒲葵子50克，红枣6枚。

[制用法] 上述两味加水共煎汤。每日分2次服，连服20剂为一疗程。

[功　效] 抑制白血病。

注　据《食物中药与便方》引自江西资料称，本药对1例白血病有明显抑制作用。

3. 香菇抗癌防治白血病

[用　料] 香菇50克，去皮冬笋250克，酱油、白糖、醋、盐、淀粉、花生油各适量。

[制用法] 冬笋切成滚刀块，将油烧热，把洗净的香菇与笋同放锅内翻炒20分钟，然后加汤少许与调料、淀粉入锅再炒，汤汁稠浓即成。

[功　效] 缩小癌肿及防治白血病、佝偻病、肝硬化等。

注　据《中国食品》载，近代日本科学家在香菇中找到一种叫"1,3-β 葡苷酶"的物质，对抗癌治癌有良好疗效。因而香菇又被誉为"抗癌新兵"。

4. 鳖胆汁控制晚期癌痛

[用　料] 活鳖（甲鱼）1只。

[制用法] 将鳖洗净，放入砂锅或不锈钢锅的沸水中（水量以淹没鳖为度）煮5～10分钟，取出胆囊挤出胆汁（鳖肉可另外食用）。鳖在500克以下，胆汁为一次服；500克以上，胆汁分为2次服。一般日服1次，空腹内服。

[功　效] 用治癌症晚期常见的顽固性和持续性剧烈疼痛，有一定的止痛效果。

5. 蒲葵子炖鸡治皮癌

[用　料] 蒲葵子 50 克，母鸡 1 只。

[制用法] 将蒲葵子捣碎，水煎数小时后，放入整只干净的母鸡同炖至肉烂。吃肉饮汤，分 3 或 4 次服食。

[功　效] 凉血，止血。用治绒毛膜上皮癌。

6. 四海舒郁丸抗癌

[用　料] 海藻、海螺、海蛤粉、海螵蛸、昆布各适量。

[制用法] 研末共为丸剂。常服有一定作用。

[功　效] 试治甲状腺癌。

7. 菱角治各种癌症

[用　料] 生菱角 30 个。

[制用法] 菱角去壳，加水适量，以文火煮至浓黑色汤。分 2 或 3 次饮服。

[功　效] 据介绍，日本民间用此法治疗子宫癌、胃癌，长期服用屡有收效。

8. 蘑菇抗癌

[用　料] 蘑菇、豆腐（或火腿）、油、盐各适量。

[制用法] 蘑菇洗净，豆腐（或火腿）切作小块，加水共煮，熟后再放油、盐等调料。每次吃小半碗，日服 2 次。

[功　效] 具有一定的抗癌作用。

9. 杏仁蒸肉抗癌

[用　料] 猪五花肉（带皮）500 克，甜杏仁 25 克，冰糖 30 克，淀粉、酱油、葱、姜、料酒、猪油各适量。

[制用法] ①猪肉洗净，切成 3~4 厘米长方块，杏仁用水浸泡去皮，用纱布包扎好。②将锅放在炉上倒入猪油，加入冰糖 15 克，见冰糖呈紫红色时，把猪肉放入锅内翻炒，当肉块成红色时，即下葱、姜、酱油、料酒、温水（不能用凉水）和杏仁。温水要淹没肉块，但不宜过多。俟汤开沸，改用文火煨炖，并要随时翻动，勿使糊底。③待肉块炖到七成熟时，放入余下的冰糖，炖至九成熟时，将杏仁取出。把杏仁散开铺在大碗底，

把肉块捞出，皮朝下摆在杏仁上倒入一些原汤，上蒸笼蒸到十成熟时取出，扣在盘里。然后将剩下的原汤，加入淀粉勾芡汁，浇在肉上即成。

[功 效] 补肺润肠，止咳定喘。甜杏仁有抗癌作用，可作为癌症患者辅助治疗食品，也是肺结核、慢性支气管炎及慢性咳喘患者的有益食品。

10. 海带苡仁蛋汤抗癌

[用 料] 海带30克，苡仁30克，鸡蛋3个，盐、猪油、味精、胡椒粉各适量。

[制用法] 将海带洗净，切成条状。苡仁洗净，加水，共放入高压锅内将海带、苡仁炖至极烂，连汤备用。锅置于旺火上，放猪油适量，将打匀的鸡蛋炒熟，随即将海带、苡仁连汤倒入，加盐、胡椒粉适量，临起锅时加入味精，即可上桌。

[功 效] 强心，利湿，活血，软坚。适用于癌症患者辅助治疗。高血压、风湿性心脏病等患者亦可服用。

11. 花生苡仁控制肿瘤发展

[用 料] 花生米、苡仁、赤小豆、红枣各30克。

[制用法] 先煮赤小豆至熟，再下花生米、苡仁、红枣共煮，可食可饮。

[功 效] 用治肿瘤病人化疗、放疗后白细胞减少，有促使白细胞升高、增强体质、控制肿瘤生长发展之功效。

12. 西红柿抗前列腺癌

[用 料] 西红柿及以其为主要辅料的食品。

[制用法] 经常食用。

[功 效] 防治前列腺癌。

注 美国哈佛大学公共卫生学院科学家的一项研究认为，经常食用以西红柿为主要辅料制作的食品的男性，发生前列腺癌的危险明显低于其他人。据《美国国家癌症研究所杂志》报道，这一发现，是对4.7万名男性进行为期9年饮食习惯调查的结果。在调查涉及的46种蔬菜和水果中，西红柿和草莓是能对前列腺癌发病率产生影响的食品。

13. 希腊人防癌有术

[用 料] 马齿苋，金枪鱼。

[制用法] 在煮汤或拌色拉时经常掺入熟食。

［功　效］预防癌症。

　　注　希腊人的癌症和心脏病的发病率在世界上是最低的。希腊医学家认为，他们日常生活中离不开食用马齿苋和金枪鱼是至关重要的因素。马齿苋含有大量的脂肪酸。我国传统医学认为，马齿苋清热解毒，一般用于治疗炎症。金枪鱼也含有大量和马齿苋相似的脂肪酸。所以两者都有降低心脏病发作危险和预防癌症的作用。

14. 鸡屎治腹中痞块

　　［用　料］溏鸡屎（如酱样，不成块），红糖、黄酒各适量。
　　［制用法］将溏鸡屎置砂锅内焙成焦黄色，研细面。每服 6 克，红糖、黄酒冲服。
　　［功　效］用治腹中痞块，腹痛腹胀。

　　注　据《中医实用效方》介绍治验病例：何某，男，20 岁，患腹中痞块硬痛而胀，经中西医久治不效，羸瘦待毙，服此方而愈。

第九章

美 容 科

一、 减肥轻身

1. 茶消脂健美

[用　料] 茶叶适量。

[制用法] 沸水冲沏，待茶浓时饮用。

[功　效] 消脂去腻，提精神。肥胖之人，常饮有效。

2. 乌龙茶消脂益寿

[用　料] 乌龙茶3克，槐角18克，首乌30克，冬瓜皮18克，山楂肉15克。

[制用法] 将后四味中草药共煎，去渣，以其汤液冲泡乌龙茶。代茶饮用。

[功　效] 消脂减肥。适于肥胖病人饮用。

3. 玉米须利湿消胖

[用　料] 玉米须适量。

[制用法] 以开水冲沏。代茶饮。

[功　效] 利湿轻身。对慢性肾炎、膀胱炎、胆囊炎、风湿痛、高血压、肥胖病等均有疗效。

注　玉米须应在（授粉）前摘下，阴干存放，可加少许白糖代茶饮。

4. 绿豆海带祛脂减肥

[用　料] 绿豆、海带各100克。

[制用法] 煮食。每日 1 剂，连服见效。

[功　效] 对肥胖人有减肥作用。

5. 海带草决明用治肥胖

[用　料] 海带 10 克，草决明 15 克。

[制用法] 水煎，滤除药。吃海带饮汤。

[功　效] 祛脂降压。适于高血压、冠心病及肥胖人减肥食用。

6. 荷叶饮减肥轻身

[用　料] 荷叶 1 张，生山楂、生苡仁各 10 克，橘皮 5 克。

[制用法] 洗净，切细，共放入杯中，开水冲泡。代茶饮用，连用 3 个月。

[功　效] 健脾除湿，轻身减肥。用治肥胖。

7. 减肥佳品豆腐渣

[用　料] 做豆腐剩下的渣滓。

[制用法] 制豆腐的作坊有售豆腐渣。但是，豆腐渣不是美味食品，可以加些调味品或其他美味食物，如瘦肉、蘑菇、豆芽菜一起烹食，还可以做成豆腐渣包子等。

[功　效] 据现代医学测定，豆腐渣中含有极其丰富的纤维素和钙质，它对防治常见的糖尿病、动脉硬化、体形肥胖的中老年人的骨质疏松等都有较好的效果。医学界研究认为，常食豆腐渣，可收到较好的减肥效果。因为豆腐渣产生的热量小，而其所含的纤维素能吸附糖分，使机体对糖的吸收变慢。同时纤维素也能吸收胆汁中的部分胆固醇，随着大便排出体外，即相应减少了胆固醇沉积的机会，从而起到减肥的作用。

8. 常吃 4 种蔬菜减肥

[用　料] 白萝卜，韭菜，黄瓜，绿豆芽。

[制用法] 任选一种或多种，按常法炒食、配制菜肴均可。长期食用，并尽量节制吃高脂肪食品。

[功　效] 白萝卜含有芥子油等物质，能促进脂肪类物质更好地新陈代谢，从而起到防止脂肪在皮下堆积的作用。韭菜含纤维素较多，有通便作用，能排出肠道中过剩的营养物。黄瓜含有丙醇二酸，能够抑制食物中的碳水化合物在体内转化成脂肪。绿豆芽含水分较多，被身体吸收后产生

热量较少，不容易形成脂肪堆积在皮下。这四种蔬菜很适宜肥胖人食用，常食可使人轻身减肥，体壮健美。

二、 粉刺

1. 薏米粥治青春疙瘩

［用　料］薏苡仁 50 克，白糖 15 克。

［制用法］薏苡仁洗净，加水煮作粥。调白糖服食，每日 1 次，连用 1 个月。

［功　效］健脾，利湿，清热。用治青春疙瘩。

2. 丝瓜水治粉刺

［用　料］丝瓜水。

［制用法］丝瓜藤生长旺盛时期，在离地 1 米以上处将茎剪断，把根部切断部分插入瓶中（勿着瓶底），以胶布护住瓶口，放置一昼夜，藤茎中有清汁滴出，即可得丝瓜水涂擦患处。

［功　效］清热，润肤。用治粉刺。

3. 香油泡使君子治粉刺

［用　料］香油、使君子适量。

［制用法］使君子去壳，取出种仁，放入铁锅内文火炒至微有香味，晾凉，放入香油内浸泡 1~2 天。每晚睡前吃使君子仁 3 个（成人量），7 天为一疗程。

［功　效］健脾胃，润燥，消积，杀虫。用治面部粉刺、酒糟鼻。

注　使君子不宜用量过大，否则可引起反胃恶心、眩晕等不良反应。服用使君子时，不要饮茶，否则也会有上述反应。

4. 枇杷叶汤美容祛粉刺

［用　料］枇杷叶。

［制用法］煎汤。擦洗面部及患处，每日 2 或 3 次。

［功　效］用治颜面粉刺。

5. 杏花桃花水除粉刺

[用　料] 杏花、桃花各适量。

[制用法] 用矿泉水或经过滤化的井水浸泡两种花 7 天以上。用其浸液洗脸。

[功　效] 散滞血，润肌肤。用治粉刺。

6. 橙子核除粉刺

[用　料] 橙核。

[制用法] 晒干，研极细，以水调。临睡前涂抹面部，次晨洗掉。

[功　效] 润肌祛痣。用治粉刺。

7. 皂角刺治粉刺奇效

[用　料] 皂角刺（即皂荚的嫩棘刺）30 克，米醋 120 克。

[制用法] 用醋煎煮皂角刺，沸后改用文火煎浓稠为度。取汁涂患处。

[功　效] 托毒排脓。用治脓液已成而尚未穿溃及疥癣、粉刺脓疱等。

注　据《图经本草》介绍，此方可收奇效。

三、 肤生赘物

1. 黄豆芽除瘊子

[用　料] 黄豆芽适量。

[制用法] 加水煮熟。连汤淡食，吃饱为止。服用期间，每日三餐都以黄豆芽充饥，不吃其他任何粮食及油料。3 天为一疗程，至第四天改为一般素食，仍以黄豆芽为菜，1 周内可愈。

[功　效] 去黑痣，润肌肤。用治瘊子。

注　黄豆发芽后，可产生大量维生素 C 和维生素 PP，这些维生素有促进皮肤正常发育的功效，可维持皮肤健康。

2. 醋鸡蛋治瘊子

[用　料] 鲜鸡蛋 2 个，陈醋适量。

[制用法] 将鲜鸡蛋煮熟，敲碎去皮，浸入陈醋中 24 小时。于每日晨

空腹吃 2 个，并饮陈醋 2 匙，连服 10~20 天。瘊疣一般 10 天自行脱落。

　　[功　效] 消积散瘀。用治瘊子。

3. 牛倒嚼沫治瘊子

　　[用　料] 牛倒嚼沫适量。

　　[制用法] 用干净小碗，取牛在倒嚼时从口边流出的唾沫黏液，及时涂擦瘊子。每日 2 或 3 次，连续 7 天，10 天后瘊子自消。

　　[功　效] 用治一般瘊子。

4. 荸荠液治瘊子

　　[用　料] 鲜荸荠。

　　[制用法] 将荸荠切开。用荸荠肉摩擦疣子。每日不少于 5 次，每次擦至疣体角质发软、脱掉，微有疼痛感觉并露出针尖般的血点为止。连用 10 天可除。

　　[功　效] 用治寻常瘊子。

5. 白矾水浸泡除刺瘊

　　[用　料] 白矾不限量。

　　[制用法] 用温水溶化后，稍加热水浸泡瘊子，每日数次。

　　[功　效] 用治手上刺瘊。

　　注 据《黑龙江中医药》1966 年第 2 期介绍：宋某，男，60 岁，双手共生刺瘊 9 处，用白矾水浸泡，洗 6 次脱落而愈。

6. 活斑蝥攻毒蚀疣

　　[用　料] 活斑蝥适量。

　　[制用法] 将虫从颈部去头，即流出黄色分泌物，应立即使用。用前将疣以肥皂水洗净，用剪刀或小刀将疣外部削去至见血出为度，将活斑蝥分泌物涂在疣上。

　　[功　效] 破血散结。用治寻常疣，疗效理想。

　　注 寻常疣俗称千日疮或瘊子。斑蝥有毒切不可内服。外涂斑蝥分泌液，涂后 12~24 小时，可见局部皮肤出现如烫伤后的小水疱，48~72 小时后小水疱自行消失，不留瘢痕。

7. 石灰糯米泡治瘊子鸡眼

　　[用　料] 石灰 60 克，食碱 60 克，糯米适量。

[制用法] 用有深度的搪瓷盘盛水，放入石灰和食碱，待其溶解为糊状时，将糯米撒在上面（不能重叠），经 24 小时，取糯米捣膏备用。用时取橡皮膏一方块，当中剪一孔如瘊子（或鸡眼）大小，套在瘊子（或鸡眼）上，用棉花棍挑膏敷于患处（瘊痣上），再覆一块橡皮膏，经 24 小时后瘊痣自落。

[功 效] 用治瘊子、鸡眼。

8. 苦瓜治面部扁平疣

[用 料] 鲜苦瓜，酸菜水，花生油。

[制用法] 将苦瓜剥开去子，放入酸菜水或泡菜坛内浸泡 1 周，取出切碎，在花生油锅中爆炒片刻，盛盘。佐餐，每日 2 或 3 次，每次 100~150 克，连续食用 15 天。

[功 效] 用治扁平疣。

注 扁平疣，是由病毒引起的皮肤赘生物。这种病多发在青年人的面部，形如芝麻大小的扁平丘疹，呈淡褐色或灰色，少数呈暗褐色，分布疏密不匀，严重影响美观。

据《中医杂志》报道：一男性，25 岁，面部密布浅褐色扁平疣达 6 年之久，曾用多种中西药医治无效，经服用此方 20 余天即愈，随访 2 年多未见复发。

9. 茄子治疣

[用 料] 茄子。

[制用法] 选用秋天鲜嫩紫皮茄子，剖开。手持茄片推擦疣表面，直至有微热感，再推擦 4~5 分钟。每日 2 次，坚持推擦，约 7~10 天脱落，愈后不留瘢痕。

[功 效] 用治疣。

10. 鲜菱蒂治疣

[用 料] 鲜菱蒂（柄）。

[制用法] 将菱蒂（柄）洗净。擦涂患处，每日 3~5 次，可自落。

[功 效] 用治疣。

11. 乌梅方治赘物

方一

[用 料] 乌梅，盐水。

[制用法] 取乌梅肉捣烂为泥，用盐水调匀。敷于患处，每日换药，数日可消。

　　[功　效]用治鸡眼、小粉瘤。

　　方二

　　[用　料]乌梅30克，醋15克，盐水适量。

　　[制用法]将乌梅用盐水浸泡24小时以上，去核，加醋，共捣如泥状。敷于患处。

　　[功　效]用治鸡眼、疣赘、表皮血管瘤，使突起部分收平。

12. 猪腿骨粉治鸡眼有效

　　[用　料]陈年猪腿骨1块，醋适量。

　　[制用法]将猪腿骨放炉上烤焦，捣碎成粉，过罗极细，装入纱布袋缝好。在纱布袋上渗以陈醋令湿，将袋压平，垫于鸡眼或硬茧下，以绷带固定之，可辗转践踏。连续三四天后，纱袋再渗以陈醋，持续敷之。7天鸡眼消失。

　　[功　效]用治鸡眼。

　　注　《食物疗法精萃》作者王桢先生用此方曾治愈数十例，疗效可靠。

13. 荸荠方治脚鸡眼

　　方一

　　[用　料]荸荠1个，葱头1个。

　　[制用法]将荸荠、葱头去皮，捣烂如泥。敷于鸡眼处，用卫生布包好。每晚睡前洗脚后换药1次。

　　[功　效]用治脚鸡眼。

　　方二

　　[用　料]荸荠1个，荞面3克。

　　[制用法]共捣如黏糊。敷鸡眼上。

　　[功　效]同上。

　　注　据《验方新编》介绍，用此方"贴一昼夜自落"。

14. 葱白液治鸡眼

　　[用　料]葱白液（即葱叶内带黏性的汁液）。

　　[制用法]取鲜大葱，将葱叶割断，用手挤其液。缓慢涂擦数次可愈。

　　[功　效]用治鸡眼。

　　注　《浙江中医杂志》曾介绍，某患者右足掌有鸡眼二十余个，经用此方而愈。

15. 生芋艿治皮生赘物

　　[用　料]生芋艿（芋头）。

[制用法] 芋艿洗净，切片。摩擦患部，每日 3 次，每次擦 10 分钟（注意勿擦健康皮肤）。

[功　效] 用治赘疣、鸡眼。

注　如此方引起皮肤红肿反应，以生姜捣汁，轻轻擦拭可解。

16. 无花果治赘疣鸡眼

[用　料] 未成熟的无花果。

[制用法] 捣烂。敷于患处，每日换药 2 次，数日见效。

[功　效] 治赘疣、鸡眼。

17. 蒜葱外敷方

[用　料] 紫皮大蒜 1 头，葱头 1 个，陈醋、盐适量。

[制用法] 蒜葱去外皮，洗净后捣烂如泥，使用时加适量醋调匀。患处用普通利刀将鸡眼表层粗糙角质层削平，以不出血为度，接着用温水加盐浸泡约半小时，使其真皮软化，用毛巾揩干，将蒜葱泥敷于切口，用消毒纱布包扎固定。每天换蒜葱泥 1 次。

[功　效] 软坚，散结，破瘀，止痛。消除鸡眼。

18. 盐碱矾治鸡眼

[用　料] 食盐、食用碱、白矾各 10 克，白酒适量。

[制用法] 将盐碱矾共研细末，白酒调和成糊状。用前先将鸡眼挖去，似有血出，随即将药涂上，药干再涂，3～4 次即愈。

[功　效] 清热解毒。用治鸡眼。

四、 祛斑洁面

1. 丝瓜络汤治蝴蝶斑

[用　料] 丝瓜络 10 克，僵蚕、白茯苓各 10 克，白菊花 10 克，珍珠母 20 克，玫瑰花 3 朵，红枣 10 枚。

[制用法] 将上述各味加水煎煮浓汁 2 次，混合。分 2 次饭后服用，每日 1 料，连服 10 天见效。

[功　效] 通经活络，清热，和血脉。有消斑的功能，用治蝴蝶斑。

注　在采用此法治疗蝴蝶斑期间，应做到四避免：避免使用化妆品及刺激性强的肥皂，避免强烈的阳光照射，避免食用有刺激性的、温热性的食物如姜、葱、胡椒、辣椒等，避免忧思、抑郁。

2. 杏仁蛋清美面消斑

［用　料］杏仁，鸡蛋清，白酒。

［制用法］杏仁浸泡后去皮，捣烂如泥，加入蛋清调匀。每晚睡前涂搽，次晨用白酒洗去，直至斑退。

［功　效］杏仁含杏仁苷、脂肪油、杏仁油及葡萄糖等，蛋清含多种维生素，都有促进皮脂腺分泌，滋润皮肤之作用。适于治面部黑褐斑及面暗无光泽。

注　据《海上方》介绍，李子核仁去皮，研细，以鸡蛋清调匀，每晚睡前涂面，次晨洗去，连用 1 周，对治疗黑褐斑及妊娠蝴蝶斑有效。

3. 鹭鸶粪除黑斑

［用　料］鹭鸶粪 500 克，猪油少许。

［制用法］将鸟粪晒干，研碎过筛，和猪油调匀。每晚睡前涂搽。

［功　效］据《千金翼方》载，此方有"去面黑"之功。故多用于治疗黄褐斑、老年斑及皮肤病所致的色素沉着。

4. 蜂蜜养肤化斑

［用　料］蜂蜜（以天然的未经加工的为佳）。

［制用法］搅匀。涂于斑点处。

［功　效］蜂蜜含有蛋白质、多种矿物质、天然香料、色素、有机酸、多种酶、多种维生素等，对治疗面部皮肤粗糙、黄褐斑、老年斑有一定的作用。

5. 香菜水治雀斑

［用　料］香菜（即芫荽、胡荽带根的全草）适量。

［制用法］洗净后加水煎煮。用香菜汤洗脸，久用见效。

［功　效］用治雀斑。

注　患雀斑者在治疗期间，不宜吃苋菜、海带、胡萝卜、可可粉、橘子、牛肝、猪肝、核桃等，因为食后有可能使色素加重。

6. 桃花酒养肤消斑

［用　料］桃花 250 克，白芷 30 克。

[制用法] 农历三月三日或清明节前后，采集东南方向枝上含苞初放的桃花，同白芷共分装于 1000 毫升的两个酒瓶中，密封，1 个月后即可用。每日早晚饮服桃花酒 1 小盅，同时倒少许于手掌中，双手对擦，待手热后来回揉擦面部，连用 1 个月黑斑渐消，面部变白净红润。

[功　效] 养血祛斑美容。用治黄褐斑、黑斑、妊娠或产后出现的各种斑。

注　据《浙江中医》1986 年第 2 期介绍，此方系化裁于《备急千金要方》，作者共治 20 例，均收到明显效果。

7. 醋浸白术治雀斑

[用　料] 醋 500 克，白术 50 克。

[制用法] 用醋浸泡白术 7 天。以醋涂擦面部，日数次，应连续使用。

[功　效] 消斑洁面。用治黑斑、雀斑。

8. 茯苓膏洁面消诸斑

[用　料] 白茯苓、蜂蜜各适量。

[制用法] 将茯苓研成细粉，加少许蜂蜜搅拌调成膏状。每晚洗脸后以膏涂面，次晨洗去。

[功　效] 洁面，消雀斑。用治面色暗黑，雀斑。

注　据《姚僧坦集验方》介绍，此法应连续使用，约二七（14 天）即愈。

9. 糯米膏祛雀斑

[用　料] 糯米 30 粒，生石灰半酒杯，碱面 6 克。

[制用法] 先将碱用温水溶化，然后倒入石灰内拌匀成泥状，再倒入另一稍大的杯中，将糯米扎入石灰泥内 1/2，把石灰泥杯覆盖在潮湿地上，12 小时后，糯米已熟，将上半部熟米调匀成膏。用时针挑此膏点涂在雀斑上。涂后稍有痒痛感，约 10 分钟可消失。

[功　效] 祛黑消斑。用治雀斑。

注　据《浙江中医》1985 年第 9 期介绍，此法 3 日后雀斑可自行脱落，不留瘢痕。

10. 蔓菁子化黑痣

[用　料] 蔓菁子 100 克，面粉适量。

[制用法] 将蔓菁子炒透，研成细粉，加入少许面粉，水调匀即成。夜夜涂之。

[功　效] 去黑斑，化黑痣，除皱纹。用治面部黑斑、黑痣、皱纹。

11. 乌梅方消黑痣

[用　料] 乌梅肉，轻粉，香油。

[制用法] 烧灰存性，加轻粉，用香油调匀。点痣上，或涂敷胬肉。

[功　效] 去黑痣，蚀胬肉。用治皮肤表层血管瘤、鸡眼、赘疣、黑痣等。

注　轻粉，中药名，由水银加工制成，性寒、味辛、有毒。此"乌梅方"见于《名医别录》并化裁而成。

五、 赤鼻白瘢

1. 茭白治酒渣鼻

[用　料] 生茭白适量。

[制用法] 茭白捣烂。每晚睡前敷于患部，次日晨洗去。同时，每日用茭白100克煎水服饮。

[功　效] 利小水，解酒毒。用治酒渣鼻（赤鼻）。

注　酒渣鼻是一种常见的慢性皮肤病。祖国医学认为是久食膏粱厚甘，湿热内蕴于肺，肺开窍于鼻而致本病。另外肠胃消化不良、长期便秘、妇女内分泌失调等也会导致本病。此外，毛囊虫寄生也与本病有关。应用本方时，要求饮食清淡，少吃或不吃鱼虾、酒等厚味食品。

2. 硫黄酒治酒渣鼻

[用　料] 硫黄120克，烧酒1500毫升。

[制用法] 将硫黄放砂钵内，以烧酒煮，煮干为度，取起备用。每用少许，放手内化开敷涂。

[功　效] 解毒、化瘀、止痒。治疗酒渣鼻有效。

注　此方出自《疡医大全》。

3. 蛤粉抑菌消鼻赤

[用　料] 蛤粉（文蛤粉）25克，轻粉10克，青黛7克，川黄柏7克，石膏（煅）25克，香油50毫升。

[制用法] 上述前五味共研极细末，用香油调匀，用时加冷水使稠。

先温水洗面，然后将药涂于鼻上，早晚各 1 次。

［功　效］用治酒齄鼻。

4. 橘核核桃仁治赤鼻

［用　料］橘核（末）3 克，核桃仁 1 个，酒适量。

［制用法］将橘核微炒至黄，晒干，研为末，核桃仁也研碎为末，共调以温酒。敷于鼻子上。

［功　效］养血生津。用治赤鼻。

5. 银杏酒糟治赤鼻

［用　料］银杏（又名白果）3 枚，酒糟少许。

［制用法］银杏去壳，与酒糟共捣烂如泥状。每晚睡前涂鼻，次晨洗去。

［功　效］解毒杀菌。用治赤鼻。

6. 枇杷叶方解毒凉血

［用　料］枇杷叶、栀子仁等分，酒适量。

［制用法］枇杷叶去叶背之茸毛，同栀子仁捣碎研末。每服 6 克，温酒 10 毫升送下，日 3 次。

［功　效］清热。用治赤鼻。

7. 焙牛胎盘治白癜风

［用　料］牛胎盘 1 具，黄酒适量。

［制用法］将牛胎盘洗净，用瓦焙干存性，研为细末。黄酒送服，分 3 次服完。

［功　效］增肤色，消白癜。治白癜风有一定疗效。

8. 鳗鲡油祛风杀虫

［用　料］活鳗鲡数条。

［制用法］将鳗鱼清水漂洗，投入沸水锅中，加盖煮 2～3 小时，鱼油（即鳗鲡油）浮于水面，盛取备用。用时将鱼油温热涂擦患部，每次涂擦 3～5 分钟，日 2 次，10 天为一疗程。

［功　效］用治白癜风、癣。

9. 炙热鲇鱼肉治白癜风

［用　料］鲇鱼、食盐、醋各适量。

[**制用法**] 鲇鱼勿洗，连滑涎皮肉切剁细，加食盐和醋拌匀。用时先以布擦患部至发赤，即以此鱼肉炙热，用布包之熨患处。每日 1 次，以愈为度。

[**功　效**] 补中，益阴。用治身、面部白癜风。

10. 酒浸猪胰治白癜风

[**用　料**] 猪胰（又名肾脂，生两肾中间，在猪胃的后下方，形如牛舌）1 枚，白酒适量。

[**制用法**] 猪胰放入酒内浸泡 1 小时，然后取出放在米饭上蒸熟。食之，连续吃 10 枚。

[**功　效**] 用治白癜风。

11. 无花果叶治白癜风

[**用　料**] 无花果叶、烧酒各适量。

[**制用法**] 将果叶洗净，切细，用烧酒浸泡 7 天。以此酒涂擦患处，每日 3 次。涂擦此方后晒太阳半小时。

[**功　效**] 用治白癜风。

12. 生芝麻油治白癜风

[**用　料**] 生芝麻油、白酒各适量。

[**制用法**] 每次用白酒 10 ~ 15 毫升，送服生芝麻油 10 ~ 15 毫升。每日 3 次，连服 2 个月以上。

[**功　效**] 润燥，祛瘢。用治白癜风。

注　据《备急千金要方》介绍，此方尤对面部白癜风有效。

服用期间应禁忌生冷、猪、鸡、鱼、蒜百日。

13. 硫黄豆腐治白癜风

[**用　料**] 硫黄 2 克，豆腐 250 克。

[**制用法**] 将硫黄研成细末，掺入豆腐。睡前一次服下。

[**功　效**] 发汗解肌，疏利血脉。用治白癜风。

注　据《浙江中医学院学报》介绍，一女，45 岁，患颜面及两手白癜风三年余，连服此方 2 周，全部消失。

14. 青核桃皮消白癜风

[**用　料**] 青核桃皮（未成熟的核桃青皮），硫黄 5 克。

[制用法] 青核桃皮洗净，捣烂如泥，加入硫黄再捣，调匀。搽抹患处，日日搽之。

[功 效] 祛白，变肤。用治白癜风。

15. 鲜姜治白癜风

[用 料] 鲜姜。

[制用法] 姜洗净，切片。用切面在患处涂擦，至姜汁擦干，再换1片，连续涂至局部皮肤发热为止。每日数次，坚持使用，2~3个月见效。

[功 效] 祛风强肤。用治白癜风。

16. 苦瓜涂擦治汗斑

[用 料] 苦瓜2根，蜜陀僧10克。

[制用法] 将苦瓜洗净，切去瓜尖部，取出瓤子，瓜内灌入蜜陀僧细末，放火上将瓜烧烤熟，晾凉切成片状。涂擦患处，每日1或2次，连续1周即愈。

[功 效] 清热利湿，活血化瘀。

注 汗斑，又名紫白癜风，多由脏腑积热，感受暑湿，郁于皮肤，以致气滞血瘀而成。常发于胸、背、颈项等部，初起皮肤出现紫色或白色的斑点，继则蔓延成片，甚至遍及全身，微痒，抓之稍有皮屑，夏重冬轻，具有传染性，本病与花斑癣相似。

17. 马齿苋汤祛瘢洁面

[用 料] 马齿苋（鲜品）60克。

[制用法] 水煎。洗瘢痕处，日2或3次，至瘢迹消除。

[功 效] 清热解毒。用治由于创伤或疮疖等痊愈后留下的瘢痕及对美容颜有影响的局部瘢块。

六、 美泽容颜

1. 一世容颜长不老方

[用 料] 鲜姜500克，大枣250克，食盐100克，甘草150克，丁香、沉香各25克，茴香200克。

[制用法] 上七味共捣碎，调匀。每日晨开水冲泡当茶饮服1杯。

[**功　效**]调养气血、滋润皮肤。用治人老色衰，面容憔悴、粗糙无华。

注　此方据《奇效良方》化裁。古籍云："……煎也好，点也好，修合此药胜如宝，每日清晨饮一杯，一世容颜长不老。"

2. 慈禧太后美容方

[**用　料**]海珍珠（海产贝类生成的）、茶叶各适量。

[**制用法**]海珍珠研细。每次3克，每隔数日1次，茶水送服。

[**功　效**]驻容颜，葆青春。用于养颜护肤，防治皮肤衰老。

注　珍珠是一种名贵中药。味甘咸、性寒。功能定惊安神、清热益阴，对皮肤有很好的营养作用。

此方见于《御香缥缈录》。据慈禧内宫女官德龄记述，慈禧喜食此方，故年届古稀皮肤嫩细，面如桃花，容颜不衰。

3. 玉器美容

[**用　料**]玉器，如尺、球、顶指等。

[**制用法**]用体积不大的玉器在面部搓、滚、磨、擦，用力不大，速度勿快，闲时即用，持之以恒。

[**功　效**]用于养颜美容。

注　许多玉石中含有对人体有益的微量元素（硒、镍、钴、铜、镁、铁），慈禧太后有个奇特的美容方法，就是经常用玉石搓磨面部。此方法在李时珍的《本草纲目》中有记载。

4. 莲藕方驻颜轻身

[**用　料**]莲花，藕，莲子。

[**制用法**]上三味用量比例按7∶8∶9计算。置通风处阴干，研成细粉，存于瓷瓶内密封。每日早晚空腹以温开水送服1次，每次1小匙。

[**功　效**]养阴清热，美容驻颜。用于体胖、容颜衰败、老态明显者。

注　服此方治疗期，禁食葱、蒜等辛辣食物。

据《太清草木方》介绍，此方有减肥和养护容颜作用。

5. 黑豆丸悦泽面容

[**用　料**]黑豆、猪油各适量。

[**制用法**]将黑豆浸泡后，蒸熟，晾在席上以稻草盖上，待黑豆逐渐变成黄色，取出晒干，捣碎研细。猪油炼过与豆粉掺和拌匀，捏丸如豆大。每日早晚各服100丸，久服显效。

[功　效] 润肌肤，养容颜，肥肉腠。用治面无光泽、苍白萎黄、皮肤干皱粗糙、食少体瘦。

注　此方引自《本草纲目》并化裁而成。《本草拾遗》云：黑豆"久服好颜色，变白不老"。

6. 酒浸猪胰美容颜

[用　料] 猪胰5枚，芜菁子100克，杏仁50克，土瓜根50克，白酒适量。

[制用法] 将以上四味用白酒浸泡1周。每晚睡前涂之。

[功　效] 润肤美容。皮肤粗糙、面黑者涂擦有益。

7. 桂圆肉泡酒美容颜葆青春

[用　料] 白酒1瓶，桂圆肉100克。

[制用法] 将桂圆肉泡在酒瓶内封存1个月后可饮。

[功　效] 充养肌肤，滋养面容，效果颇佳。

注　猪头肉、鲢鱼、虾、蟹、狗肉、南瓜、茄子等物，可引起皮脂腺分泌旺盛，加重皮肤负担，诱发皮肤疾患或加重皮肤病。

8. 大豆猪肝使面容滋润光洁

[用　料] 大豆、猪肝各50克，盐少许。

[制用法] 加适量水共煮，后下盐。吃肝饮汤，每日1次，连服2周。

[功　效] 滋容养颜，使面色红润。用治由于烟酸缺乏所致的皮肤粗糙。

9. 当归黑芝麻美容焕发

[用　料] 当归、黑芝麻各250克，红糖少许。

[制用法] 将当归、黑芝麻炒熟，研成细末，拌以红糖，搅匀。每次饭后吃1勺，日食3次，连续吃2个月。

[功　效] 滋阴补血、养荣润肌。使人面色红润，促使脱发重新生长。

10. 枸杞酒耐老驻颜

[用　料] 枸杞75克，白酒500克。

[制用法] 将枸杞（中药店有售）浸泡酒中，密封，3日后即可饮用。每日2次，可根据饮酒量酌用。

[功　效] 补肾强身。用治未老先衰，有助于恢复颜面滋润，皮肤光泽。对由于肝肾原因引起的腰酸腿软，头晕目眩也有疗效。

11. 兔肉令人肤泽如玉

　　[用　料] 兔肉。

　　[制用法] 可煮食加配佐料，亦可作成各种菜肴，任意食用。

　　[功　效] 补气血，美容颜。用治面色憔悴、体质消瘦、皮肤粗糙，久食可使人皮肤光泽红润、细腻白嫩。

12. 黄瓜汁抗皱美容

　　[用　料] 鲜黄瓜。

　　[制用法] 将黄瓜洗净，捣烂取汁。脸用温水洗净，将黄瓜汁涂于面部，每日 1 次，很快见效。

　　[功　效] 养颜润肤，抗衰老，是有效的美容佳品。可以收敛及消除皮肤皱纹，使皮肤光洁、润泽。

13. 牛奶炖鸡补虚美容

　　[用　料] 嫩母鸡 1 只（约 500 克），鲜牛奶 500 克，白糖 50 克，姜 2 片。

　　[制用法] 将鸡开膛去内脏杂物，洗净，切作块，放入大炖盅内，下姜片，注入牛奶，加盖隔水炖 3 小时，加糖调味。吃肉饮汤。

　　[功　效] 补虚扶赢，嫩肤美容。常食不仅有美颜润肤的作用，而且有补虚损、益肺胃、生津润肠之力。秋冬进补，最为适宜。

14. 番茄蜜使皮肤白细

　　[用　料] 番茄（又名西红柿）、蜂蜜各适量。

　　[制用法] 将番茄洗净，切碎捣烂，用纱布过滤取汁，汁内加少许蜂蜜搅匀。涂于面部及皮肤上，每 2 日 1 次。

　　[功　效] 番茄与蜂蜜含丰富的蛋白质、维生素、矿物质，大量的钙、钾、钠、镁等元素，能使皮肤强健、润滑、细嫩、白净，延缓衰老。

15. 核桃韭子令肌肤光泽美丽

　　[用　料] 核桃仁 1 枚，韭子（炒）6 克，黄酒适量。

　　[制用法] 核桃仁与韭子加水煎，用黄酒送服。每服 5 天加 1 枚核桃，加至 20 枚为止。如此反复再服用。

　　[功　效] 通血脉，润肌肤。可令人肌肤细腻，光泽健美，常服并可

强身益寿。

16. 核桃仁炖蚕蛹润肤美容

[用　料] 核桃仁150克，蚕蛹50克。

[制用法] 先将蚕蛹略炒，与核桃仁隔水炖服。每日吃1次，连吃半月。

[功　效] 通经络，润血脉，乌须发。能使皮肤细腻光滑。

17. 核桃大豆汤永葆面部红润

[用　料] 核桃仁10个，大豆300克，白及10克，大米50克，白糖25克。

[制用法] 先将大豆、白及同炒熟磨成粉末。再把核桃仁放碗内，加开水浸泡5分钟。然后将核桃仁与泡过一夜的大米混在一起，用擀面杖将其擀碎，放入瓷盆中，加5~6杯水，经过充分浸泡后，用纱布过滤。将过滤好的汁倒入锅内，加入三杯水，再把磨成粉末的大豆、白及粉放入锅内，加白糖，煮成糊状即可。逐日食用。

[功　效] 通经，养荣，益血。经常服饮面部光滑而红润。

注　据1982年第3期《食品科技》介绍，此方是著名的京剧表演艺术家梅兰芳先生生前最喜欢吃的美容食品。

18. 冬瓜仁美泽面容

[用　料] 冬瓜子（去皮）500克，白酒1000克。

[制用法] 将冬瓜子仁装入纱布袋，扎紧，放入沸水中浸泡10分钟，捞出晒干，再浸入沸水中浸泡，晒干，如此共浸晒3次。将瓜仁泡入酒中3天，捞出晒干，研成细粉。每日早晚1次，每次白水送服6克。

[功　效] 光泽皮肤，延年不衰。用治面色萎黄，皮肤粗糙、起皱纹，未老面先老。

19. 桃花美酒红润容颜

[用　料] 鲜桃花15朵，白酒（50度左右）500克。

[制用法] 用酒浸泡桃花3~5日。每日饮1盅。

[功　效] 泽容颜，使面如桃花。

注　据《图经本草》载，桃花有峻泻作用，不宜多服。腹泻患者禁用。

20. 甘油加醋防皱纹

[用　料] 白醋、甘油（5:1用量）。

［制用法］混合后调匀。涂搽皮肤。

［功　效］润皮养肤，使皮肤逐渐细嫩。

21. 大枣汤治皮肤干裂

［用　料］大枣 200 克。

［制用法］将枣洗净，加水煮烂。饮汤食枣，日服 2 次，可连续吃 1 个月。

［功　效］健脾养血。用治肌肤失润、气血不正、皮肤干裂。

22. 蛋蜜粉膏除面皱

［用　料］鸡蛋黄 1 个，蜂蜜 1 汤匙，白面粉 1 汤匙半。

［制用法］上三味共放瓷皿内搅匀，涂敷在脸上皱纹处，15 分钟后用温水洗净，再涂上护肤品，以双手拇指对皱纹成直角方向按摩 5 分钟，然后用纱布擦掉。每日 2 次，连用 1 个月即可。

［功　效］除脸部皮肤皱纹，使皮肤逐渐细嫩。

23. 黄豆油膏润肌护肤

［用　料］黄豆、凡士林油（1∶2 用量）。

［制用法］黄豆碾碎，过筛极细，与 2 倍的凡士林油混匀。涂抹患处，以包扎固定为宜。每日换药 1 次，三四次可愈。

［功　效］润肤生肌。适用于治疗因寒冷或皮肤干燥所致的皮肤皲裂、粗糙。

24. 鸽蛋清白润肌肤

［用　料］鸽蛋数枚，富强粉少许。

［制用法］取鸽蛋清加富强粉调拌如膏状，装入瓷瓶内备用。每日早晚洗脸后涂抹面部。

［功　效］白润皮肤。用治皮肤粗糙，面色枯黄无华。

注　据《集验良方》载，涂抹此方"十日后，可使肌肤莹白如玉"。

25. 杏胶粘敛皮肤皲裂

［用　料］杏胶（杏树裂缝中溢出的一种胶汁物，粘在树干上，凝结成块状，黑褐色有亮度）。

［制用法］杏胶晒干或以炉灶余火煨干，碾成细粉，过筛备用。用时先将皲裂之处用温水洗净，杏胶粉加水少许调成糊状，涂抹患处，再用胶

布贴紧固定。一两次可愈。

［功　效］止痛，粘敛。用治手足皲裂。

26. 蜂蜜猪油治皲裂

［用　料］猪油 30 克（煎沸后），蜂蜜 70 克。

［制用法］待猪油冷却后与蜂蜜调匀，装瓶备用。使用前，先把患处用热水浸泡 20～30 分钟，使角质软化，去掉污垢，然后敷涂此药。每日早晚各 1 次。

［功　效］润肤，防燥。用治手足皲裂、干燥、出血、疼痛。

27. 缩小眼袋美容颜

［用　料］热水 1 升，食盐 1 匙。

［制用法］热水中放入盐，搅匀后用药棉蘸盐水敷在眼袋上，待冷再换，反复多次，数天后眼袋可以缩小。

［功　效］缩小眼袋。

七、 腋下狐臭

1. 田螺疗法治狐臭

方一

［用　料］大田螺、巴豆仁各 1 个。

［制用法］待田螺张开，将巴豆仁纳入，放于杯中，夏 1 夜，冬则 7 夜，自然成水。取此水搽之，日久见效。

［功　效］清热，利水，杀虫。用治腋下狐臭难闻。

注　巴豆有大毒，切忌入口。

方二

［用　料］大田螺 1 个，麝香 1.5 克。

［制用法］待田螺张口，放入麝香，埋地中 49 天，取出。用前，以墨涂患处，候干，清水再洗，留有墨处即是患窍，遂以螺汁点之。

［功　效］清热，辟秽，活血，散结，利水。用治腋下狐臭难闻。

2. 醋疗法治狐臭

方一

[用　料] 米醋100克，茴香粉5克。

[制用法] 调和匀。涂擦。

[功　效] 散瘀，杀虫，辟秽。用治腋下狐臭。

方二

[用　料] 米醋（老陈醋最佳）、石灰粉各适量。

[制用法] 共调匀。将腋下洗净拭干后涂之。

[功　效] 散瘀，杀虫，解毒。用治腋下狐臭。

3. 泥鳅消炎除腋臭

[用　料] 泥鳅。

[制用法] 将泥鳅（不洗，带黏液）捣烂。涂敷腋下，连涂数次，直至治愈。

[功　效] 消炎散肿，解毒除臭。

注　据《江苏中医》介绍，一妇患严重腋臭，夏季突然两腋下红肿疼痛，经用此方涂敷数次，红肿消退，腋臭亦愈。

4. 鲜姜汁涂腋消炎祛臭

[用　料] 鲜姜。

[制用法] 将鲜姜洗净，捣碎，用纱布绞压取汁液。涂汁于腋下，每日数次。

[功　效] 消狐臭。

注　《食疗本草》云，生姜有"去胸中臭气、狐臭"的作用，有"根绝"之功。

5. 灶心土除治狐臭

[用　料] 灶心土（即烧柴草的土灶内久经烧煅的黄土块）。

[制用法] 将灶心土捣碎，研细，过筛。敷抹腋下，每日数次。

[功　效] 敛腋汗，除腋臭。

注　灶心土含硅酸、氧化铝、氧化铁等，能抑制大汗腺分泌，故能除腋臭味，但作用不持久。

6. 龙眼胡椒治腋下臭

[用　料] 龙眼核（即桂圆之核）6个，胡椒5粒。

439

［**制用法**］共研细。外搽腋汗处。

［**功　效**］敛湿祛臭。用治狐臭。

八、 乌须美发

1. 黑豆治青年白发

［**用　料**］黑豆 150 克，盐少许。

［**制用法**］遵古法炮制，即经九蒸九晒，口嚼后淡盐水送服。每次吃 6 克，日服 2 次。

［**功　效**］乌须黑发，益寿延年。

2. 芝麻核桃糖治须发早白

［**用　料**］红砂糖 500 克，黑芝麻 250 克，核桃仁 250 克。

［**制用法**］红砂糖放在锅内，加水少许，以小火煎熬至较浓稠时，加入炒熟之黑芝麻与核桃仁，调匀，即停火。趁热将糖倒在表面涂有食用油的大搪瓷盘中，待稍冷，将糖压平，用刀划成小块即成。

［**功　效**］补血养荣。用治头须早白、脱发。

3. 芝麻油治发落不生

［**用　料**］生芝麻。

［**制用法**］榨取其油。涂抹头皮，每日数次。

［**功　效**］润燥，泽肤。用治头发枯干、脱落不生。

4. 乌发蜜膏滋润须发

［**用　料**］何首乌 200 克，茯苓 200 克，当归 50 克，枸杞 50 克，菟丝子 50 克，牛膝 50 克，补骨脂 50 克，黑芝麻 50 克，蜂蜜适量。

［**制用法**］将何首乌等前八味加水适量浸泡，再放锅内煎煮。每煎至 20 分钟取汁液 1 次，加水再煎，共煎取汁液 3 次。然后将 3 次汁液合并，再以大火煎沸，改用小火煎熬，浓缩稠黏如膏时，加蜂蜜 1 倍，调匀，加热至沸，停火，待冷装瓶备用。每次 1 汤匙，以沸水冲沏饮用，日服 2 次。

［**功　效**］补血养阴。用治须发早白、头发枯干、脱发不生。

5. 南烛膏黑发驻颜

[用　料] 南烛树枝叶或根皮（春夏取枝叶，秋冬取根皮）。

[制用法] 南烛加清水文火煎煮（用量配比1:2），过滤去滓，净锅文火再煎至如膏状，装瓶备用。每次以温酒兑服1匙南烛膏，日3次，久服有效。

[功　效] 固精驻颜，轻身明目。用治未老先衰、须发早白、体肥胖及视力低下。

注　我国江淮一带，每逢清明节前后，采南烛叶煮粳米饭，俗称"乌饭"。据民间传说，乌饭可以强筋骨，益力气，轻身而长寿。

6. 木耳桂圆茶白发转乌

[用　料] 木耳3克，桂圆肉5克，冰糖适量。

[制用法] 木耳浸泡洗净，三味装杯。当茶饮用。

[功　效] 滋阴补虚，和血养营。久服能使白发变黑，枯发柔软滋润。

7. 首乌蛋汤使须发黑润

[用　料] 首乌30克，鸡蛋2个。

[制用法] 先将鸡蛋刷洗干净，砂锅内放入清水，把鸡蛋连皮同首乌共煮半小时，待蛋熟后去壳再放入砂锅内煮半小时即成。先吃蛋，后饮汤。

[功　效] 滋阴养血。用治须发早白、脱发过多、未老先衰、遗精、白带过多、血虚便秘、体虚头晕。更适于虚不受补者服用。

8. 黑芝麻粥使发乌须黑

[用　料] 黑芝麻25克，大米50克。

[制用法] 将大米洗净，与黑芝麻按常法煮作粥。经常佐餐食用。

[功　效] 补肝肾，养血脉。用治须发早白。

9. 鸡油调味久服生乌发

[用　料] 老母鸡1只。

[制用法] 将鸡开膛，洗净，以常法加水熬汤，煮4小时后晾凉，捞出汤上的浮油盛于碗内。再继续熬汤，再捞出汤上的浮油，反复多次至鸡烂，油捞净。吃饭时取鸡油拌饭菜调味，常食有效。

[功　效] 有补肝肾，生发、乌发之功。

10. 桑椹膏治疗须发早白

[用　料] 桑椹、蜂蜜各适量。

[制用法] 用纱布将桑椹挤汁，过滤，装于陶瓷器皿中，文火熬成膏，加适量蜂蜜调匀，贮存于瓶中备用。每服 1~2 汤匙，每日 1 次，开水调服。

[功　效] 养血脉，乌须发。用治头发早白。

11. 乌发汤美容颜乌须发

[用　料] 熟地 3 克，怀山药 3 克，丹皮 1.5 克，枣皮 2 克，泽泻 1.5克，当归 1 克，红花 1 克，天麻 1.5 克，制首乌 5 克，菟丝子 3 克，侧柏叶 1 克，黑豆 5 克，黑芝麻 5 克，核桃仁 3 克，羊肉 500 克，羊头 1 个，羊骨 500 克，作料适量。

[制用法] ①将羊骨、羊头打破。羊肉洗净，入沸水锅内氽去血水，同羊骨、羊头块放入锅内（羊骨垫底）。②将以上药物用纱布袋装好扎口，放入锅内，并放入葱、姜和白胡椒，加适量清水。③将锅置炉上，先用武火将汤烧开，打去浮沫，捞出羊肉，切片后再放入锅中，用文火炖 1 小时半，待羊肉炖至熟透即成。将药包捞出不用。服用时，可加味精、盐等。吃肉喝汤，每日早晚各 1 次。

[功　效] 滋肝补肾。用治脱发、头发早白。

12. 拔白生黑发方

[用　料] 老生姜皮 300 克。

[制用法] 放于有油底的锅内，加盖不漏气，以文武火煎之。然后取出晾干，研成细粉备用。用时先拔去白发，用手指捏少许姜皮粉按入头毛孔中，或先点毛发根数下后拔去白发，再按入姜粉。

[功　效] 生黑发。用治白发。

注　据《图经本草》介绍，此法"三日后当生黑者，神效。李卿用之有验"。

13. 酒泡花椒治毛发再生

[用　料] 白酒 250 克，花椒 150 粒。

[制用法] 将花椒泡入酒内，密封 7~10 天。取液涂搽稀秃部，每日早晚各 1 次。

[功　效] 除湿杀虫，止痒，促进毛发再生。用治病后头发稀疏、掉发秃头。

14. 羊屎鲫鱼健美毛发

[用　料] 羊屎适量，鲫鱼 1 尾，香油适量。

[制用法] 鲫鱼剖腹去内脏，装入羊屎填满，再放入陶瓷罐内，密封盖口，并放火中烧变成灰，取出研成细末。用香油调涂头上，数日发即渐长而黑。

[功　效] 用治发稀、秃顶。

15. 桑麻叶生发剂

[用　料] 鲜桑叶、芝麻叶、淘米水各适量。

[制用法] 用淘米水煎煮桑、麻叶，煮沸后，文火再煮 10～15 分钟。稍温，用此水洗头，隔日 1 次。

[功　效] 桑叶有多量胡萝卜素及鞣酸，芝麻叶含有脂肪油，淘米水含有维生素 B，都有营养头皮，促头发生长的作用。

注　据《备急千金要方》载，此法洗"七次可长数尺"。

16. 酥黑豆治脱发

[用　料] 黑豆 500 克，盐少许。

[制用法] 将黑豆加水文火煮熬，以水尽豆粒饱胀为度。取出放盘内阴干，然后撒上细盐，贮于瓶内。每次 6 克，饭后吃，日 2 次，温开水送下。

[功　效] 对油风脱发（圆形脱发）、发蛀脱发（脂溢性脱发）、产后脱发及病期脱发以及白癜风均有效。

17. 核桃冰水防脱发

[用　料] 核桃 2 个，榧子 3 个，侧柏叶 30 克，冰水适量。

[制用法] 前三味共捣烂，用冰水（或雪水）浸泡 3 周即成。梳洗时，用梳子蘸冰水梳头。

[功　效] 防脱发，令发不落。

注　据《太平圣惠方》介绍，久用则"发永不落且润也"。

18. 酒浸尖辣椒治脱发斑秃

[用　料] 尖小辣椒 10 克，老白干 50 克。

[制用法] 将尖辣椒切成细丝，用酒浸泡 10 天。用酒涂擦脱秃部位，每日数次。

[功　效] 用治脱发、斑秃。

19. 柚子核治发黄脱落

[用　料] 柚子核25克。

[制用法] 将柚子核用开水浸泡约一昼夜。用核及核液涂拭患处，每日2或3次。

[功　效] 用治头发枯黄、脱发及斑秃。

20. 牛骨头汤治中老年早秃

[用　料] 牛骨头250克。

[制用法] 将牛骨头洗净，砸碎，加水1千克，用文火煮4小时，使骨髓熔解。然后滤浓汁，除去碎骨头，冷却后置于瓷瓶中沉淀，最底层的黏性物质是能延缓头发衰老的。每天以适量涂于馒头或面包上吃。

[功　效] 健发强身。用治缺乏类黏蛋白和骨胶质所致的早秃。

21. 醋煮黑豆刷染白发

[用　料] 黑豆120克，米醋500克。

[制用法] 以醋煮黑豆（不加水）如稀糊状，过滤去滓。用牙刷蘸醋液刷毛发，每日1次。

[功　效] 用治各种非遗传性白发。

注　头皮有皮肤病者禁用。

22. 花生仁末捻须色黑如漆

[用　料] 花生仁适量。

[制用法] 花生仁炒极焦，研细末。捻须发，经常使用。

[功　效] 老人须发皆白，可使色黑如漆。

23. 炒黑芝麻治毛发纵裂

[用　料] 黑芝麻、白糖各适量。

[制用法] 将黑芝麻炒至有香味为度，晾凉，擀成碎末，拌些白糖。每日早晚服1次，每次吃20克，可连续服食。

[功　效] 补肝肾，养五脏。用治毛发纵裂。

注　毛发纵裂俗称"开花头发"，是指中年妇女的头发末梢开裂较长，形成羽毛状细丝，干燥，无光泽，容易折断。原因是头发中蛋氨酸、胱氨酸明显减少，而磺丙氨酸明显增多。

24. 芝麻酱海带末健美毛发

[用　料] 芝麻酱、海带末、白糖、淀粉各适量。

[制用法] 芝麻酱晒干，掺入海带末、白糖、淀粉合拌，用手捏成团子粒，晾干即成。经常食用见效。

[功　效] 滋补身体。对毛发生长及润泽具有较好的疗效。

25. 黑芝麻使头发光亮秀美

[用　料] 黑芝麻500克，海带末250克，蜂蜜少许。

[制用法] 将黑芝麻炒香，同海带末调合，加适量蜂蜜。每日服1~2茶匙，可经常食用。

[功　效] 滋阴润燥，益血养荣。能使头发滋润发亮。

26. 韭菜大葱抑制头皮刺痒

[用　料] 韭菜、大葱、食用油各适量。

[制用法] 将两样洗净，切段，上锅加油爆炒。佐餐。

[功　效] 抑制头皮发痒和多屑。

27. 米醋润头皮防白屑

[用　料] 米醋。

[制用法] 头用洗头剂洗后，再以清水加少许醋洗涮1次。如头皮屑过多，用醋涂抹头皮，每晚1次，数次即效。

[功　效] 消脂止痒，养发护发。用治头发枯干易脱，头皮多屑。久用可使头发柔软光泽，不掉白屑。

28. 干桑枝治头皮屑多

[用　料] 干桑枝。

[制用法] 将桑枝烧成灰，用温热水淋浇桑枝灰，取其液过滤，洗头发。每日1次，约数次可愈。

[功　效] 疏风止痒，润皮防屑。用治头皮瘙痒，脱落白屑。

注　据《太平圣惠方》云，此法"神良也"。

乌须美发

九、 爽口香身

1. 杏仁膏使齿洁口香

[用　料] 生杏仁 50 克，食盐 100 克。

[制用法] 杏仁浸泡后去皮尖，食盐上锅炒至变色，共捣成膏状。刷牙时使用。

[功　效] 洁齿，爽口，消炎。

注　据《太平圣惠方》载，清末文人李慈铭满口牙齿黄黑，经用此方数日黄黑渐退，半载余满口牙白。

2. 丁香除口臭

[用　料] 母丁香。

[制用法] 洗净，含于口中 1 粒。

[功　效] 除口臭，令口香。用治湿热或秽浊之气，舌苔黄腻或白腐腻苔之口臭，龋齿食滓腐烂之口臭等。

注　丁香主产于广东。

3. 浓茶漱口爽口洁齿

[用　料] 茶叶（红、绿、花茶均可）。

[制用法] 开水冲泡，以浓为佳。漱口。

[功　效] 去油污，爽口腔，除杂滓。可使口腔清爽，提神醒脑。

注　李时珍云：用茶水漱口"能坚齿消蠹，深得饮茶之妙"。

4. 盐水漱口解毒洁齿

[用　料] 食盐。

[制用法] 以温水溶化食盐为 20% 食盐水。每日漱口 1 次。或早晚用盐末刷牙，其效更佳。

[功　效] 清热解毒，凉血洁齿。用治牙龈出血，清洁口腔，去口臭。

5. 柠檬化浊令口香

[用　料] 柠檬。

[制用法] 榨汁饮用。其皮细嚼咽汁。

［功　效］柠檬含有 3% ~ 5% 的柠檬醛及其他含氧化合物，是食用香精的主要原料。中医学认为，柠檬有"和胃，解毒气"之功，故此方常用治胃热口臭，有生津止渴，除口臭之作用。

6. 松树皮丸美容香身

［用　料］松树皮（取第 2 层白皮）500 克，大枣（去核）100 克，肉桂 50 克，冬瓜仁 100 克，蜂蜜 600 克。

［制用法］先将枣捣成泥，再将松树皮、肉桂、冬瓜仁研成细末，过筛，与枣泥拌匀，加蜂蜜调作蜜丸，如枣般大。每日早晚各服 3 ~ 5 丸，坚持服用，见效。

［功　效］松树白皮是常绿大乔木油松的根皮，含有挥发油，能直接产香，发散芳香气味。其他药可能是通过人体内分泌的代谢作用使皮肤散发香气。此种美容香身之方，在古医籍中，如《食疗本草》《千金翼方》里都有记载，据称有"香身辟秽"之功，久服"百日衣被皆香"之妙。

7. 竹叶桃树皮爽体香身

［用　料］鲜竹叶、桃树皮（取第二层白皮）（2∶1 用量）。

［制用法］以清水煮至剩余一半汤。用此汤沐浴。

［功　效］据《千金翼方》介绍，常用此方能除汗臭，无汗能除身上的秽气，有香身爽体之效。

8. 檀香芳香洁身

［用　料］檀香（取木材及内皮。檀香为常绿小乔木，我国台湾、海南岛栽培，木材极香）。

［制用法］①檀香木质极硬，经日晒后碾碎，过筛，再碾碎，反复数次取其粉末，沐浴时放入热水盆中，浸泡后芳香四溢，除污垢而香身。②照上法做成极小碎块，装入绢袋内，随身携带，避汗臭而香身。除此还有制造檀香扇、檀香镯使用或佩戴，都有香身的作用。

［功　效］散芳香，醒脾胃。解汗臭气，有芳香洁身之功。

9. 香草浴液香身爽体

［用　料］香草。

［制用法］煎水沐浴用。

［功　效］沐浴后使人身香气不散。

　　注　香草，多年生草本植物，含豆香素，其味芬芳，我国古代民间常用香草浸剂沐浴爽身。《本草衍义》中的"茅香汤"即为此。

长寿滋补药膳

一、 补阴类

1. 竹荪银耳汤滋阴养肾

[用　料] 干竹荪（以白色者为佳）10 克，银耳 5 克，冰糖 20 克。

[制用法] 用冷水将竹荪、银耳分开泡发，去泥洗净。将竹荪切成长段，混合银耳用开水氽洗。将冰糖置锅中用水溶化，撇去浮沫，倾入竹荪、银耳煮熟，装碗即成，汤汁清亮。食之。

[功　效] 清心明目，滋阴养肾，止咳润肺，提神益气，还有润肤及解除肌肉疲劳之功效。

注　竹荪，又名"僧竺蕈"，贵州俗称"笋菌"。竹荪主要产于我国四川、云南和贵州，其他省区也有分布。古今中外都把竹荪视为珍品，据日本《菌蕈》1978 年第 8 期介绍，每 100 克竹荪，含粗蛋白 19.4 克，粗脂肪 2.6 克，可溶性无氮化合物（糖）60.4 克，粗纤维 8.4 克。竹荪营养丰富，味道鲜美，也是食疗佳品。

2. 双耳汤补肾润肺

[用　料] 白木耳、黑木耳各 10 克，冰糖 30 克。

[制用法] 将两种木耳用温水泡发，摘去杂质，洗净，放入碗内，再放入冰糖，加水适量，置于蒸锅中，盖上碗盖，蒸 1 小时即成。

[功　效] 滋阴补肾，润肺止咳，适于肾阴虚之血管硬化、高血压、眼底出血，肺阴虚的咳嗽、喘息。

3. 酿百合滋补益身

[用　料] 百合适量，白糖、猪油各少许。

[**制用法**] 百合洗净，在百合片上放适量白糖，上加少许猪油，置锅内蒸 10 分钟。

[**功　效**] 润肺祛痰，补虚强身。老少咸宜。

4. 煨甲鱼治骨蒸劳嗽

[**用　料**] 甲鱼 500 克，贝母 15 克，百合 15 克，前胡 15 克，知母 15 克，甜杏仁 15 克，柴胡 10 克，饴糖 50 克，白醋少许。

[**制用法**] 将甲鱼宰杀后洗净，置砂锅内加水适量，滴入少许白醋，慢火煨制 4 小时后，加入洗净装在布袋内的药物煎煮 45 分钟，取出药袋，煨制汤液剩 200 毫升左右，取出骨头，加入饴糖。分 2 次服完。

[**功　效**] 补劳伤，壮阳气，大补阴之不足。适于骨蒸劳嗽患者食用。

5. 冬瓜鳖裙羹滋补清热

[**用　料**] 鳖 1 只（选裙边肥大者，最好是春秋季节壮实的鳖鱼），冬瓜 500 克，葱、姜、盐、食用油、味精、鸡汤各适量。

[**制用法**] 将鳖宰杀，洗净，去内脏，取裙边切成块在旺火中煸炒断生，加各种调料，放入鸡汤稍加焖煮，盛入炖盆，加冬瓜清炖而成，吃时加味精调味。此汤汤清汁醇，裙边柔糯，冬瓜糜烂，营养丰富。

[**功　效**] 滋补肝肾，利尿清热。是中老年人的保健佳肴。

6. 甲鱼骨髓汤治肾虚

[**用　料**] 甲鱼 1 只，猪脊髓 150 克，姜、葱、胡椒面、味精各适量。

[**制用法**] 将甲鱼切去头，去甲去内脏及爪，将猪脊髓同甲鱼放入锅内，加姜、葱、胡椒面，添加适量清水，先以旺火煮沸，再用小火煮至肉烂为止，吃时下味精即成。吃肉饮汤。

[**功　效**] 滋阴补肾。治肾阴虚，症见头昏目眩、腰膝疼痛、多梦遗精。

7. 水晶蛋炎夏补益

[**用　料**] 鸡蛋，冻粉，盐，味精，料酒，五香料。

[**制用法**] 先将鸡蛋用水加五香料、盐入锅煮，蛋熟时剥去皮，一个鸡蛋切成四瓣，一碗装八瓣，摆放整齐，备用。将清水用盐、味精、料酒调味，加上冻粉（水与冻粉比为 100∶1），上笼蒸化，取出过滤，倒入装好鸡蛋的碗内，入冰箱冻结，食时扣出。晶莹透明，味道鲜美。

［功　效］适于热毒肿痛、肝炎、营养不良患者食用，也是炎夏补益食品。

8. 鸭汤补虚除热和脏腑

［用　料］鸭1只，盐、味精各少许。

［制用法］将鸭开膛去肚内杂物，切成大块，放入锅内，加适量水，先用大火烧开，改用中火煨炖，待鸭熟烂，再下盐和味精。吃肉饮汤，日用2次。

［功　效］适于体内有热、有火的患者，症见低热、食少、便干、水肿、盗汗、遗精及月经少。

注　体虚寒或受凉而引起的不思饮食、腹部冷痛、腹泻、腰痛及痛经的患者暂不宜用。

9. 酥油茶增食欲强体质

［用　料］酥油（即奶油，系以鲜乳提炼而成）150克，砖茶、精盐适量，牛奶1杯。

［制用法］先把酥油100克、盐5克和牛奶倒入干净的茶桶内，再倒入约2千克熬好的茶水。然后用细木棍上下抽打5分钟，再放进50克酥油，再抽打2分钟。打好后，倒进茶壶内加热1分钟（不可煮沸，否则茶油分离，不好喝）即可。食之。倒茶时轻轻摇匀，使水、乳、茶、油交融，更加香美可口。

［功　效］有提神滋补之功。病后或体弱者，常饮酥油茶，可增食欲、强体质、加快康复；老人常饮，可增加活力；产妇多饮，可增乳汁、补身体。

10. 猪肉鸭蛋汤滋阴清热

［用　料］瘦猪肉50克，鸭蛋2个，盐适量。

［制用法］先将肉切片放入锅内加水煮约20分钟，后打入鸭蛋2个煮熟，加盐。吃肉饮汤。

［功　效］补气阴，治虚损。

11. 斛苓参骨汤补阴清热

［用　料］石斛12克，茯苓12克，南沙参12克，猪脊骨500克，菠菜100克，生姜5克，葱节3克，盐和味精适量。

［制用法］将猪脊骨加水四大碗，放入姜片，烧开后撇去浮沫，再煮

半小时，剩三大碗。将石斛等三味中药，用纱布扎好放入骨汤中煮 20 分钟，捞出药包。菠菜洗净，放入汤中煮沸，加盐与味精、葱节即成。

[功　效] 猪骨补阴益髓，治骨蒸劳热、消渴；石斛生津益胃，清热养阴，对热病伤津、口干烦渴及病后虚热有疗效；南沙参养阴清肺，祛痰止咳，生肾水。本品适用于糖尿病、高血压、肺结核、肝病、肾病患者食用。

12. 鸡汤汆海蚌补阴养液清热凉肝

[用　料] 鲜蚌肉 400 克，净鸡肉 500 克，瘦猪肉 100 克，黄酒 25 克，盐、味精、白酱油各少许。

[制用法] 将每只蚌肉切片，蚌裙切开，同蚌纽一起洗净。将净鸡肉切成 4 块，瘦猪肉切成片，一并装在小盆中，加清水两碗、精盐少许，放进笼屉用旺火蒸 2 小时取出。另用小盆，铺上净纱布，将汤倒入，滤去杂质（鸡肉、猪肉另作他用）。将蚌尖、蚌裙、蚌纽装在漏勺内，放入刚刚滚开的水锅中，汆一下，去净蚌膜装在碗中，加黄酒或白酒，抓匀淹渍后沥干酒汁，以去腥味。将蚌裙、蚌纽排在碗里，上面铺上蚌尖肉，然后把鸡汤下锅煮开，加入白酱油、味精后，浇在碗中的蚌肉上，迅速上桌即食。此菜色白透明，脆嫩鲜美，其味可口。

[功　效] 据《本草纲目拾遗》记载，海蚌具有补阴养液、清热凉肝、润脏腑、止烦渴等功用，常食能使人健身祛病、益寿延年。

13. 银耳汤滋阴润肺养胃补虚

[用　料] 白木耳（又名银耳）15 克，冰糖 25 克。

[制用法] 将白木耳用水浸泡后，取出放砂锅内煮，加冰糖。日服 2 次。

[功　效] 治疗肺阴不足引起的干咳及阴虚之头晕。本品也适用于高血压、动脉硬化之治疗。

注　风寒咳嗽及感冒初起忌用。

14. 虫草酒理诸虚百损

[用　料] 冬虫夏草、白酒各适量。

[制用法] 取上等白酒，放入冬虫夏草（分量不拘）浸泡，密封，至酒气消尽、味醇色美后即可服。宜每夜服，每次不超过 50 克。

[功　效] 冬虫夏草是名贵的滋补品，素与人参、鹿茸齐名。它有益肺肾、补精髓、疗劳嗽、理诸虚百损的作用，具有显著的药用价值。

15. 虫草山药烧牛髓大补

[用　料] 冬虫夏草6克，怀山药30克，牛骨髓100克。

[制用法] 先把牛骨髓洗净蒸熟，放入瓦盅内，再放2味中药，盖好，共隔水炖熟。食时调味。

[功　效] 此方为大补之品，可益精填髓、强心肾、补脑安神、大补真阴、滋养强壮，适宜老年人常服。

16. 炖虫草鸭滋阴补肾

[用　料] 冬虫夏草4枚，雄鸭1只，姜、盐、酱油、味精各适量。

[制用法] 将鸭开膛洗净（不要内脏），整只鸭放入锅中，下冬虫夏草及各调料，加水适量，先用武火烧开，改用中火炖至鸭熟为止。吃肉饮汤，日用2次。

[功　效] 滋阴补肾。适于头晕目眩、耳鸣耳聋、齿痛或失眠、口干、腰腿酸痛。对于肺结核、糖尿病、尿崩症、红斑性狼疮等也有疗效。

17. 蒸虫草全鸭治脾肾虚

[用　料] 虫草10克，老公鸭1只，料酒、生姜、葱白、胡椒粉、食盐各适量。

[制用法] 将鸭宰杀去毛和内脏，洗净，剁去脚爪，用开水烫一下，捞出晾干。虫草用温水洗净，生姜、葱切好备用。将鸭头顺颈劈开，取虫草10枚，装入鸭头内，再用细线缠紧，余下的虫草和生姜、葱白均纳入鸭腹内，然后放入盆内，注入清汤，用食盐、胡椒粉、料酒调好味，用湿棉纸密封盆口，上笼蒸约2小时，出笼后去棉纸，拣去生姜、葱白，加味精即成。食之。

[功　效] 补肺肾，益精髓。适用于虚劳咳喘、自汗盗汗、阳痿遗精、腰膝酸软、久虚不复。

18. 芡实煮老鸭治脾虚水肿

[用　料] 芡实200克，老鸭1只，作料适量。

[制用法] 芡实洗净。将老鸭宰杀后，去毛和内脏，洗净血水，将芡实放入鸭腹内。将鸭放入砂锅内，加水适量，置砂锅于旺火上烧沸，改用文火炖熬，约2小时，至鸭肉烂即成。食用时加作料，吃肉饮汤。

[功　效] 益脾养胃，健脾利水，固肾涩精。适用于脾胃虚弱的消渴

和脾虚水肿、肾虚遗精。

19. "寿"字虫草润肺益肾

[用　料] 冬虫夏草5～10枚，鹌鹑12只，肉料（山萘、砂仁、豆蔻、肉果、丁香）15克，料酒、香油、酱油、味精各15克，花生油100克，葱、姜、盐少许。

[制用法] 鹌鹑宰杀后去毛，开膛洗净，砸断主骨，用沸水煮烫，捞出放碗中，加入冬虫夏草、肉料、调料及汤等，上锅蒸4～5分钟取出待用。锅油热至70℃左右时，将鹌鹑滗出汤汁，入油锅炸1分钟捞出盛盘即成。

[功　效] 润肺益肾，理气和中。鹌鹑有益肺气、补五脏、实筋骨、消热结等作用，冬虫夏草则主要有益肺肾、补精髓、疗劳咳、理诸虚百损之功效。

注　据《食品科技》介绍，本菜系听鹂馆寿膳堂滋补药膳之一，"寿"字冬虫夏草是供慈禧太后用的"延年益寿"席中的一道菜。

20. 牛膝粥滋阴清热除烦

[用　料] 牛膝叶、龙葵叶、生地黄（切、焙）各10克，粳米100克。

[制用法] 先煎三味中药，去渣取汁，后入米煮粥。空腹食之。

[功　效] 治热病后期之虚劳羸瘦、四肢酸痛、口干壮热。

21. 桑椹膏为滋补佳品

[用　料] 桑椹、蜂蜜各适量。

[制用法] 将鲜桑椹微研至碎，用纱布挤汁，将桑椹汁以文火熬至一半时，加适量蜂蜜调匀，再煎片刻即成膏状，此为桑椹膏。每服1～2汤匙，温开水调服，或少量黄酒送下。

[功　效] 利关节，通血气，滋阴养血，安魂定魄。适于风湿性关节痛、足膝痛、肢体麻痹、半身不遂、淋巴结结核肿痛、贫血、神经衰弱、大便干结、青年白发、血气虚损等。

22. 芝麻糖调补抗早衰

[用　料] 芝麻500克，白糖适量。

[制用法] 将芝麻用文火炒香，晾凉，捣碎，装入瓶内，吃时加白糖。开水冲服，每日早晚各1次，每次2汤匙。

[功　效] 补阴血，养肝肾，乌须发，长肌肉，填精髓。用治肺燥咳

嗽、皮肤干裂，肝肾阴虚所致的头发早白及老人便秘等。本方适于平时调补，有抗早衰、强身体之功。

23. 首乌煮鸡蛋治血虚体弱

[用　料] 首乌100克，鸡蛋2个，葱、盐、姜、料酒、味精各适量。

[制用法] 将首乌切成长方条块，把鸡蛋、首乌放入锅内，加水适量，再放入葱、姜、盐、料酒等调味。将锅置旺火上烧沸，以文火煮至蛋熟，将蛋取出用清水泡一下，将蛋壳剥去，再放入锅内煮2分钟，食时加味精。吃蛋饮汤，每日1次。

[功　效] 补肝肾，益精髓，抗早衰。适用于血虚体弱、头晕眼花、须发早白、未老先衰、遗精、脱发及血虚便秘，最适于虚不受补的患者。

24. 玉竹猪心养阴生津

[用　料] 玉竹50克，猪心500克，姜、葱、盐、花椒、白糖、味精、香油、卤汁各适量。

[制用法] 玉竹拣去杂质，切成小节，用水稍润，煎熬2次，收取药液约1500克，生姜切片，葱切段，备用。将猪心破开，洗净，玉竹液与葱、姜、花椒同猪心共煮，至六成熟时，捞出晾凉。将猪心放在卤汁锅内，用文火煮熟捞出，揩去浮沫。在锅内加入卤汁适量，放入盐、白糖、味精和香油，加热成浓汁，放入猪心滚炒即成。食之。

[功　效] 宁心安神。用治热病伤阴所致的干咳烦渴，或心血不足、心阴亏损所致的心烦不眠。

25. 龙眼蛋汤滋补养血

[用　料] 龙眼肉15克，鸡蛋2个，盐少许。

[制用法] 将龙眼肉用清水煎煮1小时，入盐，打入鸡蛋卧煮。每日吃2次。

[功　效] 滋补养血。适于产后血虚及大手术后体虚。对因贫血而头晕、心悸、失眠、多梦、智力衰退及记忆力减弱均有一定疗效。

26. 龙眼甲鱼汤补虚补血

[用　料] 龙眼肉15克，怀山药15克，甲鱼500克。

[制用法] 将甲鱼宰杀，洗净，去内脏，切成方块，同龙眼肉、怀山药共炖，熟时可适当加调料。吃肉饮汤。

[功　效] 滋阴益气。用治病后体虚，食欲不振，贫血，心悸，肺结核低热、痰中带血，肝硬化和慢性肝炎等。

27. 桂圆炖猫肉明目通络补肾

[用　料] 猫肉 1000 克，瘦猪肉 150 克，桂圆肉 10 克，枸杞 15 克，甘蔗 90 克，鸡汤 5 大碗，盐、味精、胡椒粉、料酒、猪油、葱、姜各适量。

[制用法] 将猫肉洗净，切成方块，猪肉也切成同等大小的方块。枸杞、桂圆用温水洗净。甘蔗用刀劈开，剁成小节，葱、姜切片备用。锅内放猪油 50 克烧热，下葱、姜煸炒，烹料酒，放入清水、猫肉，水沸后捞去浮沫，待猫肉煮透收缩后捞出，用温水洗涮。再将猪肉放入煮透，也捞出用温水洗涮。用瓷盆将猫肉、猪肉及各种调料一起放入，倒入鸡汤使肉与汤平，上笼蒸烂。吃时拣去葱等调料，加少许胡椒面或味精、盐。汤清肉烂，味鲜可口。

[功　效] 适于贫血、食欲不佳的患者，亦可作为淋巴结结核、血小板减少性紫癜患者的辅助食疗方。

28. 猪肉生地汤滋阴降火

[用　料] 瘦猪肉 50 克，生地、熟地各 15 克。

[制用法] 共煮煲汤。日服 2 次。

[功　效] 滋阴降火。对热病后体虚、余热未尽有一定疗效。

29. 百合鱼丸润肺清热

[用　料] 草鱼 1000 克，百合（干品）100 克，盐、味精、淀粉、鸡蛋、肥膘猪肉、葱、姜、鸡油、鸡汤各适量。

[制用法] 草鱼去皮去骨取其净肉，用刀背砸成鱼茸，加入葱、姜、水调匀，用细罗滤去骨刺及筋皮，放置一容器内加入盐、肥膘肉茸（肥膘肉茸同鱼茸砸法相同），搅拌上劲，再加入少许蛋清，再搅。锅内加适量清水置于火上烧沸，改用中文火把鱼茸挤成鱼丸至锅中氽熟，添入鸡汤泡上。百合用温水泡软，上笼蒸透备用。将锅上火注入鸡油，待热，下葱、姜煸炒出香味时下入鸡汤，挑出葱、姜，再倒入鱼丸、百合，调以盐、味精，用淀粉勾芡盛盘即可。本菜特点颜色黄白，软嫩鲜香。

[功　效] 润肺清热，止嗽化痰。适用于肺热肺燥咳嗽、劳嗽咯血、低热虚烦、惊悸失眠、高血压、二目昏花。

30. 百合熘鱼片润肺清热

[用　料] 草鱼 1500 克，百合（干）、冬笋各 50 克，豆苗 20 克，盐、味精、胡椒面、料酒、淀粉、油、葱、姜、鸡蛋清、鸡汤各适量。

[制用法] 草鱼去五脏洗净，剁去头尾，剔骨去皮，将鱼肉改成 3 厘米宽、5 厘米长的片，用盐、胡椒面、蛋清、淀粉上浆。冬笋切成柳叶片，豆苗掐尖洗净，百合加水上笼蒸软，葱、姜切末，加盐、味精、料酒、淀粉、鸡汤备用。锅上火注入油，将鱼片用温油滑散倒出，锅内留少许油，下葱、姜、冬笋片、百合，再放入滑好的鱼片及豆苗，将兑好的汁倒入锅内，翻锅，入盘即成。

[功　效] 温肺止咳，养阴清热，清心安神。用治肺病吐血、肺脏壅热、低热干咳、神经衰弱。

31. 橘红清炖鸡消痰止嗽

[用　料] 雏母鸡 1 只，橘红（干）25 克，油菜心 100 克，盐、味精、葱、姜各适量。

[制用法] 橘红用温水浸软，洗净泥沙。油菜心洗净，用沸水汆烫后过凉待用。葱切段，姜切片。母鸡开膛去五脏，净鸡毛，清洗干净。取砂锅注满清水放入鸡，烧沸打去血沫，再下入橘红、葱、姜，改用文火炖 3～4 小时，视鸡烂时下入调味品和烫过的油菜心，挑出葱、姜，待两次烧沸便可上桌。食用。

[功　效] 止咳化痰，清肺降火。用治老人陈年气喘、肺热咳嗽。

32. 枸杞凤尾菜心滋养强壮

[用　料] 鸡脯肉 350 克，油菜 300 克，枸杞子 25 克，盐、味精、胡椒面、清汤、葱、姜、淀粉、鸡油、鸡蛋、玉米粉各适量。

[制用法] 枸杞子用温水泡胀。油菜取其嫩心，修整洗净，一破两开，沸水汆烫后过凉水晾凉捞出，用干布蘸净水分待用。鸡脯肉用刀背砸成茸状，加入葱、姜、水调匀，再加盐搅拌待用。将油菜心整齐地摆在案子上，菜头部分抹上蛋清糊（用蛋清和玉米粉调成），再将鸡茸抹在菜心上，撒上少许盐、味精，上笼蒸熟蒸透，取出码在菜盘中。锅上火，注入清汤和鸡油，加入盐、味精、胡椒粉、枸杞子，用淀粉勾芡，浇在菜心上即成。

[功　效] 降血糖、平血压，滋阴强身。适用于糖尿病、高血压患者

食用。

33. 井中浸荔化燥气补阴

[用　料] 鲜荔枝。

[制用法] 将荔枝用小竹篮盛载，沉于水井。隔夜取食。

[功　效] 化燥气而补阴。

注　清代诗人屈大均有诗记载："露井寒泉百尺深，摘来经宿井中沉，日精化作月华冷，多食令人补太阴。"

34. 酸奶蒸蔓菁开胃下气利湿解毒

[用　料] 酸牛奶 1 瓶，蔓菁 150 克。

[制用法] 先将蔓菁洗净切片，酸牛奶倒入碗内与蔓菁拌匀，放入锅中蒸半小时即成。食之。

[功　效] 用治食积、黄疸、消渴（糖尿病）、热毒风肿、疗疮等。

注　本方系俄式家常饭，见于契诃夫《魔鬼与鞋匠》。据《遵生八笺》载："立春后庚子日，宜温蔓菁汁合家服，不拘多少，可除瘟疫。"

35. 豆腐包子

[用　料] 白面、豆腐、葱、姜、盐、五香粉、香油各适量。

[制用法] 先将和揉发酵的面再加面粉揉匀，搓成长条，按 25 克 1 个，揪成面剂。嫩豆腐冲洗干净，切成四方块，上笼大火蒸约 40 分钟，出笼晾凉后切成豆粒大小的丁放在盆内。将大葱切成小花，生姜切成细末，放入豆腐丁内，加盐、五香粉和香油搅拌均匀，就可以与面团捏包了。捏包时，先将面剂用手压成圆形加馅，然后上笼蒸约 10 分钟即成。吃时先用手将包底一捏，包口就自然张开，再用小羹匙浇灌一些辣椒油，风味特异。

[功　效] 豆腐包子主要用料是豆腐。豆腐为良好的清润之品，有益气和胃、生津润燥、清热解毒的效用。

注　据《中国烹饪》介绍，相传，康熙四十二年（1703 年）圣祖皇帝（即康熙玄烨）巡视新疆、甘肃，经陕西，路过宝鸡。告老还乡的党崇雅阁老曾用段家的豆腐包子奉献。康熙吃后，感到异常可口，非常高兴，特奖给段家包子铺三角龙旗一面。

36. 紫云三仙清热消积

[用　料] 水发香菇 60 克，豆腐皮 3 张，冬笋 150 克，荸荠 150 克，面粉 10 克，五香粉 0.3 克，花生油 300 克（耗油 100 克），嫩姜 10 克，酱油 10 克，芫荽、苏打粉、味精适量。

[制用法] ①香菇去蒂，洗净，切成细长条。冬笋切细条。荸荠去皮，先切片，每片再切成 3 片后切条。嫩姜切细丝。面粉放在碗中，加清水 150 克、酱油 3 克、味精 1 克、苏打粉适量，搅匀成面糊。②将炒锅放在中火上，注入菜油 10 克，烧热，下香菇稍煸，再加入冬笋、荸荠，翻炒至刚熟透（不要炒得太烂）时，加入酱油、五香粉、味精少量拌匀，取出备用。③将豆腐皮切成长 8 厘米、宽 3 厘米的小张，每次取豆腐皮 1 张，放上香菇、冬笋、荸荠、嫩姜各 1 条，排列整齐，然后卷实，合口处先用面粉糊粘合，再将整个卷子放入面粉糊中蘸匀。④将炒锅放在中火上，下菜油烧到八成熟，下卷子生坯炸至酥脆，倒进漏勺沥去油，趁热配些芫荽即成。

[功 效] 适用于温病消渴、黄疸、热淋、痞积、目赤、咽喉肿痛。

37. 山楂酒提神醒脑

[用 料] 山楂、白糖各适量。

[制用法] 将鲜山楂洗净，去核，捣碎，存放于大口瓶内，加白糖，封严。以后时常搅拌使其均匀，经 1~2 个月即发酵成山楂酒，再用纱布挤压，过滤即成。每服 1 小杯。

[功 效] 对解除疲劳、恢复体力有良好功效。

38. 番茄牛肉凉血平肝降血压

[用 料] 鲜番茄（西红柿）250 克，牛肉 100 克，油、盐、糖各适量。

[制用法] 番茄洗净，切块。牛肉洗净，切成片，加油、盐、糖等调料共煮。佐膳。

[功 效] 对高血压、慢性肝炎、心烦口渴、食欲不振的患者有较好的疗效。

39. 灵芝河蚌煮冰糖延年益寿

[用 料] 灵芝 20 克，蚌肉 250 克，冰糖 60 克。

[制用法] 先将河蚌去壳取肉，用水洗净待用。灵芝用砂锅加水煎煮约 1 小时，隔渣去灵芝，取浓汁加入蚌肉再煮为度，放进冰糖待溶化即成。每隔 2~3 天服 1 次，饮汤吃肉，多服有显效。

[功 效] 治急慢性肝炎、心律失常、老年慢性支气管炎、支气管哮喘、白细胞减少症、冠心病、高脂血症、神经衰弱、早期肝硬化等疾病。

注 灵芝，我国民间自古称为瑞草，服食可延年益寿。灵芝是多孔菌种植物紫芝或赤芝的全株，性味甘、平。《本草纲目》说它"能疗虚劳"。《中国药物图鉴》说它

"治神经衰弱，失眠，消化不良等慢性疾患"。《神农本草经》说它"主耳聋，利关节，保神，益精气，坚筋骨，好颜色"。据现代药理分析，灵芝含麦角甾醇、有机酸、氨基葡萄糖、多糖类、树脂、甘露醇等。

40. 银耳鹌鹑蛋补肝益肾

[用　料] 银耳 15 克，鹌鹑蛋 10 个，冰糖少许。

[制用法] 将银耳摘洗干净，上笼蒸 1 小时。将鹌鹑蛋用冷水煮熟，剥去皮。用锅加清水和冰糖煮沸，糖溶，放入银耳、鹌鹑蛋稍煮片刻，撇去浮沫，盛入碗内即成。本品色泽洁白，汤清味浓。

[功　效] 适于口干舌燥、大便秘结、咯血等患者食用，健康人食用有防癌保健作用。

41. 黑豆红枣补脾养肾

[用　料] 黑豆、红枣各适量。

[制用法] 黑豆放入锅内炒出香味，晾干，磨成细粉。红枣洗净，蒸熟去核，同黑豆共捣烂，捏成丸状。每服 15 克，淡盐汤或黄酒送服，常年日日不间断。

[功　效] 补脾肾，壮身体。用治虚痨，久服延年益寿。

42. 玉兰花糕滋补又清火

[用　料] 鸡蛋 10 个，白面粉 250 克，白糖 150 克，玉兰花 15 片，小苏打少许。

[制用法] 将鸡蛋打花，与白面、白糖及少许小苏打混拌在一起，搅匀，放沸水锅上蒸。蒸时先倒一半在屉布上，摊平，上面撒满切好的玉兰花丝，然后再将另一半倒在上面。在开锅上蒸 20 分钟后，扣在案板上，上面再撒些玉兰花丝，切成块即可。食之。

[功　效] 有滋补和较强的清火作用，对各种虚弱均适宜。

43. 甜浆粥补虚止嗽润肠

[用　料] 鲜豆浆 500 毫升，大米 50 克，白糖少许。

[制用法] 将洗净的大米用豆浆煮作粥，加白糖调味。每日早晚食用。

[功　效] 用治体虚消瘦、久嗽、便干。

44. 黑芝麻粥治老年人体衰

[用　料] 黑芝麻 25 克，大米 50 克。

［制用法］黑芝麻捣碎，大米洗净，共煮作粥。食之。

［功　效］补肝肾，养五脏。用治老年体衰眩晕、消瘦、便干、须发早白，以及产妇奶水不足。

45. 棉花子煮鸡蛋温补肾虚

［用　料］棉花子10克，鸡蛋2个，白糖适量。

［制用法］鸡蛋刷洗干净，加清水两碗与棉花子共煮，蛋熟剥去皮再煮片刻，服时加白糖。吃蛋饮汤。

［功　效］用治肾虚腰痛、阳痿、夜尿多，妇女白带过多及产后缺乳。

二、 补阳类

1. 生地黄鸡治骨髓虚损不能久立

［用　料］生地黄半斤，饴糖五两，乌鸡一枚。

［制用法］先将鸡去毛、肠、肚，洗净。细切地黄与糖相和匀，内腹中，以铜器中放之，复置甑中，蒸炊饭熟成。食之。不用盐、醋，唯食肉尽，却饮汁。

［功　效］治腰背疼痛、骨髓虚损、不能久立、身重乏力、盗汗、胃肠功能紊乱。

　　注　上方见于元代《饮膳正要》。生地黄，中药，有滋阴、清热、凉血、止血等功效。内，同"纳"。蒸炊饭熟成，即将鸡蒸到约一餐饭熟的时间。唯食肉尽，即先吃鸡肉，后喝鸡汤。

　　为尊重古籍原意，此类方的"用料"及"制用法"在论述时几乎遵原文，略有别于他处。文中的一斤约等于现在的240克，一两约等于现在的15克，一钱约等于现在的3~5克，一合约等于现在的20毫升。下同此。

2. 羊肉官桂汤补益温中顺气

［用　料］羊肉一脚子，卸成事件，草果五个，官桂二钱，回回豆子半升，去皮捣碎。

［制用法］上件一同熬成汤，滤净。下熟回回豆子二合、粳香米一升、马思答吉一钱、盐少许，调和匀，下事件肉、芫荽叶。

［功　效］补益脾胃，疏肝顺气。

注　上方见于元代《饮膳正要》。羊肉一脚子，卸成事件，即取一条羊腿，切碎成块。回回豆子，又名胡豆、鸡豆，其味甘，无毒，古人常用作调料。《本草纲目》认为，回回豆子即为豌豆。马思答吉，即蒙古族用的一种香料。芫荽叶，即香菜叶。

3. 当归羊肉羹补心气疗血虚

[用　料]当归、黄芪、党参各25克，羊肉500克，葱、姜、盐、料酒各适量。

[制用法]将上述三味中药用纱布包扎紧，同切块的羊肉一起放入锅内加水，同时把葱、姜、盐、料酒投入锅内，然后置于炉上烧沸，改用文火煨炖至肉烂即成。食时加味精更鲜。

[功　效]适用于血虚及病后气血不足和贫血。

4. 海狗肾炖鸡治男子虚损

[用　料]海狗肾（即中药腽肭脐）50克，怀山药25克，枸杞25克，杜仲15克，巴戟15克，白酒1汤匙，嫩母鸡1只（勿超过750克）。

[制用法]海狗肾切片，用白酒浸泡一夜。用大型炖盅将开膛洗净的鸡及全部中药放入，注下八成满的开水，加盖，隔水炖4小时，便可调味食用。

[功　效]大补元阳。对男子之诸虚百损有一定的疗效。

5. 鹿尾羊肉治肾阳亏损

[用　料]鹿尾25克，熟附子25克，巴戟25克，杜仲15克，羊肉300克，生姜2片，盐少许。

[制用法]羊肉洗净，切成小块，同其他中药及调料，加开水适量，用炖盅隔水炖3小时即成。

[功　效]温肾扶阳。用治男子肾阳亏损、性功能减退、骨痛腰酸、夜尿频多。本品集补虚之大成，故为肾阳不足者之有效食物，疗效甚佳。

6. 韭菜炒虾仁壮阳强身

[用　料]鲜虾250克，韭菜100克，食用油、酱油、盐、味精适量。

[制用法]先将鲜虾洗净去壳，再将韭菜洗净切成3厘米长的段。先将虾放油锅内大火急炒，随即放入韭菜同炒，下酱油、盐、味精少许即成，一次吃完。

[功　效]补肾强身，对阳痿、遗精、腰膝酸软、自汗盗汗有一定疗效。

7. 五香狗肉补虚强身

[用　料] 狗肉，橘皮，葱，姜，桂皮，八角，料酒，酱油，糖，盐。

[制用法] 将狗肉切成小块入沸水锅中氽过，捞出后洗净，放入锅中，加橘皮、葱、姜、桂皮、八角、料酒、酱油、糖、盐及水，使淹没肉面。旺火烧滚后改用文火煮 1 小时，至肉烂酥、香味扑鼻、呈酱红色即成。

[功　效] 狗肉含热量高，适于冬天食用。对年老体弱、腰酸足冷者有补益作用。

8. 炖狗肉补病后体虚

[用　料] 狗肉 500 克，花生油、大蒜、黄酱、芝麻酱、腐乳、姜、盐、香油、葱花、料酒、红糖适量，陈皮 10 克，附子 5 克，砂仁 5 克。

[制用法] 将狗肉洗净切块，用中火炒干水分后取出。锅内放入花生油，稍热，加蒜末、黄酱、芝麻酱、腐乳爆锅，随即放入狗肉，再加姜、蒜、料酒翻炒，然后放入适量温白水、盐、红糖。将陈皮、附子、砂仁用白布包好捆扎，放入肉锅内，盖上盖焖煮，至肉烂、香味浓，再下少许香油和葱花即成。

[功　效] 适于体质虚弱、病后失养者。

9. 狗肉汤用于阳气虚衰

[用　料] 狗肉 250 克，菟丝子 10 克，附片 15 克，食用油、料酒、盐、生姜、葱、味精适量。

[制用法] 将狗肉洗净，整块放入开水锅内氽透，捞入凉水内洗净血沫，切成 3 厘米见方块，放入锅内煸炒。加料酒及姜、葱、食盐，再改换砂锅放水煨炖。同时，将菟丝子、附片用纱布包扎紧下锅，炖时先武火后文火，待肉熟烂即成。服用时加味精。食肉饮汤。

[功　效] 补肾温阳，填精益髓。用于阳气虚衰、精神不振、腰膝酸软。

10. 鹿髓汤理虚强身

[用　料] 鹿髓 100 克，党参、菟丝子、熟地各 5 克，盐及味精各少许。

[制用法] 取鹿的骨髓与党参等三味中药同放入炖盅内，注入八成满的开水，盖上盅盖，隔水炖 4 小时，便可调味吃饮。

[功 效] 补阳益阴，生精润燥。

注 《本草纲目》云："鹿髓，补阴强阳，生精益髓，润燥泽肌。"《名医别录》曰："鹿髓，主丈夫女子伤中，脉绝，筋急咳逆。"

11. 鹿鞭鸡治男女虚损

[用 料] 鹿鞭 10 克，枸杞 15 克，肉苁蓉 20 克，巴戟天 15 克，杜仲 15 克，熟地 20 克，龙眼肉 15 克，姜 2 片，陈皮 10 克，鸡 1 只，酒适量。

[制用法] 将鹿鞭切成片，用酒浸泡一夜，然后将鸡入锅，下枸杞等八味炖煮至熟。

[功 效] 补肾壮阳。用治男子房事过度，致使阳事不兴、夜尿频数，以及头晕、耳鸣、腰膝酸痛。

注 《四川中药志》云："鹿冲（鹿鞭）性温，入肝、肾、膀胱三经，治阳痿，肾虚耳鸣，妇女子宫寒冷，久不受孕，及男性睾丸发炎。"可见，鹿鞭不仅是男性壮阳生精要药，而且对妇女久而无子也有补益作用。

12. 龙马童子鸡温肾益气

[用 料] 虾仁 15 克，海马 10 克，子公鸡 1 只，味精、食盐、生姜、葱、淀粉、清汤各适量。

[制用法] 将子公鸡宰杀后去毛及内脏，洗净，装入大盆内，将海马、虾仁用海水浸泡 10 分钟，分放在鸡身上，加葱段、姜块、清汤适量，上笼蒸至烂熟。将子公鸡出笼，拣去葱、姜，放入味精、食盐，另用淀粉勾芡收汁后，浇在鸡身上即成。

[功 效] 温肾壮阳，益气填精。用治阳痿早泄、小便频数、崩漏带下。

13. 核桃仁鸡卷治阳虚浮肿

[用 料] 公鸡 1 只（约 1 千克），核桃仁 60 克，姜、葱、料酒、味精、花生油、香油、盐各适量。

[制用法] ①鸡由脊骨下刀剔尽骨，保持整形不破裂。葱、姜切成丝。把鸡用盐、料酒、味精、葱、姜抹匀腌渍 3 小时。核桃仁用开水稍泡，剥去皮，用花生油炸熟。②把鸡身上的葱、姜拣去不要，皮朝下放于案桌上，理开铺平，把核桃仁放在一端，向前卷成筒形，再包卷两层净布，用细麻绳捆紧。③烧开水，放入鸡卷，煮 1 个半小时（煮时撇去浮沫），捞出晾凉，解去线布，另重新用布裹紧捆好，又放入卤汤内煮半小时，捞出晾凉，解去绳布，刷上香油以免干燥。食用时切成 2 毫米厚的圆形薄片，摆入盘内即成。

［功　效］温肾补阳。适于浮肿、肢软、畏寒、小便频数等肾阳不足者食用。

14. 豆腐羊肉汤补益气血

［用　料］豆腐 2 块，羊肉 60 克，生姜 15 克，盐及味精各少许。

［制用法］先将羊肉煮八成熟，将豆腐切成小块下锅再煮，后下调料。食肉饮汤，日服 2 次。

［功　效］有补益气血之功。用治体虚及月经不调、脾胃虚弱。

15. 鞭打绣球补肾壮阳

［用　料］牛鞭（公牛的生殖器）1500 克，鸡脯肉 350 克，胡萝卜，青椒，鸡蛋，母鸡，肘子，干贝，盐，味精，白糖，料酒，葱，姜，鸡油，淀粉。

［制用法］①牛鞭用清水微火沸煮 4 小时左右，放至清水内漂凉，抠去尿道污物及表面筋皮，用刀加工成条状，再用清水、料酒、葱、姜余煮几次，晾凉待用。母鸡、肘子放锅中加清水煮汤。干贝洗净泥沙加葱、姜、鸡汤上笼蒸至 1 小时。鸡脯肉用刀砸成茸状，去筋皮加入盐、葱、姜、水，搅拌上劲待用。胡萝卜、青椒切成细丝，余过晾凉，晾干水分待用。鸡蛋打散、放入盐、水、淀粉搅匀，用热锅摊成蛋皮并切成细丝。②取砂锅一个放好竹箅，将牛鞭、母鸡、肘子、干贝、葱、姜及汤放入，加少许盐，然后放至小火上烧烤 3 小时左右，再将三种丝和匀，打鸡茸挤成丸子在三丝上滚动，使鸡茸滚满三种丝放盘中，上笼中蒸至 5 分钟。③把已烧熟的牛鞭放入另一锅中待用，挑去葱、姜、母鸡、肘子及干贝，加入味精、白糖，用水、淀粉勾芡，盛入盘中。另将蒸熟的鸡茸球放在牛鞭盘的中间，用清汤、鸡油，加盐、味精，勾两次芡浇上即成。

［功　效］补肾扶阳，理虚益气。用治虚劳羸瘦，胃呆食少，崩漏，带下，产后乳少，肾虚阳痿、遗精、腰膝酸软。

16. 母鸡汤温中益气补精添髓

［用　料］母鸡 1 只，盐、味精各少许。

［制用法］将母鸡开膛去内脏杂物，放入锅内加水三大碗（使水淹没鸡），先用大火烧开，改用中火煨炖，待鸡肉熟烂下盐，吃时下味精。食肉饮汤，日用 2 次。

［功　效］对畏寒怕冷、虚劳羸瘦、中虚胃呆食少、腹泻下痢、糖尿

病、水肿、小便频多而清、经血色淡、带下清稀、产后乳少、病后虚热、神疲体乏无力及阳痿，有较好的效果。

注 感冒发热及内热较重时不宜用。

17. 焖鹿肉滋补全身

[用　料] 鲜鹿肉 500 克，蒜、姜片、豆豉、盐各少许，食用油 50 克。

[制用法] 油锅烧热，煸炒蒜、姜及豆豉，把切成小块的鹿肉放进锅爆炒，加适量盐，注入适量清水，见沸，改用小火焖，直至汁液黏稠肉熟为度。

[功　效] 利五脏，调血脉，补命门。对人体有补益强身作用。

18. 故纸核桃膏补命门火

[用　料] 破故纸（补骨脂）50 克，蜂蜜 250 克，核桃仁 100 克。

[制用法] 先用开水将核桃仁浸泡，撕去外衣，捣烂，然后连同破故纸放砂锅内，注入两碗（饭碗般大小）半清水，以大火烧沸，改用小火煎煮至剩多半碗汤液时，滤去药渣，调入蜂蜜，搅匀，再以小火煎至黏稠如膏时为止。装在盛器内，每晨以开水冲沏 2 茶匙，连服 7 ~ 10 天即有显效。

[功　效] 用于命门火衰引起的性功能减退、面青唇白、形寒肢冷、自汗泄泻、腰膝酸软、头晕耳鸣。

19. 一品山药滋阴养肾

[用　料] 生山药 500 克，面粉 150 克，核桃仁、什锦果料、蜂蜜、猪油、淀粉各少许，白糖 150 克。

[制用法] 生山药洗净，蒸熟，去皮，放在大碗中，加面粉揉成面团，再放在面案上按成圆饼状，上摆核桃仁和什锦果料，上锅蒸 20 分钟，再在圆饼上浇一层糖蜜汁即成。形、色、味俱佳。

糖蜜汁的制法：蜂蜜、白糖、猪油、淀粉加热，制作时要勤搅拌，白糖呈黄色即停火。

[功　效] 滋补肾阴，常食增进营养，对肾虚体弱、消渴、尿频、遗精等最为适宜。

20. 清蒸甲鱼补虚壮阳

[用　料] 甲鱼、母鸡、瘦猪肉、海米、葱、姜、盐、味精、料酒、胡椒面各适量。

[制用法] 将宰杀、收拾好的小母鸡、瘦猪肉放入锅内，加入清水

（水要没过原料），用大火烧开，撇去浮沫，改用小火焖煮 2~3 小时即可。甲鱼清洗后改刀成块。锅上火，倒入清水，放入葱段、姜片、料酒、胡椒面，下甲鱼块，待锅开后撇去浮沫，略煮后捞在凉水盆内，洗净附在甲鱼块上的污血，放入大碗里。将煮好的母鸡和猪肉的汤撇去浮沫，倒入大碗里，再将母鸡、瘦猪肉取出，改刀成大块，码在甲鱼上，放入精盐、味精、料酒、胡椒面、葱、姜、海米，加盖（如没盖，可用纸将碗口封好），上屉蒸 2 小时即成。食之。

[功　效] 补虚劳、壮阳气。用治肺虚气喘、阳痿、遗精。

三、　补气类

1. 羊肉团鱼汤益气补不足

[用　料] 羊肉一脚子，卸成事件，草果五个。

[制用法] 上件熬成汤，滤净。团鱼五六个，煮熟去皮、骨，切作块。用面二两作面丝，生姜汁一合、胡椒一两，同炒，葱、盐、醋调和。

[功　效] 健脾，益气，补不足。

注　上方见于元代忽思慧著《饮膳正要》。羊肉一脚子，即 1 只羊腿。卸成事件，指将羊腿切碎。团鱼，甲鱼、鳖的别称。

2. 八宝鸡汤调补气血

[用　料] 党参 5 克，茯苓 5 克，炒白术 5 克，炙甘草 2.5 克，熟地 7.5 克，白芍 5 克，当归 7.5 克，川芎 3 克，母鸡 1 只，猪肉 750 克，猪杂骨 750 克，葱、姜、料酒、味精、食盐各适量。

[制用法] 将以上中草药装入纱布袋内扎好。母鸡开膛去内脏及杂物，洗净。猪肉洗净，杂骨敲碎。生姜拍破、葱切成节待用。将鸡肉、猪肉、药袋、杂骨放入锅内，加水适量，先用旺火烧开，打去浮沫，加入葱、姜、料酒，改用文火煨炖至烂。将药袋捞出不用，捞出鸡肉、猪肉，切好，再放入锅内，加少许盐、味精即成。

[功　效] 调补气血。用治气血两亏、面色萎黄、食欲不振、四肢乏力。

3. 兔生补中益气

[用　料] 兔，米泔水，作料适量。

[制用法] 兔去骨，切小块，米泔水浸，捏洗净。用酒浸洗，漂净，沥干。加大、小茴香、胡椒、花椒、葱花、油、酒、醋少许，入锅烧滚，下肉，熟用。

[功　效] 补益脾胃，清热止血。

注　"兔肉补中益气，不可同鸡食。"兔生，古肴名，见于清代《食宪鸿秘》。

4. 羊肉松黄汤补血气壮筋骨

[用　料] 羊肉一脚子，卸成事件，草果五个，回回豆子半升，捣碎去皮。

[制用法] 上件同熬成汤，滤净。熟羊胸子一个，切作色数大，松黄汁二合、生姜汁半合一同下，炒葱、盐、醋、芫荽叶调和匀。对经卷儿食之。

[功　效] 温补气血，壮阳益肾，强筋骨。

注　上方见于《饮膳正要》。熟羊胸子一个，即熟羊胸脯肉一片。松黄汁，即松黄粉浸的汁。经卷儿，指古代的一种面食。

5. 水龙子补中益气

[用　料] 羊肉二脚子，切成乞马，白面六斤切作钱眼子，鸡子十个，山药一斤，糟姜四两，胡萝卜五个，爪虀二两各细切，三色弹儿，内一色肉弹儿，外二色粉鸡子弹儿。

[制用法] 上件用清汁下，胡椒二两、盐、醋调和。

[功　效] 补中益气，滋阴强身。

注　上方见于元代《饮膳正要》。水龙子，即用肉丸和状似棋子的面块制成的食品。元代称凃丸子为"水龙子"。三色弹儿，即三种丸子。外二色粉鸡子弹儿，即另外两种是粉丸和鸡蛋丸子。

6. 春盘面补虚益肾强身

[用　料] 切面（细丝）100 克，羊肉、羊肚、羊肺各 50 克，鸡蛋 2个，生姜 3 片，韭黄 25 克，鲜蘑菇 25 克，胡椒面、盐、醋各少许。

[制用法] 将羊三件切丝，鸡蛋摊饼切丝，然后与姜、韭黄（末）、蘑菇同切面共煮熟，临熟下其他调料食用。

[功　效] 本品为补中益气血食疗方，常食用有扶虚补损之功，强身

延年之效。

7. 燕窝参益肺止咳

[用　料] 燕窝5克，西洋参5克。

[制用法] 将燕窝用水浸透，洗净，与西洋参同放入炖盅内，注入八成满的开水，加盖隔水炖3小时，便可饮用。

[功　效] 对肺胃阴虚所致的干咳、咯血、潮热盗汗，有较好的疗效。

注　燕窝，乃金丝燕的巢窝，有养阴润肺、益气补中之功，向被视为珍贵补品之一。《本草再新》说它能"大补元气，润肺滋阴，治虚劳咳嗽，咯血，吐血，引火归源，滑肠开胃"。西洋参，说能"治肺火旺，咳嗽，痰多，气虚咳喘，失血，劳伤，固精安神"。

8. 参枣糯米饭补气养胃

[用　料] 党参10克，大枣20克，糯米250克，白糖50克。

[制用法] 先将党参与大枣用温水泡发，然后连水倒入锅里煮半小时，捞出党参及枣，留汤备用。糯米洗净，加水适量放在大碗内，上锅蒸熟后扣在盘中，把枣摆在上面，再把汤液加白糖煎成黏汁，浇在枣饭上即成。

[功　效] 适于体虚气弱、身倦乏力、心悸失眠、食欲不振、便溏浮肿者食用，有辅助疗效。常人食用增强体质，有益健康。

9. 软炸鹌鹑蛋补五脏

[用　料] 鹌鹑蛋20只，鸡蛋清5只，淀粉25克，白面15克，葱姜汁15克，黄酒1克，细盐、味精、食用油各适量。

[制用法] 鹌鹑蛋煮熟，剥去壳，用刀在蛋白上轻轻划些刀口，然后放入碗内，加葱姜汁、盐、味精拌匀腌一下，取出拍上干淀粉。同时把鸡蛋清放在平盘中，用方竹筷连续抽打，使其成为蛋泡，再拌入精白面粉、干淀粉成糊。接着，把锅烧热，放入食用油1千克，待油三成热时，把鹌鹑蛋挂上蛋泡糊，用汤匙舀入油锅炸至淡黄色捞出，装盘上桌。

[功　效] 据《本草纲目》记载，鹌鹑蛋有"补五脏，益中续气，实筋骨，耐寒暑，清结热"之功效。鹌鹑蛋民间誉之为"动物人参"。

10. 玫瑰枣糕补脾肾益气血

[用　料] 玫瑰5克，小枣100克，蜜枣50克，红糖250克，白面粉100克，小米面50克，食用碱适量。

[制用法] 发酵好的白面放入食用碱，用鼻闻无酸味，放入盆中。红

糖用玫瑰水溶化，与小米面一起掺入发面中，调搅成半稀糊状。屉布用水浸湿，将调好的面糊倒入一半摊平，放上去核的小枣，再将剩下的一半面糊倒上，刮平，放上蜜枣，用屉布裹好，置旺火上蒸半小时即成。熟后晾凉，切块。

[功　效] 补脾肾，益气血。适用于贫血、食欲不振、消化不良的患者食用，有增进食欲、防病保健的作用。

11. 啤酒益气活血助消化

[用　料] 啤酒适量。

[制用法] 经常适量饮用，不宜加热。

[功　效] 兴奋神经，益气活血，增进食欲，解热利尿，强心镇静。对高血压、动脉硬化、心脏病、肾病水肿、肺结核等均有一定的疗效，并可促进产妇乳汁分泌。

12. 茭白炒鳝丝补虚利肝肾

[用　料] 茭白 250 克，土豆 100 克，鳝鱼丝 250 克，生地 10 克，太子参 10 克，生姜 5 克，黄酒 15 克，盐、味精、豆油各适量。

[制用法] 先将生地、太子参煎半小时剩小半碗滤清去滓。茭白、土豆洗净切丝，放入豆油锅内煸炒，倒入药汤，煮熟起出待用。把姜切成末与鳝丝共煸炒，放入黄酒，再入土豆、茭白丝同炒，起锅前放盐及味精即成。

[功　效] 本品适用于一切慢性病患者的保健，尤其对肾病、肝硬化、尿毒症等疑难病有一定的辅助治疗作用。

13. 羊肚肾粉补中益气

[用　料] 羊肚（羊胃）1 个，羊肾（羊腰子）4 个，地黄 150 克，干姜、昆布、地骨皮各 100 克，白术、桂心、人参、厚朴、海藻各 80 克，甘草、花椒各 30 克。

[制用法] 将羊肾剖开去筋膜，洗净放入羊肚中，然后将其他各品研为细末，亦纳入羊肚内，用线扎紧两端，放锅内蒸熟，再晾干捣碎成粉。每次以黄酒送服 5 克，每日 2 次。

[功　效] 有补中益气之功，久服体壮。

14. 牛肉大米粥补气壮腰

[用　料] 牛肉片 100 克，大米 200 克，五香粉、盐各适量。

[制用法] 按常法煮粥。每日吃 1 次。

[功　效] 大补元气。用治体虚乏力、筋骨酸软及气虚气短等症。

15. 黄芪炖牛股肌补中益气

[用　料] 牛股肌 100 克，黄芪 30 克，防风 20 克，升麻 6 克。

[制用法] 将上物共放碗内盖严隔水炖熟，调味。吃肉饮汤。

[功　效] 补中益气。有升提下陷脏器的功能，可治疗胃、肾下垂、腹股沟疝下坠及子宫脱垂等。

16. 牛肉胶冻补气血健脾胃

[用　料] 牛肉 1000 克，黄酒 250 克。

[制用法] 将牛肉洗净，切成小块，放入大锅内，加水适量，煎煮，每小时取肉汁 1 次，加水再煮，共取肉汁 4 次。合并肉汁液，以文火继续煎熬，至黏稠为度，再加入黄酒，至黏稠时停火。将黏稠汁倒入盆内冷藏。取牛肉胶冻食用。

[功　效] 适于气血虚弱、身体羸瘦、少食消渴、精神倦怠的患者食用。

17. 牛肉清汤有益久病体虚

[用　料] 瘦牛肉 250 克，盐少许。

[制用法] 用清水煮牛肉，水沸后捞去浮沫，改用文火煮烂，加盐。日饮汁 2 次。

[功　效] 适于久病体弱、中气下陷、气短无力、唇白面黄、大便泄泻、浮肿、手足厥冷、畏寒以及头昏目眩。

注　《本草求真》载：牛肉"补土固中，益气止渴，功用与芪无异。"

18. 人参莲肉汤补气益脾

[用　料] 白人参 10 克，莲子 10 枚，冰糖 30 克。

[制用法] 先将人参及莲子浸泡，加入冰糖，装在盛药的碗内，隔水蒸 1 小时即成。吃莲子喝汤。

[功　效] 用治病后体弱、脾虚、不思饮食、倦怠、自汗、泄泻。

注　人参连续使用 3 或 4 次，最后可吃下。

19. 人参汤圆补中气安心神

[用　料] 人参 5 克，玫瑰蜜 15 克，樱桃蜜 15 克，黑芝麻 30 克，白糖 150 克，鸡油 30 克，面粉 15 克，糯米粉 500 克。

[制用法]①将人参加水润软切片，再微火烘脆，研成细粉。鸡油熬熟，滤渣晾凉。面粉放干锅内炒黄，黑芝麻炒香，捣碎待用。②将玫瑰蜜、樱桃蜜用擀面杖压成泥状，加入白糖，撒入人参粉和匀，点入鸡油调和，再加入炒面揉至滋润成馅备用。③将糯米面和匀，渗水淋湿，成滋润的粉团，搓成长条，分成小团（每个重12克），然后捏成小酒杯形，包上心子，做成汤圆。④将锅内清水烧沸时，将汤圆下锅，文火煮至汤圆浮起在水面上，再煮2~3分钟即成。

[功　效]用治脾虚泄泻、心悸自汗、倦怠乏力。

20. 人参米肚补益脾胃

[用　料]白人参10克，茯苓15克，甜杏仁10克，红枣12枚，陈皮1片，糯米100克，雄猪肚1只，花椒7粒，白胡椒7粒，姜1块，独头蒜4头，葱1根，味精、料酒、精盐、奶汤、白酒各适量。

[制用法]（1）中药的炮制加工：①选个大、头粗、色白、结实的白人参1支，刷洗干净，装入茶盅内，加水75毫升，将参盅放入锅中（锅中水为参盅的一半），上旺火隔水煨炖30分钟，再用小火煨30分钟，离火后取出参盅，略冷，取出人参切为12片，晾干。参盅内的原质人参汤均存好，备用。②选肉质丰满、个大、无虫的大红枣12枚，微微用白酒喷洒数遍，清净红枣外面皮质，然后将枣剖开，取出枣核。③选结实连皮的白茯苓1块，洗净，备用。④选肥大的甜杏仁，放入开水锅中浸泡，煮至皮皱起时，置冷水中搓去皮，留下净仁，晾干，备用。⑤选老陈皮1个，淘洗干净，破为两半，取一半备用。⑥将去皮的甜杏仁均匀地放入12枚去核的红枣内，复将枣肉合好，备用。

（2）膳料加工：①糯米拣净泥砂杂质，淘洗干净备用。②将猪肚用少量的盐搅匀，用手搓之，待猪肚黏液脱落时，清水冲洗干净。把猪肚由开口处翻过来，用刀刮去肚油，再翻过来。将洗净的猪肚用开水稍烫片刻，用刀刮净肚嘴处的一层白膜，再次洗净后备用。③姜拍破，蒜去衣，葱切作6厘米长的2节，备用。

（3）药膳制作：①将糯米、人参、杏仁、红枣、茯苓、陈皮、花椒、白胡椒共同装入白净纱布口袋内，微微扎口，保持气体流通。②将装好各种中药的纱布袋放入猪肚内，置于中，加入适量奶汤，放进料酒、精盐（味不宜过重）、姜块、葱节、蒜头。③旺火上笼约蒸2小时，待肚烂饭熟时，取出稍凉，从中取出猪肚，再从猪肚中取出纱布袋。原汤留存备用。④将纱布袋打开，取出糯米饭用小碗盛好。取出12片人参另用小碗放好。

取出 12 枚杏仁枣，放于一个瓷盆底部，其他如茯苓、陈皮、姜、葱、蒜、花椒、胡椒等均不用。⑤将猪肚斜刀片为薄片，放于红枣之上，再将 12 片人参放于猪肚之上。⑥小锅上火，将原汤注入，再加入参盅内的人参汤，一并烧开，略放味精尝好味，徐徐将人参肚片舀入瓷盆内，注意徐徐注入，以保持原来外形。小碗盛好的糯米饭，来自人参猪肚，称为"玉晶"。其营养价值之高，远非普通米饭所能比；其味之鲜美，更非其他米饭所能望其项背。全膳实为祖国药膳的一朵奇葩。

[功　效] 适用于五劳七伤、虚损羸瘦、贫血、萎黄、咳嗽痰多、吐血咯血、慢性胃炎、胃下垂、胃及十二指肠球部溃疡、中气不足、四肢无力、精神萎靡、用脑过度、失眠健忘或神经症、脾胃衰弱、食欲不振、食入难化、便溏、慢性肠炎、慢性痢疾、心脏病、结核病、水肿、小儿营养不良、佝偻病、智力发育迟缓、脱肛、白带异常、大病后和产后及手术后久不复原。

注　本方药性平和，一般每周服 1 或 2 次。长期服用能显著提高机体抗病能力，推迟衰老，益寿延年。但在各种急性病发作期间忌用。

21. 清蒸杏仁鸡润肠定喘

[用　料] 甜杏仁 50 克，母鸡 1 只（约 1 千克），盐、料酒、胡椒面、白糖、葱、姜适量。

[制用法] 将鸡爪、头、颈剁去，从脊背开膛取出内脏杂物，洗净。葱切段，姜切片。杏仁用温水浸泡，剥去内衣。把鸡放入蒸盆内，加入鸡汤（或温水），撒上胡椒面、盐、白糖、料酒，再将葱、姜、杏仁放在鸡身两侧，隔水蒸 1 个半小时，取出拣去葱、姜即成。

[功　效] 适用于慢性支气管炎、肺结核、老年便秘患者服食，对癌症亦有辅助治疗作用。

22. 五味子鸡补肾益肺

[用　料] 五味子 50 克，母鸡 1 只。

[制用法] 宰净的母鸡去内脏，然后将五味子纳入鸡肚内，缝合，置于锅内，加开水适量，大火炖熟。吃鸡饮汤，分 3 次吃完，连吃多次。

[功　效] 补肾益肺，敛汗生津。对劳伤羸瘦、肺虚喘咳、梦遗滑精、久泻久痢有效。

23. 参芪鸡治子宫及脏器下垂

[用　料] 党参 30 克，黄芪 60 克，母鸡肉 100 克，红枣 5 枚，生姜 3

片，盐 2 克。

[制用法] 收拾干净的鸡，放入搪瓷盆内加水，加进中药和姜、枣（去核），隔水炖熟，加食盐调味。饮汤吃肉佐餐。每隔 3～5 天吃 1 次，连续 3～5 次有显效。

[功　效] 补中益气。治疗由于中气不足所致的体倦乏力、气短懒言、子宫下垂，男子腹股沟疝，脱肛，胃下垂等慢性脏器下垂。还用来治疗小儿夏令虚疖、阴疮久不收口。

24. 母鸡滋补汤补气活血

[用　料] 黄芪 30 克，山药 30 克，党参 10 克，当归 10 克，藕 20 克，老母鸡 1 只，桂皮、花椒、姜、盐等适量。

[制用法] 将鸡宰杀后去毛及内脏杂物，把前五样用纱布包扎好，另把桂皮等佐料也用纱布包扎好，鸡放入锅内，下两个纱布包，加水淹没鸡体，先旺火后文火煮烂，食时加盐或调料。每日 3 次佐餐。用后加热，连续服用 1 周。

[功　效] 增加机体造血及细胞修复功能。几种中药具有补气活血、健脾胃、助消化等作用，更适于严重烧伤、大手术后患者服食。

25. 水晶鸡夏季温补佳肴

[用　料] 母鸡 1 只（约 500 克），冻粉 20 克，葱、姜、料酒、味精、盐、大料各适量。

[制用法] 将净鸡从脊部剖开，剁去鸡爪、嘴，斩成小块，平铺容器内，将葱、姜、大料拍碎，撒在鸡块上，加盐、料酒腌 3 小时，然后上笼蒸 1 小时，取出晾凉，拣去葱、姜、大料，将鸡块分装五个碗内，待用。用清水约 750 克，加盐、料酒、味精调味，加上冻粉上笼蒸化，取出过滤，盛入装有鸡块的碗内，入冰箱冻结即成，食时从碗内扣出。本品晶莹透明，味美凉润。

[功　效] 温中，益气，补髓，填精。治虚劳羸瘦、中虚胃呆食少、泄泻、消渴、水肿、产后乳少，夏季暑热食用最为相宜。

26. 人参炖乌鸡补五脏六腑

[用　料] 乌鸡 2 只（约 1500 克），五花猪肉 250 克，人参 10 克，葱、姜、盐、味精、胡椒粉、白酒各适量。

[制用法] 将收拾干净的鸡剔去全部骨头，切成方块。再将乌鸡骨同

五花肉、鸡肉放入砂锅内加清水、葱、姜，上火烧开，改为文火煨3个小时，至汤清味浓时，过罗。过罗后，再倒入砂锅内，下入鸡块和人参，加精盐、胡椒粉、味精和少量的上等白酒，放置火上烧开，沸后，撇去浮沫，转文火慢慢煨炖，待鸡肉嫩烂，人参松软，即可。

［功　效］有补五脏六腑、安神定魂、止惊明目、开心益智、延年益寿之功。

27. 奶油珍珠大补诸虚

［用　料］鹌鹑蛋10个，红枣8个，牛奶100克，橘子瓣、盐、味精、淀粉、明油各适量。

［制用法］鹌鹑蛋用冷水煮开，焖熟，再放入冷水内浸凉，剥去蛋皮。将红枣用开水泡软，再用小刀剔去枣核，洗净。砂锅中加鲜汤半碗，倒入鹌鹑蛋，加盐、味精，烧沸，再下红枣煮沸，立即倒入鲜牛奶，勾淀粉芡，批上明油，出锅，装平盆，盆边用橘子瓣围边。此菜色彩鲜艳、奶香扑鼻、鲜咸微甜、营养丰富。

［功　效］适于儿童、孕妇、产妇和年老体弱的人食用。

28. 爆炒人参鸡片大补元气

［用　料］鲜人参15克，鸡脯肉200克，冬笋25克，黄瓜25克，鸡蛋1个，盐、料酒、味精、淀粉、葱、姜、香菜梗、鸡汤、猪油、香油各适量。

［制用法］鸡脯片成长方形的薄片。人参洗净，斜刀切成薄片。冬笋、黄瓜斜切片，葱、姜切丝，香菜梗切段。将鸡片上抹盐、味精后拌匀，下入蛋清、淀粉拌匀。将勺内放猪油，油锅五成热时，下入鸡片，用筷子打散，熟时捞出，控净油。用盐、味精、鸡汤、料酒对成汁。再将勺内放底油，油六成热时，下葱、姜丝、笋片、人参片煸炒，再下黄瓜片、香菜梗、鸡片，烹上汁，颠翻几下，淋上香油即成。

［功　效］大补元气。用治身体虚弱、脏腑功能减退。

注　感冒或急症患者忌用。

29. 清蒸人参鸡大补元气

［用　料］人参15克，母鸡1只，火腿10克，水发玉兰片10克，水发香菇15克，精盐、料酒、味精、葱、姜、鸡汤各适量。

［制用法］①母鸡宰后去毛，开膛取出肠及杂物，放入开水锅里烫一下，用凉水洗净。火腿、玉兰片、香菇、葱、生姜均切片。②人参用开水

泡开，上笼蒸 30 分钟，取出。③将母鸡洗净，放在盆内，放入人参、火腿、玉兰片、香菇、葱、生姜、精盐、料酒、味精，添入鸡汤（淹没过鸡），上笼，在旺火上蒸烂熟。④将蒸烂熟的鸡放在大碗内，将人参（切碎）、火腿、玉兰片、香菇摆在鸡肉上（除去葱、姜不用），将蒸鸡的汤倒在勺里，置火烧开，撇去沫子，调好口味，浇在鸡肉上即成。

[功　效] 大补元气，固脱生津，养血安神。用治劳伤虚损、食少、倦怠、健忘、眩晕头痛、阳痿、尿频、气血津液不足。

注　感冒期间忌用。

30. 慈禧点食"麻豆腐"

[用　料] 鲜嫩羊肉，胡萝卜，豌豆苗，麻豆腐（系用细豆腐渣发酵而成），香油、食用油、甜面酱、盐、辣椒各适量。

[制用法] 选用鲜嫩的羊肉和胡萝卜，切成小方丁，再加以少量鲜嫩豌豆苗，炒之前将胡萝卜丁和豌豆苗用热汤油浸泡一定时间，使其保持色泽和鲜美的味道。烹炒时，先在锅内放一些香油，油热后放羊肉丁和适当甜面酱煸炒，以调解麻豆腐的酸性和羊肉的膻气。待羊肉八成熟时，即放入麻豆腐加盐翻炒，要多烧几开。等麻豆腐没有生豆味时，再放入豆苗和胡萝卜丁，炒匀后盛在瓷盘中，上面撒上一层预先炸焦的细干辣椒丝便可食用。

[功　效] 麻豆腐是用黄豆制作豆腐剩余的细渣，经过发酵而成。它含有酸味，有助于老年人开胃消化、软化血管，并有使人机体免于迅速老化的作用。

注　据《中国烹饪》介绍：慈禧太后幼时，曾与一家豆腐坊为邻，故常食炒麻豆腐。以后又想食此物，便传话御膳房，这可难坏了那些名师高手。大家想，老佛爷点食这道菜，不做吧，有抗旨杀头之罪，做吧，可连见也没见过。厨师们无奈，便到豆腐坊和穷苦人家走访打听，才知道麻豆腐原是北京贫民喜食的一种普通菜肴。御膳厨师回宫以后，经过反复琢磨，认为若按民间做法，外观不美，酸膻味浓，慈恼太后吃罪不起，于是重新安排了上述的配料和烹制方案。这道菜的颜色有嫩红的羊肉丁、翠绿的豌豆苗、鹅黄的胡萝卜丁，宛如盘里的翡翠玛瑙一般，十分好看。慈禧吃了这特制的炒麻豆腐之后，非常高兴，并赐给御膳房厨师赏银。

31. 地骨爆两样补气养血

[用　料] 地骨皮 12 克，神曲、陈皮各 10 克，嫩羊肉 250 克，羊肝250 克，淀粉、食用油、葱丝、豆豉、盐、白糖、黄酒各少许。

[制用法] 先将地骨皮等三味中药加水煎煮 40 分钟，去渣，加热浓缩

成稠液，备用。嫩羊肉及羊肝洗净，切丝，用淀粉拌匀，再以食用油爆炒至熟，烹加药液和葱、豉、糖、盐、酒等调料，收汁即成。分顿食用。

［功　效］适于久病体虚、手术及产后补养。

32. 五彩鹿丝补虚羸瘦弱

［用　料］鲜鹿肉 250 克，冬笋丝、冬菇丝、红萝卜丝、芹菜丝各适量，米粉 50 克，葱丝、姜末、酱油、盐、食用油各少许。

［制用法］鹿肉洗净，切丝。油锅烧热，将葱、姜煸炒出香味，下鹿肉丝和冬笋等四丝爆炒，烹酱油、盐翻炒，出锅，盛在平盘中，撒上用油炸过的米粉即成。本品甘香可口，色彩绚丽。

［功　效］对人体有补益气血作用，适于病后、产后、手术后的人食用，常人食用增进体质、延年益寿。

33. 炒榛仁补气血增食欲

［用　料］榛子仁（炒）50 克，白糖适量。

［制用法］将炒焦的榛子仁捣碎研末，加糖拌匀。食用，每日 1 或 2 次。

［功　效］用于气血不足及病后体虚乏力、身体消瘦、饮食减少。

34. 党参烧蹄花大补元气

［用　料］净猪蹄 10 个，党参 25 克，盐，味精，料酒，白糖，葱，姜，淀粉，食用油，鸡汤。

［制用法］①猪蹄用火燎去毛，用开水浸泡，刮干净，然后用刀劈开，再用葱姜水煮去掉异味。②锅上火注入食用油，将鲜葱、姜煸出香味，放入料酒、白糖、盐、味精、鸡汤，调好色味，锅底垫好竹箅子，再放入猪蹄用微火煨 4 小时左右。③党参用温水浸泡后，上笼蒸透，然后切片待用。④猪蹄煨好后，剔去骨，再放回锅中，加入党参稍煨，待汁浓肉烂时挑去葱、姜，将猪蹄摆入盘内，用原汁勾芡浇上即可。

［功　效］补中益气，升阳固表。用治病后体虚、产后贫血、气虚乳少。

35. 红参牛头大补五脏

［用　料］牛头 1 个，红参 50 克，火腿、干贝、口蘑、海米、母鸡、肘子各适量，盐、味精、白糖、料酒、葱段、姜丝各少许。

［制用法］①用母鸡和肘子煮汤。口蘑用开水泡发后抠去泥沙洗净。干贝、海米洗净泥沙。牛头用火燎去毛后，放于温水中，将焦毛刮去，再

用小火把面皮部分烧焦，入温水刮洗，如此反复几次后，放于大锅中用沸水煮至能去骨时，捞出去掉大骨，并加工成 5 厘米见方的块，再用清水、葱、姜和料酒反复煮几次以去异味。红参用温水浸泡后上笼蒸透，晾凉切作片。②取炒锅 1 个，锅底垫好竹篦子，将牛头肉摆好，再把火腿、干贝、口蘑、海米、母鸡、肘子及汤放入锅内，加入盐、糖，用微火烧 5 小时左右。牛头烧好后翻扣盘中，再将红参片放入牛头汁中，加入味精收汁，浇在盘中即可。

[功　效] 补五脏，安精神，明目开心益智，久食轻身延年，大补元气。用治体虚乏力、形寒肢冷、脾虚食欲不振、虚劳心悸、久虚久痢、腰膝酸软。

36. 豆蔻酿凤翅理气健胃

[用　料] 鸡翅膀 24 个，豆蔻 15 克，火腿、青椒、胡萝卜、冬笋各适量，盐、味精、胡椒面、料酒、葱、姜、淀粉、鸡油、清鸡汤各少许。

[制用法] 豆蔻加少许清水上笼蒸透。火腿、胡萝卜、青椒、冬笋，切约 5 厘米长的粗丝，用沸水冲烫后待用。锅内注入水，放葱、姜、盐、料酒、胡椒面、味精调好味，将鸡翅煮熟，捞出晾凉。鸡翅取中段剁去两头，将鸡翅骨抽出，把四种粗丝及豆蔻镶穿于鸡翅中。加工完毕后，将鸡翅放入盘中摆齐，再上笼蒸透取出，用清鸡汤调好口味，勾芡，淋入鸡油调匀，浇入盘中即成。

[功　效] 清香理气，醒脾散寒，滋养健胃。适用于虚劳瘦弱、食欲不振、湿阻气滞、胸闷腹胀、脘腹冷痛、噫气、呃逆、呕吐、虚劳心悸、久泻久痢。

37. 白果清炖鸡固肾补肺

[用　料] 雏母鸡 1 只，白果、水发冬菇、冬笋、火腿各 50 克，盐、味精、料酒、胡椒面、葱、姜各适量。

[制用法] ①鸡去毛及内脏，洗净。冬菇去蒂洗净，切成柳叶片。火腿切片，葱切段，姜切片。白果剥去硬皮和内衣。②取砂锅放满清水，将鸡放入，上火烧开，滤去血沫，然后放葱、姜、冬菇、冬笋、火腿、白果，用微火炖 3～4 小时，鸡熟后将葱、姜挑出，下盐、味精、料酒、胡椒面等调料即成。

[功　效] 补肾温肺，益气平喘。适用于肺结核咳嗽、老年体虚哮喘。

38. 人参菠菜饺补气养神

[用　料] 人参粉5克，猪肉500克，菠菜750克，面粉300克，姜、葱、酱油、香油、盐各适量。

[制用法] 将菠菜去茎留叶，洗净，用少许盐末搅拌腌5分钟，用纱布包好挤出水分，备用。人参粉过细罗筛，备用。猪肉剁成肉末，加盐、酱油、香油、姜末拌匀，稍加水，放入葱末、人参粉拌成馅。面粉用挤出的菠菜水和（如不够用，可加清水），揉匀，醒面20分钟后，按常法包饺子。煮吃。

[功　效] 用治气虚神衰、四肢倦怠、心慌心跳。

39. 大麦粥久食多力健行

[用　料] 大麦100克。

[制用法] 煮粥。日服2次。

[功　效] 经常服食有强身壮体、令发不白、健胃消胀之功。

40. 千里脯润肺滋阴生津

[用　料] 牛、羊肉皆可，精者一斤，浓酒二盏，淡醋一盏，白盐四钱，麦冬三钱，茴香花椒末一钱。

[制用法] 上物拌一宿，文武火熟，令汁干，妙绝。可安一月。

[功　效] 补中益气，滋阴生津。

注　本文见于明代《遵生八笺》。精肉，即瘦肉。麦冬，即中草药门麦冬之根部，有润肺、滋阴、生津等功效。可安一月，即可存放一个月。

41. 羊肉萝卜汤补中下气宽胸膈

[用　料] 羊肉一脚子，卸成事件，草果五个，回回豆子半升，捣碎，去皮，萝卜两个。

[制用法] 上件一同熬成汤，滤净。汤内下羊肉，切如色数大，熟萝卜切如色数大，咱夫兰一钱、姜黄二钱、胡椒二钱、哈昔泥半钱、芫荽叶、盐少许，调和匀。对香粳米干饭食之。入醋少许。

[功　效] 补中下气，清肺养胃，宽胸膈。

注　本文见于元代《饮膳正要》。切如色数大，即切成像骨骰子一般的块。咱夫兰，一种状若红花的植物。姜黄，为姜科植物姜黄或郁金的根茎，性味辛苦、温。哈昔泥，即中药"阿魏"（见《本草纲目》），性味辛苦、温，有消积杀虫、解毒等功效。"对"，搭配吃的意思。

42. 鸡头粉馄饨补中益气

[用　料] 羊肉一脚子, 卸成事件; 草果五个; 回回豆子半升, 捣碎, 去皮。

[制用法] 上件同熬成汤, 滤净。用羊肉作馅, 下陈皮一钱 (去白)、生姜一钱 (细切), 五味和匀。次用鸡头粉二斤, 豆粉一斤, 作枕头馄饨, 汤内下香粳米一升, 熟回回豆子二合, 生姜汁二合, 木瓜汁一合, 同炒葱、盐均匀调和。

[功　效] 补中益气, 收敛镇静, 滋补强身。

注　本文见于元代《饮膳正要》。羊肉一脚子, 即羊腿一只。卸成事件, 即将羊腿切碎。鸡头粉, 即中药芡实粉。枕头馄饨, 即形似枕头状的馄饨。

43. "明月映牡丹" 补中益气

[用　料] 银耳15克, 熟猪油少许, 鹌鹑蛋12只, 鸡汤 (或肉汤)、火腿、山楂、香菜叶、盐、味精、香油、淀粉各适量。

[制用法] 先将银耳用温水浸泡至膨胀, 剔去老根, 洗净, 再用热水稍烫。另用小酒盅12只, 盅内抹上熟猪油, 各磕入一个鹌鹑蛋, 将火腿及山楂片切成细长菱形薄片, 各用6片分别在12只蛋上组成一朵几何图案小花, 配上一片香菜叶, 连盅上笼蒸3分钟。炒锅中放鸡汤 (或肉汤), 倒入银耳, 旺火烧滚, 加盐、味精, 勾淀粉芡, 淋上香油, 盛在盆中央, 再用牙签把鹌鹑蛋拨出小盅, 匀称地围在银耳四周, 即成。鹌鹑蛋形为明月, 银耳状若牡丹, 色形俱佳, 鲜香可口。

[功　效] 补中益气、强筋壮骨。对胃病、肺结核、哮喘、神经衰弱及病后体虚均有辅助疗效。

四、补血类

1. 炙羊心治心气惊悸郁结不乐

[用　料] 羊心一个 (带系桶), 咱夫兰三钱。

[制用法] 上件用玫瑰水一盏浸, 取汁, 入盐少许。签子签羊心于火上炙。将咱夫兰汁徐徐涂之, 汁尽为度。食之, 安宁心气, 令人多喜。

[功　效] 补心安神。

注　本文见于元代《饮膳正要》。炙，即用火烤。咱夫兰，一种状如红花的植物。

2. 南烛饭仙家养身之法

　　[用　料] 取南烛叶，捣，澄清汁，以粳米浸之。

　　[制用法] 九浸九晒以成饭也。米粒紧小，黑如瑿珠。

　　[功　效] 性甘平无毒，日进一合不饥，润颜色，益肠胃，灭三虫，补髓，坚筋骨，能行，变白却老，此乃仙家服食之法。

　　注　本文见于《本草纲目》。南烛，又称南烛草、黑饭草、乌饭草等。南烛为杜鹃花科，常绿灌木，似木亦似草，野生植物，多生长于福建省。据清《本草纲目拾遗》载，南烛"主止泄降睡，强筋益气"，"明目乌须，解肌热，清肝火，活血散滞气"。

3. 桑椹酒强身壮体

　　[用　料] 鲜桑椹 500 克，酒 1 千克。

　　[制用法] 鲜桑椹煮熟晾晒，浸泡于白酒中约百天，酒色嫣红、有浓厚果酸味即成。

　　[功　效] 养血祛风，舒筋活络。是老年人四季皆宜的强身补品。

4. 香菜熘肥肠补虚止血

　　[用　料] 猪大肠 500 克，香菜（芫荽）100 克。食用油、葱、姜、酱油、盐、白糖、黄酒、淀粉各适量。

　　[制用法] 猪大肠洗净，香菜洗净后装入猪肠内，肠两端用线扎紧，放入锅内，加水适量，以小火炖至七八成熟，捞出肠，拆开线，除去香菜之残渣，把肠改刀切成圆片备用。锅中加食用油，烧热，放入葱姜佐料，再放入猪肠、酱油、盐、糖、黄酒烹调，对入原猪肠汤烧沸，汤将尽时，加淀粉勾芡即成。盛入盘中，上撒鲜香菜少许。

　　[功　效] 适于便血病人食用，可用于辅助治疗。

5. "年"字当归鼋鱼益阴补血

　　[用　料] 当归 100 克，鼋鱼约 1.5 千克，猪肉 50 克，冬笋 25 克，冬菇 10 克，葱、姜、蒜、青蒜各 10 克，味精少许。

　　[制用法] 当归用纱布包好待用。鼋鱼宰杀后用开水烫洗干净，剁成块放入配料、汤水、调料及当归布包，大火烧开后，改微火焖，熟后放入碗内待用。上菜时，将鼋鱼上锅蒸热取出，滗去原汁，调好口味。勾芡，撒入青蒜，浇在鼋鱼上即成。

　　[功　效] 益阴补血。滋诸虚损症。

注 据《食品科技》介绍，本菜系听鹂馆寿膳堂滋补药膳之一。寿膳堂，原是为慈禧太后作寿的宴会处所。"年"字当归鳖鱼，是供慈禧用的"延年益寿"席中的一道菜。

6. 兔肉煨山药补益脾胃

[用　料] 兔肉 500 克，怀山药 50 克，盐少许。

[制用法] 兔肉洗净与怀山药共煮，开锅后加盐适量并改文火煮煨。饮汤，日服 3 次。

[功　效] 补益脾胃，养阴生津。适于身体瘦弱者服饮。

注 脾虚胃寒者禁用。

7. 强心益智仙人汤

[用　料] 玉竹 30 克，桂圆 10 克，枸杞 15 克，鹌鹑 2 只。

[制用法] 把鹌鹑宰杀开膛去内脏，洗净。用砂锅加适量清水，下鹌鹑与三味中药煮汤。喝时调味，每日饮用。

[功　效] 强心益智，调补肝肾，延年益寿。

8. 茯苓包子保健康

[用　料] 茯苓 18 克，面粉 500 克，猪肉 250 克，酱油、姜末、香油、味精、白糖、花椒水、料酒、精盐、胡椒粉、鸡汤（或骨头汤、肉皮汤）各适量。

[制用法] （1）药材炮制：选上等连皮白茯苓，放入二泔水（第二道淘米水）中浸泡一夜，次晨淘洗干净，放入蒸米饭的锅内蒸，令其充分吸收米汁的营养精华，蒸透后取出，趁热连皮切成块，再改刀成小茯苓块，备用。将其余茯苓块与切剩下的茯苓皮、渣等，全部放入砂罐中，加水一大碗，煎取浓汁约 50 克，用纱布过滤，备用。

（2）药膳制作：①选七成瘦、三成肥的猪肉，剁细，加味精、姜末、花椒水、白糖、精盐、料酒、胡椒粉、酱油拌匀，再加适量的鸡汤，最后加茯苓浓汁的一半，搅拌，再浇上香油即成茯苓包子肉馅。②面粉倒在案板上，加温水 250 克，再加剩下的一半茯苓汁，和成面团，揉匀，稍醒。③把面团搓成包饺子用的面剂（约四十个），装馅上笼，用旺火蒸 10 分钟即熟。

[功　效] 安心养神，益智健脾，除湿化痰，利水消肿，增加营养，强健机体，美容颜，添精神。对心脏衰弱、神经衰弱、脾胃衰弱、贫血、结核病、咳嗽痰多、水湿不化、肿满、食少无力、佝偻病、软骨病、皮肤

粗糙等均有辅助治疗作用。此品历来被誉为"仙人"食品，常服确有强身延年之效。

9. 莲子百合汤治结核干咳

[用　料] 莲子 10 克，百合 10 克，瘦猪肉 50 克。

[制用法] 锅内加水先煮肉及莲子半小时，后下百合再煮 10 分钟。日饮汤 2 次。

[功　效] 养心安神，润肺止咳。用治肺结核低热干咳、慢性支气管炎，对神经衰弱者也有滋补作用。

10. 十全大补汤大补一身元气

[用　料] 黄芪、党参、茯苓、白术、熟地、白芍各 10 克，当归、肉桂各 5 克，川芎、甘草各 3 克，大枣 12 枚，生姜 20 克。肥母鸡半只，老鸭子半只，肘子 250 克，猪肚 250 克，墨鱼 50 克，棒骨 500 克，冬笋、蘑菇、花生米、葱各 50 克，花椒、精盐、胡椒粉、料酒、味精各适量。

[制用法] （1）药材炮制：黄芪洗净，加水浸泡，焖润后斜刀切成半分厚的片，用微火烘干（不宜晒制），色泽嫩黄。党参洗净，用刀背轻轻捶扁，薄刀斜切成片，晾干备用。大枣刷洗干净，生姜洗净捶破。

（2）膳料加工：鸡、鸭、肘子、猪肚，按常法清洗干净备用。墨鱼用冷水泡软，撕去血膜（不去骨）备用。棒骨洗净砸断备用。花生米（带衣）拣洗干净，葱洗净用整根挽成结备用。冬笋取嫩尖切成片，蘑菇切成两半，皆放冷水锅中，烧开后立即取出，晾冷备用。

（3）操作：①取两块洁净纱布，将党参、黄芪、大枣、花生米四味，白术、熟地、茯苓、白芍、肉桂、当归、川芎、甘草、生姜九味，分别包成两包备用。②锅内放入冷水 6 千克，置旺火上，放入鸡、鸭、猪肘、猪肚、带骨墨鱼、棒骨、两包药料、葱结、花椒，烧开半小时后，减小火力，加入料酒，继续煨炖，至汤熬剩一半时，再减小火力煨炖至鸡鸭烂熟。③取出熟鸡切成小方块，鸭斩成长方形条状，猪肚切成丝，猪肘改为 12 块，以上改刀后的膳料分别盛在 12 个瓷碗中。墨鱼取出脱去骨，斜切为片，均匀分入上述 12 个瓷碗中。④取出熟地等九味中药材纱布包和葱结不用，另一布包中的四味中药（花生米此时脱去红衣）均匀地分放在上述 12 个瓷碗中。⑤另取小锅，放入冬笋、蘑菇，倒入部分菜汤，烧开后将冬笋片、蘑菇片也均匀地分放在 12 个瓷碗中。⑥将全部原汤过滤，除去骨渣等杂物后，倒入小锅中烧开，加精盐、胡椒粉、味精，尝好口味，分别舀入以上 12 个瓷碗中，每份含原汤 250 克左右即成。每日 1 次，吃肉饮汤。

[功　效] 补阴阳、补气血，调和五脏六腑，大补一身元气。对体弱，贫血，萎黄，畏冷，毛发脱落，脾胃不振，中气不足，头晕头痛，虚劳咳嗽，遗精汗出，低血压，血小板减少性紫癜，营养不良，虚性水肿，胃下垂，脱肛，崩漏，白带，月经不调以及手术、大病后恢复期和慢性、消耗性疾病，均有辅助治疗作用。

注　外感及湿热旺盛者忌用。

11. 莲子蛋滋润补身

[用　料] 莲子 75 克，鸡蛋 1 个，冰糖少许。

[制用法] 先将鸡蛋煮熟，去皮。莲子用热水浸过，去衣及去心，先用锅加水适量煮至黏稠时，放入冰糖和鸡蛋再煮 10 分钟即成。

[功　效] 据《本草纲目》载，"莲子，交心肾，厚肠胃，固精气，强筋骨，补虚损，利耳目，除寒湿，止脾泄之痢，赤白浊，女子带下崩中诸血症"。至于鸡蛋，《本草便读》说它"内黄外白，入心肺，宁神定魄；和合熟食，亦能补益脾胃"。本品属精美甜食之一，既滋润，又补身，是四季咸宜、适合男女食用的滋补品。

12. 红烧甲鱼滋阴益气

[用　料] 活甲鱼 2000 克，火腿 150 克，鸡翅膀 10 个，蘑菇 30 克，鸡汤 2 千克。葱、姜、蒜、盐、料酒、味精、酱油、白糖、胡椒面、猪油各适量。

[制用法] ①甲鱼宰杀后洗净，去内脏肠物、爪尖，剁成块。鸡翅膀洗净，切成两段。火腿切成片，葱切段，姜切片，蒜去皮。②甲鱼用葱、姜、料酒抓匀，放入开水中余一下。鸡翅膀用同法也余一下。③锅烧热，倒入猪油，再热，下入葱、姜略炒，下鸡汤、甲鱼、鸡翅、火腿、蘑菇、料酒、盐、酱油、胡椒粉、白糖，烧沸，去浮沫，改用砂锅烧。④砂锅内放入垫片（防糊底），将甲鱼等放入，盖上盖用微火烧到快烂时，下入蒜瓣，待已烂时，挑出火腿、蘑菇、葱、姜、鸡翅膀不要，捞出甲鱼拆去骨，把甲鱼肉、裙放入碗内，倒进原汤。临吃时，倒入锅内加热，原汤浓缩，加入味精即成。

[功　效] 滋阴益气。适用于妇女崩漏、带下、腰痛、腿软、气短、乏力，以及痔疮便血。

13. 淡菜泡酒改善人体血液循环

[用　料] 淡菜 60 克，韭菜 25 克，猪排骨 100 克，白酒适量。

[制用法] 先将淡菜洗净，用酒浸泡胀发。韭菜洗净，切段。排骨洗净，切块。将淡菜、韭菜、排骨放入碗内蒸熟即成。食时加调味品。

[功　效] 补五脏，益阳气。对头晕、腰痛、口角炎、眼疾、贫血、改善人体血液循环有疗效。

14. 返老还童茶延年益寿

[用　料] 乌龙茶 3 克，槐角 18 克，何首乌 30 克，冬瓜皮 18 克，山楂肉 15 克。

[制用法] 上药清水煎，去渣，冲泡乌龙茶。作茶饮。

[功　效] 清热，化瘀，益血脉。有增强血管弹性，降低血中胆固醇，防治动脉硬化的作用。

15. 莲藕汤热饮补血理虚

[用　料] 老藕适量。

[制用法] 将藕洗净，切成小段，加水煮至汤水呈浅红色即成。每日饮汤 2 次。

[功　效] 补血，理虚热。对体弱贫血、常发虚热、心跳不正常、面目肤色松浮不华者有一定疗效。

16. 糯米阿胶粥安胎补虚

[用　料] 阿胶 20 克，糯米 100 克。

[制用法] 先以糯米煮粥，候热，将阿胶（碎末）入粥中，和匀。空腹食之。

[功　效] 养血止血，滋阴润肺。用治胎动不安、胎漏下血、血虚萎黄、眩晕心悸及虚劳咯血、吐血、尿血、便血等多种血症。

17. 琼玉膏补气血填精髓

[用　料] 人参 1000 克，生地黄汁 7500 克，白茯苓 2000 克，白沙蜜 4000 克。

[制用法] ①将人参、白茯苓（去黑皮）粉碎成末。白沙蜜过细筛滤过，生地黄取自然汁（捣时不用铜铁器），然后将四味中药合并拌匀，装

补血类

入瓷罐内，用净纸 20～30 层密封。②用大锅加水，将药罐入锅隔水煮，先武火，后文火，煮熬 3 天后取出，用蜡纸数层紧包罐口，入水中浸过，然后取出，再放入原锅内再炖煮 1 天即成。每日空腹服，每次 1 汤匙。

[功　效] 为中老年人日常保健食品。

18. 扒黄鱼鳔大补气血

[用　料] 黄鱼鳔适量，葱、姜、味精、盐、酱油、食用油各适量。

[制用法] 将黄花鱼开膛取出鱼鳔（即鱼肚），去除血管和黏膜，洗净后压扁晒干。食用时用清水浸泡半发。锅置于旺火上加油煸炒葱、姜片，下酱油、盐，用水烹锅，再放入鱼鳔，以文火煨熟，起锅前加味精调味。每日 1 次，佐餐。

[功　效] 适用于气血亏虚症，对消化性溃疡、肺结核、肾结核、风湿性心脏病、再生障碍性贫血、脉管炎都有较好效果。

19. 鹌鹑蛋治神经症

[用　料] 鹌鹑蛋适量。

[制用法] 将蛋打破，调匀，用沸水冲沏。每日早晚服 1 个，可连续用。

[功　效] 补益气血，强身健脑。对神经症、神经衰弱、贫血、营养不良以及脑动脉硬化均有治疗和补益作用。

20. 天麻鱼头补益营养功效多

[用　料] 天麻 15 克，茯苓 9 克，川芎 3 克，活鲤鱼 1 尾（重 500～1000 克），葱 100 克，火腿 25 克，冬菇 15 克，奶汤 150 克，姜、独头蒜、料酒、精盐、胡椒粉、味精各适量。

[制用法]（1）中药炮制加工：选个大、色白、结实、饱满的冬明天麻，刷洗干净，备用。选结实的连皮茯苓，上笼蒸透，切成 0.6 厘米厚的片，晾干备用。选个大无虫的川芎，加水浸泡、焖润，切成 0.3 厘米厚的片，晾干，备用。再将天麻、茯苓、川芎三种药材共同放入二泔水内，浸泡一夜，至次晨，将天麻取出，茯苓、川芎不用。将浸泡后的天麻放入大米饭锅内蒸透，充分吸收米饭的精华，软后趁热取出，切成透明薄片，晾干，备用。

（2）膳料加工：将活鲤鱼刮去鱼鳞，剪去鱼鳃（留下尾鳃），剖开鱼腹，掏除内脏（注意不要弄破苦胆），用温水在鱼腹中温浸 10 分钟，以利于腹腔清洁。然后把腔壁黑膜刮去，冲洗干净，用刀把鱼头轻轻劈开，但不要剪掉，要求鱼头两半相连。再将鲤鱼横放木案上，左手执鱼，右手握刀，鱼头在上，鱼尾在下，在全身两侧由鳃后5厘米处斜刀放平各片四五刀，用手抹进少许精盐、胡椒粉，备用。将葱洗净，取葱白，切成6~7厘米的葱白段，备用。冬菇洗净后，浸泡润透，摘去腐朽部分，用刀片成薄片，备用。将火腿放火上燎焦皮，再用热碱水泡软，刮去焦面，刷净表面油污，温水冲净碱沫，修去表面有哈喇味的部分，上笼蒸熟，取出切成薄片，备用。姜洗净拍破，独头蒜去衣，备用。

（3）药膳制作：先取炮制好的天麻薄片2片，放入劈开的鲤鱼头内，再合好。鱼身上两侧每一刀口内放入1片天麻，其余的天麻放入鲤鱼的腹腔内。将装好天麻的鲤鱼，放入一个大罐子内，加入少量奶汤（以淹没鲤鱼一半为度）。再将火腿片、冬菇、姜块、独头蒜、葱节放在鲤鱼两侧，加好料酒、精盐（味不宜过重）。用一张浸湿的大绵纸封严罐子口，沸水旺火上笼蒸约半小时左右取出，去绵纸、姜块、葱节、火腿不用，只留独头蒜。尝好味，加入味精、胡椒粉即成。每周服用1或2次，效果理想。

[功　效] 适用于神经衰弱、头风、头痛、头晕眼黑、风湿病、类风湿病、冠心病、高血压、动脉硬化、梅尼埃病、中风后遗症、癫痫、营养不良、肠胃衰弱、肝炎恢复期，并能增强体力与智力等。

注　外感发热忌用。

21. 五香驴肉补气血安心神

[用　料] 驴肉500克，豆豉、五香粉、盐适量。

[制用法] 先将驴肉洗净切小块，同豆豉、五香粉、盐一起放入锅内加水炖，先以武火后改文火，1小时后捞出驴肉，晾凉可食。

[功　效] 养血安神。用于劳损体弱及心烦不安。

22. 归参鳝鱼羹补气益血

[用　料] 鳝鱼500克，当归、党参各15克，盐、葱、姜各适量。

[制用法] 将鳝鱼去头、尾，剔出骨刺，洗净，切成细丝。当归、党参用纱布包扎好，砂锅加水适量，同鱼丝共炖1小时，然后捞出药包，放入盐、葱姜末。分顿佐餐，喝汤吃鱼。

[功　效] 用治久病体虚、疲倦乏力、消瘦。

23. 豆浆鸡蛋汤补气补血

[用　料] 豆浆1碗，鸡蛋1只，白糖少许。

[**制用法**] 将豆浆煮沸，打入鸡蛋，后加白糖。空腹饮用。

[**功　效**] 补益气血。用于病后或产后调养。

24. "益"字首乌山鸡补精血不足

[**用　料**] 何首乌10克，山鸡2只，冬笋15克，鲜椒150克，酱油10克，料酒15克，味精15克，淀粉25克，盐少许。

[**制用法**] 先将首乌用砂锅煮好，滗出原汁待用。山鸡洗净，去骨切丁，放入碗中上浆待用。冬笋、鲜椒切丁。坐锅烧油，将浆好的山鸡丁下油锅氽炸，熟后倒入漏勺待用。锅留底油，加入鸡丁、配料、酱油、料酒、味精及首乌汁，迅速颠炒，勾芡，盛盘即成。食之。

[**功　效**] 用治精血不足、神经衰弱、腰膝酸痛、须发早白、肌肤枯燥、肿痛。本菜鲜嫩清脆、长期服食，可滋肝肾、乌须发、悦颜色、延寿命。

注　据《食品科技》介绍，本菜系听鹂馆寿膳堂滋补药膳之一。寿膳堂，原是为慈禧太后作寿的宴会处所，菜点精美，具有营养及滋补功能。"益"字首乌山鸡，是供慈禧用的"延年益寿"席中的一道菜。今北京听鹂馆饭庄与中医界专家合作，熔古今肴馔精粹于一炉，使之合于科学而又典雅，色、香、味、形不失古风，而营养价值、延年益寿之功更合于今时。

25. 首乌肝片延年益寿

[**用　料**] 制首乌60克，枸杞15克，猪肝200克，玉兰片50克，蘑菇50克，豆苗尖100克，鸡蛋1个，猪油100克，香油5克，葱、姜、蒜、酱油、淀粉、精盐、料酒、白糖、味精、鸡汤各适量。

[**制用法**]（1）药材炮制：将首乌淘洗干净，晾干，取出2片留待后用，其余粉碎为粗末，平分为2份，备用。选上等枸杞，拣去杂质，备用。将粉碎后的首乌1份，加水一大碗，放入砂锅中，置大火上，水开半小时后，改小火煨熬，取首乌浓汁半碗，晾凉，备用，熬后药渣不用。

（2）药膳制作：①将剔去筋膜的猪肝平放，从中破开，然后将另一份粉碎后的首乌粗末与枸杞同时填入破开的猪肝中，反面用细线扎好，备用。②将晾凉的首乌浓汁倒入容器中，然后将扎好药物的猪肝放入，浸泡3~4小时。③取出猪肝，拆开细线，去掉猪肝内的首乌和枸杞不用。用清水将猪肝洗净，切成宽薄片，留下浸泡首乌浓汁15克，其余不用。④葱切成段，姜、蒜切成片，备用。⑤鸡蛋打散，与淀粉同放入15克首乌浓汁中，再放入猪肝片搅匀，加酱油、料酒、精盐、白糖、味精、香油，浸泡待用。⑥将发好的蘑菇与玉兰片切成薄片，豌豆苗只用苗尖，洗净备用。

⑦小锅置旺火上，放入猪油，待八成热时，下准备好的2片首乌，油煎3分钟后，捞出首乌片不用，此时下入搅拌均匀的猪肝片不断翻动，再依次放入姜片、蒜片、葱节、玉兰片、豌豆苗尖、蘑菇片、鸡汤等，急火快炒几下即成。每周服2～3次。

[功　效] 补肝，滋肾，养血，祛风，坚筋，增力，益精，延年。对阴虚血弱、头发干枯稀少及早白早脱、贫血消瘦、头晕眼花、神经衰弱、白细胞减少、慢性肝炎、肾亏遗精均适用。

注　本品不能用生首乌。

26. 虫草鲜盘汤补气补血

[用　料] 冬虫夏草15克，鲜胎盘1个，盐少许。

[制用法] 两味洗净，加水共炖熟食之。

[功　效] 适于气血不足、盗汗、肺结核、阳痿、遗精、支气管哮喘及病后虚损、神衰失眠、贫血。

注　伤风感冒发热、外感咳嗽未愈者暂禁用。

27. 桃仁酱爆鸡益精血壮筋骨

[用　料] 肉鸡1200克，桃仁150克，南荠250克，大葱250克，甜面酱、白糖、酱油、味精、料酒、盐、花生油、鸡蛋、淀粉各适量。

[制用法] 肉鸡开膛去毛及五脏，剔去骨，洗净，鸡肉打花刀后剁成鸡丁，用盐、淀粉、鸡蛋上浆待用。桃仁用开水稍烫，将皮撕下炸成金黄色待用。南荠、大葱去皮洗净各切成丁。锅上火注入花生油，待热后，下入鸡丁，炒至将透时下入南荠及大葱丁，稍煸炒然后下入甜面酱、白糖、酱油、味精、料酒炒匀，撒入桃仁翻锅即成。本菜特点是酱香浓郁，脆嫩并重。食之。

[功　效] 补肝肾，益精血，壮筋骨，强腰健脑。适用于虚劳瘦弱、中虚食少、泄泻、消渴、水肿、贫血、肠燥便秘、血滞风痹、腰膝酸痛、神疲乏力。

五、 补肾方

1. 豆腐鲜虾理虚补阳

[用　料] 豆腐 2 块，羊肉 80 克，鲜虾 50 克，生姜 2 片，盐及味精适量。

[制用法] 先煮羊肉至八成熟，再下豆腐、鲜虾及调料。食肉饮汤。

[功　效] 益气养血，温阳。用治气血不足及肾阳虚。

2. 焖羊腿治男子劳伤

[用　料] 肥羊腿肉 500 克。

[制用法] 切碎密盖焖煮烂。吃肉饮汤。

[功　效] 温补气血，补形衰。用治男子劳伤。

3. 苁蓉猪肝汤补男女肾虚

[用　料] 肉苁蓉 25 克，猪肝 100 克。

[制用法] 将猪肝切片，加水两碗同苁蓉共煮，煮剩汤一碗。调味饮用，连饮多次。

[功　效] 生精补血。对男子肾阳亏损、女子阴气不治都有补益作用，是男女均宜的和缓滋补药，补而不燥，滋而不腻，即补益力来得从容而不急骤。

4. 羊骨粟米粥补虚养肾

[用　料] 羊骨适量，粟米 100 克，陈皮 5 克，姜 20 克，草果 2 个，盐少许。

[制用法] 羊骨捣碎，陈皮去白，同姜及草果加水煎汤，去渣取汤下米煮作粥。加盐调味服食。

[功　效] 补肾，强健筋骨，祛寒湿。用治肾虚腰痛、耳聋、乏力。

5. 羊肾杜仲汤治肾虚腰痛

[用　料] 羊肾 1 个，杜仲 10 克，补骨脂 10 克。

[制用法] 将羊肾剖开去网膜及导管切条，杜仲、补骨脂用纱布包好，

加水共煮至熟。食肉饮汤。

[功　效] 补肾益精，强身健体。用治肾虚腰酸腿痛、体弱无力等。

6. 羊腰黑豆汤治房劳过度

[用　料] 羊腰（羊肾）1 对，黑豆 100 克，小茴香 5 克，杜仲 15 克。

[制用法] 先煮羊腰（剖开去内膜），后放黑豆等再煮半小时。吃肉饮汤。

[功　效] 补肾虚，益精髓。用治房劳过度的肾亏腰痛、眼闪金花等虚症。

7. 核桃鱼头汤治肾虚头晕痛

[用　料] 核桃仁 25 克，首乌 25 克，天麻 10 克，鲤鱼头（或鲢鱼头）1 个。

[制用法] 鱼头去鳃，洗净，同其他三味共煮至鱼头极烂为度。日饮汤 2 次。

[功　效] 补肝益肾。用治肝肾虚所致的头晕、头痛。

8. 黄鱼鳔补肾调理气血

[用　料] 黄鱼鳔胶、鹿角片等分，黄酒或葡萄酒少许。

[制用法] 鱼鳔胶和鹿角片用砂锅炒至色黄松脆，共研细末。以酒送服，每服 5 克，每日 2 或 3 次。

[功　效] 滋阴补肾，强身。用治肾亏腰痛、腰膝无力、头晕眼花。

9. 姜汁水胶膏治腰痛

[用　料] 姜汁（鲜姜榨取）120 克，水胶 30 克。

[制用法] 同煎成膏，摊于厚牛皮纸上。贴患处。

[功　效] 解肌散寒，化瘀止痛。用治腰痛。

10. 猪肾杜仲佐酒壮腰

[用　料] 猪肾（猪腰子）1 个，杜仲末 15 克，花椒、盐适量，鲜荷叶若干。

[制用法] 将猪肾切片，以花椒、盐腌去腥水，杜仲末入内，用鲜荷叶包好，加水少许煨炖熟。每日 1 次，佐酒。

[功　效] 补肾，壮腰。用治肾虚所致的腰痛。

11. 猪肾方疗肾虚

[用　料] 猪肾（腰子）2 个，核桃肉 25 克，山萸肉 15 克。

[制用法] 猪肾去白筋膜部分，将捣碎的核桃肉及山萸肉纳入肾中，扎好，煮熟。食用。

[功　效] 滋阴补肾，填精。用治肾虚所致的腰痛、遗精等。

12. 猪脑汤止眩晕

[用　料] 猪脑 1 个，红糖 25 克。

[制用法] 上两味同煮。可食可饮，日用 1 次。

[功　效] 滋肾补脑，理虚通窍。用治肝肾虚之头晕、头痛。

注　猪脑含胆固醇较多，成人不宜久食，老年人不宜食用。

13. 茴香煨猪腰温肾镇痛

[用　料] 茴香 15 克，猪腰 1 个。

[制用法] 将猪腰对边切开，剔去筋膜，然后与茴香共放瓦锅内加水煨烂，吃猪腰时加调味品。汤有辛燥气味，不宜饮用。

[功　效] 温肾散寒，壮腰镇痛。凡因肾阳虚损而致腰脊酸痛，或中老年人虚寒腰痛服之，都有一定的疗效。

14. 蘑菇糖稀丸治腰腿痛

[用　料] 蘑菇 500 克，糖稀适量，白酒 30 克。

[制用法] 将蘑菇焙干研面，用糖稀、白酒调和捏成丸粒。每丸 9 克，每日早晚饭后服 1 丸。

[功　效] 温经散寒，暖腰膝。用治腰酸腿痛。

15. 黄酒炖乌鸡补肾阳虚

[用　料] 雄乌鸡 1 只，黄酒 1 千克。

[制用法] 将鸡开膛去肚内杂物，放入锅内，加入黄酒上火煮开，改用文火再煨炖至肉烂可食。食肉饮汤，每日 1 次。

[功　效] 养阴，退热，补中。用治因肾虚引起的耳聋或老人耳聋以及阳痿、小便频数。

16. 刀豆煨猪腰治肾虚耳聋

[用　料] 刀豆 10 粒，猪腰 1 个，盐少许。

[**制用法**] 将猪腰半剖开，剔除白网膜，将刀豆裹于猪腰内，用白细线捆紧，以文火煨煮，待将熟时放入盐。只吃猪腰。

[**功　效**] 补肾，温中。用治肾虚耳聋、腰痛，慢性腰肌劳损等，有一定的疗效。

17. 炒鹌鹑补肾气壮腰膝

[**用　料**] 鹌鹑3只，萝卜200克，油、盐、姜、葱、料酒、味精、醋各适量。

[**制用法**] 将鹌鹑去毛和内脏，洗净血水，切成方块。萝卜切成长方块，备用。将锅置于旺火上加油烧热，先将鹌鹑入锅反复翻炒变色，再下萝卜混炒，然后下诸调料，加水数分钟，待鹌鹑熟时，加少许味精即成。食之。

[**功　效**] 补益五脏。用治肾虚腰痛及各种虚弱。

18. 龟肉补肾壮腰

[**用　料**] 龟肉250克，核桃仁100克，杜仲15克。

[**制用法**] 共煮熟，去杜仲。食之。

[**功　效**] 补肝肾，壮筋骨。用治肾虚腰痛。

19. 清脑羹治肝肾阴虚

[**用　料**] 银耳10克，炙杜仲10克，冰糖50克，猪油少许。

[**制用法**] 将银耳浸泡洗净，撕成片状。将冰糖放入锅内加适量水，熬至呈微黄色时待用。将炙杜仲加水煎熬，取药汁1000毫升。将药汁倒入锅内，加银耳和清水适量烧沸，改用文火煎3小时，使银耳稀烂，再入冰糖。临起锅时，加少许猪油，即可食。

[**功　效**] 补肝肾，壮腰膝。用治肝肾阴虚的头昏头痛、腰膝软酸等。

20. 栗子治老人腰腿酸痛

[**用　料**] 栗子（风干的）适量。

[**制用法**] 每日早晚各吃七八枚。风干的栗子老人难嚼，可把栗子含在口中，细细地咀嚼，一点点地咬碎，徐徐咽下。

[**功　效**] 补肾虚，扶羸弱。用治老年人腰腿疼痛、步履艰难。

注　宋代诗人苏辙称赞此方，并作诗云："老去自添腰脚病，与翁服栗旧传方。来客为说晨与晚，三咽徐收白玉浆"。

21. 栗子大米粥治腰腿酸痛

[用　料] 栗子 100 克，大米 50 克，白糖适量。

[制用法] 按常法煮作粥。加糖调服。

[功　效] 补肾强筋。用治肾虚所致腰酸腿痛。

22. 栗子熘腰花治腰腿无力

[用　料] 栗子 15 粒，猪肾 1 具，油、盐、酱油、味精、料酒适量。

[制用法] 将生栗子剥皮备用。猪肾剖开，将导管及网膜除掉，切片或切花。油锅烧至八成热时煸炒猪肾，下料酒稍炒取出。将锅刷净下油，锅热下猪肾再炒，放入调料翻颠再炒即成。

[功　效] 补中益气，壮肾强身。用治肾虚引起的腰腿无力，有一定疗效。

23. 枸杞炒肉丝治肝血虚

[用　料] 枸杞 60 克，瘦猪肉丝 120 克，料酒 10 克，花生油、酱油、白糖、味精各适量。

[制用法] 枸杞洗净沥干，锅内放油烧热煸炒至枸杞变青发软，将枸杞倒出备用。锅内再加油烧热煸炒肉丝，然后入料酒、酱油、白糖、味精，再下枸杞共炒片刻即可出锅。食用。

[功　效] 保肝明目，健脾补肾。适用于年老体虚，尤适于肾虚者食用。

24. 韭菜治肝肾两虚

[用　料] 韭菜 250 克，酱油、盐、植物油适量。

[制用法] 将韭菜洗净切成寸条，放入油锅内爆炒片刻，下酱油及盐适量即成。

[功　效] 温补肝肾，助阳固精，温中下气，活血行瘀。适用于肾衰盗汗、遗尿、腰酸腿软及白带异常等。

25. 鹿尾羊肉治肾阳虚损

[用　料] 鹿尾巴 25 克，瘦羊肉 30 克，熟附子 25 克，巴戟 25 克，杜仲 15 克，姜 2 片。

[制用法] 将上物同放入搪瓷盆内，加适量开水，盖上盆盖，隔水炖 3 小时左右即成。

[功　效] 补肾阳，益肾精，暖腰膝。用治男子肾阳亏损。每月吃 4 或 5 次，疗效甚佳。

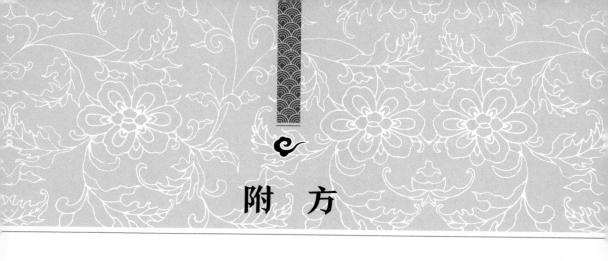

附 方

一、 解食物中毒方

1. 南瓜根汤治河豚中毒

〔用　料〕南瓜根 1 千克。

〔制用法〕煎浓汁饮。

〔功　效〕用治河豚中毒。

注　据《浙江中医杂志》1965 年第 9 期介绍：有两名炊事员误食河豚中毒，全身紫青，面色灰白，神志昏迷，呼吸急促，脉微细，腹如鼓。遂用南瓜根 1000 克，清水四碗，煎取浓汁两大碗，灌之。40 分钟后病人苏醒，腹胀消退而愈。

2. 生橄榄汁解河豚等中毒

〔用　料〕生橄榄 20 枚。

〔制用法〕橄榄洗净，去核捣烂，加少量水调匀绞汁。顿服。

〔功　效〕解毒。用治食河豚中毒、毒蕈中毒、饮酒过量中毒。

3. 番薯叶解河豚及菌毒

〔用　料〕番薯嫩叶。

〔制用法〕将嫩叶捣烂，冲入开水。大量灌服催吐，不吐再灌，俟吐出黏液即奏效。

〔功　效〕用治误食河豚或毒菌中毒。

4. 生姜汁解鱼蟹中毒

〔用　料〕鲜生姜 100 克。

[制用法] 将姜洗净，捣烂取汁。顿服。

[功　效] 解因食鱼蟹中毒引起的呕吐等症状。

5. 芦根汤解河豚或蟹中毒

[用　料] 鲜活芦根 150~200 克，鲜姜 25 克，紫苏叶 25 克。

[制用法] 水煎服。

[功　效] 用治河豚或其他鱼、蟹中毒，腹痛吐泻。

6. 无花果叶治鱼蟹中毒

[用　料] 无花果叶（采新嫩叶）适量。

[制用法] 将叶洗净捣烂绞汁。顿服半杯。

[功　效] 用治食鱼蟹中毒。

7. 鲜冬瓜汁解鱼蟹中毒

[用　料] 鲜冬瓜。

[制用法] 将瓜洗净切碎，捣烂如泥，绞取其汁。大量饮服。

[功　效] 利尿解毒。用治误食河豚及其他鱼、蟹中毒引起的呕吐、腹痛。

8. 绿豆生粉甘草解百毒

[用　料] 绿豆 1 千克，生粉甘草 60 克。

[制用法] 用水煎煮至豆烂。尽量饮用。

[功　效] 缓解各种食物中毒。

注　据《本草纲目》记载，绿豆"解一切草药、牛、马、铅诸毒"。

9. 杏树皮解吃杏仁中毒

[用　料] 杏树皮 60 克。

[制用法] 将杏树外表皮削去不用，取中间纤维部分，加水 200 毫升，煮沸 20 分钟，去渣。饮汁温服。

[功　效] 用治食杏仁过量引起的头痛眩晕、倦怠无力、恶心呕吐、意识不清，以至中毒昏倒、呼吸困难、气喘、牙关紧闭。

注　《本草纲目·果部》第二十九卷云："根（杏树根）主治食杏仁多致迷乱将死，切碎煎汤服，即解。"

10. 鱼脑石解食野菌中毒

[用　料] 鱼脑石（黄花鱼头中之石）25 克，黑豆 50 克，甘草 25 克。

[制用法] 共煎煮成浓汤。尽量多饮。

[功　效] 解野菌毒。

11. 盐水解食毒

[用　料] 食盐 1 匙。

[制用法] 将食盐炒焦黄色，用开水冲泡。温服，吐出黏液则解。

[功　效] 用治食物中毒出现的恶心反胃、不吐不泻、胸腹烦闷。

12. 生鸡血解砒霜中毒

[用　料] 生鸡血（1 只全用）。

[制用法] 鸡血加一碗温开水，调匀。一次服，服后约 20 分钟呕吐。

[功　效] 解热毒。用治服砒霜中毒。

13. 胡萝卜缨解砒毒

[用　料] 胡萝卜缨。

[制用法] 开水浸泡，尽量饮服。

[功　效] 胡萝卜缨味辛、甘、性温，解毒利尿。用于治疗砒霜中毒。

　　注　据《医学衷中参西录》记载：一褚姓，夫妻反目，其妻怒吞砒石，其夫出门赌博未归。夜间砒毒发作，心中热渴异常，遂尽饮锅中泡干胡萝卜缨之水，热渴顿止。迨其夫归，犹未知也。隔旬日，其夫之妹亦吞砒石，其夫急往视之。其妻曰：将干胡萝卜缨携去一筐，开水浸透，多饮其水，必愈。夫问何以知之？其妻始言前事。其夫果用此方将其妹治愈。

14. 茄萝卜矾解砒霜毒

[用　料] 老茄子 5 个，萝卜 24 克，枯矾末 9 克，白矾 24 克，鸡蛋 7 个。

[制用法] 先把萝卜洗净吃光，再将枯矾末用冷水送服，顷时必呕吐不止。待呕吐后，停 2 小时，再用白矾 24 克研末和鸡蛋清搅匀，分 7 次服下，约 3 小时服完。此时患者心中发热，再用茄子 5 个，以新汲凉水 5 千克，上锅熬煮，待水凉透时，给患者频频饮之，直至心里不热为止。

[功　效] 清热解毒。用治砒霜中毒。

　　注　据《辽宁医学》1960 年第 2 期颜承魁介绍，以本方曾治愈 2 例。服药期间严忌辛辣及热食，愈后 10 日内忌热饭，1 个月内忌食辛辣之物。犯者病发必死。

15. 饮生绿豆浆解农药中毒

[用　料] 绿豆。

[制用法] 绿豆洗净，浸泡，用小磨加水碾制成绿豆浆汁。灌服，每次 120 ~ 500 克，连服数次。

[功　效] 清热解毒，利尿消肿。用治农药中毒。

注　据《浙江中医》1965 年第 7 期介绍：1957 年三房村余某，因喷洒农药"一〇五九"中毒，头昏呕吐，发热目赤，口流痰涎，不省人事。朱湾村朱某，亦因喷洒农药中毒，头昏呕吐，发热。均以生绿豆浆灌服而愈。

16. 蕹菜解多种食物中毒

[用　料] 蕹菜（别名空心菜、瓮菜、藤藤菜）。

[制用法] 将蕹菜洗净，捣烂取汁。大量灌服。

[功　效] 蕹菜味甘性平，无毒。具有清热，凉血，解毒，利尿作用。常用治误食野菌、毒菇、毒鱼藤、断肠草及砒霜中毒，有急救解毒之功。

注　据《食物疗法精萃》介绍：空心菜（即蕹菜）捣汁 1 大碗，另乌韭、甘草各 120 克，银花 30 克，煎成浓汁，和空心菜汁一起灌服，解毒效果更佳。

17. 白矾饮治喝石油中毒

[用　料] 白矾 15 克，豆油 60 克，淡茶水适量。

[制用法] 白矾研细，同豆油、茶水掺匀。1 次饮服。

[功　效] 清热解毒。用治喝石油中毒。

18. 解饮石油中毒方

[用　料] 白菜半棵，白矾 15 克，豆油 60 克。

[制用法] 先将白菜加水熬煮至烂，取白菜水加白矾及豆油，搅匀。饮服。

[功　效] 清热解毒。用治误饮石油中毒。

二、 解烟毒、 酒毒方

1. 豆酱缓解烟毒

[用　料] 豆瓣酱。

[制用法] 买成品。佐餐。

[功　效] 豆瓣酱有分解尼古丁的作用，可缓解或减轻烟草的毒害。

2. 戒烟糖戒除吸烟嗜好

[用　料] 白人参15克，远志45克，地龙45克，鱼腥草50克，白砂糖100克。

[制用法] 先将白人参等四味中药放入锅中，加水适量，煎煮。每20分钟取煎液1次，加水再煎，共取煎液3次。然后合并煎液，再以小火煎煮浓缩，待煎液较稠厚时加糖，调匀。再煎至用铲挑起即成丝状而不粘手时，停火。趁热将糖倒在涂有食用油的大搪瓷盘中，待晾凉，将糖分割成块即可。经常含食，或想吸烟时吃。

[功　效] 可辅助戒除吸烟之嗜好。

3. 萝卜戒烟简单有效

[用　料] 白萝卜，白糖。

[制用法] 白萝卜洗净，切成细丝，用纱布挤出苦涩的汁液不用。每天清晨吃一小盘加糖的萝卜丝，吃后吸烟就觉得淡而无味，或不再想吸烟，从而慢慢克服烟瘾，达到戒烟的目的。

[功　效] 戒除吸烟的不良嗜好。

注　白萝卜中含有精氨酸和萝卜酸，对戒除烟瘾有良好的作用。

4. 萝卜解酒后头痛

[用　料] 萝卜1个，红糖适量。

[制用法] 萝卜洗净后捣成泥状，加适量红糖混合。冷服。

[功　效] 清肺凉胃，活血通气。用治饮酒过量引起的头痛、头晕。

5. 浓茶除口臭解烟酒之毒

[用　料] 花茶（或红茶）适量。

［制用法］以沸水冲沏。待茶变浓时饮用。

［功　效］清心神，凉肝胆。浓茶能除口臭，解因吸烟过量所致的心慌恶心，并能解酒。

6. 螺蚌葱豉汤治酒醉不省

［用　料］田螺、河蚌、大葱、豆豉各适量。

［制用法］田螺捣碎，河蚌取肉，同葱与豆豉共煮。饮汁 1 碗即解。

［功　效］祛热醒酒。用治饮酒过量醉而不省人事。

7. 老菱角汤解酒毒

［用　料］老菱角及鲜菱草茎共 150 克。

［制用法］水煎服。

［功　效］用治饮酒过量中毒。

8. 柿子防酒醉

［用　料］柿子 1 个。

［制用法］柿子洗净，削去皮。饮酒前吃。

［功　效］可解酒醉，防止酒醉。

注　据《科学世界》1984 年第 4 期介绍："日本京都府立医科大学名誉教授小片氏做过试验，柿子中的单宁具有极易与蛋白质结合的特点。吃柿子以后，单宁与胃蛋白质结合，遂抑制了胃吸收酒精的过程。"

9. 甘蔗汁解酒醉不食

［用　料］甘蔗汁、牛奶各适量。

［制用法］甘蔗汁与牛奶共温服，用量不限。

［功　效］除热哕，疗反胃。用治嗜酒成癖，酒醉数日不进食。

注　《古今医案按》云："一人勤劳有艾妻，且喜酒。病反胃半年。脉涩不匀，重取大而无力，以新温牛乳细饮之，日夜八、九盏以济精血，佐甘蔗汁以解酒毒，而安。"

10. 解酒简易偏方 8 例

方一

松花蛋 1 个，蘸醋徐徐吃下。

方二

吃梨或梨汁。

方三

醋 1 小杯，徐徐饮下。

方四

绿茶浓煎，镇冷后多量饮服。

方五

红茶菌 1 大杯，一次饮下，醒酒、止呕、催吐之效极验。

方六

鲜藕洗净，捣碎，绞汁饮服。

方七

鲜橙 1 个，榨汁饮之。或吃鲜橙（橘、柑亦有效果）。

方八

柑皮焙干为末，入盐 1.5 克，点汤服之。

三、 杀虫、驱虫方

1. 鲜青梅治蛔虫极验

［用　料］鲜青梅。

［制用法］将鲜青梅洗净，去核，捣烂，绞出汁不用，将其残渣晒干，研末。小儿每服 5 克，成人每服 10～15 克，早晚各服 1 次。

［功　效］驱虫杀菌。用治蛔虫病。

2. 无花果驱蛔虫钩虫

［用　料］无花果果实及根茎 100～150 克。

［制用法］煎浓汤。早晨空腹顿服。

［功　效］驱虫、消炎。用治小儿蛔虫、钩虫。

3. 爆炒大葱治小儿蛔虫

［用　料］大葱 30 克，菜油 15 克。

［制用法］将油锅置于旺火上，待油热冒烟，倒入葱段爆炒翻滚即成，不加任何调料。每日清晨空腹顿服，连用 3 天，服后 2 小时再进饮食。

［功　效］驱蛔虫，止腹痛。用治蛔虫。

501

4. 煮白鳝治蛔虫腹痛

[用　料] 白鳝 150 克。

[制用法] 将白鳝浸在水中泡 2 天，锅内加水烧开，把活鳝下锅煮熟，不加盐及调料。吃肉饮汤，日分 2 次吃完。可经常服食。

[功　效] 用治蛔虫所致的腹痛、面黄肌瘦、睡眠咬牙等。

5. 豆油葱汁治蛔虫性肠梗阻

[用　料] 豆油和葱，3～4 岁各 45 克，5～7 岁各 60 克，8～9 岁各 75 克，10 岁以上各 90 克。

[制用法] 先将葱捣烂用纱布挤汁，和油服下（生、熟油均可）。服后不能躺卧，约 15 分钟后，用手推摩腹部，促使结聚之虫散开，2 小时后腹痛可止，8 小时后即见排虫。

[功　效] 解毒，润燥，通便。用治小儿蛔虫性肠梗阻。

6. 盐醋热敷治小儿蛔虫性肠梗阻

[用　料] 食盐 500 克，食醋 50～100 毫升。

[制用法] 共放入锅内搅拌，炒热后装入棉布包内。将布包置于梗阻处热敷。食盐温度降低后，可用上法再次加温，继续热敷。一般热敷 1～3 小时。

[功　效] 安蛔，理气，通瘀。

注　据《赤脚医生》1974 年第 5 期介绍，一般热敷 1～3 小时梗阻开始松解。经治 9 例，除 1 例因脱水而至 3 日治愈外，其余 8 例均在 48 小时内治愈，并都便出蛔虫 80～250 条。此方对小儿蛔虫性肠梗阻，有较好的疗效。

7. 蜂蜜大黄粉治蛔虫性肠梗阻

[用　料] 蜂蜜 90 克，大黄（中药店有售）9 克。

[制用法] 将大黄研成粉末，调以蜂蜜。分 2 次服下。

[功　效] 润燥滑肠。用治急性肠梗阻。

注　据《江苏中医》介绍，某女孩患急性肠梗阻，服上方后，1 天之内排出蛔虫 300 余条而愈。

8. 菜油治肠梗阻

[用　料] 菜油 50～250 克。

[制用法] 按年龄大小定量，可顿服或分 2 次服下。

[功　效] 适于蛔虫性及食物性肠梗阻。

注　据介绍，此方对扭转或套叠性肠梗阻疗效不佳。

9. 花椒油治疗蛔虫性肠梗阻

[用　料] 花椒 12 克，香油 60 克。

[制用法] 将香油放入锅内烧热，投入花椒，稍炸后捞出花椒不用，待油温后顿服。如有恶心反胃感，可稍待徐徐缓咽。服后约 20～30 分钟绞痛缓解，大便随通而愈。

[功　效] 解瘀止痛，除湿杀虫。用治蛔虫性肠梗阻。

10. 豆油调藕粉治蛔虫性肠梗阻

[用　料] 豆油、藕粉各适量。

[制用法] 用豆油将藕粉调为糊状。每次 60 毫升，日服 3 次。

[功　效] 润肠通便。用治蛔虫性肠梗阻。

注　据《中华外科杂志》1959 年第 5 期介绍，曾用此方治疗 12 例，治疗前患者均有脱水、营养不良、阵发性脐下及脐周痛，其中数例有呕吐、恶心、吐虫，服后 48 小时，腹痛消失而愈。

11. 胡萝卜心健胃驱绦虫

[用　料] 胡萝卜心 10 克。

[制用法] 取胡萝卜的内心，晒干研成细末。开水一次送服，早晚各 1 次。

[功　效] 润肠通便，健胃驱虫。用治绦虫（寸白虫）。

12. 椰子果肉驱虫

[用　料] 椰子 1 个。

[制用法] 将椰子凿破先饮汁，然后劈开吃椰子内白色肉，每日早晨空腹一次吃完，3 小时后方可进食。无副作用。

[功　效] 驱虫。用治绦虫、姜片虫。

13. 杏干花椒末驱治蛔虫

[用　料] 杏干 250 克，花椒 6 克。

[制用法] 先将花椒晒干，研成细末。杏干洗净，趁湿与花椒末拌匀。随时食用，每次 2～3 枚，虫即随大便排出。

[功　效] 用治蛔虫病。

14. 醋缓解胆道蛔虫腹痛

[用　料] 陈醋 30～60 毫升。

[制用法] 按年龄大小定量顿服，可视情况再次服用，直至不痛为度。疼痛缓解后应服用驱蛔药物。

[功　效] 缓解胆道蛔虫所致腹痛。

15. 薏苡根治胆道蛔虫

[用　料] 鲜薏苡根 90 克。

[制用法] 将鲜根放入砂锅内，加水两碗煎成一碗。空腹温服，连服 2 剂。

[功　效] 清热利湿，破积驱虫。用治胆道蛔虫症。

注　据《江苏中医》1966 年第 4 期介绍，此方可根据病情加减使用。病轻者鲜薏苡根可用 60 克；如服药后蛔虫未净，病势不减，可再服 1 剂；若用时加入槟榔 9～12 克，功效更捷；腹痛较甚者可与金铃子散合用；内挟湿滞者可合平胃散用。薏苡根甘寒无毒，可以重用。

16. 吃黑丝瓜子驱蛔

[用　料] 生黑丝瓜子（黑色者有效，白色无效）。

[制用法] 将黑瓜子去壳，取其肉生嚼烂，清晨空腹时温开水送服。成人每日 40～50 粒，儿童 30 粒。

[功　效] 主治蛔虫病。

注　据《全国中草药新医疗法资料选编》介绍：蔡某，男，14 岁，经常腹痛，已数年，诊断为蛔虫腹痛。曾服驱蛔灵，腹痛仍反复发作。服本药 2 天，即驱下蛔虫，腹痛亦止。共治疗 857 人，均验。

17. 花椒乌梅汤驱蛔虫

[用　料] 花椒 10 克，乌梅 15 克。

[制用法] 花椒微炒，同乌梅水煎。每日 2 或 3 次分服。

[功　效] 杀虫，止痛。用治蛔虫引起的腹痛、呕吐等。

18. 炒南瓜子驱肠内寄生虫

[用　料] 南瓜子适量。

[制用法] 将南瓜子干炒至熟。儿童每早空腹吃 30～50 克，连吃 2～3 天。服后 1～2 天开始排虫。

[功　效] 驱虫。用于驱治蛔虫、蛲虫、血吸虫、绦虫等。

19. 牛肝使君子治虫积

[用　料] 牛肝 100 克，使君子仁（1 岁者用 1 粒，10 岁以上者用 10 粒），油、盐各少许。

[制用法] 将牛肝与使君子仁共捣烂，加少量水及油盐煮熟，晾凉。食之。

[功　效] 驱虫。用治小儿虫积。

注　服药后暂勿吃热食，以免引起眩晕、呕吐等。

20. 油炸绿豆粉条除蛲虫

[用　料] 绿豆粉条、豆油各适量。

[制用法] 将豆油烧热，将粉条放入，炸至黄白色起泡，香脆可口为度。随时食用，不限量。

[功　效] 用治小儿蛲虫。

注　据《中华儿科杂志》介绍，接受治疗的 3～7 岁患儿内服炸粉条后，1 周内肛门瘙痒消失，睡眠良好，不再啼哭。观察 2 年，均无蛲虫症状再现。

21. 大蒜疗法治蛲虫

[用　料] 大蒜、凡士林各适量。

[制用法] 将蒜去皮，捣烂为泥，和以等量的凡士林成膏，每晚睡前涂于肛门周围。同时吃煨热的大蒜，10 岁及以下的患儿吃 5 头（10 岁以上酌加量，成人加倍），连用 1 周余即愈。

[功　效] 杀菌驱虫。用治蛲虫。

22. 大蒜驱钩虫

[用　料] 生大蒜适量。

[制用法] 蒜去皮，切细末。空腹吞服。

[功　效] 驱杀钩虫，无不良反应。

23. 黄精冰糖水除蛲虫

[用　料] 黄精根 100 克，冰糖 50 克。

[制用法] 黄精与冰糖放入炖盅内加水，隔水炖 2 小时。饮用。

[功　效] 据《福建中医药》记载，本疗法有"治蛲虫病"的功效。

505

24. 外用蛲虫栓

[用　料] 蜂蜜，粉干草末。

[制用法] 将蜂蜜熬为滴成珠状，搅拌粉干草末，制成3厘米长、上尖下圆的栓剂。每日晚临睡前塞入肛门内1个，3次即可愈。

[功　效] 杀虫、解毒。用治蛲虫病。

25. 白果糊治蛲虫

[用　料] 白果（即银杏）适量。

[制用法] 将白果去壳取仁，捣烂成糊。每晚睡前糊肛门上，连用1周。

[功　效] 消毒杀虫。用治蛲虫。

26. 鸡蛋炒韭菜驱蛲虫

[用　料] 鸡蛋5个，韭菜80克。

[制用法] 按家常炒法炒熟，稍加调味。尽量吃下。

[功　效] 用治蛲虫。

27. 食醋治疗蛲虫

[用　料] 食用米醋30毫升。

[制用法] 将醋加2倍凉开水调匀。临睡前用消毒导管插入肛门深处约20厘米，然后用注射器注调好的醋入肠内。此为1日用量（小儿酌减），每日1次。

[功　效] 杀虫，灭菌。用治蛲虫。

28. 花椒水熏肛门治蛲虫

[用　料] 花椒150克，水4千克。

[制用法] 将花椒用水煮沸数次，倒入罐内。患者脱去下衣，坐在罐上，不使周围漏出热气。待熏至肛门脱出，蛲虫便落入水中而死。如罐内水温降低应再加热水。用一两次气熏法即可痊愈，较重者熏3次除根。

[功　效] 除湿杀虫。用治蛲虫有效。

29. 榧子疗法驱除肠道寄生虫

[用　料] 榧子（即香榧）30克，使君子仁30克，大蒜瓣30克。

［制用法］将以上三味捣碎，水煎去渣。每日 3 次，空腹服。

［功　效］杀虫消积。用治钩虫、蛲虫、蛔虫、绦虫。

30. 芹菜治丝虫

［用　料］芹菜选取下半部分之茎约 10 厘米及全根（其根粗细最好在 2 厘米直径以上）。

［制用法］每次洗净后取 10 根（若根茎较细时按比例增加），加水 500 毫升，煮沸浓缩至 200 毫升为头汁，早晨空腹服用。以同量水分再煎 1 次为二汁，傍晚空腹进服。以上为 1 帖。每日照此服 1 帖。若病情重者，可加至每日 2 帖，分 4 次内服。可以久服，一般在 3 周即可见效。

［功　效］除湿热，散瘀结。用治丝虫病及丝虫乳糜尿。

注　据《上海医学报》1959 年第 4 期报道，用芹菜根治疗 5 例乳糜尿，疗效确实，效果良好。

31. 食山楂饮槟榔汤治丝虫

［用　料］鲜山楂 1000 克，槟榔 50 克。

［制用法］将山楂洗净去核，自晚上睡前 8 小时开始零吃，晚饭禁食。次晨用槟榔煎汤 1 茶杯，顿服。饮药后非不得已时尽量拖延时间大便，以使丝虫完整排出。

［功　效］驱丝虫。

32. 石榴根皮汤驱虫显效

［用　料］鲜石榴根皮 30 克。

［制用法］将石榴根皮洗净，用砂锅煎水服。如 1 次虫不下，可再服 1 次。

［功　效］驱虫，抑菌。用治绦虫、蛔虫。

33. 南瓜子粉治血吸虫

［用　料］南瓜子。

［制用法］南瓜子去壳，瓜子仁去油，研成细粉。每次服用南瓜子粉 80 克，每日 3 次，连服 28 天。

［功　效］驱虫。用治血吸虫病。

注　据《大众医学》1959 年第 1 期介绍，临床实践证明，急性血吸虫病人有发热不退、食欲不振现象，服用此方后平均 7 天体温降至正常，食欲增加，精神恢复，体重增加。连服 30 天后，大多数病人检查大便时未见血吸虫卵。嘉兴市血吸虫病防治院

《岭南草药志》云，用此法曾治疗 25 例急慢性血吸虫病。慢性病人 12 例，有 11 例 3 次以上大便检查，毛幼孵转为阴性；急性病人 13 例，在治疗前均有 40 ℃以上高热，服药后有 5 例在 3～6 天高热开始下降，最快在 2～3 天退尽，一般在 6～8 天体温正常，其中有 2 例并用锑剂。效果显著。

34. 饮生鹅血治血吸虫病

[用　料] 生鹅血（取健壮鹅之血）半杯，黄酒少许。

[制用法] 将黄酒与鹅血共放器皿内，搅匀，加热。饮服，每日 2 次，可连续服用。

[功　效] 对晚期血吸虫病患者，有消除腹水、缩小肝脾之效。对血吸虫病侏儒症，有促使发育之作用。

35. 花椒粉治血吸虫病

[用　料] 花椒。

[制用法] 花椒去椒目杂质，温水微炒去湿，磨细过筛，取椒红粉末，装入胶囊，每粒含量为 0.4 克。成人每天 5 克（小儿酌减），分 3 次服，20～25 天为一疗程。

[功　效] 除湿杀虫、清热解毒。用治中、早期血吸虫病。

注　据上海《全国中草药新医疗资料选编》介绍，用此方治疗 132 例患者，服用后症状明显改善，食欲增加，肝脾缩小，粪栓有一定转阴率。

36. 蜂蜜治胃肠道水蛭

[用　料] 蜂蜜。

[制用法] 每天分服蜂蜜 500 克，至水蛭排净。

[功　效] 润燥滑肠，清热解毒。用于驱除胃肠道水蛭。

注　据《赤脚医生》1977 年第 10 期报道：患者男，45 岁，护林员。主诉为吐酸水，胃痛。疑诊为溃疡病，但按溃疡病处理效果不佳。后来患者从大便中排出一条似水蛭的东西，可在水池中游动，考虑到患者当护林员，常于山间饮生水，因而怀疑为消化道水蛭。嘱患者每天服 500 克蜂蜜，连服 5 天，服至第二天，即排出水蛭 8 条，第三天又排出水蛭 7 条，并排出水蛭卵一团，此后给予溃疡病药 1 个月，胃病症状完全消失。

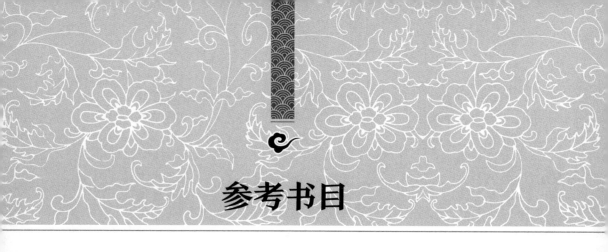

参考书目

小品方	民间验方	扶寿精方
小儿卫生总微论方	圣济总录	传信适用方
备急千金要方	本草述	肘后备急方
千金翼方	本草纲目	良朋汇集经验神方
万氏家抄方	本草求原	串雅外篇
广西中药志	本草再新	饮食疗法
上海常用中草药	本草便读	饮膳正要
大众药膳	医心方	杨氏家藏方
太平圣惠方	本草求真	寿世青编
日用本草	本草汇言	寿世传真
日华子诸家本草	本草从新	补药和补品
仁斋直指方	本草备要	闽东本草
丹溪心法	本草通玄	南唐食医方
云南中医验方	本草拾遗	医学入门
中药志	本草蒙筌	医林纂要探源
中级医刊	本草纲目拾遗	医钞类编
中国食品	本经逢原	医学碎金
中国烹饪	四川中药志	医学衷中参西录
中医验方汇编	信膳菜谱	罗氏会约医镜
中医验方精选	伤寒论	疡医大全
中医验方及实例	名医别录	金匮要略
中国药物图鉴	行箧检秘	河北省中医药集锦
民间方	杏林医方	实用中医效方

岭南采药录　　　　科学世界　　　　惠直堂经验方
类编朱氏集验医方　珍珠囊　　　　　紫林单方
济生方　　　　　　泉州本草　　　　粥谱
济众新编　　　　　神农本草经　　　普济方
济急仙方　　　　　积善堂经验方　　简便单方
便民食疗　　　　　验方新编　　　　福建菜谱
便产须知　　　　　海上方　　　　　温病条辨
洄溪医案　　　　　家庭食疗手册　　慈山参人
食经　　　　　　　续名医类案　　　新修本草
食疗本草　　　　　健康报　　　　　锦方实验录
食品科技　　　　　健康咨询报　　　滇南本草
食医心鉴　　　　　陶隐居药性类　　摘元方
食宪鸿秘　　　　　常见药用食物　　潜斋医话
食鉴本草　　　　　常用中草药手册　醒园录
食物疗法精萃　　　清稗类钞　　　　遵生八笺
食物中药与便方　　韩氏医通

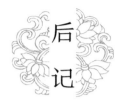

后记

　　为了使广大读者在较短的时间内掌握较多的偏方治疗疾病知识，我们不揣自己学识之浅陋，凭着中医界朋友的指点，在茫茫的杏林里采摘了一些令人心醉的香花异卉，编辑成《偏方大全》，把对一些常见疾病具有独特疗效的偏方、验方、食疗方奉献给广大群众。这些方剂，不仅用料取得方便，而且易学、安全。"用之对症，病自渐愈，即不对症，亦无他患。"尤其对慢性疾病，使用食疗方与服苦口良药，患者从精神上的感受不相同。所谓"偏方治大病"，不外其一寓医理，二寓心理。因而，偏方深受人民大众的青睐。

　　当然，偏方不是百发百中的灵丹妙药，特别是对那些急症、危重症，书中所收的方剂，只能供仓促时作救急之用，事后这些病人应即就医诊治，以免病情发展，耽误时间。

　　本书所列方剂搜自并化裁于古今医学文献、期刊以及其他方面提供的有关偏方资料，我们力所能及地用浅显、扼要的文字介绍方剂的用料、制用法和功效。

　　本书在编辑过程中，承蒙中国中医研究院诸多贤达厚爱，指迷种种，中国中医研究院研究生部副主任张树生先生热情为本书作序，杨思澍先生对全书作了审订，对此，特表示感谢！我们感谢爱新觉罗·溥杰先生生前给予的鼓励和指教，感谢先生题签书名。同时，对北京图书馆、北京饭店的有关同志，以及资料的原编著者等的大力支持和协助，在此一并鸣谢！

编　者
1997 年 4 月